DE
L'IRRITATION
ET DE
LA FOLIE.

I.

DE
L'IRRITATION
ET DE
LA FOLIE,

OUVRAGE DANS LEQUEL

LES RAPPORTS DU PHYSIQUE ET DU MORAL

SONT ÉTABLIS SUR LES BASES

DE LA MÉDECINE PHYSIOLOGIQUE,

PAR

F.-J.-V. BROUSSAIS,

Membre de l'Institut de France,
Inspecteur général du Conseil de santé des armées,
professeur à la Faculté de médecine de Paris,
Commandeur de la Légion-d'Honneur, etc.

DEUXIÈME ÉDITION

CONSIDÉRABLEMENT AUGMENTÉE PAR L'AUTEUR,

PUBLIÉE PAR SON FILS

CASIMIR BROUSSAIS,

Médecin ordinaire, professeur à l'hôpital militaire de perfectionnement du Val-de-Grâce,
agrégé près la Faculté de médecine de Paris, etc.

TOME PREMIER.

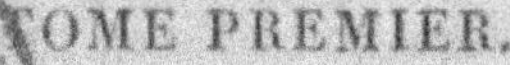

Lisez.

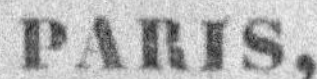

PARIS,

CHEZ J.-B. BAILLIÈRE,

LIBRAIRE DE L'ACADÉMIE ROYALE DE MÉDECINE,

Rue de l'École-de-Médecine, 17;

A LONDRES, CHEZ H. BAILLIÈRE, 219, REGENT-STREET.

LYON, chez CH. SAVY. — LEIPSIG, chez L. MICHELSEN.

1839.

NOTICE PRÉLIMINAIRE

Ici, en tête de cet ouvrage, devait s'élever cette voix puissante à qui il appartenait de proclamer, après tant d'autres vérités, des vérités nouvelles. Encore quelques années, quelques mois seulement disputés à la mort, et l'œuvre était achevée; et la seconde édition du traité *de l'Irritation et de la Folie* paraissait au grand jour, coordonnée par la main qui en avait préparé les matériaux.

Le sort en a décidé autrement : un jour de deuil a violemment terminé cette vie déjà si pleine, encore si fertile. Du moins ses œuvres restent, et ses derniers travaux vont paraître, sinon tels que l'auteur les eût publiés, du moins tels qu'il les avait conçus, rédigés et écrits de sa main.

J'avais un premier devoir à remplir, celui d'accomplir la volonté de mon père en mettant au jour cette seconde édition qu'il désirait si ardemment livrer à l'impatience du public. Il m'en reste un autre que j'accomplirai à tête reposée, lorsque le calme de la réflexion ne sera plus incessamment

troublé par l'émotion des sentiments pénibles ;
alors je raconterai cette grande existence qui m'a
échauffé de son feu, éclairé de sa lumière, qui m'a
donné deux fois la vie, que j'ai méditée, que j'ai
comprise, dont je m'efforcerai de dérouler le magique tableau; grande œuvre à laquelle il importe
peu que je succombe, si je parviens du moins à détruire les préjugés qui ont empêché, qui empêchent
encore tant d'hommes de juger sainement Broussais et ses doctrines. Je renvoie donc les lecteurs
à ce travail futur, pour les détails biographiques,
me bornant ici seulement à quelques pages.

François-Joseph-Victor *Broussais* est né à
Saint-Malo, département d'Ille-et-Vilaine, le 17 décembre 1772. Son père, médecin recommanda-
ble du pays, le destinant à la même profession,
lui fit faire ses études classiques au collège de Di-
nan. Ce fut, pour le jeune Broussais, une suite
non interrompue de succès; son étonnante mémoire et sa perspicacité rare lui valurent souvent le titre d'*empereur*; c'était ainsi que l'on dé-
signait le premier dans les grandes compositions.

A peine ces études étaient-elles terminées, que
Broussais se voua à la médecine. Il reçut de son
père les premières instructions, fit des panse-
ments dans l'hôpital de Saint-Malo, et servit dans
la marine militaire en qualité de chirurgien de

3ᵉ classe, puis de 2ᵉ classe, depuis l'âge de vingt ans jusqu'à celui de vingt-cinq, d'abord à Saint-Malo, puis à Brest, soit dans les hôpitaux, soit sur les bâtiments de guerre de l'État.

En 1800, il vint pour la première fois à Paris, et en 1803, après avoir suivi les cours de Bichat, il se fit recevoir docteur en médecine. Il composa sa thèse sur la *Fièvre hectique*, cherchant, dès cette époque, autant que le lui permettait sa trop jeune expérience, à rattacher les maladies aux fonctions des organes.

En 1804, il prit du service dans les armées en qualité de médecin ordinaire, à l'âge de trente-un ans, et fit successivement les campagnes des Pays-Bas et de la Hollande, lors du rassemblement de la flotte au Texel; puis celles d'Allemagne à l'époque de la bataille d'Austerlitz; puis celles d'Italie pendant l'expédition de Dalmatie, à laquelle il n'assista pas, ayant été laissé dans le Frioul, à Udine, où il compléta la plupart des matériaux de l'*Histoire des phlegmasies chroniques* qu'il avait commencé de rassembler à Nimègue. C'est en 1808 qu'il vint publier à Paris cet ouvrage monumental.

Aussitôt cet ouvrage achevé, il se rendit à l'armée d'Espagne; c'était à la fin de 1809, et il y resta en qualité de médecin principal jusqu'en

1812, ayant parcouru ce pays dans toute son étendue, et ayant séjourné long-temps dans le Midi, à l'armée qui formait le blocus de Cadix. Il revint, avec cette armée, dans le nord de l'Espagne, et rentra en France en 1813.

Il fut employé comme médecin principal des hôpitaux sur les frontières de l'Espagne jusqu'au 1ᵉʳ mai 1814, et se rendit à cette époque à Paris, où il commença à faire des cours particuliers de pathologie interne. Nommé, la même année, médecin en second de l'hôpital militaire du Val-de-Grâce, érigé alors pour la seconde fois en hôpital militaire d'instruction, Broussais en devint médecin en chef en 1820 par la rentrée du professeur Desgenettes au Conseil de Santé des armées, dont il avait été déjà membre.

Dès 1835, il fut adjoint au Conseil de santé, tout en conservant son titre et ses fonctions de premier professeur au Val-de-Grâce. Enfin, en septembre 1836, nommé membre titulaire du Conseil de santé, il quitta le Val-de-Grâce dont il avait illustré l'enseignement, et auquel son nom paraissait devoir être toujours attaché.

Lors de la fondation de l'Académie royale de médecine en 1823, il en avait été nommé membre titulaire. Le 1ᵉʳ mai 1831, une chaire de pathologie et de thérapeutique générales, créée à la Faculté de médecine, lui fut confiée. Dès lors ses cours particuliers furent remplacés par ses leçons publiques à l'École. A peine le célèbre professeur avait-il revêtu la toge universitaire, qu'il fut nommé membre titulaire de l'Académie des sciences morales et politiques (Institut), lors du rétablissement de cette Académie en 1832.

Peu de médecins ont mené une vie aussi active que Broussais. Dans les armées, au milieu du fracas des armes, dans les hôpitaux; en France et dans les pays étrangers; dans le Midi comme dans le Nord, dans la paix comme dans la guerre, il n'a cessé d'observer, de rédiger lui-même un très grand nombre d'observations, de comparer des faits, et de tirer de ces faits des déductions de plus en plus élevées. Il n'a cessé d'écrire et de professer.

Broussais n'a dû qu'à lui-même la place élevée qu'il a occupée dans la science. Soldat de la médecine, il s'en est fait empereur; et, de ce trône qu'il avait conquis par la guerre, qu'il défendait par de continuels combats, il soutint cette mémorable lutte d'où sont sorties ces grandes vérités qui ont changé la face de la médecine.

Une idée domine tous ses écrits, comme elle est le but de tous ses discours, la *destruction de l'ontologie*. C'est cette idée qui communiquait à

sa parole cet entraînement extraordinaire que
subissaient, comme à leur insu, les auditeurs,
jeunes et vieux, pressés en foule sur les gradins
de son amphithéâtre. C'est elle qui animait ses
écrits de ce feu qui brûle dans le premier Examen,
qui dévore encore dans ses autres ouvrages.

Quel était donc le magique secret de cette
puissance fougueuse? Le besoin d'observer, le
besoin de conclure. Depuis des siècles les médecins observaient; et cependant cette observation
n'apprenait rien de précis, rien de positif, rien
de satisfaisant sur les questions les plus impor-
tan es de la médecine. On raisonnait aussi depuis des siècles, et cependant, sur une foule de
points, le raisonnement n'aboutissait qu'à l'hypothèse. S'agissait-il des fièvres essentielles? quel
vague, quelle incertitude, quel chaos dans leur
doctrine! Quel était leur siège? Siégeaient-elles
quelque part, dans quelque organe, ou dans tous?
ou bien n'avaient-elles de siége dans aucun tissu,
dans aucun organe de l'économie?

Point de réponse.

Broussais arrive; il observe, il suit les symptômes de la maladie, il ouvre les cadavres, il met
le doigt sur le mal, il le montre, il le signale, il
le fait voir et toucher; et ses preuves sont si ac-
cablantes, ses raisonnements si serrés, sa logique

si sévère, que la conviction est forcée. C'en est fait désormais, le règne des fièvres essentielles est passé ; la doctrine physiologique les a détrônées. C'est à Broussais qu'en revient toute la gloire, car il était seul alors, seul contre tous, contre les puissants du jour, contre les maîtres chargés de l'enseignement. Mais la jeunesse avait entendu sa parole généreuse, indépendante ; elle y répondit avec enthousiasme, et l'enseignement du réformateur devint bientôt universel.

Le même esprit de discussion qu'il avait porté dans la question des fièvres essentielles, il l'appliqua à toutes les questions médicales. Il apprit à observer, en enseignant à voir, à voir toujours des organes et leurs modificateurs ; à saisir les phénomènes sensibles, en repoussant les hypothèses, les créations arbitraires. Quand il proclame l'*irritation*, le phénomène fondamental de la pathologie, prétend-il expliquer tout avec elle? Loin de là ; il est le premier à reconnaître qu'au-delà des phénomènes de contractilité, il se passe de mystérieux phénomènes, des phénomènes de sécrétion, de nutrition, que nous ne pouvons pas atteindre, que nous ne connaissons que par leurs résultats, et sur lesquels l'avenir de la science est appelé à faire des découvertes dont les suites sont incalculables. Il sait bien que l'irritation n'est pas tout, qu'elle n'est qu'un premier degré de solution ; mais il proclame, il décrète, si je puis ainsi dire, qu'en pathologie un fait qu'on ne peut jamais perdre de vue, sous peine des divagations les plus étranges, des aberrations les plus bizarres, c'est la *réaction des organes contre les agents stimulants* qui les impressionnent sans cesse.

Il y a là une idée, mais une de ces idées qui résument un siècle, une époque historique. J'en appelle à tous ceux qui en ont entendu l'éloquente expression dans ces cours où toutes les forces humaines, tendues et concentrées vers un point, éclataient comme la foudre au milieu d'un orage, pour faire jaillir l'éclair lumineux d'une vérité nouvelle ; à tous ceux qui, frappés de sa splendeur, en ont suivi l'application au lit du malade, à cette clinique vivante où la rapidité du coup d'œil, la sagacité de l'investigation, et la persévérance à tout scruter, tout palper, tout voir, créaient une méthode d'observation qui devait bientôt devenir si merveilleusement féconde ; où l'idée recevait la consécration de l'expérience ; j'en appelle à toute cette génération de médecins, jeunes et vieux, maîtres et élèves, y eut-il jamais spectacle plus enivrant que le déroulement de cette prodigieuse révolution !

Les souvenirs en sont encore vivants, et je

croirais avoir fait une bonne action si je pouvais
un jour les retracer avec cette vivacité de coloris
qu'ils réclament et qui en transmettrait l'impression à la postérité.

Broussais, d'une voix foudroyante dans ses
cours, d'une plume satirique et mordante dans
ses ouvrages, soutenu d'un raisonnement rigoureux, appuyé d'une expérience sans cesse renou-
velée au lit du malade, avait énergiquement pro-
clamé les vérités dont il avait acquis la conviction;
il avait rattaché les maladies aux organes; il lui
manquait, pour accomplir son œuvre, de rallier
les phénomènes de l'intelligence à l'organisation.
Broussais saisit cette pensée de Gall. Déjà lancé
dans cette voie par la première édition du traité
de l'Irritation et de la Folie, il s'y engage, dans
des cours publics, avec cette ardeur qui faisait
l'essence de sa nature; et bientôt la phrénologie
prend un aspect tout nouveau.

Ce serait ici le lieu de dire au public ce que
c'est que cette deuxième édition; de présenter le
résumé de la première, et d'en rapprocher le résumé des nouvelles additions; j'avais même commencé ce travail; mais le temps me manque pour
l'achever. Je craindrais de priver plus long-temps
le public d'un ouvrage qu'il attend avec une si
juste impatience,

Je dirai seulement que les doctrines phrénologiques, effleurées dans la première édition, sont ici franchement adoptées, et que mon père s'en est servi comme de l'analyse la plus claire et la plus satisfaisante du moral humain. Mais ce qui frappe surtout dans cette seconde édition, c'est la distinction que l'auteur poursuit et démontre jusque dans les actes de la vie sociale, entre les sentiments et l'intelligence; entre les sentiments qui nous poussent à agir aveuglément, et l'intelligence qui se rend compte des choses par des représentations. L'auteur s'efforce de prouver que la confusion des idées avec les impulsions instinctives ou sentimentales a souvent été faite par les philosophes, et qu'il en est résulté, pour la science de l'homme, les plus fâcheuses conséquences. Émouvoir n'est pas raisonner, *sentir* n'est pas *savoir*, et la passion n'est pas la science. Cette proposition n'est pas nouvelle certainement; mais ce qui est nouveau, c'est la profonde sagacité avec laquelle l'auteur démêle la part du sentiment dans les doctrines philosophiques qui passent pour les modèles de la rigueur logique la plus sévère.

Quelques personnes trouveront peut-être dans cet ouvrage des idées hardies dont elles n'approuveront pas la manifestation publique. Déjà la publication de la prétendue Profession de foi de

mon père (profession de foi dont je suis loin
de garantir l'authenticité, puisque je n'en ai
jamais vu l'original) a soulevé de vives oppositions dans le public. La famille Broussais a protesté
contre cette publication. Il n'appartenait en effet
qu'à un étranger, sans respect pour la volonté de
mon père, de livrer à la publicité un écrit en tête
duquel étaient (à ce que l'on prétend) ces mots
tracés de sa main : *Ceci est pour mes amis, mes
seuls amis.*

Quant à l'ouvrage qui paraît aujourd'hui, il
porte avec lui sa justification dans les développements qu'il renferme. Peut-être l'auteur, avant de
livrer à l'impression la portion de manuscrit à laquelle il travaillait encore, y aurait-il fait quelques changements ; peut-être aurait-il adouci
quelques expressions ou modifié quelques idées ;
car (ses manuscrits en font foi) les corrections ne
lui coûtaient pas à faire, et il se censurait lui-
même plus sévèrement encore que ne l'eût fait
qui que ce soit au monde. S'il eût vécu seulement quelques jours de plus, j'aurais reçu à cet
égard ses confidences ; car, quinze jours avant
le moment fatal qui a vu s'arrêter tout-à-coup
cette grande existence, il m'exprimait son intention d'avoir avec moi un long entretien pour me
mettre au courant de tous ces matériaux inache-

vés, prévoyant que sa santé chancelante ne lui permettrait peut-être pas d'y mettre la dernière main. Ce jour devait être fixé à son retour de cette campagne où la mort l'a surpris. Il ne me restait plus qu'un devoir à remplir, celui de publier ses manuscrits tels qu'il les a laissés, sans y rien ajouter, sans en rien retrancher, en respectant religieusement le texte original. Je ne serais pas digne de porter son nom si un motif quelconque de crainte eût pu m'arrêter un instant.

C'est la pensée de mon père que je livre au public; elle saura se défendre.

La cause de la Phrénologie ouvrit à l'activité de cette intelligence incessamment progressive une nouvelle carrière; époque mémorable dans la vie de mon père. On se rappelle encore ce cours qu'il fit en 1836 dans un amphithéâtre que lui donnèrent ses élèves trop nombreux pour être contenus dans celui de la Faculté de médecine de Paris, où il avait été commencé. C'est ici que se révéla plus merveilleusement que jamais la puissance de l'orateur. On vit alors se renouveler le spectacle de ces luttes littéraires et philosophiques du moyen âge, où la masse des disciples encombrait les édifices, les places publiques, pour entendre un Abeilard, un saint Thomas d'Aquin, et portait le maître en triomphe. Combien son exposition était claire et frappante, sa parole vive, sa pensée audacieuse, son enseignement éclairé, son enthousiasme enivrant! Qui pourrait dire combien d'idées n'a pas fait naître, combien de conversions n'a pas opérées ce chaleureux enseignement d'un professeur blanchi dans la science, mais si jeune encore d'intelligence! Toutes ses leçons furent, à vrai dire, une succession de triomphes; et pour en perpétuer le souvenir, ses innombrables élèves, par une de ces inspirations généreuses qui animent si souvent les masses dans les grandes occasions, firent frapper, en l'honneur du professeur, une grande médaille d'or, avec son portrait d'un côté, et de l'autre ces mots : *A l'illustre auteur de la* MÉDECINE PHYSIOLOGIQUE *et du* COURS DE PHRÉNOLOGIE, *ses disciples reconnaissants*. 1836. Ce fait répond mieux que tous les raisonnements possibles à ceux qui ne rougissent pas d'imprimer que la verve du réformateur s'était épuisée dans les dernières années de son existence.

Non, cette vie puissante n'avait rien perdu de son énergie; non, la lutte, non, la maladie elle-même ne l'avaient point abattue, ne l'avaient point diminuée. Le mémoire que mon père lut à l'Institut cinq semaines avant sa fin en est la preuve encore vivante; et mieux encore le discours qu'il improvisa dans cette assemblée la dernière fois qu'il y parut, dans les premiers jours de novembre, discours qu'il prononça d'une voix forte et animée, qui dura une heure et demie, et laissa parmi ses doctes auditeurs des impressions si profondes (1)!

Voilà l'homme que la science a perdu et dont elle déplorera la perte à jamais; car il lui dévoua ses derniers jours, ses dernières heures, son dernier souffle de vie!

Pour résister à tant de fatigues, il lui fallait cette vigoureuse constitution dont la nature l'avait doué.

Cette forte organisation eut cependant plus d'un assaut à soutenir. Broussais eut, dans le cours de sa vie, plusieurs congestions inflammatoires dont il se rendit toujours facilement le maître, par un traitement antiphlogistique énergique. Il finit cependant par être atteint d'une affection chronique qu'il ne soigna pas comme il aurait conseillé de le faire, entraîné qu'il était par ses scrupules à remplir toujours consciencieusement ses fonctions, par une ardeur insatiable

(1) Les différents discours et mémoires lus par mon père à l'Institut, ainsi que plusieurs autres sur différents sujets, formeront la matière d'un volume que je m'empresserai de faire paraître sous le titre de *Fragments de médecine et de philosophie*.

C. B.

de travail et de méditation. Il a laissé le journal
de la cruelle maladie à laquelle il a succombé.
Cette histoire sera publiée avec toutes les réflexions que lui suggérait sa position. Alors, et
en retraçant l'histoire détaillée de sa vie, j'aurai
l'occasion de rectifier bien des faits altérés, de
détruire bien des suppositions gratuites. Il me
faudra réfuter certains biographes improvisés,
qui se sont crus, je ne sais à quel titre, autorisés
à parler de ce qu'ils ne connaissaient pas ou de ce
qu'ils connaissaient mal, se donnant comme les
interprètes d'un grand homme, sous prétexte de
reconnaissance. Il fallait cependant bien peu connaître sa vie pour le représenter dans sa jeunesse
comme un querelleur, lui qui n'avait jamais
de disputes au collége; pour le donner comme
habitué aux combats de tête, lui qui avait le
crâne si mince que le moindre choc l'eût brisé;
pour le faire passer pour un bretailleur, lui qui
n'a jamais eu de duel, et dont la prétendue cica-
trice d'un coup d'épée au bras n'est que la trace
d'une opération que lui fit le professeur Boyer
pour lui enlever une loupe.

Mais passons outre, puisque ailleurs nous re-
lèverons ces erreurs et bien d'autres encore.

La santé de mon père était profondément altérée vers les derniers temps de son existence;

cependant il ne prit que fort tard les conseils de
MM. Amussat, Treille, Bouillaud, Sanson et Breschet. Tous furent d'avis qu'il existait des tumeurs
dans le rectum, et la plupart présumèrent qu'elles étaient de nature carcinomateuse. Le traitement chirurgical consenti par les consultants,
désiré vivement par mon père, fut mis à exécution par M. Amussat, en qui il avait la plus entière confiance. Je suivis ce traitement avec la plus
grande exactitude; la dilatation et la cautérisation
furent employées, hélas! sans succès, malgré
plusieurs améliorations notables. Cependant mon
père ne suspendit ses occupations du dehors que
peu de jours avant sa fin. Il partit pour la campagne le dimanche 11 novembre; j'allai l'y voir
le mercredi suivant avec M. Treille, et l'y trouvai
souffrant, mais encore tout occupé de ses travaux,
préméditant de venir à Paris dans peu de jours.
Hélas! ce fut la dernière fois qu'il me serra la
main! Je devais le revoir le samedi suivant avec
son plus ancien ami; le rendez-vous était donné.
Quelle entrevue m'était réservée! Lorsqu'on revint le vendredi pour me chercher en toute hâte
au milieu de la nuit, avec mon excellent confrère
Amussat, pour qui ma reconnaissance sera éternelle, je ne trouvai plus, à mon arrivée, qu'un
corps inanimé! le 17 à une heure du matin, il

avait expiré. Le 16, dans l'après-midi, il avait dicté la préface du *Nouveau formulaire des hôpitaux militaires* et corrigé une épreuve du Journal *La Phrénologie*; vers neuf heures du soir, il avait mangé une soupe; peu de temps après il avait accusé une violente douleur dans la colonne vertébrale; il avait jeté ses bras en l'air, puis il était tombé sur le côté dans ce coma profond dont il ne devait pas revenir.

Il est resté dans mon esprit, de cette lugubre nuit, une de ces impressions qu'on n'éprouve qu'une fois dans la vie, tant elles secouent profondément les ressorts de l'organisation. J'ai encore peine aujourd'hui, en pensant à mon père, à mon maître, j'ai peine à voir autre chose que l'immensité du vide qu'il laisse dans mon existence, dans mon intelligence, dans mes affections !

Dans cette cruelle circonstance, un pénible devoir m'était imposé, celui d'éclaircir la cause d'une mort si soudaine. Je fis violence à mes sentiments et j'assistai à l'autopsie. J'abandonne au mépris qu'ils méritent les calomniateurs qui ont osé dire que je l'avais faite moi-même et qui m'ont attribué d'abominables mutilations, et, sûr de ma conscience, fier de l'estime et de l'appui des honnêtes gens, je saurai jusqu'au bout remplir dignement ma mission.

Plus tard sans doute j'aurai plus de liberté d'esprit pour traiter ce triste sujet. Aujourd'hui je renvoie à la Notice de M. Amussat ceux qui voudront avoir des détails authentiques sur la maladie qui a arrêté une vie si dévouée à la science, et tranché des jours qui pouvaient, qui devaient être encore si utiles à la cause de l'humanité et du progrès.

C'est au deuil public de sa mort qu'on put mesurer la grandeur de la perte.

Ses obsèques, qui eurent lieu le mercredi 21 novembre, furent encore une de ces grandes manifestations de douleur et d'admiration dont l'histoire garde le souvenir, et qui servent d'enseignement aux générations futures. Là, Broussais reçut d'une multitude innombrable un hommage digne de son génie : tous les hommes éminents dans toutes les sciences l'accompagnèrent au champ du repos. Ceux qui tenaient les cordons étaient M. Droz pour l'Institut, M. Orfila pour la Faculté de médecine, M. le baron Boissyd'Anglas, intendant de la première division militaire, pour l'armée, et M. le baron Larrey pour le Conseil de santé. Outre les membres de l'Institut, la plupart des professeurs de l'École de médecine et des agrégés, un grand nombre d'officiers de santé militaires en uniformes ; puis une

foule immense de médecins et d'élèves qui encombraient tous les environs du Val-de-Grâce,
qui remplissaient l'enceinte de l'église et la cour
tout entière. Deux rangs de troupes de ligne
et d'infirmiers militaires escortaient cet imposant cortège.

Deux chevaux étaient au char funèbre à son
arrivée à la maison mortuaire ; mais bientôt on
vit les élèves se précipiter autour, dételer les
chevaux, traîner leur maître jusqu'au cimetière du Père-Lachaise, et porter à bras son cercueil jusque dans le caveau provisoire préparé
pour le recueillir momentanément, et ne le quitter que lorsque la terre l'eut reçu dans son sein.

Le Val-de-Grâce avait réclamé l'honneur de
la pompe religieuse. L'aumônier de cet hôpital,
une de ces nombreuses victimes qu'il avait arrachées au tombeau, voulut officier lui-même solennellement. Et, en vérité, il y avait je ne sais
quoi de touchant, de majestueux, de saint, dans
cette lugubre cérémonie. Cette foule morne et
silencieuse, dont les flots s'étendaient du sanctuaire de l'église jusque dans la cour et les rues
environnantes ; cet appareil de deuil qui cachait
les murs et les colonnes, ne laissant voir que la
coupole du saint lieu ; ces milles lumières scintillantes, cet encens qui s'élevait au ciel, tout con

courait ici à rappeler, à faire revivre un instant
le grand homme dont la gloire avait commencé
là où elle venait recevoir un dernier et pieux
hommage.

Un profond silence régnait tout le long du cortége que terminaient une longue suite de voi-
tures. Par une heureuse inspiration, la foule qui
traînait le char funèbre fit passer les restes mortels de Broussais une dernière fois devant les
monuments où il était venu vivant recevoir la
consécration un peu tardive de son génie. Après
avoir salué l'École de Médecine et l'Institut, le
cortége traversa le Carrousel, fier de montrer son
deuil ; puis il arriva devant la colonne de la place
Vendôme, et, s'étant arrêté, il présenta les dé-
pouilles de Broussais au monument de Napoléon,
confondant ensemble ces deux gloires nationales.

De là le cortége se dirigea sur les boulevards,
qu'il suivit majestueusement jusqu'à la Bastille
pour remonter jusqu'au cimetière de l'Est.

Quelles que fussent les difficultés du terrain,
les élèves, reconnaissants des nobles et généreuses leçons du maître, voulurent le porter eux-
mêmes ; ils le déposèrent dans une vaste enceinte, sur un tertre élevé au-devant de la
chapelle. C'est là que M. Droz, président de
l'Académie des sciences morales et politiques,

parla d'une voix forte et digne, qu'il paya un noble tribut au génie de son collègue, dont les sciences philosophiques déplorent la perte non moins que les sciences médicales. « Il y a peu de jours, dit M. Droz, M. Broussais nous éclairait encore de ses pensées dans une discussion pleine de dignité. »

Il appartenait au doyen de la Faculté de médecine de prendre la parole au nom de la Faculté régénérée, où la révolution de 1830 avait fait entrer Broussais. Son discours fut à la hauteur de la circonstance. « Tu fus du petit nombre de ceux, dit M. Orfila, qui ont eu le bonheur de voir, de leur vivant, triompher des idées pour lesquelles ils avaient long-temps combattu. »

Personne mieux que M. le professeur Bouillaud ne pouvait apprécier les travaux du grand médecin; et une attention soutenue accueillit l'analyse étendue qu'il donna de ses principaux ouvrages. Il montra Broussais à son origine, puis grandissant et surgissant tout-à-coup à la tête du monde médical où il venait d'opérer la plus belle, la plus étonnante, la plus utile de toutes les révolutions. M. Bouillaud peignit le réformateur à sa clinique, dans ses écrits, dans ses cours, dans ses discussions, et l'élève ici se montra digne interprète du maître.

M. Larrey prit ensuite la parole, ou plutôt son

fils lut pour lui un discours où l'on ne put voir sans émotion le représentant de la chirurgie des armées payer un tribut au représentant de la médecine militaire.

M. Gasc, médecin en chef du Val-de-Grâce et successeur de M. Broussais, porta ensuite la parole. Un grand nombre d'autres personnes voulaient parler encore; M. Nacquart voulait lire, au nom de l'Académie de médecine, un discours qu'il tenait à la main; mais le jour s'obscurcissait de plus en plus. Le ciel avait été triste et voilé de crêpes funèbres, et les éléments s'étaient déchaînés au moment où le grand homme avait rendu, dans une crise violente et inattendue, le dernier soupir; puis il s'était découvert pour éclairer la gloire de ses derniers honneurs; mais la carrière du génie était à sa fin, et au moment où la terre allait s'entr'ouvrir pour recevoir ses restes mortels, le soleil s'était caché sous l'horizon.

Cette triste et noble cérémonie laissera des traces profondes dans le souvenir de la population qui en a été témoin; elle sera comme une solennelle protestation contre l'ingratitude et l'injustice de quelques hommes hostiles à la réforme médicale ou plutôt au réformateur; elle prouvera que l'opinion publique impose, au besoin, silence à l'envie, et qu'aujourd'hui un grand homme ne peut plus passer sans recevoir une consécration populaire.

Il faut dire aussi que le gouvernement s'empressa de s'associer au deuil public; le Ministre de la Guerre écrivit à la veuve de Broussais la lettre ci-jointe :

« Madame,

» La science et l'humanité pleurent, avec vous, la fin prématurée de M. le docteur Broussais, votre illustre époux.

» Placé par la confiance du roi au premier rang du corps des officiers de santé militaires, il laisse parmi ses collègues un vide immense, et, dans l'armée, un souvenir qui ne périra point.

» C'est à cette pensée que sa veuve et ses fils demanderont des consolations.

» Puissiez-vous, madame, trouver quelque adoucissement à votre douleur dans l'hommage personnel que je viens rendre à la mémoire de l'homme célèbre dont l'irréparable perte nous inspire de si justes regrets.

» Recevez, madame, l'assurance de mon respect.

» Le pair de France, ministre secrétaire d'État de la guerre,   BERNARD. »

Par une décision du Ministre de l'Intérieur, un buste en marbre de Broussais sera placé dans la salle des séances de l'Institut.

Saint-Malo , ville natale de mon père , fière d'avoir donné le jour à une de nos gloires nationales, a voulu décerner au grand homme sa couronne civique : une délibération du Conseil municipal a arrêté que le portrait de Broussais ornerait la grande salle de ses délibérations , et que son nom serait donné à la rue où il est né.

Honneur à Saint-Malo ! Honneur à la Bretagne, à cette terre d'énergie et d'indépendance ! De l'auréole dont elle entoure aujourd'hui un de ses plus nobles enfants s'échapperont un jour quelques uns de ces rayons brûlants qui féconderont encore les germes précieux contenus dans son sein.

A peine le monde médical eut-il appris que mon père avait rendu le dernier soupir , que l'idée de lui élever un monument se répandit aussitôt parmi les médecins , et une commission se forma pour recevoir les fonds et en diriger l'emploi. Pressé par le besoin d'exprimer aux membres qui composent cette commission les sentiments de gratitude dont je suis pénétré à leur égard, je ne puis mieux faire , pour répondre à leur zèle et à leur dévouement, ainsi qu'à l'empressement des souscripteurs, que de publier leurs noms en tête de cet ouvrage, dépôt des dernières pensées de mon père.

Paris, 1ᵉʳ juillet 1839.

Casimir BROUSSAIS.

LISTE

DES SOUSCRIPTEURS [1]

POUR LE MONUMENT

A ÉLEVER A LA MÉMOIRE

DE

F. J. V. BROUSSAIS.

Membres de la commission.

MM.	fr.	c.
Orfila, doyen de la Faculté de médecine de Paris, *président*....................	5o	»
Rochx, membre de l'Académie royale de médecine, *secrétaire*....................	5o	»
Baillière (J. - B.), libraire de l'Académie royale de médecine, *trésorier*	100	»
Boissy d'Anglas, intendant de la 1re div. militaire...	100	»
Bouillaud, professeur de clinique médicale à la Faculté de médecine de Paris....................	5o	»
Bra, statuaire....................	20	»
De Lanceville, intendant militaire	100	c
Droz, membre de l'Académie royale des sciences morales et politiques....................	5o	»
Évrard de Saint-Jean, sous-intendant militaire......	5o	»
Frappart, docteur en médecine à Paris....................	20	»
A reporter........	5oo	»

(1) Toutes les souscriptions n'étant pas encore parvenues, une liste complémentaire paraîtra en tête du volume de *Fragments de médecine et de philosophie* que je prépare, d'après les matériaux laissés par mon père.   C. B.

		fr.	c.
MM.	Report......	590	
Gasc, membre du conseil de santé des armées........		100	
Gourlier, architecte, secrétaire du conseil des bâtiments civils...............		20	»
La Corbière, docteur en médecine à Paris.........		50	
Larrey (le baron), membre du conseil de santé des armées..................		50	»
Lemercier (Népomucène), membre de l'Académie française..................		50	»
Michel (le baron), médecin en chef de l'hôpital du Gros Caillou................		50	»
Ribes, médecin en chef de l'Hôtel-des-Invalides......		50	
Taille, docteur en médecine à Paris.............		100	»

M. LE MINISTRE DE LA GUERRE.................. 1000 »

A.

MM.			
Académie royale de Médecine................		400	»
Accard, docteur en médecine à Bernay...........		5	»
Accarié, pharmacien de 3e classe de la marine à Toulon.		1	»
Achard, chirurgien aide-major au 58e de ligne......		4	»
Acué, chirurgien-major au 7e chasseurs.........		6	65
Ackermann, chirurgien de 1re classe de la marine à Toulon............		3	»
Aubr, docteur en médecine à Bayonne..........		5	»
Adet, chirurgien sous-aide à Douera...........		5	»
Adrien, docteur en médecine.............		5	»
Alavoine-Bradel (Vc), propriétaire à Labassée (Nord)..		2	»
Alavoine-Sauvage, propriétaire à Labassée (Nord)...		2	»
Alberni (François), docteur en médecine à la Garde-Freinet.............		5	»
Allard, docteur en médecine à Lyon...........		1	»
Alleyron, chirurgien-major du 9e de ligne........		10	»

A reporter....... 2514 65

		fr	c.
MM.	Report	2514	65
Alquié, médecin en chef, professeur à l'hôpital militaire de Metz		50	»
Amaury, officier de santé à Tourny		5	»
Amiel, docteur en médecine à Toulouse		5	»
Amussat, membre de l'Académie royale de médecine		20	»
Ancinelle, chirurg. sous-aide à l'hôpital militaire à Lille		1	»
Andral, professeur à la faculté de médecine de Paris		50	»
André, professeur à l'hôpital militaire du Val-de-Grâce		10	»
Anérieu, chirurgien aide-major au 6e léger		5	»
Anérieu, chirurgien sous-aide à Alger		5	»
Andry (F.), docteur en médecine à Paris		5	»
Angelot, médecin ordinaire à Constantine		15	»
Anonyme, médecin à Paris		10	»
Anonyme, à La Rochelle		3	»
Antonini, médecin principal de l'armée à Alger		40	»
Appert, sous-intendant militaire à Toulon		10	»
Arbel, chirurgien-major au 54e régiment de ligne		6	»
Arboin, officier de santé à la Garde-Freinet		5	»
Arnoult, pharmacien à Chaumont		5	»
Aron, docteur en médecine à Bayonne		3	»
Arthaut, chirurgien sous-aide à Oran		5	»
Assecond, membre de la Société de médecine à Niort		4	»
Astié, chirurgien sous-aide à Constantine		3	»
Auban, 2e chirurgien en chef de la marine à Toulon		3	»
Aubert, 1er médecin en chef de la marine à Toulon		5	»
Aubert, chirurgien aide-major à l'hôpital militaire à Toulon		5	»
Aubertin, docteur en médecine à Bar-le-Duc		5	»
Aubouy, docteur en médecine à Toulouse		10	»
Aussenac, chirurgien aide-major à Oran		10	»
Aubray, docteur en médecine à Nonancourt		5	»
Auzoc, docteur en médecine à Paris		5	»
Athan, chirurgien aide-major à Bougie		10	»

A reporter....... 2817 65

B.

<table>
<tr><td></td><td></td><td>fr.</td><td>c.</td></tr>
<tr><td>MM.</td><td>Report.........</td><td>2817</td><td>65</td></tr>
<tr><td>Bachelet, sous-aide de l'hôpital militaire à Lyon.....</td><td></td><td>3</td><td>»</td></tr>
<tr><td>Bachelet, docteur en médecine, chirurgien sous-aide à Bone......................................</td><td></td><td>5</td><td>»</td></tr>
<tr><td>Bachelet, chirurgien sous-aide de l'hôpital militaire à Perpignan....................................</td><td></td><td>3</td><td>50</td></tr>
<tr><td>Baelen, chirurgien sous-aide de l'hôpital milit. à Lille.</td><td></td><td>1</td><td>»</td></tr>
<tr><td>Bailly, docteur en médecine à Lille..............</td><td></td><td>5</td><td>»</td></tr>
<tr><td>Bajard, docteur en médecine à Lyon..............</td><td></td><td>12</td><td>»</td></tr>
<tr><td>Banès, directeur du chemin de fer de Paris à Orléans</td><td></td><td>20</td><td>»</td></tr>
<tr><td>Barbette, membre de la Société de médecine à Niort..</td><td></td><td>5</td><td>»</td></tr>
<tr><td>Barbet, docteur en médecine à Bernay (Eure).......</td><td></td><td>5</td><td>»</td></tr>
<tr><td>Barthelemy, chirurgien aide-major à l'hôpital du Gros-Caillou..............................</td><td></td><td>6</td><td>»</td></tr>
<tr><td>Barthez, médecin de l'hôpital militaire à Rennes....</td><td></td><td>15</td><td>»</td></tr>
<tr><td>Baud, professeur de l'université de Louvain........</td><td></td><td>25</td><td>»</td></tr>
<tr><td>Baudelique, pharmacien aide-major de l'hôpital militaire à Saint-Omer.............................</td><td></td><td>5</td><td>»</td></tr>
<tr><td>Baudens (J.-B.-L.), chirurgien en chef de l'hôpital militaire à Lille................................</td><td></td><td>20</td><td></td></tr>
<tr><td>Baudens (E.-A.), médecin ordinaire à Alger.........</td><td></td><td>15</td><td>»</td></tr>
<tr><td>Baudrille, ancien chirurgien-major à Merville (Nord).</td><td></td><td>5</td><td>»</td></tr>
<tr><td>Baudry, chirurgien-adjoint de l'hospice à Évreux.....</td><td></td><td>5</td><td>»</td></tr>
<tr><td>Baumes, docteur en médecine à Lyon..............</td><td></td><td>5</td><td>»</td></tr>
<tr><td>Beaucamp, chirurgien sous-aide à Constantine.......</td><td></td><td>3</td><td>»</td></tr>
<tr><td>Beaucamp, chirurgien sous-aide de l'hôpital milit. à Lille.</td><td></td><td>1</td><td>»</td></tr>
<tr><td>Beauchamp, officier de santé à Watuelos (Nord).......</td><td></td><td>6</td><td>»</td></tr>
<tr><td>Béale, pharmacien à Labassée (Nord)..............</td><td></td><td>2</td><td>»</td></tr>
<tr><td>Beaumers, docteur en médecine à Lyon............</td><td></td><td>5</td><td>»</td></tr>
<tr><td>Beaumont, docteur en médecine à Metz............</td><td></td><td>10</td><td>»</td></tr>
<tr><td>Bécanne, docteur en médecine à Toulouse..........</td><td></td><td>15</td><td>»</td></tr>
<tr><td>Beccene, chirurgien sous-aide de l'hôpital milit. à Lille.</td><td></td><td>1</td><td>»</td></tr>
<tr><td></td><td>A reporter.........</td><td>3016</td><td>95</td></tr>
</table>

		fr.	c.
MM.	Report.......	3,016	95
Bédor, chirurgien en chef de l'hôpital de Troyes.....		5	»
Béra, docteur en médecine à Boulay..............		3	»
Begin, chirurgien principal, 1er professeur de l'hôpital militaire à Strasbourg..........		11	10
Belhomme, docteur en médecine, directeur d'un établissement d'aliénés à Paris		10	»
Belouino, docteur en médecine à Angers............		5	»
Benoit, chirurgien sous-aide de l'hôpital milit. à Lyon,		3	»
Berenguier, chirurgien de 3e classe de la marine à Toulon.....................		1	»
Bernard, docteur en médecine à Toulouse..........		5	»
Bernast, chirurgien sous-aide de l'hôpital milit. à Lyon.		3	»
Bernès, chirurgien sous-aide-major de l'hôpital militaire de Metz...........		2	»
Berteuil, pharmacien aide-major à Oran...........		10	»
Berton, chirurgien aide-major de la garde municipale de Paris................		10	»
Bertrand, chirurgien aide-major à Bone..........		10	»
Bessay, vétérinaire à Vaisse............		5	»
Besseron, médecin en chef de l'hôpital militaire à Colmar................		5	»
Bessières, docteur en médecine à Toulouse..........		5	»
Bidard, docteur en médecine à Arras............		2	»
Bident, officier de santé à Labassée (Nord)..........		2	»
Bienvenu, docteur en médecine à Lyon............		5	»
Bissy, docteur en médecine à Lyon..........		5	»
Bigot, profess. à l'école secondaire de méd. à Angers.		10	»
Billon, docteur en médecine à Lille...........		5	»
Binault, docteur en médecine à Merville (Nord).....		5	»
Blache, chirurgien, professeur de l'hôpital de la marine à Toulon................		5	»
Blanc, chirurgien major à Oran............		15	»
Blanquart de Bailleul, sous-intendant militaire à Arras		5	»
Blaquière, docteur en médecine à Paris...........		10	»
Bodeau, membre de la Société de médecine à Niort...		5	»

A reporter....... 3,184 05

		fr.	c.
MM.	Report......	3,184	05
Boehmaker, docteur en médecine à Bayonne.........		3	»
Boienel.............................		3	»
Bollart, docteur en médecine à Hazebrouk (Nord)...		10	»
Bon, sous-aide de l'hôpital militaire à Lyon.........		3	»
Bonnafont, chirurgien-major à Alger...............		10	»
Bonnard, chirurgien sous-aide de l'hôpital militaire à Lille..............................		1	»
Bonnet, chirurgien en chef de l'Hôtel-Dieu de Lyon..		5	»
Bonnet, pharmacien aide-major à Alger............		10	»
Bonninoues (de), docteur en médecine à Guignes (Pas-de-Calais.............................		5	»
Bordeaux. La Société de médecine...............		100	»
Bosc, chirurgien sous-aide à l'hôpital militaire d'Ajaccio.............................		3	»
Bottex, docteur en médecine à Lyon...............		25	»
Boubée, officier comptable de l'hôpital militaire à Bayonne.............................		5	»
Bouchard, docteur en médecine à Beaufort.........		5	»
Bouchard, docteur en médecine à Reims............		5	»
Bouchet, docteur en médecine à Lyon.............		20	»
Bonchut, docteur en médecine à Lyon............		5	»
Bouchotte (Émile), négociant, ex-maire de Metz....		20	»
Boudard, docteur en médecine à Paris.............		10	»
Boudier, chirurgien sous-aide-major de l'hôpital militaire de Metz.............................		2	»
Boudin, médecin ordinaire à Alger...............		15	»
Bougarel, médecin des prisons à Evreux...........		5	»
Boulard, chirurgien sous-aide à Alger.............		5	»
Bouley, sous-aide de l'hôpital militaire à Lyon......		3	»
Bouquet, conseiller municipal à Labassée (Nord)...		2	»
Bourdin, directeur de l'hôpital du Val-de-Grâce, en retraite.............................		10	»
Bourdonnay, chirurgien sous-aide à l'hôpital du Gros-Caillou.............................		5	»
Bourgeois, chirurgien sous-aide de l'hôpital militaire à Perpignan.............................		3	50
	A reporter........	3,480	35

		fr.	c.
MM.	Report.......	5,480	35
Bourgogne, imprimeur à Paris...........		5	
Boutiny (de), capitaine de vaisseau honoraire à Hyères.		5	»
Bouton, docteur en médecine à Besançon,.......		5	»
Bouvier, membre de l'Académie royale de médecine..		5	»
Boyer, sous-aide de l'hôpital militaire à Lyon		3	»
Bozerond, chirurgien élève à l'hôpital militaire à Strasbourg		2	»
Brachet, docteur en médecine à Lyon...........		25	»
Brancas, chirurgien sous-aide de l'hôpital militaire à Saint-Omer........		3	»
Branche, docteur en médecine à Valenciennes......		5	»
Brault, pharmacien en chef et premier professeur à l'hôpital militaire du Val-de-Grâce,......		20	»
Brayer, docteur en médecine à Paris...........		30	»
Brequin, docteur en médecine à Lille..........		5	»
Brest, Les membres du Conseil de santé de la marine, MM. Legris-Duval, Quoy, Chatelain, Laurencin, Fischer, Plagne, Paten...........		100	»
Brest, les médecins, chirurgiens et pharmaciens de cette ville...........		150	»
Brielmann, docteur en médecine à Lille.........		5	»
Brion, chirurgien sous-aide à Douera...........		5	»
Briot, docteur en médecine à Besançon		10	»
Brissez, docteur en médecine à Lille...........		5	»
Brochand, chirurgien aide-major au 45e de ligne....		5	»
Brumens, chirurgien sous-aide à Douera...........		5	»
Bruneau, chirurgien sous-aide à Constantine.......		3	»
Bulloz, professeur de l'école de médecine à Besançon		15	»
Butin, docteur en médecine à Armentières (Nord)....		10	»

C.

		fr.	c.
Cahen, chirurgien de la gendarmerie de la Seine....		10	»
Cahuac du Baumegat, médecin en chef de l'hôpital militaire de Longwy......		5	»
Calcatoggio, sous-aide-major à l'hôpital militaire de Metz...........		2	»
	A reporter.......	5,925	35

fr.   c.

MM.   Report....... 3,923 35
Calvet, chirurgien-major de l'hôpital militaire de
    Bitche...   5   »
Cambier, pharmacien à Labassée (Nord)............   1   »
Campmas, docteur médecin à Grenoble.   5   »
Campmas, chirurgien élève à l'hôpital militaire de Metz.   2   »
Candelier, adjoint au maire à Labassée (Nord).....   2   »
Capuron, membre de l'Académie royale de médecine.   5   »
Carlier, chirurgien-major au 1er régiment de dragons,   5   »
Caron, docteur en médecine à Lyon................   5   »
Carpentier, officier de santé à Aubers (Nord.........   2   »
Carron, pharmacien militaire à Valenciennes......   2   »
Castano, chirurgien aide-major à Douera...........   10   »
Castelain, docteur en médecine à Lille.............   5   »
Castelly, chirurgien sous-aide-major à l'hôpital mili-
    taire de Metz.....................................   2   »
Castelly, chirurgien élève à l'hôpital militaire à Stras-
    bourg...   2   »
Catteau (Louis), propriétaire à Tournes (Nord).....   2   »
Caujole (J.-S.), docteur en médecine à Paris.....   5   »
Caubette, chirurgien sous-aide de l'hôpit. milit. à Lille.   2   »
Cauvin, chirurgien de 2e classe de la marine à Toulon.   1   »
Cavalier, docteur en médecine à Lille.............   5   »
Cazabat, docteur en médecine à Bayonne..........   3   »
Ceccaldy, chirurgien-major à Alger...............   20   »
Gellard, sous-aide de l'hôpital militaire à Lyon.....   2   »
Cesti, chirurgien aide-major à Bougie.............   10   »
Chabaud, professeur de l'école secondaire de méde-
    cine à Reims.......................................   10   »
Chalp, docteur en médecine à Lyon................   1   »
Chamberet (de), médecin en chef de l'hôpital militaire
    du Val-de-Grâce....................................   10   »
Champneuf, aide-major au 9e d'artillerie...........   5   »
Champouillon, chirurgien aide-major, professeur à
    l'hôpital militaire à Strasbourg.....................   4   70
Chanoine, docteur en médecine à Vernon   5   »
Chanut, chirurgien aide-major de l'hôpital à Lyon..   5   »

A reporter........ 4,067 05

		fr.	c.
MM.	Report.......	4,067	05
CHAPEAU , docteur en médecine à Lyon		5	»
CHARPENTIER , docteur en médecine à Metz..........		10	»
CHARRIÈRE , coutelier à Paris............		10	»
CHATELAIN , docteur en médecine à Chaumont.......		10	»
CHAUDRON , chirurgien major au 1er cuirassiers......		10	»
CHAUFOUR , sous-aide de l'hôpital militaire à Lyon....		3	»
CHAUMAS, chirurgien-major au 27e de ligne.........		5	»
CHAUMAS , docteur en médecine à Metz............		5	»
CHICLET , chirurgien-major au 51e de ligne.........		5	»
CHOCQUEL, médecin des hospices civils à Bergues Nord.		10	»
CROLLOT , docteur en médecine à Fontoy..........		5	»
CHOPIN , docteur en médecine à Neufbourg........		5	»
CHRISTIANI , chirurgien aide-major à Oran..........		10	»
CLÈDE , chirurgien aide-major au 51e de ligne.......		2	»
CLEMANÇON , docteur en médecine à Lyon..........		3	50
CLEMENT, chirurgien de 1re classe de la marine à Toulon.		5	»
CLERC, docteur en médecine à Saint-Germain-en-Laye		50	»
CLERISSE , médecin à Bayonne.........		5	»
CLEVER DE MALDIGNY , chirurgien aide-major au 36e de			
ligue.		5	»
CLIET , docteur en médecine à Lyon.........		5	»
COGEZ , pharmacien-major à Bougie.........		15	»
COLARD , chirurgien élève à l'hôpital militaire à Stras-			
bourg.		2	»
COLLARD , officier de santé à Béine.........		5	»
COLLETTE , médecin ordinaire à l'hôpital militaire à			
Belfort............		6	65
COLLIGNON , pharmacien aide-major à l'hôpital mili-			
taire de Mont-Louis...........		3	»
COLLIN , docteur en médecine à Bayonne.........		5	»
COLOMBOT, docteur en médecine à Chaumont........		6	»
COMMARMON , docteur en médecine à Lyon..........		5	»
COMMESNY , professeur de l'école secondaire de méde-			
cine à Reims............		10	»
COMPIGNY (DE), chirurgien sous-aide de l'hôpital militaire			
à Lille............		1	»

	A reporter...	4,292	20

fr.   c.

MM.   Report........ 4,292 20

Comte, chirurgien élève à l'hôpital militaire à Stras-
   bourg... »   »
Coquet, officier de santé à Beaumont (Eure).......... 5   »
Corbin, chirurgien aide-major de l'hôpital militaire à
   La Rochelle.. 5   »
Cordier, chirurgien sous-aide à Constantine.......... 5   »
Cordonnier, docteur en médecine à Bailleul (Nord)... 5   »
Cornac, chirurgien à Armentières (Nord).............. 5   »
Coudret, docteur en médecine à Paris................. 5   »
Courbassier, chirurgien aide-major à l'hôpital mili-
   taire à Strasbourg................................. 4   70
Courdent, docteur en médecine à Merville (Nord)..... 5   »
Couasin, élève à l'école secondaire de méd. à Angers. »   50
Courtade, chirurgien aide-major au 34ᵉ de ligne.... 4   »
Coze, docteur en médecine à Saint-Omer.............. 5   »
Crenet (A.-A., caissier de la caisse spéciale des médecins 5   »
Cuvellier, docteur en médecine à Lille.............. 5   »

D.

Daenzer, pharmacien en chef, professeur de l'hôpital
   militaire à Lille.................................. 10   »
Dalmas (J.-B.), docteur en médecine, chirurgien à
   Nice.. 5   »
Damicourt, chirurgien-sous-aide de l'hôpital militaire
   à Perpignan....................................... 3   30
Dansette, docteur en médecine, Armentières (Nord). 3   »
Danis, chirurgien sous-aide à Constantine........... 5   »
Dany, chirurgien aide-major à Alger................. 10   »
Dapetsetche, docteur en médecine à Bayonne......... 5   »
Darantières, docteur en médecine à Chaumont....... 5   »
Darricou, docteur en médecine à Bayonne............ 5   »
Dassier, docteur en médecine à Toulouse............ 5   »
Dassonneville, professeur à l'école secondaire de mé-
   decine à Arras.................................... 5   »
Daubrenne, officier de santé à Armentières (Nord).. 5   »
Daubresse, chirurgien sous-aide à Constantine...... 5   »

A reporter........ 4,409 70

		fr.	c.
MM.	Report........	4,409	70
Daudeios, chirurgien aide-major au 11ᵉ régiment d'artillerie..................		5	»
David, membre de la Société de médecine à Niort...		5	
Dayriès, docteur en médecine à Cayenne..........		15	»
Debuisson, docteur en médecine à Dieuze..........			
Decès, profess. à l'école secondaire de médec. à Reims.		10	»
Defarge, sous-intendant militaire à Lille...........		20	»
Definance, chirurgien élève à l'hôpital militaire à Strasbourg..................		2	»
Desgorges, sous-aide de l'hôpital militaire de Lyon...		3	»
De Grosse, chirurgien-major en retraite à Évreux...		3	»
Delacroix, docteur en médecine à Besançon........		5	»
Delacroix, chirurgien aide-major à Évreux.........		5	»
Delanousse, chirurgien sous-aide à Oran..........		5	»
Delamotte (P), élève en médecine............		5	»
Delaplace, docteur en médecine à Cayenne........		15	»
Delaunay, chirurgien sous-aide à Constantine.......		3	»
Delavigne, intendant militaire à Bayonne..........		5	»
Delcambre, docteur en médecine à Merville (Nord)..		5	»
Deleau jeune, docteur en médecine à Paris........ .		15	»
Delestre, pharmacien aide-major à Oran...........		10	»
Deletant, docteur en médecine à La Rochelle.......		5	»
Delinguette, docteur en médecine, ancien chirurgien-major, à Fleury (Yonne).................		10	»
Delissaux, docteur en médecine à Bayonne.........		5	»
Delmas, chirurgien aide-major à Alger............		10	»
Delmas, chirurgien aide-major au 11ᵉ d'infanterie légère.................		2	»
Delocre, chirurgien en chef de l'hôpital militaire à Perpignan..................		6	65
Delorme, pharmacien-major à Oran...............		15	»
Delourme, chirurgien sous-aide à Bougie...........		5	»
Delpech, docteur en médecine à Lyon.............		1	50
Demagny, sous-aide de l'hôpital militaire à Lyon.....		3	»
Demerlos, docteur en médecine à Lyon............		3	»
Demerseman, docteur en médecine à Bailleul (Nord) .		5	»

A reporter........ 4,616 85

		fr.	c.
MM.	Report........	4,616	85
DEMONS, pharmacien aide-major à Alger..............		10	»
DEMORTAIN, chirurgien sous-aide à Oran...............		5	»
DENICHER, chirurgien élève à l'hôpital militaire de Strasbourg..........................		2	»
DENIS, chirurgien-major à l'hôpital du Gros-Caillou .		10	»
DENIS, élève en pharmacie à Labassée (Nord).........		2	»
DEPETIT, officier de santé à Lannoy (Nord)..........		5	»
DEPLANQUE, pharmacien aide-major à Alger...........		10	»
DERETNAL, officier de santé à Beaumont (Eure)........		5	»
DEROT, docteur en médecine à Hazebrouk (Nord).....		5	»
DERRECAGAIX, docteur en médecine à Bayonne........		3	»
DESBLANS, chirurgien sous-aide de l'hôpit. mil. à Lille.		1	»
DESBONS, docteur en médecine à Beaulat (Gers)......		5	»
DESCLAUD, docteur en médecine à Bayonne..........		5	»
DESER, docteur en médecine à Metz.............		5	
DESGUERROIS, docteur en médecine à Troyes..........		5	»
DESJARDINS, officier de santé à Bourgogne...........		10	»
DESJARDINS chirurgien élève à l'hôpital militaire à Strasbourg..........................		2	»
DESLANDES, chirurgien-major à Oran..............		15	»
DESOUDIN, docteur en médecine à Metz.............		10	»
DESRUELLES, professeur à l'hôpital mil. du Val-de-Grâce.		20	»
DESSAIX, docteur en médecine à Lyon.............		5	»
DESTOUCHES (A.), docteur en médecine à Bayonne....		3	
DEVERGIE (Alp.), professeur agrégé à la Faculté de médecine de Paris......................		20	»
DEVRESSE, attaché au Conseil de santé des armées		6	
DEZAMIAUX, docteur en médec. à St-Pierre-Montlemart.		8	»
DIARD, officier de santé à Amfreville (Eure)...........		5	»
DIEULAFOIX, docteur en médecine à Toulouse.........		5	»
DOBBÉ, chirurgien sous-aide à l'hôpital du Gros-Caillou.		3	»
DOBIGNY, docteur en médecine à La Rochelle........		3	»
DOLLEZ, docteur en médecine à Landrecies (Nord)...		5	»
DONNEZAN, chirurgien aide-major au 15ᵉ léger.......		4	»
DOUAI (Société médicale de).................		50	»
DOUILLEZ, docteur en médecine à Landrecies (Nord)...		5	»
	A reporter........	4,873	85

fr. c.

MM.   Report........ 4,873 85
Doublen, docteur en médecine à Lille................ 5   »
Dousinelle, docteur en médecine à Hazebrouk (Nord).. 10   »
Doyen, docteur en médecine à Lille................. 5 50
Drevan, docteur en médecine à Lyon................ 5   »
Drouineau, docteur en médecine à La Rochelle....... 5   »
Dubois, chirurgien sous-aide à Douera.............. 5   »
Dubosq, chirurgien-sous-aide à Bone............... 5   »
Dubrac, docteur en médecine à Tours............... 10   »
Ducasse, docteur en médecine à Toulouse........... 15   »
Ducasse, médecin militaire à Bayonne.............. 5   »
Duchateau, professeur à l'école secondaire de méde-
    cine à Arras.................................. 5   »
Duchesne, chirurgien sous-aide de l'hôpit. mil. à Lille. 1   »
Duclos neveu, docteur en médecine à Toulouse..... 5   »
Ducrocq, membre de la Société de médecine à Niort. 3   »
Dufour, chirurgien-aide major au 54e régiment de ligne. 4 70
Duhordel, médecin adjoint de l'hospice à Évreux..... 5   »
Dejardin, docteur en médecine à Lille............. 5   »
Dumanoir, docteur en médecine à Conches.......... 5   »
Dumas, docteur en médecine à Paris............... 5   »
Dumont, docteur en médecine à Bernay............ 5   »
Dumont, officier de santé à Tournes.............. 5   »
Demoustier, docteur en médecine à Saint-Omer..... 5   »
Dupaire, pharmacien principal en chef de l'hôpital
    militaire à Lyon............................. 25   »
Dupasquier, docteur en médecine à Lyon........... 25   »
Dupau (A.), docteur en médecine à Toulouse 5   »
Duplat, pharmacien aide-major à Alger............ 10   »
Dupont, chirurgien aide-major au 16e léger......... 4   »
Dupont, chirurgien aide-major au 44e de ligne...... 4   »
Dupuich, professeur à l'école secondaire de médecine à
    Arras...................................... 5   »
Dupuis, chirurgien sous-aide à l'hôpital du Gros-
    Caillou.................................... 3   »
Dupuy, professeur de l'hôpital militaire à Lille...... 5   »
Dupuy, chirurgien sous-aide à Constantine. 3   »

                         A reporter........ 5,087 05

	fr.	c.
MM. Report........	5,087	05
Durand, chirurgien-major du 49ᵉ de ligne et son aide-major	10	»
Durant, maire, à Labassée (Nord).............	5	»
Durocher, chirurgien aide-major à Douera........	10	»
Duroutgé, chirurgien aide-major au 14ᵉ d'artillerie..	5	»
Dusseuil, chirurgien sous-aide-major de l'hôpital militaire de Metz....................	2	»
Dussurgey, docteur en médecine de Lyon...........	20	»
Dussy, chirurgien aide-major à Bone............	15	»
Dutouquet, chirurgien-sous-aide-major à La Rochelle.	3	»
Duval, docteur en médecine à Reims.............	5	»
Duviard, chirurgien sous-aide à l'hôpital militaire à Lyon....................	3	»

E.

	fr.	c.
Ecot, docteur en médecine à Angers..............	5	»
Erouard, officier de santé à Auchy (Nord).........	5	»
Escard, chirurgien sous-aide de l'hôpital milit. à Lille.	1	»
Estienne, pharmacien principal de l'armée à Alger...	40	»
Evrard, docteur en médecine à Saint-Omer.........	5	»
Eydoux, chirurgien de 1ʳᵉ classe de la marine à Toulon,..	2	»

F.

	fr.	c.
Fabre, chirurgien aide-major au 58ᵉ de ligne........	4	»
Fagot, chirurgien-major au 9ᵉ léger.............	5	»
Fallot, docteur en médecine pour les médecins de Namur (Belgique)....................	85	»
Falret, membre de l'Académie royale de médecine..	20	»
Faseuille, chirurgien aide-major au 29ᵉ de ligne....	4	»
Fauché, membre du conseil de santé des armées.....	50	»
Fauconnet, docteur en médecine à Lyon...........	5	»
Faure, chirurgien sous-aide à Douera............	5	»
Faure (Raymond), professeur de l'hôpital militaire à Strasbourg....................	10	»
Faye, chirurgien de 1ʳᵉ classe de la marine à Toulon..	2	»

A reporter........ 5409 05

	fr	c.
MM. Report.......	5,409	05
Fayet, chirurgien en chef de l'hôpital militaire à Bayonne....................	20	»
Fée, pharmacien-major, professeur de l'hôpital militaire à Strasbourg................	6	65
Fenault, docteur en médecine à Reims............	3	»
Fernet, chirurgien sous-aide à Oran.............	5	»
Ferrat, chirurgien de 2ᵉ classe de la marine à Toulon..	1	»
Ferrez, docteur en médecine à Lyon.............	500	»
Ferrus, médecin-adjoint à Alger...............	10	»
Fiévet, docteur en médecine à Lille.............	3	»
Finot, chirurgien aide-major au 3ᵉ régiment de chasseurs..........................	5	»
Flamme, ex-médecin ordinaire à Valenciennes......	10	»
Fleschut, chirurgien-major à Alger.............	20	»
Foncin, professeur de l'école de médecine à Besançon.	15	»
Fontant, membre de la Société de médecine à Niort..	5	»
Forcioli, chirurgien sous-aide de l'hôpit. mil. à Lille.	1	»
Foreau, docteur en médecine à Saintes............	10	»
Forteau, chirurgien aide-major du 3ᵉ léger	5	»
Fortin, docteur en médecine à Evreux.............	5	»
Foucart, docteur en médecine à Paris.............	10	»
Foucart (Alfred), docteur en médecine à Paris......	5	»
Fouque, chirurgien aide-major au 4ᵉ de ligne.......	5	»
Fouque, chirurgien élève à l'hôpital militaire à Strasbourg..........................	2	»
Fourcaud, chirurgien-major au 5ᵉ de ligne.........	10	»
Fourest, chirurgien de 3ᵉ classe de la marine à Toulon.	1	»
Fradin, chirurgien-major du 4ᵉ de ligne...........	10	»
Fratini, chirurgien sous-aide à l'hôpital militaire d'Ajaccio.........................	3	»
Fropo, chirurgien élève de l'hôpital militaire à Lille..	1	»
Frosté, pharmacien en chef de l'hôpital militaire à Toulon...........................	5	»
Froussart (C.), chirurgien sous-aide à Bougie......	20	»
Froye, chirurgien élève à l'hôpital militaire à Strasbourg..........................	2	»
A reporter.........	5,907	70

G.

	fr.	c.
MM. Report	5,907	70
GABERT, chirurgien de 2ᵉ classe de la marine à Toulon.	1	»
GAILLARD (Benjamin), docteur en médecine à Saint-Marcellin.	5	»
GALINIER, pharmacien aide-major de l'hôpital militaire à Perpignan.	4	60
GALLOIS, chirurgien sous-aide à l'hôpital du Gros-Caillou.	2	»
GALLOT, sous-aide de l'hôpital militaire à Lyon.	3	»
GALOT, docteur en médecine à Cayenne.	25	»
GALTIER (E.-P.), docteur en médecine à Paris.	5	»
GAMA, chirurgien en chef, premier professeur à l'hôpital militaire du Val-de-Grâce.	20	»
GARDIEN, docteur en médecine à Lyon.	5	»
GARNIER, docteur en médecine à Montargis.	10	»
GATINE, officier de santé à Labarre.	5	»
GAUDINEAU, méd.-adjoint de l'hôpital militaire à Lyon.	2	»
GAUNÉ, membre de la Société de médecine à Niort.	3	»
GAUTHIER, docteur en médecine à Lyon.	5	»
GAUTIER, chirurgien aide-major de l'hôpital militaire à Perpignan.	4	60
GAYET, docteur en médecine à Bayonne.	3	»
GENSOUL, docteur en médecine à Lyon.	25	»
GEOFFROY (Lambert), ancien chirurgien-major, à Biot.	10	»
GIAPE, chirurgien sous-aide à Constantine.	3	»
GICQUEAU, dentiste à Angers.	5	»
GILIBERT, docteur en médecine à Lyon.	10	»
GIMBRÈRE, chirurgien-major au 54ᵉ régiment de ligne.	6	65
GIMELLE, membre de l'Académie royale de médecine.	10	»
GINESTEL, membre de la Société de médecine à Niort.	3	»
GIRARD, chirurgien sous-aide à Alger.	5	»
GIRARD, chirurgien sous-aide à Bone.	5	»
GIULANI, chirurgien sous-aide-major à l'hôpital militaire de Metz.	2	»
A reporter	6,095	55

	fr.	c.
MM. Report........	6,095	55
GODEFROY, docteur en médecine à Lille.............	5	»
GODEFROY, docteur en médecine à Saint-Omer......	3	»
GODELIER père, ex-chirurgien principal en retraite à La Rochelle....................................	5	»
GODELIER fils, chirurgien aide-major au 9e léger.....	4	25
GOUNON, docteur en médecine, à Nancy............	5	»
GOEDORP, médecin ordinaire à Bone...............	15	»
GORET, chirurgien aide-major au 60e régiment de ligne.	2	»
GOSSELET, docteur en médecine à Lille.............	10	»
GOUIN, vétérinaire à Vaisse....................	5	»
GOUJON, officier de santé à Labarre..............	3	»
GOULU, docteur en médecine à Besançon...........	5	»
GOURDON, pharmacien en chef de l'hôpital militaire à Perpignan....................................	6	»
GRAMACCINI, chirurgien-major à Alger.............	20	»
GRAS, docteur en médecine à Grenoble.............	5	»
GRASSE, chirurgien sous-aide à l'hôpital militaire de Montlouis.....................................	3	»
GRENIER, professeur de l'école de médecine à Besançon.	5	»
GRENOBLE. Quatre médecins de cette ville..........	16	»
GREPINET, docteur en médecine à Landrecies (Nord)..	5	»
GREPPA, docteur en médecine à Angers	5	»
GRIMAL, chirurgien sous-aide de l'hôpital militaire à Perpignan....................................	3	50
GROMIER, sous-aide de l'hôpital militaire à Lyon......	10	»
GUEIT, chirurgien-major au 63e régiment de ligne...	5	»
GUIMET, chirurgien aide-major à l'hôpital militaire à Strasbourg...................................	4	70
GUÉRIN, chirurgien aide-major au 3e de ligne.......	5	»
GUERRIER, chirurgien élève de l'hôpital militaire à Strasbourg...................................	2	»
GUIGNON, officier de santé à Labassée (Nord)........	2	»
GUILLABERT, chirurgien à Saint-Tropez.............	5	»
GUILLANNOT, docteur en médecine à Lyon..........	1	»
GUILLAUME, docteur en médecine à Sarreguemines....	5	»
GUILLEMARD, chirurgien en chef de l'hôpital militaire de		
A reporter........	6,265	80

		fr.	c.
MM.	Report.......	6,265	80
Valenciennes........		5	»
Guillemeau, membre de la Société de médecine à Niort.		5	»
Guillemin, ex-chirurgien du Val-de-Grâce, médecin à Rombas (Moselle)........		5	»
Guillemin, docteur en médecine à Saint-Dizier.......		5	»
Guillet, chirurgien sous-aide à Oran.......		5	»
Guillon, chirurgien consultant du roi.......		20	»
Guillon, docteur en médecine à Angers.......		5	»
Guillory, président de la Société industrielle à Angers.		5	»
Guincourt (Clovis), docteur en médecine à Villers-Saint-Christophe (Aisne)........		5	»
Guyon, pharmacien aide-major de l'hôpital militaire à Lyon........		5	»
Guyetant père, docteur en médecine à Paris........		5	»
Guyon, chirurgien principal en chef de l'armée à Alger.		40	»
Guyon-Vernier, chirurgien aide-major à l'hôpital militaire de Montlouis........		3	»
Guyotat, docteur en médecine à Bayonne........		3	»

H.

	fr.	c.
Hadou (A.), chirurgien sous-aide à l'hôpital du Gros-Caillou........	3	»
Hahn, chirurgien sous-aide-major à l'hôpital militaire de Metz........	2	»
Haldat (de), directeur de l'école de médecine à Nancy.	5	»
Hanguillart, docteur en médecine à Labassée (Nord).	5	»
Hannequin, professeur de l'école secondaire de médecine à Reims........	10	»
Hannoire, docteur en médecine à Lille........	10	»
Haren, membre adjoint du conseil de santé des armées........	50	»
Hariague, docteur en médecine à Bayonne........	5	»
Haudard, officier de santé à Carsix (Eure)........	4	»
Hautrive, docteur en médecine à Lille........	5	»
Hautreux, doct. en méd. à St-Florent (Maine-et-Loire.	5	»
Hébert, docteur en médecine aux Tilliers en Vexin...	5	»

A reporter........ 6,488 80

		fr.	c.
MM.	Report.......	6,488	80
HECQUIN, chirurgien aide-major à Alger............		10	»
HELLEMANS, docteur en médecine à Saint-Omer......		5	»
HELLENQ, chirurgien sous-aide.		5	»
HÉNOT, chirurgien en chef de l'hôpital militaire à Metz.		6	»
HENROT, docteur en médecine à Reims............		5	»
HENRY............		5	»
HENZE, chirurgien aide-major au corps des spahis à Bone.		10	»
HÉRAND, docteur en médecine à Cayenne...........		15	»
HÉRI, docteur en médecine à Bonneval...........		5	»
HERPIN, médecin ordinaire à Bone,............		15	»
HERPIN, pharmacien aide-major à Constantine.......		5	»
HILST, docteur en médecine à Armbouts-Cappel (Nord).		4	80
HIRIAT, pharmacien de 3ᵉ classe de la marine à Toulon.		1	»
HIRSON, chirurgien aide-major au 11ᵉ d'artillerie....		5	»
HOFFMANN, docteur en médecine à Wissembourg (Bas-Rhin)............		5	»
HOREAU, pharmacien-major à Alger..............		15	»
HOUDOY, docteur en médecine à Labassée (Nord)....		5	»
HUN, médecin américain............		10	»
HUBEY, officier principal d'administration des hôpitaux militaires à Toulon............		5	»
HUYGHE DE PENTEVINE, propriétaire à Bailleul (Nord)..		5	»
HYSERN, professeur de l'école de médecine à Madrid..		40	»

I.

ICARD, chirurgien-major du 59ᵉ de ligne...........		10	»
IDT, chirurgien sous-aide à l'hôpital du Gros-Caillou.		3	»
IMBERT, docteur en médecine, à Lyon............		5	»

J.

JACLOT, docteur en médecine à Ukange...........		5	»
JACOB, chirurgien sous-aide à Douera............		5	»
JACQUAT, docteur en médecine à Saint-Omer........		3	»
JACQUEMIN, directeur de la caisse spéciale des médecins.		5	»
JACQUEMYNS, docteur en médecine à Paris...........		25	»

	A reporter........	6,727	60

		fr.	c.
MM.	Report......	6,945	20
Lacroix, chirurgien sous-aide à Alger..............		5	»
Lacronique, chirurgien aide-major du 4e de ligne....		5	»
Lacronique, chirurgien élève à l'hôpital militaire à Strasbourg...........................		2	»
Lagger, chirurgien aide-major à Alger.............		10	»
Lafont, docteur en médecine à Bayonne............		5	»
Laforet, chirurgien sous-aide à Bone.............		5	»
Lagrave, chirurgien aide-major du 5e léger.........		5	»
Lahaye, chirurgien sous-aide-major à La Rochelle...		3	»
Laignel, docteur en médecine à Bernay............		5	»
Lalanne, médecin en chef de l'hôpital militaire à Bayonne...........................		10	»
Lallemand, professeur de la Faculté de médecine à Montpellier...........................		100	»
Laloy, docteur en médecine à Armentières (Nord)...		3	»
Lamoureux, chirurgien-major au 2e lanciers........		10	»
Lasperièse, officier de santé à Conches.		5	
Langlet, docteur en médecine à Reims.............		5	
Langlois, pharmacien-major, professeur à l'hôpital militaire à Strasbourg.		6	65
Lantenois, chirurgien sous-aide à Bone...........		5	»
Lanthonnet, chirurgien sous-aide à l'hôpit. mil. à Lille.		1	»
Lapeyre, chirurgien sous-aide à l'hôpital militaire à Strasbourg...........................		3	50
Laporte, pharmacien-major à Alger.		15	»
Laprevotte, chirurgien sous-aide à l'hôpital militaire du Gros-Caillou.		3	»
Larivière (A.-V.), chirurgien sous-aide de l'hôpital militaire à Perpignan....................		3	50
Larivière (A.-C.), chirurgien sous-aide à l'hôpital militaire de Perpignan....................		3	50
Larocat, chirurgien principal en chef de l'hôpital militaire à Lyon.........................		25	»
Larrey (H.), chirurgien aide-major à l'hôpital militaire du Val-de-Grâce....................		10	»
	À reporter.	7,198	75

I.　　　　　　　　　　　　　　　　　　　*d*

	fr.	c.
MM. Report.......	7,360	75
Toulon..	5	»
Léonard, 2ᵉ pharmacien en chef de la marine à Toulon.	3	»
Lépinette, receveur de l'enregistrement à Labassée (Nord)..	1	»
Leport (oncle), docteur en médecine, membre du jury médical à Évreux...............................	5	»
Leport (neveu), docteur en médecine à Évreux.......	5	»
Lebat, docteur en médecine à Sarrable.............	10	»
Leriche, sous-aide de l'hôpital militaire à Lyon......	3	»
Leroux, docteur en méd. à Chemillé (Maine-et-Loire).	3	»
Leroy d'Étioles, docteur en médecine à Paris........	10	»
Leroy (Cam.), docteur en médecine à Grenoble......	5	»
Lesage, membre de la Société de médecine à Niort...	3	»
Lesauvage, pharmacien-major de l'hôpital militaire du Gros-Caillou....................................	5	»
Lescarbé, chirurgien aide-major de l'hôpital militaire à Arras...	2	»
Lespagnols, docteur en médecine à Roubaix.........	10	»
Lespiau, chirurgien aide-major, bataillon des pontonniers...	4	15
Lestiboudois (Thém.), docteur en médecine à Lille...	5	»
Lestiboudois (J. B.), docteur en médecine à Lille...	5	»
Lestoquoy, professeur à l'école secondaire de médecine à Arras..	5	»
Lesta, élève en médecine à Wazemmes (Nord).......	5	»
Letevé, officier de santé à Bailleul (Nord)..........	5	»
Leuret, médecin de l'hospice de Bicêtre.............	10	»
Leurs, officier de santé à Bailleul (Nord)...........	5	»
Levallois, pharmacien aide-major à Bayonne........	5	»
Levicaire, 2ᵉ médecin en chef de la marine à Toulon.	5	»
Leviez, directeur de l'école secondaire de médecine à Arras...	5	»
Levrat-Perroton, docteur en médecine à Lyon.......	5	»
Levy (Michel), professeur à l'hôpital militaire du Val-de-Grâce.......................................	50	»
Letxlier, docteur en médecine à Nancy.............	5	»

À reporter........ 7,525 90

		fr.	c.
MM.	Report.......	7,792	55
MALGAIGNE, professeur agrégé à la Faculté de médecine de Paris............		5	»
MALHERNE, docteur en médecine à Cayenne......		15	»
MALIMBERT, médecin de l'hôpital militaire à Bayonne.		5	«
MALLE, professeur à l'hôpital militaire à Strasbourg..		4	70
MALLET, docteur en médecine à La Rochelle........		5	»
MANGEOT, chirurgien sous-aide à Alger............		5	»
MANNET, chirurgien de 2e classe de la marine à Toulon.		1	»
MANOURY, docteur en médecine à Vernon (EURE)		5	»
MANOURY, docteur en médecine, et pour les médecins de Chartres		60	»
MANSEAU (J.-B.), docteur en médecine à Paris.......		20	»
MANSUY, chirurgien aide-major à Alger............		10	»
MARBOTIN, médecin ordinaire de l'hôpital militaire à Valenciennes............		10	»
MARGUET, ancien notaire à Reims............		10	»
MARSEILHAN, médecin ordinaire à Oran............		15	»
MARTENET, chirurgien sous-aide de l'hôpital mil. à Lille.		1	»
MARTIN, chirurgien-major à Douera............		15	»
MARTIN, professeur de l'école de médecine à Besançon.		5	»
MARTIN jeune, docteur en médecine à Lyon		5	»
MARTIN, officier de santé à Roubaix (Nord............		5	»
MARTINENG, chirurgien de 1re classe de la marine à Toulon............		10	»
MASNOU, chirurgien sous-aide de l'hôpital mil. à Lille.		1	»
MASNOU, chirurgien sous-aide de l'hôpital militaire à Perpignan............		3	30
MASQUINOT, docteur en médecine à Valimont.......		5	»
MASSIP, chirurgien sous-aide à Alger............		5	»
MAURICE, professeur à l'école secondaire de médecine à Arras............		5	»
MAURIN, chirurgien de 3e classe de la marine à Toulon.		1	»
MAUREYT, chirurgien sous-aide à Bougie............		5	»
MAYOR, père et fils, docteurs en médecine à Genève..		60	»
MÉGE, docteur en médecine à Paris............		5	»
MENU, chirurgien sous-aide de l'hôpital militaire à			

A reporter....... 8,094 55

	fr.	c.
MM. Report.......	8,094	55
Strasbourg................................	5	3o
Méquignon, pharmacien-major à Constantine........	15	»
Mercier, professeur à l'école secondaire de médecine à Arras..................................	5	»
Mérimée, chirurgien sous-aide de l'hôpital militaire à Perpignan..............................	5	3o
Metge, chirurgien sous-aide de l'hôpital militaire à Perpignan..............................	5	3o
Métivier, docteur en médec. à Champtoceau (Maine-et-Loire)................................	5	»
Metzmann, docteur en médecine à Wissembourg (Bas-Rhin)..................................	5	»
Meurdefroy, pharmacien aide-major à l'hôpital militaire à Toulon................................	5	»
Michel, chirurgien aide-major à Oran...........	10	»
Michel, chirurgien de 3e classe de la marine à Toulon.	1	»
Mienné, chirurgien-major de l'hôpital militaire à Arras.	5	»
Mignot, chirurgien aide-major au 1er régiment d'artillerie...............................	5	25
Mignot Deslandes, docteur en médecine à Chemillé (Maine-et-Loire)........................	5	»
Millet, chirurgien sous-aide à l'hôpital militaire d'Ajaccio..................................	5	»
Milléard (Aug.), propriétaire à Troyes...........	5	»
Milzot, pharmacien, prof. de l'hôpital militaire à Lille.	5	»
Minvielle, chirurgien aide-major au 66e régiment de ligne.................................	5	»
Mirault, prof. à l'école secondaire de méd. à Angers.	10	»
Moizin, membre du conseil de santé des armées......	20	»
Molinard, chirurgien en chef de l'hôpital militaire à Saint-Omer..............................	5	»
Mona, médecin espagnol...................	40	»
Monard, frères, médecins ordinaires à Alger........	3o	»
Moncodin, sous-aide de l'hôpital militaire à Lyon....	5	»
Monin, directeur de l'hôpital militaire de Metz......	5	»
Monnerat, docteur en médecine à Lyon..........	2	»
A reporter.......	8,296	7o

	fr.	c.
MM. Report........8,296	8,296	70
Montain, docteur en médecine à Lyon............	10	»
Montault, docteur en médecine à Paris............	5	»
Montrole, docteur en médecine à Langres............	5	»
Morael, docteur en médecine à Wormhout (Nord)....	10	»
Moreau, chirurgien-major au 52ᵉ de ligne............	10	»
Morel, docteur en médecine à Lille............	5	»
Morel, docteur en médecine à Lyon............	5	»
Morelle, docteur en médecine à Besançon............	6	»
Moretti, chirurgien élève de l'hôpital militaire de Metz.	1	»
Morgue, chirurgien-major au 6ᵉ de ligne............	10	»
Mornay, chirurgien-major à l'hôpital militaire d'Ajaccio............	10	»
Mottet, ancien chirurgien-major, au Pont-de-l'Arche (Eure)............	5	»
Mouchet, chirurgien sous-aide-major à La Rochelle..	3	»
Moujon, chir. aide-major de l'école de cavalerie à Saumur............	5	»
Mounier, professeur de l'hôpital militaire à Lille....	5	»
Moussaux, docteur en médecine à Metz............	5	»
Moutier, chirurgien militaire à Valenciennes........	3	»
Moutier, officier de santé à Baisey-le-Châtel............	3	»
Mouviez, docteur en médecine à Lille............	10	»
Moynier, docteur en médecine à Vernon............	5	»
Moel, docteur en médecine à Faulquemont............	5	»
Mugnier, docteur en médecine à Lyon............	5	»
Mulle, docteur en médecine à Lille............	5	»
Muraire, docteur en médecine à Cayenne............	15	»
Murville, professeur de l'hôpital militaire à Lille....	5	»

N.

	fr.	c.
Nanfois, docteur en médecine à Bayonne............	5	»
Naquet, chirurgien sous-aide de l'hôpital milit. à Lyon	3	»
Navarre, chirurgien aide-major du 20ᵉ de ligne.....	5	»
Néckier, professeur à l'école secondaire de médecine à Angers............	5	»
A reporter........8,470	8,470	70

	fr.	c
MM. Report........	8,470	70
Négrin, chirurgien en chef de l'hôpital militaire, à Rennes.............	20	»
Négrin, médecin des épidémies à Toulon...........	10	»
Neuville, docteur en médecine à Bernay...........	5	»
Nicher, docteur en médecine à Lyon............	5	»
Nicod, chirurgien sous-aide à Bone............	5	»
Novario, pharmacien-major, professeur à l'hôpital militaire de Metz........	6	»

O.

	fr.	c
Ode, chirurgien sous-aide à Bone............	5	»
Ongier, chirurgien sous-aide à Bone............	5	»
Oliffe (Joseph), à Paris............	10	»
Olivier (Julien), médecin à la Garde-Freinet......	5	»
Ollivier (d'Angers), membre de l'Académie royale de médecine............	30	»
Ollivier, officier de santé à Wazemmes (Nord)......	10	»

P.

	fr.	c
Pain, docteur en médecine à Cayenne............	25	»
Palicot, chirurgien-major au 11e régiment d'artillerie.	8	»
Pallas, médecin ordinaire à Bougie............	20	»
Panis, professeur à l'école secondaire de médecine à Reims............	10	»
Paquet, docteur en médecine à Roubaix............	5	»
Parais, chirurgien-major de l'hôpital du Gros-Caillou.	10	»
Pariset, secrétaire perpétuel de l'Académie royale de médecine............	20	»
Pascal, docteur en médecine à Bayonne............	5	»
Pascal, médecin en chef de l'hôpital militaire à Strasbourg............	10	»
Pasquier, membre du conseil de santé des armées...	50	»
Pastoureau, médecin-adjoint à Alger	10	»
Patel, docteur en médecine à Evreux.	5	»
Patubot, chirurgien-major au 56e de ligne.	5	»

À reporter........ 8,769 70

		fr.	c.
MM. Report		8,769	70
PAUL, médecin en chef de l'hôpital militaire à Perpignan		6	65
PAULI, chirurgien sous-aide à Douera		5	»
PAULI, médecin cantonnal à Wissembourg (Bas-Rhin)		5	»
PAULUS, chirurgien sous-aide à Alger		5	»
PATEN, chirurgien-major au 3ᵉ régiment de chasseurs		6	»
PÉCOT, professeur de l'école de médecine à Besançon		15	»
PELASSY DES FAYOLES, docteur médecin à Ligny		5	»
PELLEGRIN, docteur en médecine à Cayenne		25	»
PERALTA, officier de santé à Douvrin (Nord)		3	»
PERIARD, docteur en médecine à Besançon		10	»
PERIER, docteur en médecine à Bernay		5	»
PRUNCLET, docteur en médecine à Lyon		2	»
PERROGAUD, docteur en médecine à Besançon		5	»
PERRIN (Célestins), docteur en médecine à Lyon		5	»
PERROT, juge d'instruction à Paris		10	»
PERROTTE, chirurgien aide-major à Oran		10	»
PERAUSSEL, chirurgien de 3ᵉ classe de la marine à Toulon		1	»
PETIT, professeur de l'école secondaire de médecine à Reims		10	»
PETIT-FILS, chirurgien-major au 66ᵉ régiment de ligne		5	»
PETRONELLI, chirurgien aide-major à Alger		10	»
PEYSSON, médecin principal en chef de l'hôpit. militaire à Lyon		25	»
PHILIBERT, docteur en médecine à Lyon		5	»
PHILIPPE, professeur de l'école secondaire de médecine à Reims		10	»
PHILIPPE (F.), chirurgien aide-major du 8ᵉ de ligne		5	»
PIAZZA, chirurgien aide-major du 6ᵉ léger		5	»
PICARD, chirurgien-major au 29ᵉ de ligne		7	»
PIETTE, chirurgien sous-aide		3	»
PIETRI, chirurgien sous-aide à Alger		5	»
PILLORE, docteur en médecine à Villiers-le-Bel		20	»
PINGRENON, chirurgien-major des pontonniers		10	»
PIROX (Cam.), médecin ordinaire de l'hôpital du Gros-Caillou		10	»
A reporter		9,013	25

Q.

R.

		fr.	c.
MM.	Report	9,506	75
Roca, chirurgien élève à l'hôpital militaire à Strasbourg.		2	»
Rol, pharmacien major à Donera.		15	»
Rollet, médecin en chef de l'hôpital militaire à Nancy.		10	»
Rollin, pharmacien-major à Alger.		15	»
Romain Grille, docteur en médecine à Angers.		5	»
Rosaire, chirurgien aide-major au 11e régiment de dragons.		4	70
Rouden, chirurgien de troisième classe de la marine à Toulon.		1	»
Rousseau, docteur en médecine à Besançon.		10	»
Roussel, chirurgien aide-major au 1er régiment d'artillerie.		5	25
Roux, sous-intendant militaire à Metz.		10	»
Roux (Jules), chirurgien de 1re classe de la marine à Toulon.		3	»
Roux-Martin, docteur en médecine à Cayenne.		15	»
Roy, docteur en médecine à Lyon.		5	»

S.

		fr.	c.
Saiget, chirurgien-major à Oran.		15	»
Samanos (T.), docteur en médecine à Bayonne.		5	»
Sanson, professeur de clinique chirurgicale à la Faculté de médecine de Paris.		10	»
Santelli, chirurgien aide-major du 59e de ligne.		5	»
Santerre, chirurgien sous-aide à Bougie.		5	»
Santi (de), chirurgien sous-aide-major à l'hôpital militaire de Metz.		2	»
Sauvé, chirurgien aide-major en retraite à La Rochelle.		5	»
Savaete, chirurgien sous-aide à Bone.		5	»
Savary Duclos, chirurgien aide-major au 1er cuirassiers.		10	»
Savigny (de), directeur de l'école secondaire de médecine à Reims.		10	»
Schæffer, chirurgien sous-aide à l'hôpital de Belfort. .		3	35
Schoelcher (V.), docteur en médecine.		10	»
Scoutetten, professeur de l'hôpital militaire à Metz. .		20	»

A reporter 9,721 05

		fr.	c.
MM.	Report.......	9,721	05
Sédillot, professeur à l'hôpital militaire du Val-de-Grâce..		20	»
Second, médecin en chef du service médical à Cayenne		5o	»
Semanos, sous-aide de l'hôpital militaire à Lyon......		3	»
Senac, directeur de l'école de médecine à Lyon......		25	»
Senelle, docteur en médecine à Nevers............		10	»
Serloten, propriétaire à Bailleul (Nord)...........		20	»
Serrurier, chirurgien sous-aide à Oran............		5	»
Shrimpton, chirurgien aide-major à Alger...........		10	»
Signoret, chirurgien de 2ᵉ classe de la marine à Toulon..		2	»
Simon, chirurgien aide-major à Bone..............		10	»
Simonin, père, professeur de l'école de médecine à Nancy..		5	»
Silva, docteur en médecine à Bayonne............		5	»
Sirac, chirurgien sous-aide....................		3	»
Soncy, chirurgien sous-aide à Bougie............		5	»
Soblin, docteur en médecine à Paris.............		10	»
Soucelyer, médecin adjoint à Oran..............		15	»
Souban, professeur à l'hôpital militaire du Val-de-Grâce.		10	»
Soulerat, chirurgien sous-aide de l'hôpital mil. à Lille.		1	»
Souriguère, médecin adjoint de l'hôp. milit. à Bone.		10	»
Stasse, chirurgien sous-aide à Bougie............		5	»
Stein, chirurgien sous-aide à Bone..............		5	»
Soret, chirurgien élève à l'hôpital militaire de Strasbourg..		2	»

T.

		fr.	c.
Tabourrau, sous-aide de l'hôpital militaire à Lyon. ..		3	»
Tabouret, chirurgien sous-aide à Bone............		5	»
Tanchou, docteur en médecine à Paris............		5	»
Tassy, docteur en médecine....................		5	»
Testelin, docteur en médecine à Lille............		5	»
Thoullier, chirurgien sous-aide-major à l'hôpital militaire de Metz..................................		2	»
Thibaut, docteur en médecine à Hazebrouk (Nord)...		10	»

A reporter........ 9,985 05

		f.	c.
MM.	Report.......	9,985	65
THIBERGE, docteur en médecine à Pressigny......		5	»
THIERRY DE MAUGRAS, chirurgien sous-aide à l'hôpital militaire à Lille.......		1	»
THIBIAUX, professeur à l'hôpital militaire du Val-de-Grâce.......		10	»
TOISIER, chirurgien sous-aide à l'hôpital du Gros-Caillou.......		5	»
THOMAS, chirurgien-major à Constantine.......		15	»
THUAU, docteur en médecine à Baugé (Maine-et-Loire).		5	»
TILMANN, docteur en médecine à Lille.......		5	»
TORIO, chirurgien dentiste à Troyes.......		5	»
TOURIN, chirurgien sous-aide à l'hôpital militaire de Perpignan.......		3	30
TOURDES, professeur à l'hôpital militaire de Strasbourg.......		4	70
TOURNEL, chirurgien en chef au 9e léger.......		9	»
TOURNEL, chirurgien-major de l'hôpital militaire à La Rochelle.......		8	»
TOURNET, membre de la Société de médecine à Niort.		5	»
TOURNEL, docteur en médecine à Arras,.......		2	»
TRAPPE, docteur en médecine à Paris.......		5	»
TRASTOUR, chirurgien principal de l'hôpital militaire à Toulon.......		10	»
TRIPIER, pharmacien aide-major à Alger.......		10	»
TROY, chirurgien-major au 44e de ligne.......		7	»
TURCK, docteur en médecine à Plombières.......		20	»
TURREL, chirurgien de 3e classe de la marine à Toulon.		1	»

V.

		f.	c.
VAICLE, chirurgien sous-aide à l'hôpital mil. de Lille,		1	»
VAILLANT, professeur à l'hôpital militaire du Val-de-Grâce.......		5	»
VALLÉE, chirurgien-major de l'école d'application du génie à Metz.......		10	»
VALLÉE, docteur en médecine à Vernon.......		5	»

A reporter....... 10,137 75

	fr.	c.
MM. Report...... 10,137	10,137	75
VALLIN, chirurgien sous aide de l'hôpital milit. à Lille.	1	»
VANDALLE, chirurgien sous-aide de l'hôpital militaire à Perpignan.	3	30
VANDENBUCQUE, docteur en médecine à Hazebrouk	6	»
VANDERBACH, chirurgien-major au 58e de ligne.	6	65
VANDEWYKEL, notaire à Bergues (Nord	5	»
VANEXEM, docteur en médecine à Hazebrouk (Nord	5	»
VANHOUEGHEM, chirurgien-major du 6e cuirassiers	10	»
VARLET, médecin-adjoint à Alger.	10	»
VARLET, chirurgien sous-aide à Alger.	5	»
VELIN, médecin en chef de l'hôpital militaire et civil de Wissembourg (Bas-Rhin).	5	»
VALPEAU, professeur de clinique chirurgicale à la Faculté de médecine de Paris.	10	»
VENDOIS, docteur en médecine à Landrecies (Nord).	5	»
VERET, chirurgien aide-major de l'hôpital militaire de Saint-Omer.	5	»
VERGÉ, chirurgien-élève à l'hôpital militaire à Strasbourg.	2	»
VERGESS, chirurgien aide-major au 29e de ligne.	4	»
VERNAILLE, docteur en médecine à Bergues (Nord).	10	»
VERNHES père, membre de la Société de médecine de Niort.	3	»
VERNHES fils, membre de la Société de médecine à Niort.	3	»
VERSIAL, directeur de l'hôpital militaire du Val-de-Grâce.	15	»
VERTEL fils, docteur en médecine à Besançon..	10	»
VERVIEU, docteur en médecine à Lille..	5	»
VERY, sous-aide de l'hôpital militaire à Lyon.	3	»
VIDAL (de Cassis), chirurgien de l'hôpital de l'Ourcine à Paris.	5	»
VIDAL, chirurgien de 1re classe de la marine à Toulon.	3	»
VIELLAJEUS, pharm. aide-major à l'hôpital de Bayonne.	5	»
VIELLE, chirurgien aide-major à Alger.	10	»
VIGNES, médecin de l'hôpital militaire à Phalsbourg.	10	»
VIGUERIE oncle, docteur en médecine à Toulouse.	15	»

| A reporter......   10,317 | 70 |

		fr.	c.
MM.	Report. 10,317	70
Viguerie neveu, docteur en médecine à Toulouse. . . .	15	»
Villaret, chirurgien aide-major de l'hôpital militaire du Gros-Caillou.	6	»
Villars, professeur de l'école de médecine à Besançon.	15	»
Villon, chirurgien de 2ᵉ classe de la marine à Toulon.	2	»
Vincent, chirurgien élève à l'hôpital militaire de Metz.	1	»
Vincent, pharmacien aide-major à l'hôpital militaire de Strasbourg.	4	70
Viollet, chirurgien-major au 1ᵉʳ régiment d'artillerie.	8	50
Viricel, docteur en médecine à Lyon.	5	»
Vital, médecin-adjoint à Constantine	10	»
Viton, chirurgien aide-major à Bougie.	10	»

W.

Wachette, chirurgien élève à l'hôpital militaire de Metz.	1	»
Walferdin, à Paris.	20	»
Warain, chirurgien sous-aide à Oran.	5	»
Watbled, chirurgien de 1ʳᵉ classe de la marine en retraite à Toulon.	5	»
Wicquart, chirurgien aide-major à l'hôpital militaire d'Ajaccio.	6	»
Willaume, ex-chirurgien en chef de l'hôpital militaire de Metz.	10	»
Witlich, chirurgien sous-aide à Alger.	5	»
Woirhaye, chirurgien aide-major du 59ᵉ de ligue. . .	5	»
Worbe, chirurgien sous-aide à Douera.	5	»
Worms, médecin ordinaire à Alger.	15	»

Total 10,470 70

PRÉFACE

DE LA PREMIÈRE ÉDITION (1828).

Après beaucoup de vacillations dans sa marche, la médecine suit enfin la seule route qui puisse la conduire à la vérité, *l'observation des rapports de l'homme avec les modificateurs externes, et des organes de l'homme les uns avec les autres*. De toutes parts cette méthode prévaut dans les ouvrages et dans la pratique, soit qu'on l'avoue, soit qu'on refuse d'en convenir : c'est la *méthode physiologique*, parce qu'elle ne peut être suivie sans que l'on étudie la vie, qui seule rend les organes ainsi modifiables. Toutefois il ne faut pas s'y méprendre : ce n'est pas l'abstraction *vie* qu'il s'agit d'étudier, mais les *organes vivants*. Si l'observateur s'épuise en méditations sur des *propriétés*, sur des *forces* considérées indépendamment des organes ou des corps de la nature qui ont sur eux de l'action, il manquera son but, après beaucoup de travail : il ne connaîtra ni les organes ni les agens, il ne connaîtra que les rêves de son imagination ; il aura la tête remplie d'illusions. C'est ainsi que s'égarèrent les anciens, comme on le verra dans cet ouvrage ; les modernes n'ont point échappé à ce piége, et l'on se prépare, encore aujourd'hui, à le tendre sous les pas de nos contemporains.

Puisque la véritable observation médicale est celle des organes et de leurs modificateurs, c'est une observation de corps, et elle ne peut se faire que par l'intermédiaire des sens : les sens doivent donc en fournir les matériaux, et c'est au jugement qu'il appartient d'en tirer des inductions. Mais ici se trouve le piége : si le médecin ne tire pas convenablement les inductions, ou s'il a le malheur d'oublier la source d'où elles découlent, il s'égare à l'instant même et se jette dans la fausse route que nous venons de signaler. L'aberration est d'autant plus facile aujourd'hui, que cette fausse route est protégée par quelques hommes marquants, par des personnages dont le nom impose le respect et semble commander la confiance sous le rapport des doctrines. C'est sous les auspices de ces noms respectables, dont quelques uns sont même chers à la France, que l'*éducation par les sens* est dépréciée et menacée de tomber dans le discrédit. Mais n'oublions pas une distinction importante, une grande vérité d'application. Si les mots abstraits *droits, légalité, liberté, désintéressement, élévation d'âme*, ne peuvent commander que des actions bonnes et utiles au bien pubic et à la gloire d'une nation, il n'en est pas ainsi des mots *propriétés vitales, forces vitales, nature médiatrice, spécifiques, contagion*, et autres pareils qui poignent aussi des abstractions de l'esprit humain, parce que rien n'est plus facile que d'en abuser, c'est-à-dire d'imprimer, en leur nom, au corps vivant, des modifications nuisibles à la santé des hommes en particulier, et au bien de la société tout entière. Telle méthode de philosopher qui pourrait réussir en politique, en diplomatie, n'est donc pas toujours applicable à la médecine; et s'il suffit, dans ces deux sciences, aussi bien que dans les arts, de se laisser guider par le sentiment du beau, du grand, du juste, sans chercher à approfondir comment ces notions nous sont venues, il n'en est pas ainsi en médecine, quand il s'agit de dicter le régime et le traitement de l'homme souffrant, ou de juger des questions concernant la salubrité publique. Ces questions ne peuvent se résoudre de sentiment ou d'inspiration : ce n'est pas immédiatement sur les entités *forces vitales*, *nature*, *principe*, que les modificateurs vont agir. Ils ne les influencent qu'après avoir frappé les organes, et si le coup a brisé ces derniers, le mal qu'aura produit l'idée abstraite sera désormais sans remède. En politique, au contraire, les résultats de l'application d'un faux principe peuvent être appréciés avant qu'il ait compromis l'existence du corps social, parce que les nations sont plus robustes que les individus. Il y a bien quelques victimes, mais leurs souffrances sont aperçues si la presse est respectée, et les masses peuvent être préservées des mêmes malheurs.

La société peut donc se perfectionner par l'empirisme, indépendamment des premiers principes : on peut également la rendre heureuse ou malheureuse au nom de Dieu, au nom du prince, au nom des lois ;

l'expérience vient ensuite qui détermine lequel de
ces trois mobiles produit le bien le plus durable, ou
le mal le plus facile à corriger. D'ailleurs il importe
fort peu, en politique, que l'idée du juste et de l'injuste vienne des sens ou d'une révélation intérieure.
Il faut que les lois soient bonnes, et l'expérience a
bientôt prononcé sur leurs avantages et sur leurs inconvénients; tout le monde peut les constater, tout
le monde est forcé d'en convenir. Il n'en est pas
ainsi en médecine tant que le mal que produisent
les modificateurs ennemis de nos organes peut être
attribué aux entités maladies; et la raison, c'est que
le médecin empirique ne se corrige pas; l'expérience
est perdue pour lui; il se borne à plaindre son malade, et continue, en sécurité de conscience, à frapper d'autres victimes. Bien préciser l'idée de la
maladie est donc l'objet principal du médecin, et il
ne peut y parvenir sans se rendre compte de la manière dont cette idée s'est formée en lui, c'est-à-dire
sans approfondir le sens des mots *propriétés vitales*,
forces vitales, lois vitales, pour connaître celui des
mots *fièvres putrides, fièvres malignes, etc., etc.*

Il est donc indispensable que le médecin ait toujours la *matière des organes* présente à son esprit, et
qu'il n'oublie jamais que les idées abstraites de la
science qu'il cultive lui sont venues par les sens, et
qu'il ne peut, sans danger, procéder à l'étude de
l'homme d'après des principes *à priori*.

L'objet de cet ouvrage est surtout de mettre cette

vérité en évidence, et de préserver la médecine du
mal que peut lui faire une secte philosophique essentiellement envahissante. De là, pour nous, la
nécessité de donner aux jeunes médecins, que de
faux systèmes pourraient séduire, une idée de la
doctrine psychologique qui s'avance sur eux étendard
déployé, et qui se flatte déjà d'une facile conquête.

Introduits dans le sentier de l'observation par les
idées de *Descartes* sur la méthode, et par les conseils
de *Bacon*, éclairés sur la nature de l'instrument qui
sert pour cet objet par les travaux de *Locke* et de
Condillac, les Français procédaient avec zèle et avec
concert à l'agrandissement de toutes les connaissances utiles : c'est à cette unanimité d'efforts que la
physique, la chimie, l'histoire naturelle, doivent les
progrès qui les distinguent parmi nous, et qui ont
donné tant d'essor à l'industrie : le tour de la médecine était arrivé, les études de cette science, de vagues
qu'elles avaient toujours été, commençaient à devenir précises depuis qu'à la méthode expérimentale
du grand *Haller* elle ajoutait la comparaison des organes malades avec les symptômes, et l'étude des
propriétés et des forces vitales, dans les lésions
pathologiques. Le professeur *Chaussier*, par ses excellents tableaux, avait si bien tracé la route de l'observation physiologique, qu'il paraissait impossible
qu'on eût l'idée de s'en écarter ; *Pinel* avait tenté
l'analyse philosophique des maladies, et s'il n'avait
pas réussi dans cette grande entreprise, il avait du

moins émis quelques idées que le génie de *Bichat*
avait heureusement fécondées, et qui l'avaient mis à
même de fournir des bases solides à la pathologie,
par une véritable analyse des tissus constitutifs du
corps humain. Nous observions tous de concert, en
prenant nos sens pour guides ; nous profitions des
avis de *Condillac* pour perfectionner notre langage
scientifique ; le judicieux et profond *Destutt de Tracy*
nous aidait puissamment dans cette tâche difficile
dont le complément seul peut assurer au genre
humain la conservation des connaissances qu'il a eu
tant de peine à se procurer ; les savantes recherches
de *Cabanis* donnaient à notre patrie une prépondérance philosophique qui semblait nous préserver de
l'invasion des sectes étrangères : la belle doctrine des
Rapports du physique avec le moral nous appartenait,
par son moyen, au moins autant qu'à l'Angleterre ;
car notre Cabanis avait fait un pas au-delà des sens externes ; il avait reconnu la puissante influence des
viscères sur la pensée, influence dont Epicure avait
seul compris l'existence, sans toutefois en avoir fourni
la démonstration physiologique. D'aussi précieux travaux donnaient à la physiologie et à la médecine le
droit exclusif de dicter des lois à l'idéologie, et semblaient éloigner pour jamais la possibilité du renou-
vellement de l'invasion de notre science par les
systèmes éphémères des écoles philosophiques. A
peine osait-on croire au retour de ces susceptibilités
scolastiques, et de ces disputes de mots qui avaient
fait perdre tant de temps à nos ancêtres.

Hélas ! nous étions loin de la vérité. Pendant qu'en France nous observions les corps avec les précautions nécessaires pour nous préserver des illusions et nous faire une idée juste de leur nature, on défigurait celle de l'homme en Allemagne et en Écosse, sous prétexte de rectifier le système de *Locke*. Le rectifier était en effet chose nécessaire ; mais c'était par les données de *Cabanis* qu'il fallait y procéder, et non pas en nous faisant rétrograder vers l'antiquité, comme on se l'est proposé par le rappel du système de Platon.

Les Français témoignaient quelque dégoût pour l'obscurité du système de Kant, qui plusieurs fois avait été l'objet de leurs railleries ; on entreprit de le naturaliser parmi nous, sous le prétexte spécieux de nous faire faire connaissance avec le premier disciple du grand Socrate, de ce martyr intéressant de la liberté de penser, de cet homme que toute la terre salue du nom de sage, et que l'on a même qualifié de divin. En fallait-il davantage pour exciter la curiosité de notre jeunesse avide de toute espèce de connaissances ! Le platonisme, vingt fois repoussé des écoles, le platonisme, que la France surtout regardait avec dédain, et dont elle se félicitait de n'avoir point subi le joug, nous est offert comme simple objet de curiosité littéraire : c'était l'appât à la faveur duquel on se proposait de nous détourner de la véritable observation, pour nous replonger dans les illusions et les chimères de l'ontologie. La physique, la chi-

mie, l'histoire naturelle, les mathématiques, l'étude
de l'histoire, aujourd'hui véritablement philosophique, sont des remparts d'airain que le kanto-platonisme ne pourra jamais renverser. Mais cependant,
grâce à la surprise, il fait quelques pas au milieu de
nous; s'il n'entame pas nos rangs, il y fait quelques
brèches. Son premier soin a été d'attaquer *Cabanis*,
cent fois plus redoutable pour lui que ne l'étaient
Locke et Condillac; car, bien que Cabanis soit loin
d'être purgé d'ontologisme, il a, sur ses prédécesseurs, l'avantage d'en appeler à des faits réels que
tout le monde peut vérifier, au lieu de s'en tenir à la
spéculation systématique; et, en contemplant ces
faits, il est impossible de ne pas en découvrir d'autres dont la méditation devient funeste à l'ontologie.
Les kanto-platoniciens l'ont pressenti, et sans savoir,
à beaucoup près, ce qu'on pouvait trouver par l'observation de l'homme au moyen des sens, ils ont
voulu flétrir d'avance les fruits de cette observation
qu'ils ne sauraient empêcher. C'est là précisément
ce qu'ils s'efforcent d'effectuer aujourd'hui en montrant à côté et plaçant bien au-dessus de l'observation par les sens, une prétendue observation qu'ils
appellent *intérieure*, et qui, si nous les en croyons,
dépasse la première de toute la hauteur qui sépare
le moral du physique, le ciel de la terre, le sacré du
profane.

Quelques mots sacramentaux ont été choisis par
eux et font déjà fortune; les principaux sont: *étroit*

et *large*, *bas* et *élevé*, *grand* et *petit*, habilement disposés. Tout ce qui tient à la philosophie du dix-hui-
tième siècle est étroit, bas et petit; tout ce qui découle du kanto-platonisme est large, élevé et grand.
Ils tentent la conquête de notre jeunesse par l'arme
si puissante chez les Français d'autrefois, par le ridicule; ils espèrent qu'on s'empressera de se réfugier dans leurs rangs, pour se soustraire à des épi-
thètes humiliantes.

Je ne sais s'ils ont compris que le ridicule change
d'objet à mesure que les connaissances se multiplient, et que les mots ne peuvent plus avoir sur
nous la même influence que par le passé; mais ce
qu'il y a de certain, c'est qu'ils ne s'en tiennent pas
à ce moyen. Prenant le ton et le langage des fanatiques de religion, auxquels ils ont la prétention de
se substituer, ils insinuent, que dis-je! ils proclament
à haute voix qu'on ne peut être homme de bien à
moins d'être de leur parti. Peu s'en faut qu'ils ne
déclarent dignes du gibet ceux qu'ils nomment les
sensualistes. Qui pourrait être dupe du soin officieux
qu'ils prennent de distinguer en eux, pour excuser
leurs vertus, l'homme privé du philosophe, et d'en
tirer la prétendue preuve d'une conviction non
avouée en faveur de principes opposés, ou d'une in-
conséquence digne de pitié?

Habiles à multiplier les appâts qu'ils croient devoir offrir à notre jeunesse étonnée, ils se donnent
pour éclectiques, après avoir traité tous les autres

systèmes d'exclusifs, et semblent dire, ou disent en
effet : « O vous qui aspirez à la véritable science,
venez chez nous, hâtez-vous, nous vous ferons connaître toutes les doctrines, et nous vous préserverons
du malheur de vous laisser séduire par aucune d'elles ; car il faut que vous sachiez que tous les autres
philosophes sont des monomaniaques qui délirent
sur une seule idée, et qui vous feraient infailible-
ment perdre l'esprit. » Eh ! quel est donc leur éclectisme ? Nous le savons désormais ; ils l'ont déclaré
authentiquement : ils sont placés entre le sensua-
lisme et la théologie, mais à condition d'être toujours, et pour premier titre d'admission, *spiritualistes*.
Sur ce, nous n'avons qu'un mot à leur dire ; s'ils
sont *essentiellement spiritualistes*, ils ne sont pas éclectiques, et ils ne peuvent juger les autres systèmes
qu'en spiritualistes, c'est-à-dire en gens dominés par
une idée exclusive.

Ils empruntent aux sensualistes les faits de sensations, mais ils les expliquent à leur manière ; ils
prennent la révélation chez les théologiens, mais ils
la modifient d'une manière qui leur est propre : ce
sont de vrais réformateurs de culte, ou, si l'on veut,
des illuminés qui aspirent à la domination universelle des consciences. Exclusifs en fait de spiritualisme, ils font d'ailleurs un amalgame de dogmes différents et qu'on a crus jusqu'ici contradictoires. Tel
est leur éclectisme. Reste à savoir si les bases en sont
solides, et si on les laissera jouir du droit de démon-

stration et de preuves qu'ils s'arrogent, et par lequel ils se mettent au-dessus des théologiens, dont
l'autorité ne repose que sur la foi. C'est une question
qu'on approfondira dans cet ouvrage, sans toutefois
entrer dans les discussions théologiques, car on s'est
fait un devoir de respecter les croyances religieuses,
dans un ouvrage consacré à la physiologie et aux
faits que les sens peuvent constater. En attendant,
nous dirons que ce n'est ni le titre d'éclectique ni celui de dogmatique qu'il faut rechercher, mais la vérité,
par les moyens d'investigation que notre organisation nous fournit. Celui qui constate un fait de haute
importance doit se montrer indifférent à la qualification qu'il plaît aux sectaires de lui donner.

Le pivot de l'ontologie, soi-disant éclectique, est
dans les *forces*; et nous ferons, à cette occasion, quelques réflexions tendant à faire bien comprendre le
sujet que nous traitons.

Les kanto-platoniciens de France, affichant pour
la matière le plus grand mépris, n'ont d'attention que
pour les forces qui l'animent, et croient par là se
placer fort au-dessus des observateurs de faits. Il
faudra décider si le boursouflement qu'ils se donnent
pour y parvenir les rend en effet plus légers qu'eux,
ou ne les fait pas retomber au-dessous.

Qu'est-ce en effet qu'une force, en général, car il
faut bien s'appesantir sur cette question, sinon l'induction tirée par l'observateur de quelque chose
qui agit sur un corps ou dans un corps, pour lui faire

subir des changements? Un entraînement porte cet
observateur à supposer que ce corps est mû par
quelque chose qui agit sur lui, comme lui-même a
coutume d'agir, en certains cas, sur certains autres
corps : nul doute que l'on n'éprouve cet entraînement; impossible de ne pas convenir que personne
ne peut s'en défendre, parce qu'on y est forcé par
l'analogie, c'est-à-dire parce qu'on est porté à juger
de ce qu'on ne sait pas par ce qu'on croit savoir;
mais c'est là, et précisément là, que s'arrête le fait.
L'homme chez qui le jugement l'emporte sur l'imagination, se contient, et gémit d'être forcé de demeu-
rer dans l'ignorance des causes premières. Pour celui-
là, le mot *force* n'est qu'une formule, le signe d'une
perception qu'il a reçue à l'occasion d'un phénomène, et il ne s'en sert que pour en chercher d'autres
que ses sens puissent également saisir.

Il n'en est pas ainsi de l'homme à imagination
prédominante, de l'esprit poétique, du Platon ancien
ou moderne : crédule d'abord, mais surtout orgueilleux et ne pouvant supporter l'idée d'ignorer, il passe
du soupçon vague à la conviction la plus entière; il
fait plus, il se hâte de réaliser l'induction, il la per-
sonnifie, il la fait agir comme un être animé, vivant,
comme un homme, en un mot; puis il bâtit un roman dont cette induction, devenue force palpable,
est le héros, et s'indigne contre celui qui lui refuse
son hommage.

Voilà le fanatisme d'opinions; il diffère en intensité suivant le caractère du personnage où il se développe; mais il est foncièrement le même : tous les auteurs de ce genre, soit en médecine, soit en philosophie, soit ailleurs, ont beau protester de leur tolérance, ils n'en sont pas capables; ils ne peuvent l'être, ils tiennent trop à la fiction qui les a si agréablement occupés, à leur prose poétique, aux efforts incroyables que leur ont coûtés des rapprochements inusités, visant au tableau et à l'effet, pour supporter l'idée de n'avoir rêvé qu'à des chimères; ils pardonnent à un confrère, romancier comme eux, quoiqu'il ait fait de l'idole un portrait différent du leur; mais ils ne feront jamais grâce à l'homme austère qui n'en veut célébrer aucune, et qui passe devant le panthéon de l'ontologie sans fléchir le genou.

Ce style figuré sied à merveille dans les peintures et dans les fictions qui sont du ressort de la poésie; c'est un style d'idylle, d'épopée même, si l'on veut; mais ce ne devrait pas être le style de la philosophie : il ne lui va nullement; l'expérience en a été faite assez souvent depuis Platon. Aussi les jeunes élèves ne peuvent-ils d'abord y rien comprendre; ils se regardent avec étonnement, et s'accusent en secret d'un défaut d'intelligence. Toutefois, à force d'écouter ou de lire, il en est qui parviennent à se figurer les êtres fantastiques que ce style représente. Ceux-là, qui sont nécessairement en petit nombre, prennent le langage du maître, et deviennent d'autant plus fiers qu'ils étaient plus humblement admirateurs de son sublime talent. Aussitôt que ces nouveaux adeptes sont devenus inintelligibles pour leurs amis, que leur conviction est portée au point de les faire sourire de pitié et hausser les épaules au nom de Locke et de Condillac; aussitôt que Cabanis n'est plus à leurs yeux qu'un athée, fort heureux d'avoir échappé au dernier supplice; que Voltaire, Rousseau, Montesquieu ne leur paraissent que de pauvres philosophes; que les ouvrages de Volney les indignent, que la sécheresse de Destutt de Tracy les rebute, leur éducation est faite : ils n'ont plus besoin d'étudier, ni même de consulter ces monuments de la gloire française, si ce n'est pour les critiquer, car ils ne peuvent y rien trouver d'instructif : ils sont au-dessus des législateurs de la pensée et du goût; ce qu'ils ne peuvent apprendre dans les classiques encore très peu nombreux de leur école, ils sont sûrs de le trouver dans leur conscience, en se recueillant, fermant les yeux, s'éloignant du bruit, et s'écoutant penser. C'est quand ils sont parvenus à ce haut degré de perfection que leur visage se compose, que leur front s'élève, que leur expression devient superbe, et qu'ils ont l'intime conviction que leur intelligence est infiniment supérieure à celle des personnes qui leur disent avec un air de surprise : *Je ne vous comprends pas.*

Le moment nous semble venu de déchirer le voile qui rend leurs maîtres impénétrables : nous espérons

divulguer, par cet ouvrage, le secret de leur apparente supériorité, et la cause de cette singulière stupeur qu'ils ont produite dans tout le monde savant.

C'est aux médecins que nous allons faire la révélation de tous ces mystères, parce que c'est leur
cause que nous plaidons. Il n'appartient qu'aux médecins physiologistes de déterminer ce qu'il y a d'appréciable dans la causalité des phénomènes instinctifs et intellectuels. Nous disons aux médecins, car
celui qui n'a étudié que la physiologie normale ne
possède pas assez de faits pour la solution de ces
problèmes : l'homme n'est connu qu'à moitié s'il
n'est observé que dans l'état sain ; l'état de maladie
fait aussi bien partie de son existence morale que de
son existence physique : il ne faut donc pas être
surpris des rêveries que débite l'ontologiste étranger
aux connaissances de la physiologie normale et anormale, ou qui s'est contenté d'en prendre une teinture
superficielle dans des auteurs qu'il était incapable
de juger. Tel est le cas des kanto-platoniciens, et
rien n'est plus étrange que la prétention qu'ils affi-
chent aujourd'hui de donner des lois à notre science,
surtout dans le moment où elle subit une révolution
orageuse à laquelle ils n'ont encore su rien comprendre. De toutes parts se trouve la controverse,
et ils n'en connaissent pas le vrai motif ; la vérité et
l'erreur, la sincérité et la dissimulation, le noble
désintéressement et la vile spéculation qui sait imiter
son langage, sont aux prises, non dans tout le monde

médical, mais au milieu de la capitale de France,
dans les salons, dans toutes les académies; et les
kanto-platoniciens n'ont aucun moyen de s'y reconnaître. Ils ne savent pas ce qu'est la médecine, et ils
osent la calomnier et affecter pour elle du mépris :
ils proclament que la science de l'homme, telle qu'ils
la conçoivent, est la seule qui ait de la certitude,
sans avoir passé seulement dix ans de leur vie à
étudier l'homme tel que le connaissent les médecins,
c'est-à-dire considéré dans ses organes vivants et
morts; ils croient que l'observation extérieure de
l'homme adulte, parfait et sain, suffit pour expliquer l'homme embryon, enfant, malade, incom-
plétement développé, mort et soumis à l'analyse
anatomique. La première observation est pour eux
la seule réelle, parce qu'elle est la leur; l'autre n'est
qu'hypothétique et vaine, ou, pour le moins, grossière, et faite pour les intelligences du commun. Il
est urgent de leur montrer où se trouve la vérité;
il importe surtout de leur faire comprendre que la
conquête de quelques transfuges, de quelques spéculateurs qui leur sacrifient cette science, faute de
la bien comprendre, est loin, immensément loin de
la conquête de la médecine.

Nous ne ferons pas à la jeunesse française l'injure
de croire qu'elle puisse être entièrement séduite par
le langage ampoulé des kanto-platoniciens. Le fond
de bon sens qui la distingue la préservera sans doute
aujourd'hui, comme il le fit il y a quelques années.

Mais elle peut être étourdie par le cliquetis de mots qui retentit de toutes parts à ses oreilles, et celle des écoles de médecine peut être surprise de voir qu'on parle d'introduire ce stérile jargon dans le sein même de la faculté, pendant qu'on en repousse avec tant d'opiniâtreté la méthode claire et féconde de la doctrine physiologique. Nous voulons essayer de leur dévoiler cette énigme, de leur faire bien sentir la dignité de la science qu'ils cultivent, et de prouver définitivement à tous les hommes qui ont consacré les plus belles années de leur vie aux études anatomiques, physiologiques et pathologiques, que la science qu'ils ont si laborieusement acquise n'est et n'aurait jamais dû être tributaire de la métaphysique; qu'elle ne peut rien tirer d'elle, et qu'au lieu d'en recevoir la loi, elle doit seule la lui donner, mais comme à un enfant ingrat qui méconnaît et qui méprise sa mère.

C'est d'après cette grande vérité que nous avons dû rallier les phénomènes instinctifs et intellectuels à l'excitation du système nerveux; ce qui leur donne une place importante parmi les causes génératrices de l'irritation. Aussi n'avons nous pas hésité à choisir pour base de l'ouvrage qu'on va lire le cadre de l'article *Irritation*, que nous avions publié dans l'*Encyclopédie progressive*, et que le public avait accueilli avec bienveillance. Mais la théorie de l'irritation vient de recevoir ici un développement qui lui était nécessaire et que ne comportait pas le plan

I.   *f*

de l'ouvrage où nous l'avions déposée ; de sorte que
c'est vraiment un nouveau traité de l'irritation que
nous offrons à nos confrères.

Comme, des quatre formes de l'irritation, la nerveuse est celle qui a reçu dans ce traité le développement le plus considérable, développement que ré-
clamait son importance et que nous avions refusé de
lui donner jusqu'à ce que le temps nous eût un peu
mûri, nous n'avons cru pouvoir mieux faire que d'y
joindre, à titre de preuve, la description d'une maladie correspondante. Nous avons choisi la folie,
comme celle où le phénomène de l'irritation nerveuse
joue le rôle le plus considérable : ce sujet nous convenait d'autant mieux qu'il prête une nouvelle force
aux arguments que nous opposons aux prétentions
ambitieuses des psychologistes. Il était temps d'ailleurs que les aliénations mentales fussent définitivement ralliées à la méthode physiologique.

Enfin nous avons eu pour but, dans cet ouvrage,
de dévoiler le mystère à la faveur duquel le mauvais
goût menace de se répandre dans la science de
l'homme physique et moral ; de contribuer, par un
nouvel effort, aux progrès de la médecine physiologique, et de signaler les causes qui les empêchent
d'être encore plus rapides qu'ils ne sont ; enfin, de
préserver d'un asservissement honteux une science
que nous chérissons, et à la gloire de laquelle nous
avons déjà consacré plus de la moitié de notre vie.

Il fallait des motifs aussi puissants pour nous forcer

à interrompre la troisième édition de l'*Examen des doctrines médicales* que nous avions mise sous presse et que nous rougissons de faire attendre si long-temps; mais ce travail va être repris avec une nou-velle activité.

DE L'IRRITATION

ET

DE LA FOLIE,

PREMIÈRE PARTIE.

DE L'IRRITATION CONSIDÉRÉE DANS SON APPLICATION
A LA SANTÉ ET A LA MALADIE.

CHAPITRE PREMIER.

IDÉE DE L'IRRITATION.

Le mot Irritation représente aux médecins l'action des irritants, ou l'état des *parties vivantes irritées* (1). On appelle irritants tous les modifica-

---

(1) Nous avons souligné ces trois mots, car, malgré tous les développements dont cet ouvrage abonde, sur l'irritation, il se trouve encore des médecins assez ignorants et assez peu réfléchis pour dire, au milieu des salons : « Broussais condamne les abstractions en médecine, et son irritation n'est elle-même qu'une abstraction. » Cette allégation doit être réfutée dès la première page.

Nous n'avons jamais condamné ni les *abstractions* ni les *concep-*

teurs de notre économie qui exaltent l'irritabilité ou la sensibilité des tissus vivants, et qui élèvent ces phénomènes au-dessus du degré normal.

tions que l'homme fait et qu'il exprime par des signes figurés dans le langage; nous aurions été absurde, car l'homme ne peut construire une phrase sans le secours de ces signes. Mais nous avons exigé que les unes et les autres (abstractions, conceptions pussent se réduire ou se résoudre en faits appréciables par les sens. Nous les avons considérés, et il le fallait bien, comme des formules nécessaires pour abréger le discours, et nous avons pensé, ainsi qu'on le verra plus loin, que la principale mission du philosophe était d'en dévoiler le véritable sens et d'en expliquer la valeur au vulgaire ignorant et surtout à la jeunesse studieuse pour la préserver de l'idolâtrie.

Le mot *irritation* représente, ainsi que nous l'avons dit dans le texte de 1828, les *parties vivantes irritées*; or ces parties peuvent agir, se mouvoir, plus qu'elles ne le font dans l'état normal, et l'on peut voir, agissant sur elles, certains corps après l'action desquels elles se trouvent dans ce surcroît de mouvement. La conception de la relation de cause à effet se développe alors dans l'intelligence de l'observateur, et il adopte un signe pour la transmettre à ses semblables. Eh bien! ce signe c'est le mot *irritation*. Il suppose donc : 1° des corps vivants qui peuvent agir plus qu'à l'ordinaire dans un temps donné; 2° des corps ou des objets vivants ou non vivants qui leur font éprouver ce surcroît d'action.

Le mot irritation rappelle donc un fait que tout le monde a constaté et peut vérifier de nouveau quand bon lui semble. Cette formule du langage sera comparée, dans la suite de cet ouvrage, aux autres formules qu'on chercherait à lui substituer, sous le rapport de l'intérêt de la science.

Le mot irritation est applicable à tous les corps vivants, puisque tous sont doués de l'irritabilité; mais on ne s'en sert dans le langage médical que pour désigner l'exaltation anormale de cette propriété vitale, ou celle de la sensibilité, chez les animaux les plus élevés dans l'échelle zoologique. Notre intention est de ne considérer ici l'irritation que chez l'homme, laissant à d'autres le soin d'en faire l'application à l'art vétérinaire.

Dire que l'homme est susceptible d'irritation, c'est sans doute dire qu'il est irritable; mais l'irritabilité dont tous ses tissus sont doués ne se prend pas dans le sens pathologique ou morbide. On exprime par ce mot la faculté que ces tissus possèdent de se mouvoir par le contact d'un corps étranger, ce qui fait dire que les tissus ont senti ce contact. Haller n'attribuait cette propriété qu'aux muscles; mais on convient aujourd'hui qu'elle est commune à tous les tissus. Lorsque l'homme a la conscience des mouvements excités par les corps étrangers, que nous appellerons souvent modificateurs, on dit qu'il a senti l'impression de ces corps, et l'on donne à la faculté qu'il a de les sentir le nom de sensibilité. La sensibilité appartient donc au *moi*, chez l'homme parvenu à un certain degré de développement, et l'irritabilité, à toutes les

fibres du corps de l'homme (1). Une partie affectée
par les corps étrangers peut éprouver des mouvements sans que le *moi* en ait la conscience; il n'y a
là qu'irritabilité; mais si le *moi* éprouve une modification qui porte l'homme à dire *je sens*, il y a
irritabilité et sensibilité. La sensibilité est donc la
conséquence de l'irritabilité, tandis que l'irritabilité
n'est pas la conséquence de la sensibilité; en d'autres
termes, il faut être irritable pour être sensible:
l'embryon n'est pas encore sensible, il n'est qu'irritable; l'apoplectique n'est plus sensible, mais il est
encore irritable. On voit que l'irritabilité est commune à tous les êtres vivants, depuis le végétal jusqu'à l'homme, et qu'elle est continue; tandis que la
sensibilité est une faculté propre à certains animaux,
qu'elle n'est pas continue, et qu'elle ne se manifeste
que sous des conditions déterminées. Ces conditions
sont l'existence d'un appareil nerveux, muni d'un
centre, c'est-à-dire d'un cerveau, et un état particulier de cet appareil; car il n'est pas toujours apte
à donner à l'animal la conscience des mouvements
qui se passent dans ses tissus. L'apoplectique et
l'embryon en sont la preuve.

(1) On recherchera plus tard ce qu'est la manifestation dite
sensibilité pour les enfants et pour les animaux qui n'accusent
point le sentiment de personnalité par le langage.

On avait érigé en propriété la faculté que le tissu vivant possède de sentir l'impression d'un stimulant sans que l'animal en eût la conscience. On avait désigné cette prétendue propriété par les mots de *sensibilité organique*, parce qu'elle est tellement inhérente aux organes, qu'on peut l'observer chez ceux qui sont séparés de l'ensemble : mais comme le mouvement du tissu stimulé est le seul phénomène apparent dans cette prétendue propriété; comme on ne dit ici que le tissu a senti le contact du corps étranger que parce qu'il s'est mû à l'occasion de ce contact; comme enfin le mot sentir ne peut plus désormais représenter autre chose qu'une des fonctions du cerveau, cette sensibilité organique est une abstraction superflue qui ne saurait être admise dans la langue sévère d'une physiologie philosophique, et rentre naturellement dans l'irritabilité.

Les modificateurs qui mettent en jeu l'irritabilité sont appelés excitants ou stimulants, et leur effet excitation ou stimulation. L'excitation, considérée d'une manière générale, abstraction faite du lieu où elle existe et du modificateur qui la provoque, porte aussi le nom d'*excitement*. Enfin, lorsque l'excitation ou la stimulation sortent des limites de l'état normal, elles rentrent dans ce que nous avons appelé irritation, et les agents qui l'ont déterminée prennent la qualification d'irritants. C'est cette irritation qui fait aujourd'hui la base de la doctrine physiologique ; mais avant de la considérer sous le rapport pathologique, et de nous engager dans la recherche du rôle qu'elle joue dans la production, la marche et le traitement des maladies, il est utile de jeter un coup d'œil sur les fastes de la science, afin de voir par quelles gradations nous sommes arrivés au point où nous nous trouvons présentement.

CHAPITRE II.

HISTOIRE DE L'IRRITATION.

Hippocrate n'eut aucune idée de l'irritation. Il admettait un *consensus* entre les organes, mais il l'attribuait à un principe intérieur, ἐνορμὸν, qu'un médecin moderne a traduit par *impetum faciens* : c'est par cette force occulte qu'il expliquait les phénomènes de la santé et ceux des maladies. Les dogmatiques qui suivirent le père de la médecine reconnaissaient une âme matérielle, éthérée ou ignée, en un mot, formée de ce qu'il y a de plus subtil dans la matière, et la faisaient présider à tous les actes vitaux. Cette âme mortelle a long-temps subsisté dans les écoles, tantôt seule, et tantôt subordonnée à une âme immatérielle et impérissable. Mais on n'avait aucune idée de l'irritabilité inhérente aux tissus vivants.

La théorie du *strictum* et du *laxum* de Thémison, développée par Thessalus, n'est point non plus celle de l'irritation. Il s'agissait de la facilité ou de la difficulté que les atomes éprouvaient à pénétrer dans les pores qui leur étaient appropriés ; et la thérapeutique qui découlait de ces spéculations hypothétiques était absurde, et n'avait aucun rapport avec les théories modernes de l'excitement et de l'irritation. On se proposait d'ouvrir ou de fermer les pores de tout le corps, que l'on se figurait semblables à ceux de la peau sur laquelle on agissait le plus souvent. C'est à quoi l'on travaillait par des frictions exécutées tantôt avec des substances attractives, tantôt avec des astringentes ou répulsives, astrictives, etc.; et de vider le corps par des vomitifs, des purgatifs, la diète, pour le remplir ensuite en un certain nombre d'heures ou de jours fixés par la règle. Des hommes qui n'avaient aucune idée de l'anatomie et du jeu des fonctions, se figuraient qu'ils pouvaient, par ces pratiques, déboucher tous les canaux du corps, les vider, les débarrasser de la vieille matière, en introduire de nouvelle, qui devait être plus propre à l'entretien de la santé; c'est ce qu'ils appelaient *métasyncrise* ou *récorporation*. Ils se flattaient d'avoir donné, par cette prétendue régénération, plus de force, de souplesse, de perméabilité aux canaux vivants; en un mot, d'avoir corrigé leur excès de constriction ou de relâchement, pour les placer dans le degré moyen favorable à la santé et à la longévité. On voit combien est peu fondée l'assertion de ceux qui voient dans ce système l'origine des doctrines fondées sur le phénomène de l'irritabilité.

Galien développa la théorie élémentaire et humorale dont les germes se trouvent dans les ouvrages attribués à Hippocrate. Il fut le fondateur de l'humorisme. Il établit des forces pour agir sur les éléments, la terre, l'eau, l'air ou le pneuma ; pour les convertir en humeurs, entretenir leurs mélanges, leurs rapports, les faire servir au maintien de la vie et diriger les efforts conservateurs de la nature dans les maladies. Il se perdit en subtilités sur presque toutes les questions qu'il traita, et n'eut aucune idée de l'irritabilité du corps animal.

Ce n'est pas dans l'application de la philosophie des Orientaux, de la magie et de la cabale, à l'art de guérir, qu'il faut chercher l'origine de la doctrine de l'irritation ; on n'y trouve que des absurdités qui dégradent l'esprit humain.

Les Arabes, qui cultivèrent la médecine avec tant d'ardeur avant l'invasion des Turcs, ne furent que les copistes ou les imitateurs de Galien et des anciens Grecs. Ils expliquaient tous les phénomènes de la vie par des forces occultes qu'ils multiplièrent prodigieusement. Ils furent les fondateurs de la matière médicale, de la chimie ; mais ils n'eurent aucune idée de l'irritation. La dissection leur était interdite, et la voie des expériences ne leur était point connue. Ils n'eurent d'autre anatomie que celle d'Aristote, de Galien, et des médecins de l'école d'Alexandrie. Certes ce n'était pas à de pareilles sources qu'ils pouvaient puiser des notions sur les propriétés vitales du corps humain.

On est obligé de franchir tous les siècles de barbarie pour trouver, dans les auteurs, quelques traces fugitives du phénomène qui nous occupe.

Après la renaissance des lettres, quelques auteurs, par exemple Jérome Fracastor, parlèrent de l'irritation exercée par les humeurs sur les solides; mais ils ne fondèrent point de système sur cet acte vital. Le mot irritation se trouve chez eux comme noyé et perdu dans un déluge d'expressions plus ou moins mauvaises, appartenant aux théories élémentaires et humorales.

C'est de l'irritation considérée d'une manière abstraite, et non de l'irritation vue dans telle ou telle partie du corps comme un état de la matière animale, qu'il est question dans cet auteur.

Pendant le cours du xvie siècle, à l'époque où l'on attaquait de toutes parts la théorie de Galien, un professeur de la Faculté de Montpellier, Joubert, qui le premier se déclara contre l'horreur du vide, se servit de l'irritation pour rendre raison des convulsions, qu'il expliquait par la réaction des soli-

des contre les causes morbifiques. Il attribua aussi
l'action des médicaments à une impression désagréable faite sur l'estomac, c'est-à-dire à une espèce d'irritation. Cependant l'humorisme était encore la théorie prédominante : on ne fonda point
alors de système sur l'irritabilité de ce qu'on appelait la fibre animale. On était même loin de la
soupçonner quoiqu'on aperçût le phénomène dans
quelques fonctions.

Les alchimistes, les fondeurs de métaux, ne s'oc-
cupèrent pendant long-temps qu'à inventer des
spécifiques ou des panacées pour le traitement des
maladies. Paracelse, leur coryphée, imagina une
espèce d'âme attachée aux organes et résidant dans
l'estomac ; il la qualifia du nom d'archée et la char-
gea de présider aux fonctions; mais il ne lui donna
point pour ministre l'irritation, et l'irritabilité ne
joue aucun rôle dans son ridicule galimatias. C'est
pourtant à l'un des sectateurs de la chémiâtrie qu'il
faut rapporter les premières notions clairement exprimées sur l'irritation. Van Helmont admit l'archée de Paracelse, et la fit également résider dans
l'estomac. Ce médecin fut le premier qui donna une
juste idée de la cause locale de l'inflammation. Il
l'attribuait à la colère de l'archée, qui, offensée par
la présence des causes morbides, envoie dans les
parties un ferment qu'elle a toujours à sa disposi-

tion. C'est ce ferment qui irrite les tissus, qui appelle le sang et devient ainsi la cause prochaine de l'inflammation. L'auteur se servait de l'exemple d'une épine enfoncée dans une partie sensible, afin de donner une idée du mécanisme producteur de l'inflammation. Il attribue à l'inflammation quelques maladies qui jusqu'alors étaient restées étrangères à ce phénomène ; telle est la dysenterie, qu'il plaça le premier au rang des phlegmasies, assurant qu'elle ne diffère de la pleurésie que par le siége qu'elle occupe. Son idée sur le mode de développement de l'inflammation produisit le fameux article *Aiguillon* de l'Encyclopédie, qui est devenu la principale base des travaux modernes sur la vitalité propre à chacun de nos organes.

Toutefois cette idée n'eut pas tout le succès qu'on pourrait s'imaginer ; car du système de Descartes naquirent la physiologie chimique de Sylvius, l'école mécanico-mathématique et l'animisme de Stahl, qui détournèrent pour quelque temps les médecins de la théorie naissante de l'irritation. Il est vrai que Van Helmont ne plaçait ce phénomène qu'en seconde ligne, que ses semences et son ferment rappelaient trop les théories humorales, et que son archée tendait manifestement à placer l'âme à la tête de tous les phénomènes physiologiques. Cet auteur peut donc être considéré comme le principal fondateur du spiritualisme médical, mais son irritation est trop séparée de la matière pour pouvoir servir de base à une théorie raisonnable fondée sur l'irritabilité des tissus vivants.

Sylvius de Le Boé se servit, à la vérité, du mot irritation pour donner une idée de l'action des humeurs âcres, qu'il faisait résulter des fermentations, précipitations, distillations, dont le corps humain était le siége continuel; mais pour émousser ces âcres il employait des moyens nuisibles, tous plus ou moins irritants. Ainsi sa théorie ne repose point sur l'irritabilité considérée comme propriété fondamentale du corps et mobile des phénomènes vitaux; l'irritation ne fut pour lui qu'un accessoire, le plus souvent mal appliqué. On doit en dire autant de ceux de ses sectateurs qui, de même que Floyer, multiplièrent les âcretés et leur cherchèrent partout des spécifiques parmi les incrassants, constamment associés à des médicaments irritants.

Dans le système de Borelli, l'un des fondateurs de l'école mécanique, l'irritation joue un rôle important: c'est par son moyen que le fluide nerveux, innervé dans les muscles par l'action du cerveau, détermine la contraction. L'irritation figure aussi dans la production des maladies, puisque le fluide nerveux, devenu âcre par le vice de l'action sécrétoire des glandes, quoique le sang ne partage pas cet état, excite la fièvre en irritant le cœur. Mais c'est à peu près à cela que se réduisaient alors les explications fondées sur l'irritabilité; car d'ailleurs l'évaluation des forces du cœur, des fibres de l'estomac; les dissertations sur les efforts de trituration, sur la vitesse du sang, sur le choc que les molécules font éprouver aux parois des vaisseaux, sur l'influence que les angles, les courbures, exercent sur le cours des fluides, et autres recherches de pareille nature, auxquelles on procédait toujours par le secours du calcul, absorbaient toute l'attention des médecins, et la détournaient du phénomène principal. C'était l'élasticité considérée d'une manière mécanique qui était la propriété fondamentale du corps vivant, et non pas l'irritabilité : ce mot était plutôt employé métaphoriquement, et pour faire image, qu'au sens littéral, pour donner l'idée du principe d'action. C'est pour cette raison que toutes les explications de cette école étaient tirées de la mécanique; aussi faut-il remarquer que la plupart des médecins qui la composaient étaient empiriques en pathologie et n'appliquaient le calcul et les données puisées dans la mécanique qu'à l'étude de la physiologie. De là sans doute l'opinion qui règne encore aujourd'hui parmi certains praticiens, que cette dernière science ne peut rendre aucun service à la médecine pratique.

Cependant quelques médecins, pénétrés de l'insuffisance des évaluations mécanico-mathématiques pour expliquer les mouvements du sang, les congestions, les troubles des organes sécréteurs, eurent recours à l'irritation par laquelle le sang est attiré dans les parties, indépendamment de la force impulsive du cœur; et cette irritation était pour eux un phénomène vital qu'ils ne subordonnaient plus à des ferments analogues à ceux de Van Helmont. Toutefois, malgré ces éclairs de raison et de physiologie vitale, l'irritation n'était encore qu'un phénomène accessoire, un phénomène non encore assez adhérent à la fibre animale pour qu'on se trouvât forcé de le mettre en action dans tous les phénomènes physiologiques et pathologiques. C'est pour cela que les auteurs qui n'étaient pas mécaniciens en physiologie étaient toujours humoristes ou empiriques, quand il s'agissait des causes et du traitement des maladies.

Stahl niait formellement que les parties fussent mises en jeu par les stimulants, et qu'elles se contractassent d'elles-mêmes sous leur influence. C'était nier le point fondamental de la doctrine de l'irritation. Il ne reconnaissait d'autre puissance active, capable de produire des mouvements, que l'âme dont il avait emprunté l'*idée à Van Helmont*. C'était l'âme qui percevait les impressions, mais elle

se servait de la tonicité comme du seul agent capable de produire les mouvements. Quoique l'idée
de faire agir les modificateurs immédiatement sur
une substance immatérielle, sans tenir compte de
l'impression faite sur la matière vivante, et de ne
faire intervenir celle-ci que pour effectuer la réaction de l'être spirituel, paraisse étrange et contradictoire, cependant si l'on étudie le système de ce
médecin, on reconnaît qu'il doit être favorable aux
progrès de la théorie de l'irritation. En effet, il
suffisait de placer ce phénomène entre les corps im-
pressionnants et l'âme, comme il l'avait placé sous
le nom de tonicité, entre l'action de l'âme et les
mouvements, pour s'apercevoir que l'irritation préside également aux phénomènes de la santé et à
ceux des maladies. Mais on ne connaissait pas assez
la propriété des différents tissus qui composent nos
organes et nos appareils, pour arriver promptement
à ce résultat. Cependant on employait le mot irritation pour donner une idée de la manière dont
l'âme est affectée par les modificateurs : c'est l'âme,
selon les disciples de Stahl, qui est irritée par la
lumière qui frappe la rétine, et c'est elle qui détermine l'occlusion des paupières, la contraction de
l'iris. L'un disait que l'âme s'irritait par l'impression des matières âcres qui affectent les nerfs (non
qui irritent les nerfs), et qu'elle excite la fièvre;

un autre, Robert Whytt, reconnaissait trois espèces de mouvements musculaires, l'un naturel, l'autre produit par l'influence nerveuse et volontaire, le troisième involontaire et déterminé par l'irritation immédiate. Mais l'âme ne cessait jamais d'être en scène : on la considérait toujours comme la cause des mouvements ; et, pour expliquer ceux qui se passent dans la fibre musculaire séparée du corps, on soutenait que l'âme était divisible, et que sa présence dans chaque portion d'un cœur divisé était la cause des contractions qu'on y remarquait. On employait le même raisonnement pour expliquer la répétition des contractions d'un cœur arraché à un animal vivant, lorsqu'on cessait de le piquer. On ne voyait pas de milieu entre le mécanisme et l'animisme : si ce n'était pas mécaniquement que le cœur se mouvait, ce devait être par l'influence de l'âme. On ne tenait aucun compte de l'irritabilité inhérente à tout tissu vivant. Même explication pour les irritations portées immédiatement sur les nerfs, et plus ou moins prolongées après la soustraction des modificateurs. Ce n'était donc point encore là la véritable théorie de l'irritation. D'autres cependant prétendaient que la volonté agit toujours comme un irritant sur les parties : c'était un pas de plus vers la vérité, mais le système n'était point généralisé. Il ne pouvait pas l'être tant que l'irrita-

bilité était séparée du tissu vivant, tant que la tonicité, substituée à l'élasticité des mécaniciens, était
la principale propriété de ces tissus, et que l'irritation, être abstrait dans le système de l'auteur,
était mise en action au lieu de l'irritabilité de la matière animale.

Sauvage était mécanicien en physiologie et empirique en pathologie : il soumettait tous les phénomènes mécaniques du corps vivant à l'âme, et
étudiait les maladies par groupes de symptômes,
comme l'atteste sa *Nosologie méthodique*. Il n'eut
point une idée juste de l'irritation.

L'âme raisonnable de Stahl fut ensuite remplacée
par un principe vital. Mais il n'y eut d'abord que
le mot de changé. C'est ainsi que Casimir Medicus
soutient que la matière par elle-même est incapable
de tout mouvement, et que l'irritation des tissus,
dont on était déjà forcé de convenir, n'explique rien
sans l'intermédiaire de ce principe primordial. Un
autre auteur rajeunit l'âme matérielle des anciens,
et lui donna les mêmes fonctions qu'à l'âme raisonnable de Stahl. Chaque partie fut douée d'un sentiment et d'une imagination propres, qui étaient
sous la dépendance de cette âme matérielle générale.
On ne voit pas de terme nécessaire à la création de
toutes les entités interposées entre l'âme immatérielle et la matière des organes. Cet arbitraire ne

pouvait pas résister aux progrès des sciences physiques. On n'y voit autre chose que le système de
Van Helmont présenté sous d'autres couleurs.

Théophile Bordeu admit dans chaque organe un
sentiment particulier; mais il ne l'érigea point en
faculté intellectuelle : chaque organe, ayant une vie
qui lui est propre, a aussi ses agents internes particuliers d'irritation qu'il tire du sang, des nerfs, etc.
Cet auteur fit jouer un grand rôle aux glandes, doua
le sang d'un principe d'action, et soumit tout cela
au principe vital, qui, à la vérité, n'était ni l'âme
raisonnable de Stahl, ni un principe matériel éthéré
ou igné comme celui des anciens. C'était quelque
chose d'abstrait, c'était le résultat général des vies
particulières à chaque organe ; mais c'était en
même temps une force active, qui dirigeait l'ensemble des forces particulières et spéciales.

L'irritation n'est ici qu'un moyen secondaire. Ce
n'est point elle qui, réfléchie par l'appareil nerveux
d'un organe sur les autres, communique le mouvement et entretient la vie; c'est la force générale,
résultant des forces particulières, qui sent les besoins,
réclame les moyens, en dispose, concerte les mouvements assimilateurs, dépurateurs, conservateurs, re-
producteurs, et dirige les phénomènes de nutrition.
Ce n'est donc point encore là la théorie de l'irritation.
Parlerai-je du rôle chimérique que cet auteur fait

jouer au tissu cellulaire, des douleurs et des ca-
chexies provenant du vice de l'action des différents
sécréteurs, et auxquelles la force vitale doit remédier par un travail, des efforts de coction plus ou
moins prolongés, par des crises, des dépurations, etc.?
On voit que la théorie de Bordeu, quoique fort
supérieure à celles de ses devanciers, n'est point du
tout analogue à la véritable doctrine de l'irritation.

Elle porte encore l'empreinte de l'animisme. On
semble donner des idées, de l'action à un principe
et à des principes dont personne ne peut se faire
une idée précise. Ce qu'il y a de bon consiste à réunir ces principes ou ces vies particulières aux organes, de manière qu'il ne soit pas possible d'y
penser sans s'occuper en même temps de ces derniers
et de leurs modificateurs matériels. Quant à la théorie des coctions et des efforts avec irritation, c'est
un reste de l'ontologie des écoles hippocratiques.

La Caze, tant vanté par quelques uns, parla de
l'irritation; mais, en faisant jouer un rôle presque
exclusif au centre tendineux du diaphragme, qu'il
considérait comme nerveux, dans la production des
mouvements vitaux, il s'éloigna tellement de la vérité, qu'il nous est impossible de le placer au rang
des médecins qui ont fait faire des progrès à la théorie de l'irritation.

On ne serait pas tombé dans ces sortes d'erreurs

physiologiques si l'on eût tenu à ne raisonner que d'après des faits bien établis; mais la manie, dérivée de l'antiquité, de deviner les fonctions au lieu de les étudier, et celle, non moins funeste, de les considérer d'une manière abstraite, d'en parler même long-temps sans songer aux organes, ou de placer ceux-ci en sous-ordre en faisant planer sur eux une entité immatérielle qui règle leurs mouvements; cette manie ontologique était encore trop accréditée pour que les médecins doués d'un peu d'imagination pussent lui échapper. D'autre part les hommes sages, privés d'une anatomie analytique et physiologique, car personne n'en avait encore fait de pareille, n'avaient d'autre ressource que l'empirisme ou le scepticisme : mais le scepticisme ne dicte point de formules, et les malades en veulent; il fallait donc se livrer à l'empirisme en médecine, et renoncer à sa raison en physiologie, en se contentant de la superficie des faits, et disant avec Horace : *Permitte divis cætera.*

Barthez, fameux sectateur du principe vital, lui subordonna des forces particulières trop multipliées, et le mit en scène comme une espèce d'âme intelligente, quoiqu'il eût déclaré ne désigner par ce principe que la cause, quelle qu'elle soit, des phénomènes vitaux. Ce savant admit aussi des altérations humorales fondées, ainsi que ses forces, en partie sur la théorie des galénistes, en partie sur celle de Bordeu; car il faisait tous ses efforts pour concilier entre elles les opinions des différents auteurs. Il ne vit dans l'irritation qu'un phénomène secondaire, et n'en fit point la base d'un système régulier de physiologie et de médecine.

Ernest Platner, dans sa grande anthropologie, admet un esprit nerveux, sorte d'âme matérielle qu'il donne pour l'instrument général de l'âme immatérielle. Cet esprit est pompé par les organes dans l'atmosphère : il correspond au pneuma des anciens médecins. C'est une émanation de l'âme générale du monde qui vient de l'éther. Cette âme matérielle, diversifiée dans chaque organe, lui donne sentiment, désir, aversion, et explique tous les phénomènes, dans lesquels l'irritation ne figure que faiblement.

Jusqu'ici nous n'avons trouvé que du vague sur l'irritation; mais, si nous jetons les yeux sur François Glisson, nous verrons quelque chose de plus précis. Sans entrer dans les détails du système de ce philosophe médecin, nous remarquons qu'il accorde à la fibre animale une force particulière qu'il appelle irritabilité, et dont les facteurs sont la perception et l'appétit. La perception diffère de la sensation. La perception précède le mouvement qui est l'effet de l'irritabilité, et se convertit en sensation quand elle est parvenue à l'âme. Cette perception

est naturelle dans les fibres, et les nerfs la possèdent; elle rend les fibres irritables, elle est le fondement du mouvement naturel, que l'auteur distingue du mouvement sensitif, résultant d'une
sensation. L'âme, ayant reçu la sensation de la
perception naturelle, agit sur elle pour faire mouvoir les muscles, et non point immédiatement sur
les muscles mêmes. La volonté, mise en action par
l'âme, agit sur les fibres irritables par le moyen des
nerfs, c'est-à-dire sur leur perception naturelle.
L'irritabilité est partagée en naturelle, vitale et
animale, et les humeurs y participent. Il y a des
esprits vitaux qui sont intermédiaires entre l'âme
immatérielle et les organes. Les sympathies entre
ces derniers sont expliquées par la communication
de l'irritabilité animale.

Malgré cette ontologie, il est facile de reconnaître dans la théorie de Glisson, la première que
l'on possède sur l'irritation, les germes de la théorie de l'excitement. Pour la trouver il ne s'agit que
d'éliminer les entités immatérielles qui sont placées
entre l'impression des excitants et le mouvement de
la fibre; il restera l'irritabilité de celle-ci, et son
résultat sera l'irritation. Toutefois cette irritabilité
est encore trop générale, trop vague; il fallait l'apprécier et déterminer son degré et son rôle dans
chaque tissu; mais cette précision ne devait exister

qu'à une époque bien plus rapprochée de la nôtre.

Ce n'est point non plus à Frédéric Hoffmann qu'il faut rapporter les premières notions sur la théorie de l'excitement. L'irritation occupe une place importante dans le système de cet auteur, mais elle n'en est point la base. On va en juger. Le sang contient un fluide éthéré qu'il distribue dans toutes les parties du corps, et qui est sécrété par le cerveau qui le répand dans les nerfs. Ce fluide est le premier mobile de la vie; c'est lui qui donne l'irritabilité à tous les tissus; il est l'intermédiaire à l'aide duquel l'âme immatérielle agit sur les corps; il constitue lui-même une âme sensitive, et chacune de ses parties a l'idée du mécanisme de tout l'organisme. C'est d'après ces idées que cette âme matérielle se forme un corps pour l'habiter; elle l'entretient, le répare, etc. On voit que les particules pensantes de cette âme sensitive représentent les monades de Leibnitz.

S'agit-il des mouvements qu'il fait exécuter à son âme sensitive, Hoffmann les étudie et les explique par la mécanique, l'hydraulique; la vie consiste dans la conservation du mélange par le mouvement qui est produit par l'esprit contenu dans le sang. C'est ce même mouvement qui entretient la chaleur.

Indépendamment de ce mouvement, Hoffmann en admettait un autre qu'il regardait comme fonda-

mental, c'est la diastole et la systole des membranes
du cerveau ou méninges, déjà établi par Pacchioni
et Baglivi. C'est ce nouveau mouvement, propagé
dans la dure-mère de la moelle épinière, qui pousse
le fluide nerveux dans les différentes parties du
corps. L'excès de ce mouvement lui servait à expliquer les convulsions. En général, les maladies dépendent ou du vice de ce mouvement, ou du mélange imparfait des humeurs, produit par le vice
de l'esprit répandu dans le sang dont il ne dirige
pas convenablement la mixtion. L'excès du mouvement produit le spasme; trop faible, ce mouvement donne naissance à l'atonie, tandis que le vice
du mélange engendre les maladies humorales. De
là une pathologie bizarre et tout arbitraire. On voit
que l'embarras général des médecins de ce temps,
quelle que soit la secte à laquelle ils appartiennent,
vient toujours de l'obligation où ils croient être de
faire une place à l'âme immatérielle, et d'expliquer
ses rappprts avec toutes les parties du corps. Descartes l'avait logée dans la glande pinéale; d'autres
la plaçaient en d'autres régions du cerveau : mais
Hoffmann, d'abord élevé dans le système de Van
Helmont, voulait de l'âme dans toutes les parties
du corps. Restait à vaincre la difficulté du contact
d'une substance spirituelle avec la matière. On
avait déjà l'habitude de s'en tirer avec des *esprits,*

sorte de matière subtile, plus ou moins analogue à l'*éther*, dont on la faisait souvent dériver. Or, ces espèces de gaz pouvant toucher, d'une part, à l'âme, et de l'autre aux organes, il ne s'agissait plus que d'expliquer leurs opérations par la chimie ou par la physique du temps. Que l'on employât une ou deux âmes, une ou deux sortes d'esprits; cela ne change rien au fond de l'idée. Hoffmann faisait de son âme et de ses esprits tantôt des mécaniciens, tantôt des chimistes, et d'autres fois il semblait mettre les molécules en action d'après les lois aveugles d'une simple végétation vitale, comme si ces molécules n'avaient pas opéré sous les yeux de ses principes immatériels, et en quelque sorte sous leurs mains. Sa doctrine pathologique le conduisait d'ailleurs aux stimulants, quoiqu'il en abusât beaucoup moins que plusieurs autres. Tout cela ne ressemble point à la théorie de l'irritation, et notre auteur est encore moins avancé que Platner.

Jusqu'ici l'irritabilité avait été considérée d'une manière trop vague et toujours abstraite. Le grand Haller parut et détermina par des expériences précises quels sont les tissus irritables. Le résultat fut que la fibre musculaire est la seule qui jouisse de l'irritabilité. Quant aux autres tissus, les uns, comme le nerveux et ceux qui en sont abondamment pourvus, ne reçurent en partage que la sensibilité : d'autres enfin, et ceux-là ne sont pas les moins nombreux, furent déclarés dépourvus de ces deux propriétés, et doués seulement d'une force morte. La connexion des nerfs, qui, selon Haller, ne produit que de la sensibilité, lui servait à expliquer les sympathies ou la propagation de l'excitement des fibres d'une partie à une autre.

Cette théorie était un grand pas de fait, parce qu'elle donnait de la consistance à des idées jusque là trop abstraites pour fixer les esprits sévères et difficiles à persuader. Mais d'abord elle ne rendait pas assez raison des phénomènes de motilité et des mouvements qui se passent dans les tissus très nombreux auxquels Haller refusait l'irritabilité et la sensibilité, pour ne leur accorder qu'une force morte; car qu'est-ce qu'une force morte dans un corps vivant? Le tissu cellulaire, les organes qui, selon l'auteur, en sont formés, comme les tendons, n'avaient point de propriétés. Comment donc expliquer l'union de ces tissus avec ceux qui sont sensibles et irritables? Mais, indépendamment de ce premier défaut, le système de Haller en avait un second non moins grave. La sensibilité, cette partie de l'âme des anciens, se trouvait matérialisée en s'attachant au tissu des nerfs, et figurait hérétiquement sur la même ligne que l'irritabilité de la fibre musculaire. C'est ce qui ne pouvait manquer d'exciter de grandes rumeurs parmi les physiologistes et les philosophes. Quoi qu'il en soit, malgré tous les efforts que l'on fit dans le temps pour remédier aux inconvénients de cette matérialisation, qui empiétait sur le domaine de l'âme, elle a persisté jusqu'à nos jours, et nos philosophes spiritualistes ne peuvent se débarrasser de cette cruelle épine qu'en plaçant l'âme entre Dieu et la sensibilité, comme les anciens plaçaient l'esprit ou l'éther entre l'âme et la matière. Nous reviendrons nécessairement sur ce sujet.

Cependant les successeurs de Haller perfectionnèrent sa théorie de leur mieux. L'un rétablit l'irritabilité de Glisson, en fit la seule cause de tous les mouvements, la donna à tous les tissus, et n'accorda qu'aux nerfs le pouvoir de l'exciter et de la mettre en action. Un autre prouva, bientôt après, que l'irritabilité est indépendante des esprits vitaux et qu'elle appartient originairement aux fibres; car il la démontra dans les zoophytes et les plantes. D'autres firent voir que l'essence du corps humain consiste dans la réunion des forces de ses différents tissus. Ils virent que l'irritabilité persiste dans les parties dont on a détruit la sensibilité par la ligature ou la section des nerfs qui s'y distribuent. Ils établirent même que l'irritabilité existe partout, indépendamment des nerfs; on signala les agents extérieurs qui l'excitent, la diminuent, l'éteignent, l'épuisent en l'excitant à l'excès (travaux de l'école de Winter). Ces excitateurs de l'irritabilité prirent le nom de stimulants qu'ils ont gardé jusqu'à nos jours. Plusieurs auteurs allèrent jusqu'à nier l'existence du fluide nerveux.

Il s'éleva beaucoup de disputes sur la sensibilité de chaque partie; on refusa de l'estimer d'après les expériences faites sur les animaux vivants, on prétendit en juger plutôt par la douleur que l'inflammation y fait ressentir, que par la présence des nerfs. On soutint que la contractilité est une qualité primitive de la matière vivante, et qu'en conséquence toutes les parties du corps en sont douées, sans aucune distinction. Cette opinion trouva beaucoup d'approbateurs. C'est ainsi que s'établissaient peu à peu les bases de la théorie de l'irritation.

Comment se fait-il qu'avec de pareilles données on ait pu rester si long-temps dans l'ontologie médicale, que tout ait été remis en problème, et que la médecine soit parvenue jusqu'à nos jours sans avoir pu s'associer définitivement avec la physiologie par l'intermédiaire de l'irritation?

Pierre-Antoine Fabre lui donna cependant un appui bien précieux. Il démontra mieux que personne l'irritabilité du système capillaire, indépendamment de l'innervation cérébrale : il observa sur les grenouilles que le sang affecte toutes sortes de directions, c'est-à-dire qu'il suit souvent une marche rétrograde dans les petites artères, et directe dans les veinules. Le docteur Sarlandière a répété cette expérience devant nous en plaçant le mésentère d'une grenouille sous le foyer d'un microscope. Nous avons constaté que les molécules des fluides circulants se précipitent de toutes parts en convergeant, même à travers les veines, vers le point que l'on a irrité en y implantant une épingle, et s'y accumulent jusqu'à former une congestion; qu'ensuite celles de la circonférence peuvent se dégager et prendre une direction inverse, si l'on établit un nouveau point d'irritation dans le voisinage du premier. Ce fait devient décisif pour la théorie de plusieurs maladies irritatives et pour celle des révulsions. Fabre en avait déjà fait une heureuse application à la théorie des inflammations. S'il fut peu satisfaisant lorsqu'il essaya de l'appliquer aux fièvres, c'est qu'il ne considérait pas ces affections comme des phlegmasies.

En effet, tant que les fièvres n'étaient pas réduites au phénomène de l'irritation inflammatoire, elles restaient dans le domaine du principe vital, sorte d'âme immatérielle, mais périssable, soumise à l'âme immortelle, ou du moins étroitement liée avec elle. Ce principe prévoyant, cette providence intérieure, hippocratique, dont tous les actes avaient

un but qu'il fallait deviner, réduisait le rôle du médecin à celui des augures et des aruspices, au moins
dans la majeure partie des cas et dans les plus sail-
lants, surtout dans ceux qui excitent le plus vif intérêt à cause de la multitude et de l'extrême mobilité des scènes qui s'y passent. Comment une série
de notions dont la plupart étaient si incomplètes,
aurait elle pu s'associer avec l'irritabilité de manière à se changer en une véritable science? Ne
fallait-il pas d'abord renverser le monstrueux co-
losse des fièvres essentielles si laborieusement
élevé par les efforts de tous les médecins, depuis
les premières époques de la civilisation?

Toutefois, cette nouvelle théorie de l'inflammation qui consistait à l'attribuer à une irritation
locale qui attire les fluides, donna les moyens
d'attaquer avec succès le système de Boërhaave sur
l'obstruction des petits vaisseaux par les globules
sanguins, considérée comme cause de l'inflammation,
et fournit de meilleures bases à la thérapeutique de
ces maladies; mais on n'en retira pas tous les
avantages qu'on avait droit d'en espérer, par la
raison que les inflammations étaient beaucoup trop
restreintes, et qu'il existait des systèmes qui ten-
daient à en diminuer encore le nombre. L'ontologie
était trop puissante à cette époque pour permettre
à la théorie de l'irritation de prendre un grand dé-

veloppement et d'enfanter une doctrine véritablement physiologique.

Quelques uns établirent identité entre la force
nerveuse et l'irritabilité, et firent contribuer l'âme
à tous les mouvements irritatifs; mais, comme il
avait été prouvé que l'irritabilité est indépendante
de l'influence nerveuse, ces idées ne furent point
accueillies. L'innervation n'est en effet, pour le
tissu organisé, qu'une cause d'excitation qui se
borne à le mettre en action et rend son irritabilité
plus prononcée.

Ainsi fut préparée la théorie toute nerveuse qui
prit naissance à Édimbourg, et dont le fameux
Cullen est l'auteur. Elle dérive de celle de Frédéric
Hoffmann, car ce dernier cherchait souvent la cause
de plusieurs maladies dans les nerfs; mais elle en
diffère en ce point, qu'Hoffmann soumettait les nerfs
à la dure-mère, qu'il en expliquait l'influence d'une
manière mécanique, que les causes des maladies se
trouvaient ainsi mécaniques, que d'ailleurs il admettait des maladies par cause humorale, tandis
que Cullen rejetait ces explications, attribuant tout,
en principe, à des modifications nerveuses primitives.

Cullen est, à proprement parler, le père du soli-
disme, quoiqu'il y déroge souvent. Il combine les

idées d'Hoffmann avec celles de la doctrine des forces du corps.

Dans sa théorie des fièvres, il part du principe que toutes les causes de ces affections sont débilitantes; cette débilité existe à la périphérie, et la réaction de la nature médicatrice excite les forces et produit la chaleur; mais la débilité de la périphérie persiste pendant tout le cours des fièvres. La membrane interne de l'estomac partage cette débilité.

La diminution de l'énergie du cerveau est la cause première de celle de la peau. Le spasme succède à l'atonie, et c'est contre l'un et l'autre que se développe la réaction. Ainsi le quinquina et les autres toniques deviennent les spécifiques de ces maladies.

Cullen attribue l'inflammation à l'irritation des capillaires sanguins, et le rhumatisme est donné comme un type de cet état, tandis que les phlegmasies viscérales sont méconnues. Quant à la goutte, elle diffère beaucoup du rhumatisme, puisqu'elle est considérée comme une maladie de tout le système : c'est une débilité nerveuse produite par l'atonie de l'appareil digestif. Cette atonie donne lieu à une réaction périodique qui produit les accès, qui ne sont autre chose qu'une congestion sur les articulations.

L'irritation devient, dans ce système, un agent important, mais presque toujours secondaire. C'est en faire un mauvais usage. L'auteur l'a fait résulter de la débilité, et l'on se demande en vain ce que signifie cette débilité primitive dans des affections que l'on guérit mieux en affaiblissant les malades qu'en les excitant dans l'intention de les fortifier. L'irritation n'est point ici à sa véritable place ; ce n'est point encore là la doctrine de l'irritation. Cullen d'ailleurs néglige beaucoup de maladies. Il admet, contre ses propres principes, des âcretés humorales, et en revient presque toujours à la médication tonique. C'est à lui que l'on doit la thérapeutique stimulante dans les fièvres et dans presque toutes les affections chroniques où il voyait toujours le relâchement de l'estomac. Ce sont ses idées, consacrées par le système de son disciple Brown, qui ont prévalu jusqu'à ce jour dans les écoles européennes.

L'atonie qui reparaît ici sur la scène tire bien sa source première du *laxum* de Thémison, qui le faisait résider dans les vaisseaux ; mais l'atonie désormais est présentée sous un autre aspect : déjà Stahl l'avait admise comme un relâchement de la fibre en général ; Hoffmann l'avait placée plus souvent dans les nerfs que dans les vaisseaux ; Cullen vient, et la voit dans toutes les espèces de tissus.

Ce n'est plus contre la stagnation des fluides que
la nature réagit, comme dans le système de Boërhaave; c'est contre le relâchement qui s'est changé
en spasme. Du moins les boërhaavistes laissaient subsister l'énergie dans leur organe de réaction : irrité
par l'obstacle qui arrêtait le sang qu'il avait poussé,
le cœur redoublait de vigueur, et l'impulsion qu'il
donnait était si forte que l'inflammation et la fièvre
en résultaient. Cette colère du cœur, substituée à
la colère de l'archée, était à la vérité gratuite; mais
du moins elle n'impliquait point contradiction. Il
n'en est pas ainsi du système atonico-spasmodique
de Cullen; l'atonie n'était pas seulement dans la peau
et dans les extrémités vasculaires de la périphérie,
elle était aussi dans l'estomac, et surtout dans le
cerveau : trait choquant d'irréflexion dans une doctrine où le système nerveux était le principal organe
de la vie et le moteur de toute réaction; car le
cerveau étant conçu dans un état de débilité, on ne
voit plus d'où peut partir la réaction qui allume la
fièvre pour vaincre le spasme et dissiper l'atonie. Si
Cullen avait été animiste, on pourrait supposer qu'il
avait donné ce rôle à l'âme; mais il ne parlait que
de nature, de vie et de matière. Il faut donc que,
dans son système, ce soit le principe vital, conçu
comme chose différente de la matière, qui agisse
sur elle et produise la réaction.

Cullen a pourtant rendu un éminent service à la médecine en mettant sur la voie de la véritable manière d'agir des médicaments. Il a fourni les moyens d'anéantir les médications spécifiques des noms de maladies, en enseignant que les médicaments n'agissent que sur la force nerveuse. Leur action première s'exerce, selon lui, sur l'estomac, et celui-ci, par ses nombreuses sympathies, réagit dynamiquement sur toutes les parties du corps et corrige la disposition aux maladies. C'était dire que les médicaments n'agissent point directement ni spécifiquement sur les entités morbides. Il est vrai que cet auteur ne se propose, le plus souvent, que de relever le ton de l'estomac; mais il n'a pas méconnu l'impression relâchante et dissolvante des émollients, et la réaction vitale qui rend les astringents et les narcotiques irritants. On devait, avec de pareilles données, arriver quelque jour à s'apercevoir que les moyens thérapeutiques, quels qu'ils soient, ne font que modifier les propriétés vitales, c'est-à-dire agir en augmentant ou en diminuant, suivant divers modes, l'excitation des organes d'où résultent de grands changements dans les fonctions et jusque dans la chimie des fluides et des solides. Cet auteur a donc fourni à la théorie de l'irritation des bases auxquelles les observations de ses successeurs devaient donner, par la suite, une plus grande solidité.

Jacques Grégory, professeur à Édimbourg, et
l'un des fondateurs de la nouvelle théorie nerveuse,
prétend que tout est nerf dans l'économie : il explique les maladies par les sympathies, et doute que
les calmants diminuent directement l'irritation; il est
tenté de croire que leur action primitive est irri-
tante. Cette idée, devenue une des principales dans
le système de Brown, et jusqu'à Rasori, a servi de
base à toutes les dissertations sur l'excitement.

Samuel Musgrave, médecin de Londres, fut de
la même école : tout, jusqu'aux hydropisies et aux
maladies putrides, contagieuses, dépendait de l'affection du système nerveux, et les médicaments
n'avaient d'action que sur ce système.

De La Roche (1) professa des principes à peu près
semblables. Il établit, comme Grégory, une distinction entre la rapidité et l'intensité des phénomènes
nerveux; la première augmente en raison de la
diminution de la seconde. Il appelle stimulants les
agents qui précipitent l'action nerveuse, et réserve
le nom de toniques pour ceux qu'il croit propres à
lui donner de l'intensité. Cette théorie a prospéré :
on distingue encore aujourd'hui l'excitation de
l'action tonique; mais celle-ci n'est qu'une nuance

____

(1) *Analyse des fonctions du système nerveux;* Genève, 1779,
2 vol. in-8°.

de l'excitation, qui, pour cela, ne cesse pas d'être essentiellement la même selon les médecins physiologistes.

D'après Albert Thaer, la fièvre n'est autre chose que l'excitement des nerfs des organes vitaux : d'où résulte accroissement de l'irritabilité du cœur et des artères. Il répète, après Baglivi, que la crudité, dans les fièvres, est la suite d'une contraction spasmodique et irrégulière, et que la cessation du spasme amène la coction. Ces expressions sont trop vagues ; le siége du spasme est indéterminé. Ce spasme n'est point rapproché de l'inflammation ; mais, en somme, on voit toujours que la doctrine de l'irritation tend à devenir le système prédominant. Stoll lui-même, malgré tout son humorisme, partage l'idée que la fièvre et l'inflammation sont dues à l'augmentation de l'irritabilité du cœur et des artères, et Selle n'hésite pas à placer la cause de la fièvre dans une disposition particulière du système nerveux, que l'on ne peut rapporter à autre chose qu'à l'irritation.

La théorie de Schæffer, médecin de Ratisbonne, est bien plus rapprochée de celle que nous professons aujourd'hui en France, quoiqu'elle en diffère beaucoup sur un grand nombre de points des plus essentiels, comme on le verra par la suite. Selon lui, toutes les maladies dépendent de l'irritation contre nature du système nerveux; excitement, crudité, coction, tout cela n'est que nerveux. Les évacuations critiques ne jugent pas les maladies fébriles; elles ne sont que le signe du relâchement qu'amène la cessation du spasme. On remarque chez cet auteur une attention soutenue à donner plus aux nerfs affectés, irrités, qu'à de prétendues âcretés. Les médicaments agissent sur les nerfs de l'estomac; ils mettent en jeu les sympathies, par le secours du grand nerf intercostal. Voilà sans doute de précieuses données pour fonder la théorie des maladies aiguës; mais on manque des rapprochements qui pouvaient les utiliser: l'auteur conclut de sa théorie à la nécessité des vomitifs, comme moyen d'ébranler fortement l'économie, de rompre le spasme, de hâter la coction, etc., etc. Recourir aux irritants pour vaincre l'irritation, sans avoir pour objet d'opérer une révulsion, ou une contre-irritation, c'est-à-dire de créer une seconde irritation, mais en leur supposant une vertu spécifique, directement anti-irritative, comme l'a fait depuis Rasori, c'était avoir une fausse idée de l'irritabilité des tissus; car l'idée juste est fondée sur la connaissance du mode d'action des fluides intérieurs et de tous les agents extérieurs sur ces mêmes tissus, et c'est cette juste notion qui constitue la véritable science du médecin.

Nous trouvons dans Jean Gardiner une excellente

application de la doctrine toute nerveuse de cette époque. Il attribue le catarrhe au transport de l'irritation de la peau sur la surface interne des voies aériennes. Que peut-on dire de plus précis sur l'action sédative du froid? et pourquoi tous les autres points de théorie n'étaient-ils pas concordants avec celui-là?

Quelques classificateurs ont reproduit de nos jours un système que l'on trouve tout développé dans Vanden Heuvel. Cet auteur le fondait sur les différentes aberrations de la force vitale : les genres des maladies reposaient sur le désordre des fonctions générales, et les espèces sur celui des fonctions spéciales : on avait donc des maladies par l'excès d'irritabilité générale, et d'autres par excès de l'irritabilité locale, etc., etc. Le vice de cette méthode a déjà été démontré : on ne saurait abstraire les propriétés vitales des organes pour les faire présider à leurs affections. Il faut étudier la lésion de ces propriétés dans les organes malades, et non pas la lésion des organes dans les maladies de leurs propriétés ; car de telles maladies ne peuvent être que des chimères, et c'est un des éléments de l'ontologie médicale (1). Toutefois ces essais indiquent que

(1) Par *ontologie médicale*, nous entendons des êtres, entités ou essences factices, sortes de conceptions abstraites ou d'abstractions qui ne peuvent être réduites en faits appréciables par les

l'attention des médecins ne tend plus à se diriger sur des chimères, quoiqu'elle s'y dirige encore à leur insu, mais bien sur les phénomènes auxquels nous attachons l'idée de vie. Ces phénomènes étaient connus, pour la plupart; on ne pouvait plus les perdre de vue : il ne s'agissait donc que de trouver

sens, ou démontrables par l'induction; et comme c'est là le criterium, pures chimères, vains sons, auxquels cependant on prête, par le langage, toutes les propriétés des corps aussi bien que celles des abstractions de bon aloi, c'est-à-dire des abstractions réductibles en faits. — L'ontologie que nous reprochons aux médecins n'est donc pas précisément celle des philosophes; car celle-ci embrasse, à la vérité avec beaucoup de chimères, les corps concrets ou réels, et les concentre, par un procédé de généralisation abstraite, enune chose unique qui porte le nom de l'être, et sur lequel les philosophes sont exposés à divaguer comme les médecins divaguent sur le principe conservateur, la nature médicatrice, etc. En philosophie, la métaphysique est, en quelquesorte, opposée à l'ontologie, puisque celle-ci est censée embrasser tout le réel; en médecine, l'ontologie est une légion d'*êtres* ou d'entités factices qui ne contiennent jamais rien de réel. Nous l'aurions désignée par les mots de *métaphysique médicale*, si nous n'avions redouté les conséquences de ces mots à l'époque de la *Restauration* où parut la première édition de l'*Examen des doctrines médicales*. Au surplus, il suffit pour notre objet, qu'on sache que l'ontologie médicale se compose d'êtres faux, au lieu de se composer d'êtres réels. Nous avons remarqué, depuis la traduction de l'*Organon* de Hahnemann par M. Jourdan, publiée en 1834, que le fondateur de l'homœopathie s'était servi avant nous des mots *ontologie médicale* pour désigner les entités factices ou fausses données pour des maladies.

la bonne méthode de les étudier ; mais on était encore loin de la posséder.

Désormais l'âme intelligente de Stahl ne présidait plus aux maladies : la force vitale, la nature avait pris sa place, et d'animistes, les médecins étaient devenus solidistes. Selon Vacca Berlinghieri, professeur à Pise, on ne devait point s'attacher aux humeurs. Il fallait se borner à étudier les solides et les forces qui les animent. Point de putréfaction dans les humeurs en circulation ; elle n'existe que hors des vaisseaux. La constitution atmosphérique n'altère les humeurs qu'en affectant les solides. Il admet un principe de réaction qui est la cause de tous les changemens salutaires ou nuisibles, et c'est sur ce principe, qui est la même chose que la force vitale, que le médecin doit agir par les médicaments ; car ils ne peuvent exercer leur action que sur ce principe. Les bases de cette théorie sont fort bonnes ; mais les applications en étaient mauvaises. On se tenait encore dans de grandes généralités. On tendait, malgré soi, à l'abstraction du principe vital, et l'irritation n'était point étudiée dans chaque organe, et les rapports de leur irritabilité avec les divers agents n'étaient point connus.

Grimaud, professeur à l'école de Montpellier, fut au nombre des vitalistes, mais d'une manière qui mérite d'être remarquée. Il trouve une grande affinité entre les maladies nerveuses et les fièvres

Il y voit le même principe de réaction. Le froid et la chaleur de la fièvre sont également des affections des parties nerveuses. Mais les vices des humeurs ne sont point le résultat de ceux des solides; car le principe vital agit également sur les humeurs. Les humeurs ont donc aussi leurs maladies vitales, indépendantes des solides. Ce nouveau genre d'humorisme, déjà professé par Bordeu, a depuis toujours compté des partisans. Mais mettre le principe vital à planer sur les solides et sur les fluides dont il est séparé, c'est de l'ontologie; et voir des entités morbides toutes formées dans les fluides avant que les solides en souffrent, c'est de l'illusion et de la chimère. Une cause de maladie peut bien résider quelque temps dans les fluides, comme nous le verrons plus bas; mais la maladie proprement dite n'y réside pas. Enfin, faire agir les modificateurs curatifs sur les fluides, indépendamment des solides, est une autre chimère qu'on ne peut étayer d'aucun fait. Quel que soit le rôle que l'on assigne au solide vivant, dans cette théorie, on ne peut jamais y voir rien qui la fasse confondre avec la doctrine de l'irritation.

Malgré tous les travaux des solidistes, on n'avait point encore porté l'unité dans les différents phénomènes du corps animal. La plupart des médecins ne pouvaient s'empêcher de séparer, avec Haller, la force nerveuse, de l'irritabilité qui n'appartenait qu'au système musculaire, de sorte que l'irritation des nerfs ne ressemblait point à celle des muscles, et l'on n'avait aucune idée de l'irritation des tissus, que cet auteur avait doués de la *force morte*. On cherchait bien à établir cette unité si désirée, en disant que les nerfs sont la base de tous les tissus, et, qu'en définitive, tout se réduit à la substance nerveuse : mais une pareille hypothèse ne pouvait séduire les anatomistes, et se trouvait contredite par les observations des praticiens, qui ne pouvaient se résoudre à ne voir qu'une modification nerveuse dans l'influence des causes des maladies et dans l'action des médicaments. D'autre part le principe vital n'était pas assez matériel pour pouvoir être mis en rapport avec les agents extérieurs, et l'on ne pouvait se dissimuler qu'en cherchant à le modifier d'après les théories en crédit, on n'obtenait pas toujours les résultats que l'on s'était proposés.

Le malaise qui résultait de ces pénibles incertitudes tendait à ramener grand nombre de bons esprits à l'empirisme, lorsque le système de Brown, d'abord inconnu et méprisé, commença à se répandre et attira fortement l'attention de la plupart des médecins.

Brown avait été disciple de Cullen; il adopta, comme son maître, l'idée que la faiblesse préside à la plupart des maladies; mais il ne fit point du spasme une chose distincte : il n'y vit qu'une modification de la débilité, et rejeta toute explication humorale. Brown emprunta également à Cullen l'idée de la non-spécificité des médicaments, et ne voulut reconnaître qu'une modification de la vie dans l'action qu'ils exercent sur les organes. Il ne se servit point du mot *principe vital*, il ne s'exerça point à réduire les fonctions à des phénomènes purement nerveux; il ne saisit que deux idées, l'excitement ou son défaut, et rattacha ces idées à deux autres qui en devinrent l'équivalent, l'excès de force et le défaut de force. Jadis avait existé la théorie du *strictum* et du *laxum*. Brown rattacha encore ces deux mots à sa théorie, de sorte que l'excès d'excitement et de force fut la même chose que l'excès de ton ou le *strictum*, tandis que le *laxum* se rattacha au défaut de force et d'excitement.

Brown posa d'abord en principe que la vie ne s'entretient que par l'excitation, et que vivre n'est autre chose qu'être excité. Jusqu'ici rien de mieux; il est bien évident que tout ce qui nous fait vivre n'a pour effet perceptible aux sens de l'observateur que de ranimer les phénomènes auxquels nous attachons l'idée de vie, lorsqu'ils allaient diminuant et semblaient tendre à s'anéantir; mais, pour tirer parti de ce principe, il fallait étudier toutes les parties du corps en rapport avec les agents externes d'excitation, rechercher comment les organes s'excitent

réciproquement les uns les autres, étudier attentivement les effets des excitants externes et internes
dans chacun des tissus dont les organes sont composés. Or, c'est ce que Brown ne fit pas; car cette
manière d'étudier l'excitation n'est autre chose que
la doctrine française, qui porte le nom de doctrine,
ou, si l'on veut, méthode physiologique. Voyons
donc ce qu'il fit, et cherchons à découvrir la cause
de ses erreurs.

Brown traita l'excitation d'une manière abstraite,
c'est-à-dire, en la séparant des organes, et se jeta
de prime abord dans l'ontologie; ensuite il appliqua
aux organes eux-mêmes ce qu'il avait rêvé sur
l'excitabilité. Il soutint que l'excitabilité, considérée d'une manière générale, comme une modification de la vie, se consume et s'épuise par l'action
des excitants ou par l'excitement, et s'accumule par
le repos, c'est-à-dire par le défaut d'excitement.
De ce principe, il déduisit une foule de conséquences, dont il y en a très peu de justes. Ainsi,
d'après son système, un excitement modéré entretient l'équilibre des forces; ce que personne ne peut
contester : un excitement plus grand produit un
surcroît de vigueur, source de toutes les maladies
qu'il appelle sthéniques ou par excès de force; un
excitement encore plus énergique épuise l'excitabilité et fait naître la faiblesse ou asthénie indirecte.

Mais il est une autre espèce de faiblesse, qu'il nomme directe; elle est constamment le produit du défaut d'excitement : et plus elle augmente, plus plus l'excitabilité devient extrême. Brown alla jusqu'à dresser une double échelle, représentant, d'une part tous les degrés de l'augmentation de l'excitement, par l'action des stimulants, jusqu'au plus élevé, qui se transforme en faiblesse ou asthénie indirecte; et de l'autre, tous les degrés d'augmentation de l'excitabilité, par le défaut des stimulants, dont le résultat est l'asthénie directe, jusqu'à l'extrême faiblesse, qui se termine par la mort. On sent combien une théorie qui place le plus haut degré de l'excitabilité dans le moment où cette propriété va s'éteindre pour jamais, est fausse et ridicule; mais ce n'est encore là que son moindre défaut; le principal est qu'elle conduisait les browniens à une pratique extrêmement meurtrière. La fausse supposition que la force vitale diminue constamment par un haut degré d'excitement, pour donner lieu à la faiblesse indirecte, amenait Brown à traiter par les excitants toutes les maladies inflammatoires qui produisent l'accablement et l'impuissance du mouvement musculaire. L'idée, non moins erronée, que, toutes les fois que les excitants ont agi en moindre quantité qu'à l'ordinaire sur l'économie, l'excitabilité est accumulée, et qu'il faut la consommer par des excitants, l'obligeait d'administrer ce genre de modificateurs à toutes les personnes affectées de maladies chroniques : en effet, Brown plaçait tous les excitants sur la même ligne; les aliments, les fluides contenus dans les vaisseaux, en faisaient la partie principale; d'où résultait clairement que, puisque ces personnes étaient plus maigres que dans l'état de santé, elles n'avaient pas assez été excitées, et que par conséquent rien n'était plus urgent que de les soumettre à l'excitation. Cependant on sait aujourd'hui, depuis la doctrine physiologique, que la plupart des maladies de longue durée sont des inflammations qui ont été produites et entretenues par les excitants, et qu'elles ne peuvent guérir, à quelques exceptions près qui confirment la règle , ainsi qu'on le verra, que par l'emploi soutenu des agents d'une propriété tout-à-fait contraire.

Si Brown avait étudié l'excitation dans les organes, au lieu de la considérer d'une manière abstraite, il aurait évité toutes ces erreurs; il aurait reconnu que les personnes dont le régime est trop excitant, au lieu de devenir moins irritables, comme il le prétend, le deviennent davantage, et finissent par ne pouvoir plus supporter aucune excitation. Il aurait compris que l'excitabilité peut être fort augmentée dans certains organes, lorsqu'elle est diminuée dans quelques autres ; par exemple, dans le cas suivant : lorsque les personnes qui ont abusé des boissons alcooliques tombent dans la stupeur avec une fièvre violente, elles sont fort excitables dans la surface interne des organes digestifs, quoiqu'elles le soient très peu dans les appareils sensitifs externes. Convaincu de cette importante vérité, il n'aurait pas conseillé de traiter la plupart des maladies aiguës par le vin, le quinquina et autres stimulants analogues, et l'humanité n'aurait pas eu tant à gémir des progrès étonnants que son système n'a cessé de faire jusqu'à nos jours.

Si Brown avait bien observé les personnes affaiblies et émaciées par les maladies de langueur, il aurait pu s'assurer que, dans la plupart des cas, leur maigreur provient de ce qu'elles étaient trop excitables, pour avoir été trop excitées, et non pas pour ne l'avoir pas été suffisamment, et que, par conséquent, ce n'est point en les soumettant à une nouvelle excitation que l'on peut espérer de diminuer leur excitabilité. S'il eût fait cette remarque, on ne verrait pas encore de nos jours plusieurs médecins traiter par les stimulants des malades atteints d'inflammations chroniques, et hâter, par ce moyen, la désorganisation de leurs viscères.

Les spéculations abstraites de cet auteur sur

l'excitabilité ne lui ont point révélé les lois de ce phénomène : il n'a point vu que lorsque des malades déjà trop excités dans les maladies aiguës, guérissent sous l'influence des médicaments excitants, cela dépend de ce qu'il s'est opéré une révulsion , c'est-à-dire un déplacement de l'excitation qui abandonne les organes essentiels à la vie , pour se porter sur les tissus d'un ordre secondaire qui souvent sont sacrifiés à la conservation de l'individu; il ne s'est point aperçu que ces crises heureuses sont rares à tel point que, dans l'immense majorité des cas, le traitement excitant achève la destruction des principaux organes, occasionne la mort ou produit des maladies de langueur presque toujours incurables.

Mais Brown n'était point praticien, il n'était point anatomiste, et d'ailleurs, de son temps, on ne connaissait pas assez le degré de vitalité de chacun de nos tissus, pour qu'il fût possible d'y bien observer le phénomène de l'excitabilité, et de prendre une juste idée de la manière dont ils se transmettent réciproquement l'excitation. Il fallait une anatomie analytique, et aucune nation ne possédait encore un Chaussier, un Bichat.

Telle est la substance du fameux système de Brown; il ne fut pas adopté rigoureusement dans toutes les écoles : les unes le modifièrent sans en changer les bases; les autres l'amalgamèrent avec les théories humorales ; c'est-à-dire que tantôt le traitement s'adressait aux humeurs peccantes, et tantôt à l'excès ou au défaut de force ; d'autres adoptèrent une sorte d'empirisme dont le brownisme leur fournit les indications curatives. Chaque maladie était considérée, non pas comme l'affection de tel ou tel organe, mais comme un groupe de symptômes portant telle ou telle dénomination, et exigeant nécessairement les débilitants et les fortifiants. Lors donc que l'on rencontrait un malade, on comptait les symptômes, sans s'informer de quel organe ils dépendaient. Cela fait, on donnait à l'ensemble de ces symptômes le nom de la maladie avec laquelle on trouvait qu'il avait le plus de rapports. La dénomination était tirée des anciens auteurs ; mais quant au traitement, on en puisait les bases dans le système du médecin écossais. Si la maladie appartenait aux affections sthéniques de Brown, on la traitait par les débilitants : si elle se rapportait aux asthéniques du même auteur, les stimulants étaient préférés, et notez que ces derniers cas étaient incomparablement les plus nombreux.

Toutefois on n'était pas constamment fidèle à cette méthode, car il n'y avait de base fixe dans aucun de ces systèmes : par exemple, parmi les maladies fébriles, les unes étaient dénommées, d'après l'organe affecté, pneumonies, péritonites, hépatites ;

les autres, d'après l'état des forces du sujet, fièvres adynamiques, sthéniques, asthéniques ; quelques unes, d'après l'humeur qui s'écoulait des parties malades, catarrhes, fièvres muqueuses, fièvres bilieuses; plusieurs, d'après le danger, fièvres pernicieuses; certaines, d'après la surprise ou la terreur qu'elles inspiraient aux médecins, fièvres malignes, fièvres irrégulières ou ataxiques; d'autres, d'après certains accidents prédominants, fièvres syncopales, algides, nerveuses, etc. Même confusion par rapport aux affections chroniques : on avait des dyspepsies, maladies qualifiées d'après la difficulté de la digestion, des hypocondries qui tiraient leur nom de certaines sensations rapportées à la région des hypocondres, des obstructions dont la cause était mal appréciée, des dartres, des scrofules, dont les rapports avec l'état des viscères n'étaient point compris, etc. S'agissait-il du traitement, tantôt on voulait fondre des engorgements sans penser à l'excitation que produisent les prétendus fondants; d'autres fois on se proposait de porter à la peau sans songer que les médicaments sudorifiques devaient, avant de faire suer, exciter plus ou moins les voies gastriques; dans plusieurs cas on prétendait attaquer un virus par des moyens qui se bornaient à détériorer l'estomac; le plus souvent on avait pour principal but de relever les forces et d'augmenter la nutrition, et l'on ne s'apercevait pas qu'on ne communiquait aux malades qu'une vigueur factice, un embonpoint trompeur, qui cachait l'altération des principaux organes, et ne servait qu'à rendre leur destruction plus certaine. En un mot, l'irritabilité des organes était entièrement méconnue, et l'on adressait les remèdes à de vaines dénominations, sans que jamais les fautes que l'on commettait pussent servir à en éviter de nouvelles.

Cette dégoûtante confusion éloignait de la médecine tous les bons esprits, ou les jetait dans l'empirisme. Mais qu'espérer de l'empirisme lorsque l'idée de maladie était si peu déterminée? L'empirisme consiste à trouver un remède approprié à la maladie, sans se mettre en peine d'expliquer cette dernière, ni la manière dont elle est modifiée par le remède. Mais quelle idée fallait-il se faire d'une maladie à cette époque de la médecine? Si l'on ne voulait point d'explication, la maladie ne pouvait être qu'un groupe de symptômes, ou bien un seul symptôme, comme l'inappétence; mais tantôt l'inappétence se guérit avec de l'eau, tantôt avec du vin; quelquefois en se purgeant ou en jeûnant; d'autres fois en mangeant des aliments plus copieux ou plus excitants qu'à l'ordinaire, etc. Que faire donc? quel parti prendre? Si l'on ne veut pas raisonner, ou faire de la théorie pour découvrir auquel de ces moyens il faut s'adresser, il ne restera qu'à les essayer successivement les uns et les autres ; et si par malheur on tombe d'abord sur celui qui ne convient pas, il exaspèrera le mal, et le rendra peut-être incurable. Ce que je dis ici du défaut d'appétit est applicable à la majeure partie des autres maladies ; de sorte que les médecins ne pouvaient pas adopter exclusivement la méthode empirique : ils se partageaient en deux grandes classes ; les uns, crédules et superficiels, s'abandonnant à une théorie, surtout à celle que la mode accréditait dans leur pays, ou qu'un professeur éloquent faisait valoir du haut d'une chaire d'université ; les autres, difficiles à convaincre par la sévérité de leur jugement ou la vacillation naturelle de leur esprit, se jetant dans l'empirisme ou dans l'éclectisme le plus dangereux, et gémissant, aux yeux des savants, de 'incertitude et de l'impuissance de l'art de guérir. A force de chercher, et de vouloir tout apprendre sur l'homme physique, on semblait être arrivé à douter de tout.

Il est facile de voir, d'après cet aperçu, que la médecine n'était point une science, et que l'excitation, dont on avait eu tant de peine à se faire une idée, n'était pas encore devenue la base d'un système régulier applicable à la santé aussi bien qu'à la maladie. Il n'y avait pourtant pas d'autre moyen de parvenir à fonder une véritable science, et chacun le sentira lorsque nous aurons exposé les dogmes principaux de la doctrine physiologique.

CHAPITRE III.

PRINCIPES DE LA DOCTRINE PHYSIOLOGIQUE.

L'irritation en forme la base : nous professons d'abord, avec Brown, que la vie ne s'entretient que par l'excitation. Mais nous abandonnons aussitôt cet auteur, parce qu'il prend la voie de l'abstraction en dissertant toujours sur l'excitation considérée en elle-même; nous aimons mieux étudier ce phénomène dans les organes et dans les tissus qui les composent, ou plutôt observer les organes et les tissus excités. C'est cette étude qui nous fournit un certain nombre de vérités générales que nous allons rapporter ici, en les appuyant de quelques exemples.

L'homme ne peut exister que par l'excitation ou la stimulation, car les deux mots sont synonymes, qu'exercent sur ses organes les milieux dans lesquels il est forcé de vivre. Ces milieux ne se bornent pas à stimuler la surface externe de son corps, qui se compose de la peau et des appareils de la vision et de l'audition ; ils pénètrent par les ouvertures natu-

relles, ouvertures qui sont elles-mêmes des organes
sensitifs, dans de vastes surfaces continues avec la
peau ; ces surfaces, que l'on peut regarder comme
des sens internes, plongent dans l'intérieur de plusieurs viscères, et reçoivent, comme les sens externes, la stimulation ou l'excitation des corps
étrangers. Ces surfaces sont membraneuses, comme
la peau elle-même, mais d'une structure un peu
différente. Ce sont la membrane interne du larynx
qui pénètre, par la trachée et les bronches, dans
toutes les cellules des poumons, et la membrane du
pharynx qui descend, par l'œsophage, dans l'estomac,
et parcourt tout le canal intestinal jusqu'à l'anus.
Ces deux surfaces sont incessamment en contact,
la première avec l'air et les corpuscules qu'il tient
en suspension ; la seconde avec l'air, les aliments,
les boissons, et tout ce qui peut être introduit soit
par la bouche, soit par l'anus ; et l'exitation en est
le résultat.

Celle-ci s'exerce sur la matière nerveuse des surfaces indiquées, tant externes qu'internes, que nous
appelons *surfaces de rapport*. Cette matière nerveuse, ayant été excitée, transmet l'excitation à
l'appareil nerveux ; et celui-ci, soit par ses cordons
seuls, soit à l'aide de son centre, c'est-à-dire du
cerveau et du prolongement rachidien, la réfléchit
dans la trame de tous les tissus, sans en excepter

les surfaces de rapport. Ces surfaces sont donc placées entre deux agents d'excitation : les corps étrangers avec lesquels elles sont en contact, et l'influence du cerveau et de la médule spinale, que nous appellerons innervation.

Les ébranlements qui résultent de la stimulation de l'appareil nerveux entretiennent, pendant tout le cours de la vie, les mouvements qui avaient commencé chez le fœtus. L'embryon, par lequel il commence, n'est d'abord autre chose qu'une petite masse de matière vivante. Il résulte des travaux modernes sur l'organogénie (1), et surtout des savantes recherches de Raspail faites au moyen du microscope, que tout être organisé commence par une vésicule imperforée, détachée d'un être semblable. « L'analogie obtenue par une induction rigoureuse, dit cet auteur, nous conduira à établir que la paroi de cette vésicule est elle-même formée de vésicules agglutinées côte à côte, qui peuvent aussi être composées d'autres vésicules, et ainsi de suite jusqu'à cet infini qu'on est forcé d'admettre partout, quoique le calcul ne puisse jamais l'atteindre (2). »

Nous éviterons de nous perdre dans cet infini,

(1) Voyez *Traité élémentaire d'anatomie comparée*, de G. Carus, traduit par *Jourdan*, Paris, 1835 ; 3 vol. in-8°, et atlas in-4°.

(2) *Nouveau système de chimie organique.*

qui n'est qu'une conception confuse et non un fait démontré, et nous admettons avec le même auteur que la vésicule perceptible au microscope, qui sert de point de départ à l'organisation, s'accroît en s'assimilant une partie des éléments gazeux et liquides qu'elle aspire, et en rejetant au dehors par l'expiration ce qui lui est superflu.

Ce fait étant applicable à l'embryon de l'homme, dont nous nous occupons principalement dans cet ouvrage, nous disons que la vésicule embryonnaire ne peut conserver la vie que par l'excitation que produisent sur elle les matériaux propres à sa nutrition. L'embryon les trouve d'abord dans les humeurs de l'utérus, qui ont été elles-mêmes soumises à l'action des modificateurs externes ; ce sont donc des fluides déjà animalisés qui sont ses premiers excitants, comme ses premiers matériaux nutritifs, et c'est de ces fluides que sont retirés les premiers éléments gazeux, proportionnés à la finesse des vésicules qui vont se multipliant par emboîtement et prolongement, pour constituer les tissus. Mais lorsque, par ce moyen, les organes ont été développés jusqu'à un certain point, c'est du sein même de la nature que l'enfant doit retirer les uns et les autres. Les excitants dont il est pourvu au moment où il voit le jour, c'est-à-dire les fluides contenus dans ses vaisseaux, seraient bientôt épuisés, perdraient leur propriété excitante et nutritive, ou en prendraient d'anormales, s'ils n'étaient incessamment renouvelés. Or, c'est la stimulation des surfaces de rapport, des surfaces respiratoires surtout, c'est l'impression faite dans l'intérieur des tissus par les molécules étrangères qui viennent d'être absorbées, ce sont ces excitations réunies qui, s'ajoutant à l'excitation occasionnée par le sang ou par les fluides déjà assimilés, entretiennent l'action du cœur, celle de tous les tissus capillaires, et par conséquent la vie.

Voilà donc trois ordres de puissances stimulantes ou excitantes, les corps extérieurs, excitation convergente, qui aboutit au cerveau ; innervation du cerveau sur tous les tissus, excitation divergente ; les stimulations résultant du mouvement des fluides, assimilés ou non assimilés, au milieu des solides, excitation générale qui s'exerce dans toutes les directions et qui se propage dans le système nerveux. Ajoutez-y les influences des organes les uns sur les autres, soit par l'intermédiaire du cerveau, soit immédiatement par les cordons nerveux, sorte de stimulation qui se fait dans des sens déterminés, et vous aurez l'idée des principales stimulations de l'économie.

Ce n'est pas tout néanmoins : les gaz et les fluides extérieurs au moment de leur absorption, les fluides circulants, dans leurs rapports entre eux et avec les solides, éprouvent des combinaisons nouvelles, des changements de forme, des transformations continuelles. De là l'oxigénation du sang, la métamorphose des substances nutritives en humeurs propres à l'individu, du chyle en sang, du sang en différentes humeurs, des liquides en solides, et des solides en liquides; car des tissus sont décomposés. Or, on peut considérer tous ces mouvements moléculaires, fondés sur des affinités particulières aux corps vivants, et qui constituent ce que nous appelons, en les isolant par la pensée, la chimie vivante; on peut, dis-je, les considérer comme autant de causes nouvelles d'excitation. En effet, ce sont eux qui occasionnent les dégagements du calorique, et le calorique produit dans l'intérieur des tissus par cette cause, et, pour ces mêmes tissus, un excitant qui les stimule de la même manière que le calorique extérieur. Le calorique dégagé dans les tissus où l'innervation et la circulation sont le plus actives, tend à se communiquer aux tissus voisins qui en ont moins. De là résultent des courants de calorique dont le point de départ et la direction varient suivant l'activité normale, accidentelle et anormale de chaque fonction. Nous ne pouvons ici entrer dans les détails; mais on conçoit facilement que les viscères, comme le cerveau, le poumon, doivent lancer du calorique qui tend à traverser les tissus contigus pour se porter à l'extérieur; et que l'appareil digestif en fournit plus ou moins, et dans des régions différentes suivant les époques de la digestion et la nature des *ingesta;* que des courants anormaux auront pour source des excitations accidentelles, des phlegmasies, etc. Il est impossible de ne pas reconnaître là des causes nombreuses d'excitation. On peut d'ailleurs, si l'on veut de plus amples développements, consulter un mémoire sur les courants de calorique, inséré par M. le professeur Pelletan, dans la *Revue médicale*, 1837. C'est à ce savant que nous avons emprunté ces considérations importantes.

Il paraît certain aussi qu'il se dégage de l'électricité dans l'intérieur des tissus à l'occasion des décompositions du sang qui les arrose et qui vient les nourrir et les mettre en action. On pense que cet agent trouve dans le tissu nerveux un conducteur approprié aux besoins de l'économie; on va même jusqu'à rapporter l'innervation à une électricité modifiée, mais modifiée par la vie. L'innervation serait donc une *électricité* vitale dont les lois ne sont pas encore connues et doivent être étudiées (1).

A ces causes, déjà nombreuses, mais toutes vita-

____

(1) Voir l'ouvrage intéressant qui vient d'être publié par M. le docteur Coudret, *Recherches médico-physiologiques sur l'électricité animale*, Paris, 1837, in-8°.

les d'excitation, se joignent les agents que nous appelons non vitaux, tels que l'attraction et ses modifications, l'électricité des masses extérieures, la chimie brute ou inorganique qui agit bien souvent, avec d'autres corps étrangers, sur les surfaces de rapport. Ces puissances tendent à assimiler les corps organiques aux corps bruts, et si elles n'y parviennent pas toujours, c'est que les lois de la vie réagissent contre elles et neutralisent leur action. Or, cette réaction elle-même n'est autre chose qu'une excitation.

C'est sous l'influence continuelle de ces nombreuses causes d'excitation que la vie se maintient. Elle en dépend à tel point que, si ces causes viennent à manquer, la mort est inévitable. On a beaucoup exalté la puissance vitale, la force conservatrice. Cette force est sans doute faite pour exciter notre admiration, mais il ne faut pas trop lui accorder. On a représenté l'homme pour ainsi dire comme indépendant, et libre au milieu de la nature à laquelle il semble commander. Voulez-vous juger de sa prétendue indépendance? il n'est besoin, pour le terrasser, de recourir à des puissances d'une activité héroïque, comme le poison, le feu, l'explosion d'un volcan; contentez-vous de le soustraire, pendant quelques minutes, à l'influence excitante de l'oxigène et du calorique; ensuite demandez-lui qu'il déploie cette force conservatrice que l'on a tant célébrée dans les maladies de toute espèce. Il en tenait les moyens d'un agent physique; le défaut de ce modificateur a suffi pour l'en priver. Vous n'avez pas brisé les instruments de sa force vitale ; vous ne lui avez rien ôté; vous n'avez fait qu'arrêter le courant du principe inconnu, mais matériel, qui faisait jouer les ressorts de son existence : vous ne l'avez suspendu qu'un moment, et déjà l'homme n'est plus qu'une masse de matière inanimée. Que l'on critique maintenant la proposition fondamentale de la doctrine physiologique!

Nous avons rapporté à l'excitation la manifestation des phénomènes perceptibles à nos sens qui caractérisent l'état de vie : savoir, les mouvements de la matière organique fixe, disposée en forme de fibres, *contractilité* (1), et par suite les mouvements

(1) Nous admettons que tout être organisé commence par une vésicule ; que toutes les extensions, tous les prolongements, se font également par des vésicules développées dans l'intérieur de la première et de toutes les autres : en un mot, que tout a germé et poussé sous la forme vésiculaire. Nous reconnaissons que cette forme persiste encore dans les organes creux ; mais elle disparaît dans les filaments divers dont l'entrelacement constitue leurs parois. Nous sommes loin de nier que ces corps linéaires aient été primitivement des vésicules sorties les unes des autres dont les cloisons se sont rompues pour constituer des canaux; que cette disposition ait persisté dans tous les organes qui ont conservé la forme canaliculée : qu'elle ait dis-

des fluides ou de la matière animale mobile; la conscience de ces mouvements, *sensibilité*, dont les modifications nous donnent toutes les opérations intellectuelles et affectives. Ces deux phénomènes sont les instruments *appréciables* de tous les autres dans l'organisation. Ils entretiennent en effet la production de la chaleur animale, la nutrition, ou

paru dans les filaments qui nous paraissent former la trame de ces organes et de tous les autres par une oblitération complète ou incomplète, en un mot nous ne voulons infirmer ni même attaquer aucun des résultats des observations microscopiques que nous admirons, tout en convenant qu'ils ont besoin de confirmation; mais tout cela ne nous fait pas renoncer à nous servir du mot de *fibres*, qu'aucun autre jusqu'à présent ne peut remplacer.

Quant à la contraction de cette fibre, elle nous paraît évidente; nous ne trouverons point mauvais qu'on l'explique tantôt par l'expansion des fluides contenus dans les vésicules enchaînés bout à bout et formant les fibres, sous l'influence de l'électricité vitale, comme on le présume aujourd'hui pour les fibres musculaires (car nous rejetons les plissements en zigzag), tantôt par une propriété de tissu indépendante de l'innervation, mais qui peut augmenter et diminuer par l'augmentation ou la diminution de son influence, telle, en un mot, qu'on la voit dans quelques tissus fibreux disposés en lignes parallèles, et qui reviennent sur eux-mêmes après avoir été distendus. Quoi qu'il en soit des explications, nous avons cru devoir, dans un Traité de l'Irritation, rappeler toutes les contractions par un seul signe, et nous avons adopté le terme *contractilité* qui remplit notre objet.

échange des matériaux de l'animal contre ceux des autres corps, la génération, etc.

La contractilité étant le principal instrument des phénomènes secondaires de l'économie, car les primitifs sont ceux des affinités moléculaires, il est fort important de bien fixer l'idée de contractilité. Nous l'avons définie dans notre *Traité de Physiologie* (1), une condensation, un raccourcissement de la fibre animale, et nous avons avancé que ce raccourcissement n'appartenait pas seulement à la fibre musculaire, mais qu'il était commun à toutes les formes de la matière vivante servant à la construction de nos organes, et qui ont pour base la fibrine, la gélatine, l'albumine, mêlées à quelques autres substances. Toutefois, comme on a publié des résultats d'expériences, et même des gravures, qui tendraient à établir que la fibre musculaire n'éprouve pas de raccourcissement dans sa contraction, mais seulement une espèce de plicature en zigzag qui ne produirait pas une grande diminution dans sa longueur, il nous paraît utile, pour éviter à nos lecteurs des recherches pénibles, de rappeler ici les faits sur lesquels nous nous sommes fondé pour généraliser la contractilité, et la consi-

_____

(1) *Traité de Physiologie appliqué à la Pathologie.* 2ᵉ édition, Paris, 1834, 2 vol. in-8°.

dérer comme nous l'avons fait. J'avertis cependant que cette explication n'est pas rigoureusement nécessaire au maintien de la doctrine physiologique, qu'elle est surabondante, et que quand il serait vrai que la contraction *musculaire* n'est pas un raccourcissement de la fibre, les bases de cette doctrine n'en seraient même pas ébranlées. Mais allons aux faits.

Les muscles sont les agents de tous les mouvements étendus : ils les exécutent en se contractant; lorsqu'ils se contractent ils se raccourcissent; nos yeux suffisent pour nous en convaincre : si l'on était tenté de mettre en doute ce raccourcissement chez les hommes et chez les animaux dont les muscles s'étendent d'un os à un autre, on ne pourrait pas les nier chez les vers, les annélides, les mollusques; en un mot, chez tous les animaux dépourvus de squelettes, le raccourcissement de la fibre musculaire est si évident, qu'il faudrait être dépourvu d'yeux pour le contester.

Celui qui prétendrait que le raccourcissement n'est pas le même chez les animaux à sang chaud, se tromperait, car il est fort évident dans la trompe de l'éléphant; un simple plissement ne pourrait pas y produire une si grande réduction. Personne non plus ne saurait avoir l'idée de nier le raccourcissement des fibres musculaires de l'estomac, des intestins, de la vessie, de la matrice; car il est plus qu'évident (*si fas*) que ces fibres sont moins longues quand ces organes sont vides et quand leurs parois internes sont en contact, que lorsqu'elles sont distendues par l'accumulation des corps étrangers, et que le plissement ne pourrait jamais donner une telle diminution dans leur longueur.

Le raccourcissement ou la condensation de la fibre musculaire est donc un fait bien prouvé; et ce n'est point raisonner sur une hypothèse que de partir de ce fait pour en expliquer quelques autres; c'est au contraire raisonner d'une manière très conséquente par voie d'induction directe.

Si l'on était tenté d'attribuer la contraction des muscles en général aux tissus nerveux qui les pénètrent, chez les animaux à sang rouge, sorte d'erreur qui a été professée autrefois, que peut-être certaines gens pourraient s'aviser de rajeunir, on répondrait que les polypes, les infusoires, etc., où le raccourcissement est si marqué, n'ont point de nerfs; on pourrait encore faire voir la force contractile dans la fibrine extraite du sang. Le raccourcissement est donc une propriété de la fibre musculaire et de la fibrine en général : cette propriété tient à l'organisation de cette forme de la matière animale; elle est indépendante du tissu nerveux. Nier ces propositions ce serait nier l'évidence, et il n'est aucune expérience artificielle qui puisse infirmer en quoi que ce soit les expériences naturelles.

Une foule d'agents peuvent mettre en jeu la contractilité de la fibre musculaire; mais ce sont les stimulations qui lui sont communiquées par la voie des tissus nerveux qui l'excitent avec plus d'efficacité. En effet, toutes les fois que l'animal n'est pas purement homogène, qu'il est doué d'organes divers destinés à se mouvoir de concert, il existe un tissu qui transmet l'excitation des uns aux autres, et ce tissu, c'est le nerveux. Ce tissu est muni d'un centre appelé *cerveau*, qui se prolonge dans le canal des vertèbres, et d'une foule d'expansions diversement configurées connues sous le nom de *nerfs*. Les extrémités de ces expansions se présentent à l'extérieur du corps sur les surfaces sensitives ou sens externes, à l'intérieur de certains organes, sur les surfaces sensitives internes ou sens internes : de plus, il s'en rencontre dans tous les autres organes, mais elles n'y sont ni aussi nombreuses, ni autant développées : en tous ces lieux, les extrémités nerveuses reçoivent des stimulations, elles les conduisent vers leur centre, qui les réfléchit, par d'autres nerfs, dans les muscles, afin que la fibrine de ces derniers se raccourcisse ou se condense, ce qui est la même chose, et détermine les mouvements nécessaires à l'exercice des fonctions.

Quelques physiologistes pensent que ce qui parcourt les nerfs pour venir exciter la fibre musculaire, est quelque chose d'analogue à l'électricité; d'autres rejettent cette explication, assurant que le fluide électrique peut bien suivre le trajet des nerfs, mais ne pénètre pas dans leur intérieur. Ils admettent donc un fluide particulier parcourant les fibrilles nerveuses. Ce qu'il y a de certain, c'est qu'en faisant passer un courant électrique le long du nerf principal d'un membre séparé du corps, on détermine la contraction de toutes les fibres musculaires de ce membre qui reçoivent des filets de ce même nerf. Mais cela ne fait rien à la question qui nous occupe.

Les mouvements qui sont exécutés par le raccourcissement de la fibre musculaire sont tous ceux de locomotion, ce qui est immense; ceux de la voix, de la respiration, de la déglutition; les mouvements de progression des matières ingérées dans le canal digestif; la majeure partie de ceux d'exonération du corps; tous les mouvements volontaires ou involontaires de quelque étendue, qui servent à exprimer les besoins, les passions, en un mot les sensations un peu vives; tous les mouvements qui font avancer les masses de fluides circulants, etc.

Voilà donc une prodigieuse quantité de mouvements qui sont exécutés par la fibrine du corps formant la matière propre des muscles et qui dépendent uniquement de son raccourcissement ou de sa condensation. Cette condensation elle-même n'est-elle pas manifestement déterminée par l'excitation imprimée aux nerfs par divers agents, et transmise par eux à la fibrine? Or, l'exagération de tous ces mouvements constitue un des genres de l'excitation morbide, une espèce d'irritation; mais quand il n'y aurait pas raccourcissement, cette exagération n'en serait pas moins réelle, produite par les mêmes agents; elle pourrait être calmée par les mêmes moyens, et n'en constituerait pas moins une des grandes sections des maladies irritatives reconnues par la doctrine physiologique, comme nous le verrons bientôt. Passons à une autre forme de matière animale.

Cette seconde forme, c'est la gélatine; elle constitue la grande majorité des tissus qui ne sont pas musculeux, ou plutôt elle se trouve dans tous les organes, entremêlée avec les autres formes de la matière animale; partout on lui reconnaît le phénomène de la contractilité, et cette contractilité est, comme celle de la fibrine, un raccourcissement ou une condensation.

Le tissu cellulaire et aréolaire, qui sert de moyen d'union à toutes les parties du corps, et de dépôt à la graisse, est formé de gélatine; or, ce tissu es susceptible de raccourcissement : quand il se vide dans les marasmes, il se condense et entraîne avec lui la' peau, qui forme d'autant moins de rides que les sujets sont plus jeunes et plus vigoureux. Il suffit d'avoir ouvert un sujet gras et un sujet maigre, et de les avoir comparés, pour avoir la certitude que le tissu cellulaire revient sur lui-même en se condensant, et qu'il parcourt une étendue très considérable. Il ramène à leur ancienne place, non seulement la peau quand elle a été écartée des autres organes par l'embonpoint, par les épanchements séreux, etc., mais aussi toutes les membranes séreuses, destinées à faciliter les mouvements des organes les uns sur les autres, qui auraient été changés de situation par les tuméfactions normales ou anormales, comme les réplétions alimentaires, les grossesses, les collections séreuses ou hydropisies, les tumeurs inflammatoires, etc.

Le tissu fibreux, qui sert de base à la peau, est gélatineux, et chacun sait avec quelle énergie il se contracte dans la frayeur et dans plusieurs autres passions qui produisent ce qu'on appelle chair de poule, qui font dresser les cheveux, etc.

Les tissus fibreux des corps caverneux sont formés de gélatine, et leur contractilité est si forte sous l'influence du froid, de la colère, de la terreur, de la honte, etc., que le pénis paraît entièrement rétracté et durci. Ce raccourcissement est encore plus considérable dans le pénis des animaux du genre *equus*.

Le système vasculaire est formé de gélatine, à l'exception des grosses artères, où la fibrine se présente dans une modification particulière. Est-il rien de plus contractile que tous ces tissus capillaires sanguins, qui reviennent sur eux-mêmes en quelques instants après avoir été distendus par l'abord des fluides; que tous ces excréteurs qui semblent, en quelques cas, éjaculer leur fluide? tels sont ceux e la salive, des larmes, etc. Tous les canaux excréteurs ne dardent pas ainsi leur fluide; mais tous ont assez de force pour le chasser, le conduire et le faire parvenir à sa destination. Et qu'on ne dise pas que cette action n'est pas un raccourcissement de leurs fibres; elle l'est à tel point, que la plupart de ces canaux se ferment et s'oblitèrent lorsqu'ils cessent d'agir. Or, c'est cet appareil vasculaire, destiné soit au sang, soit à la lymphe, soit aux humeurs sécrétées, qui constitue la majeure partie de la masse des viscères. Il serait donc inutile d'insister pour prouver que la contractilité consistant dans le raccourcissement ou la condensation, règne dans tous ces organes, et y détermine les mouvements de colonnes de fluides qui les parcourent.

C'est encore par l'influence nerveuse ou l'innervation que tous ces mouvements vasculaires sont entretenus, ranimés, accélérés : l'expérience ne laisse aucun doute à ce sujet, puisque tout ce qui excite les nerfs d'un tissu vasculaire, tout ce qui peut exalter sa sensibilité, y appelle les fluides en plus grande quantité, détermine, ou leur accumulation, ou leur sortie plus copieuse qu'à l'ordinaire, ou leurs transformations ou combinaisons diverses. La stimulation arrive donc aux fibres vasculaires, formées en majorité de gélatine essentiellement contractible, comme elle arrive aux fibres musculaires : elle y produit également la condensation suivie de l'élongation ou du relâchement; et les rapports, ainsi que les alternations de ces deux mouvements, expliquent tous les déplacements des colonnes ou masses de fluides qui circulent à travers nos organes. Que ne dit-on que les nerfs sont les seuls agents de tous ces phénomènes, et que le mouvement de condensation d'une veine, ou d'un vaisseau lymphatique qui diminue de calibre à mesure que la colonne de fluide qui les parcourt diminue de grosseur, est un phénomène nerveux auquel la gélatine est étrangère? Cela serait aussi raisonnable que de prétendre que les fibres des muscles sont toutes passives dans la contraction de ces organes.

La gélatine forme encore les ligaments, les cartilages et les os : cette matière animale n'a point ici perdu la contractilité, car cette propriété est essentielle à son existence; mais les effets en sont enchaînés, tantôt par le croisement des fibres gélatineuses, et tantôt par leur combinaison avec une matière inerte, avec le phosphate de chaux ou d'autres sels, qui leur donnent la solidité. C'est ainsi qu'une portion de la matière animale vivante est préparée pour servir de point d'appui aux organes, et déterminer la forme et l'attitude de l'animal.

Reste enfin la troisième forme principale de la matière animale fixe, ou l'albumine; c'est surtout dans le cerveau qu'il convient de l'étudier, parce qu'elle y est en grande masse, et que l'œil peut juger de ses mouvements. Or, le mouvement de condensation y est de toute évidence; lorsque la partie supérieure du crâne a été enlevée, après chaque pulsation du cœur, après chaque inspiration, on remarque que le cerveau, qui avait été soulevé et élargi, revient sur lui-même. La condensation se fait dans la direction de ses fibres blanches, de la circonférence vers le centre et vers la base. D'ailleurs la présence d'une membrane séreuse entre les plicatures et les différentes surfaces de la masse encéphalique, ne permet pas de douter un seul instant qu'un mouvement ondulatoire ne parcoure continuellement ces fibres, et que la masse encéphalique ne soit dans une agitation perpétuelle. Il faudrait être dénué de toute faculté de rapprochement et d'induction pour révoquer en doute un fait si palpable. Nous avons même avancé, et nous le répétons ici, que ces mouvements préexistent aux surfaces séreuses de l'encéphale, et même doivent les produire; car la matière gélatineuse qui constitue ces membranes est telle, que deux surfaces immobiles l'une contre l'autre doivent nécessairement adhérer ensemble.

Puisque les mouvements alternatifs de condensation et de relâchement existent dans les masses d'albumine, ils doivent exister dans chaque fibre en particulier, et l'on ne peut pas supposer qu'ils soient étrangers aux phénomènes de l'innervation. Sans doute il se passe quelque chose de plus dans l'intérieur des tissus nerveux; sans doute nous ignorons comment cette autre chose est liée aux mouvements dont il s'agit, et peut les utiliser dans l'innervation. La contractilité n'en doit pas moins être admise comme la propriété vitale de la matière des nerfs; les enveloppes de l'encéphale, le névrilème des nerfs, le système vasculaire de l'un et des autres, la possèdent comme tissus gélatineux. L'albumine ou la fibre nerveuse proprement dite en jouit comme matière albumineuse. C'est par cette importante matière que nous sommes en rapport avec l'oxigène, avec le calorique, avec l'électricité, avec d'autres impondérables peut-être, en un mot, avec cette source éternelle de la vie qui nous est inconnue dans son essence, et dont l'excès ou le déficit d'un moment suffisent pour nous anéantir. Il ne nous est pas donné d'expliquer ces actes primitifs de la vie, parce que nous ne pouvons nous mettre au-dessus du phénomène qui nous constitue être sensibles, ni au-dessus de l'acte par lequel nous nous observons nous-mêmes pour contempler ce même acte : aussi, jamais les médecins physiologistes n'ont affiché une telle prétention. Mais tout ce qui est la conséquence de cette première impulsion, tout ce qui s'exécute par le mouvement des instruments de cette force supérieure, c'est-à-dire par les deux autres formes de la matière animale, la fibrine et la gélatine, se manifeste par le phénomène de la contractilité. Or, cela est immense, comme nous venons de le prouver, puisqu'il n'est pas un frémissement de fibre musculaire, pas une impulsion de vaisseau, pas une résistance de ligament, qui ne s'y rapportent. Or, c'est l'exagération de tous ces phénomènes de contractilité qui constitue l'irritation dans les tissus dont il s'agit : on peut donc facilement juger jusqu'à quel point il peut être utile de savoir la bien observer.

En effet, tous les actes spontanés dont le cou-

cours assure l'exécution des différentes fonctions, tendent à soustraire l'homme aux causes toujours imminentes de destruction, ou bien à exécuter des actes commandés par les instincts et les sentiments divers; ou bien enfin à satisfaire le sentiment de curiosité qui le porte à s'observer et à se comparer avec ce qui n'est pas lui : tous ces actes, nous le répétons, ne sont que des effets de l'excitation.

Remarquez qu'en affirmant cela, nous ne disons pas que tous ces actes se réduisent à l'excitation; nous nous bornons à avancer qu'ils ne se manifestent à nous que par suite de l'excitation. Certes, les combinaisons moléculaires qui changent les propriétés chimiques des aliments dans le canal digestif; celles qui font paraître dans la bile, dans le lait, dans l'urine, des formes de matière animale que l'on ne trouve pas dans le sang; celles qui attachent la matière mobile et circulante à la matière fixe organisée; celles qui détachent de cette matière les molécules qui doivent être éliminées; celles qui font germer et croître un embryon, etc., ces combinaisons ne sauraient se réduire à l'excitation, quoiqu'elles se manifestent à la suite de l'excitation produite par le contact des corps étrangers. En effet, si la fibre est excitable, c'est parce qu'elle existe sous la forme qui lui est propre; si elle existe ainsi, c'est parce que les lois de l'affinité vitale ont rapproché et maintenu les molécules qui la composent. Le phénomène de composition est donc, dans le développement de chaque animal, antérieur au phénomène d'excitation : ces deux phénomènes ne sont donc pas la même chose, quoiqu'ils se suivent et s'enchaînent. Rien de plus clair et de plus simple que ce raisonnement, et nous ne comprenons pas encore comment on a pu le trouver trop subtil.

Comme notre intention n'est pas de discuter sur la cause première des affinités moléculaires qui organisent les corps vivants, mais seulement de donner une idée des phénomènes qui se rapportent à l'excitation de l'homme, considéré dans son état de parfaite organisation, nous allons compléter l'exposition des dogmes fondamentaux de la doctrine physiologique, par quelques développements sur la sensibilité et sur le rôle que joue le système nerveux dans la perception et dans le mouvement. De cette manière nous aurons traité la question des propriétés vitales, autant qu'il est nécessaire pour bien comprendre le phénomène de l'irritation, objet fondamental de cette première partie.

CHAPITRE IV.

SUR LES FONCTIONS DU SYSTÈME NERVEUX DANS LES PHÉNOMÈNES INSTINCTIFS ET INTELLECTUELS.

Voici quel est le plan de ce chapitre : j'examinerai successivement, dans trois sections, 1° les fonctions de l'appareil nerveux chez l'adulte; 2° leur développement depuis l'état d'embryon jusqu'au parfait développement du corps de l'homme; 3° les raisons des prérogatives qui distinguent l'homme entre tous les animaux.

Ces recherches me conduiront à l'examen des propositions fondamentales des psychologistes modernes, qui seront le sujet du cinquième chapitre.

SECTION PREMIERE.

Des fonctions de l'appareil nerveux chez l'adulte.

Le rôle des nerfs, que nous considérons ici dans leur état de parfait développement, est de propager la stimulation dans l'économie pour entretenir les fonctions en les ranimant, sous l'influence des agents d'excitation. Voilà ce que l'observation nous démontre, indépendamment de tout système et de toute explication sur le mode de réception et de propagation de ces stimulations. Nous savons également que le résultat perceptible à nos sens est l'augmentation des phénomènes de la vie, dans les lieux où la stimulation est transmise, comme dans ceux où elle est d'abord provoquée. Cela posé, nous pouvons d'abord rechercher les fonctions du système nerveux, que je partage en quatre degrés.

1° Si nous partons des fonctions les plus simples du système nerveux, nous le voyons, les nerfs stimulés, transmettre les stimulations à une petite distance. Une épine reste enfoncée sous un ongle sans aucune perception; la matière nerveuse qu'elle stimule propage pourtant la stimulation aux régions voisines du nerf ou à d'autre substance nerveuse peu éloignée, puisque insensiblement il se fait un appel de fluides, et qu'il se forme une congestion qui est déjà assez considérable quand elle est perçue comme douloureuse. Même phénomène dans les viscères : un corps étranger, arrêté quelque part où la sensibilité est obtuse, y attire une fluxion qui prouve que la stimulation s'est propagée : on sait que les nerfs accompagnent toujours les vaisseaux. Placez la même stimulation circonscrite dans un point de la membrane muqueuse des intestins grêles, elle détermine un surcroît de mouvement non seulement dans les capillaires de cette membrane, d'où résulte l'altération des sécrétions et de la nutrition, mais aussi dans la portion des fibres musculaires qui leur correspond.

Voilà des exemples de stimulations propagées par les nerfs à de très courtes distances. En voici d'autres à des distances un peu plus grandes.

2° La stimulation, que nous avons posée dans un point rétréci du canal digestif, s'est accrue; elle fait un appel plus considérable de fluides; elle se propage au foie, au pancréas, et la bile se précipite avec le fluide pancréatique. La sécrétion du mucus est altérée à des distances plus grandes; l'action est exaltée dans les ganglions du mésentère. En un mot, il y a un trouble dans les fonctions organiques du bas-ventre; en d'autres termes, des sympathies organiques plus considérables que celles de l'exemple précédent, mais pourtant sans aucun signe de propagation de la stimulation au-delà de cette cavité viscérale. Toutefois on ne peut pas affirmer que le centre nerveux n'y ait pas participé; des faits homœopathiques, que nous discuterons plus tard, tendraient plutôt à faire croire qu'il y a pris part; on pourrait même, d'après ces faits, croire qu'il n'est pas étranger à la stimulation du premier degré. Ainsi se trouverait confirmée, par cette doctrine, l'assertion que j'avais émise dans la première édition de l'*Examen*, et qui fut si vivement contredite par

Boisseau, à savoir que toute excitation d'un nerf quelconque se généralise dans l'appareil nerveux.

3° Les vers, les annélides, qui ont un appareil nerveux sans encéphale bien constitué, seulement avec une extrémité du nerf central plus active que le reste, offrent un exemple à peu près de ce genre. La stimulation est promenée par les nerfs, qui ne sont pas plus nombreux que les vaisseaux, le long de ces mêmes vaisseaux ; elle parvient, du grand nerf, au point où ses rameaux se terminent dans les capillaires, ou marche de ce tissu et de toutes les expansions sensitives, vers le grand nerf, et règle la distribution des matériaux nutritifs. Le nerf grand sympathique suffit aux fonctions de relation, qui sont très peu de chose dans les animaux réduits au palper et à une progression fort simple : peut-être doit-on plutôt le comparer au nerf de la huitième paire ; mais on voit toujours assez que l'appareil nerveux est ici beaucoup plus pour la vie nutritive que pour celle de relation. Ce degré sert d'échelon pour parvenir au suivant.

4° Concevons dans l'abdomen une nuance de stimulation plus élevée que celle que nous avons posée en dernier lieu ; elle se propagera au cœur, aux poumons, à la peau, aux membres, aux différents sécréteurs chargés des dépurations ; elle ira même jusqu'au cerveau ; dans ce cas il n'est plus permis d'en douter, car l'organisation de l'homme est telle, que la stimulation, née dans un point du corps, ne peut se propager à un grand nombre d'organes, si elle n'est assez considérable pour parvenir jusqu'à l'appareil encéphalique. Ici commence la sensibilité pour les exemples puisés dans l'homme; car c'est ici que se fait remarquer la perception par des sentiments douloureux de différentes nuances, et rapportés les uns dans les viscères d'abord stimulés, les autres dans les membres; en un mot, dans plusieurs régions de l'appareil nerveux, soit à l'intérieur, soit à l'extérieur. La perception nous ayant découvert la sensibilité, nous devons, pour en connaître les phénomènes, l'étudier dans les différentes espèces de nerfs qui concourent avec l'encéphale à sa production, et surtout dans les divers états de l'encéphale lui-même.

On sait que le sentir ne peut être considéré que comme une fonction du cerveau; mais en supposant cet organe sain et parfaitement développé, il nous donne des sentiments qui diffèrent suivant les nerfs qui lui ont transmis la stimulation. Placé entre deux ordres de nerfs de sentiment, dont les uns se terminent à la surface du corps où ils forment les expansions sensitives, et les autres se plongent dans le tissu des viscères pour parvenir à leurs surfaces muqueuses ou de rapport, le cerveau reçoit d'abord deux espèces générales de stimulations bien différentes l'une de l'autre. Si l'on examine en effet chacun de ces deux ordres de nerfs, on y trouvera des différences secondaires très dignes d'attention, et qui prouvent que le cerveau a bien autre autre chose à faire que de répondre aux stimulations sensitives vulgairement admises par les physiologistes et les métaphysiciens. Chaque sens externe est en rapport avec un agent particulier dont l'impression produit la stimulation sensitive, et tous sont susceptibles d'un autre genre de stimulation lorsqu'un corps vulnérant pénètre dans la matière nerveuse de l'organe du sens.

Les nerfs intérieurs des surfaces de rapport offrent aussi des différences. Nous y trouvons d'abord le sens génital, moitié externe et moitié interne, qui réside (1) soit dans des surfaces muqueuses en rapport avec plusieurs espèces d'agents, soit dans des tissus érectiles, qui fournissent des perceptions différentes. Nous observons ensuite un sens particulier dans chaque surface muqueuse intérieure. Celui de la respiration, qui s'étend depuis le larynx jusqu'à l'extrémité des bronches, et qui varie dans ce trajet, diffère beaucoup de celui de l'ingestion alimentaire, dont la tu-

---

(1) Nous devons rappeler au lecteur que les surfaces de rapport internes et externes ne sont que le point de départ des stimulations sensitives, et que les sensations n'existent qu'autant que ces stimulations spécifiques sont parvenues au cerveau et secondées par lui.

nique interne de l'estomac est le siége. La surface interne des intestins possède un sens qui offre des différences depuis le duodénum jusqu'à l'anus. Le sens des organes urinaires est aussi très différent si on le considère dans son bas-fond et vers l'embouchure de ce viscère; et le sens de l'urètre, excité tantôt par l'urine et tantôt par la liqueur spermatique, chez l'homme, laisse observer des différences qui se multiplient encore suivant les degrés de vitalité de la membrane interne qui tapisse ce canal.

Outre les sens internes déjà très multipliés de l'état normal, nous devons en admettre d'autres que l'état morbide peut créer; car partout où l'irritation se développe, la matière nerveuse, présente dans tous les tissus (car les nerfs ne se bornent pas aux surfaces internes de rapport), acquiert une activité qu'elle n'avait pas, et qui devient une source continuelle de sentiments divers. Ainsi les principaux sécréteurs, le foie, le pancréas, et les testicules surtout, le cœur, les membranes séreuses qui enveloppent les principaux viscères et facilitent leurs mouvements, les tissus des muscles, le cellulaire, celui des ligaments, des aponévroses, des cartilages, et même des os, deviennent, dans certaines maladies, de véritables sens internes qui envoient vers le cerveau des stimulations qui rivalisent avec celles fournies par les sens normaux tant internes qu'externes. N'oublions pas non plus que, dans une foule de cas où l'homme ne porte pas le titre de malade, plusieurs de ces sens internes normaux, et surtout ceux de l'appareil digestif, sont tellement exaltés par l'irritation, que leur action sur l'encéphale est décuple ou centuple de ce qu'elle est dans l'état normal.

Remarquez maintenant que tous les sens internes normaux ont une destination analogue à celle des sens externes. En effet, placé entre ces deux ordres de sens, le cerveau est organisé de manière à ce que, dans toutes les perceptions externes relatives à la satisfaction des besoins instinctifs qui se développent les premiers, il ne puisse déterminer l'action sans qu'il intervienne, plus ou moins, des stimulations simultanées ou consécutives qui proviennent des sens internes.

Posons d'abord, comme fait principal dans la question, que l'encéphale, c'est-à-dire toute la matière nerveuse contenue dans la boîte du crâne, est destiné à correspondre avec ces sources différentes de stimulations; qu'il n'acquiert que lentement et difficilement son plus haut degré de perfection, qui correspond toujours au leur, et qu'il dépérit plus ou moins promptement avec elles : c'est ce qui va ressortir de l'exposition suivante.

SECTION II.

Développement successif des différentes fonctions de l'appareil
nerveux, depuis l'état d'embryon jusqu'à celui d'adulte.

Dans le premier moment de son existence, l'homme
n'est qu'une petite masse de matière animale : il ne
possède aucun organe ; mais les molécules de cette
matière s'arrangent d'après les lois d'une affinité
dont nous n'acquérons la notion que par voie d'induction, de manière à construire successivement
les différents tissus. Pendant tout ce travail de la
chimie vivante, les nerfs et l'encéphale ne peuvent
avoir aucun rôle ; ils se forment, et c'est tout.

Aussitôt que les tissus sont formés, ils agissent ;
chacun prend un rôle, et le nerveux, qui nous occupe, s'empare du sien, qui consiste à faire chemi-
ner la stimulation pour déterminer des mouvements dans les autres formes de la matière animale, le
tout afin que les matériaux de nutrition soient ap-
portés dans le lieu où la chimie vivante doit les employer ; car il ne peut s'agir alors d'autre chose que
de presser le plus vivement possible le développement d'un individu de l'espèce humaine.

Les nerfs remplissent donc d'abord le même rôle
que chez le ver et autres animaux des plus basses
classes où l'on commence à les observer. Il n'y a point

encore de membres chez l'embryon des premiers jours; le cerveau et les nerfs ne peuvent donc présider qu'aux mouvements du cœur et du système vasculaire.

Mais les membres commencent à germer e t à pousser comme de petites appendices; le rôle de l'encéphale augmente à proportion qu'ils se développent; et dire qu'il agit davantage, c'est dire que sa masse acquiert plus de volume et d'énergie. Les stimulations qui parcourent les nerfs, et sont réfléchies par le cerveau, peuvent donc alors déterminer des mouvements dans les membres du fœtus. C'est ce que la mère nous affirme dès qu'elle est parvenue au troisième ou au quatrième mois de sa grossesse.

La gestation avance : pendant le reste de sa durée, les sens internes qui doivent servir à la respiration, à la nutrition et à l'exonération du superflu de l'assimilation, sont élaborés beaucoup plus tôt que tous les autres, sans excepter les externes. L'enfant naît, et les cris qu'il pousse à la première impression de l'air nous annoncent qu'il est sensible, et nous font connaître par induction qu'il l'était avant sa naissance, et que c'est par l'influence d'une sensation quelconque qu'il a souvent agité ses petits membres dans sa prison.

Les fonctions du système nerveux et de l'encéphale, leur centre, se sont déjà bien multipliées depuis le moment de la conception. Mais ne les supposons pas plus considérables que l'observation et l'induction ne peuvent nous les représenter. L'enfant naissant acéphale ne perçoit ni le contact de l'air, ni le besoin de respiration, quoique le sens du tact et le sens de la respiration soient convenablement développés et reçoivent des stimulations. Les cris de l'enfant qui vient au monde avec un cerveau, et sa première respiration sont donc déterminés par une réaction de l'encéphale, en conséquence de ces premières stimulations. La peau et les surfaces bronchiques sont bien stimulées par l'air chez l'acéphale, mais les stimulations qu'elles reçoivent se dirigent en vain vers le centre nerveux; il n'y a point de cerveau pour les recueillir et les réfléchir sur les muscles respirateurs; il n'y a point sensation, il n'y a point perception.

L'enfant est bientôt couvert de vêtements qui lui conservent son calorique, et remplacent, autant que possible, le milieu d'où il sort : la stimulation douloureuse de la peau ayant cessé, les cris cessent, et l'enfant reste dans le calme, en continuant à obéir au seul sens interne qui soit alors en activité, à celui de la respiration. Mais il ne jouit pas longtemps de ce repos : un autre sens interne ne tarde pas à solliciter le cerveau : c'est celui de la digestion ou de l'assimilation première. Dès qu'il a parlé, l'enfant recommence ses cris. On l'approche du sein de sa mère : aussitôt qu'il en a senti le contact, il dirige sa face vers elle, et tous les mouvements pour saisir le mamelon et opérer la succion et la déglutition sont exécutés par l'instinct avec précision.

Ce second besoin satisfait, l'enfant retombe dans son calme habituel, dont les sens qui président aux exonérations ne peuvent encore le faire sortir. Il dépose le superflu de sa nourriture dans les langes qui l'enveloppent, et ne se réveille que par l'irritation que ces matières âcres excitent sur la peau, ou par un nouvel appel de l'estomac, à moins que quelque irritation extraordinaire n'agisse sur lui. Les physiologistes savent que l'évacuation du gros intestin et celle de la vessie urinaire ne peuvent se faire sans un certain concours d'action de la part des muscles respirateurs ; il faut au moins que ces muscles suivent l'organe qui revient sur lui-même, parce qu'aucun vide ne peut s'établir entre les viscères et les muscles qui leur servent de parois et de limites : or, ces muscles sont soumis à l'encéphale, prolongé en moelle épinière ; l'encéphale réagit donc en vertu des stimulations des sens internes des organes dépurateurs comme en vertu de celles du sens de la respiration, c'est-à-dire sans perception de plaisir ni de douleur, tandis qu'il réagit avec cette dernière perception pour répondre au besoin du sens interne gastrique et à la stimulation trop vive de la peau. Si cependant quelque obstacle intervenait, soit pour la respiration, soit pour la défécation, l'innervation de la surface sensitive qui sollicite du cerveau l'exonération, augmenterait, et la douleur serait perçue avec plus ou moins de vivacité, selon les progrès que le cerveau aurait faits dans son développement.

Ces premières stimulations sont instinctives, et les mouvements qui en résultent ne peuvent être rapportés qu'à l'instinct. L'instinct règne seul chez l'enfant naissant; mais il est encore très borné. Nous le verrons s'accroître avec les progrès de l'âge. Mais comme il pourrait alors être confondu avec l'intellect, il faut saisir le moment actuel pour le bien distinguer. Il se réduit, pour le physiologiste, à des stimulations parties des surfaces sensitives internes et externes, propagées à l'encéphale et réfléchies par cet appareil de manière à produire des mouvements musculaires (1); ce qui s'exécute tan-

(1) Les phrénologistes enseignent que les instincts naissent dans l'encéphale; cela est vrai et suffisamment prouvé par l'exemple des enfants anencéphales; mais ce fait ne peut être observé que sur un cerveau continuellement soumis à la stimulation des surfaces sensitives internes et externes de rapport.

tôt avec perception agréable ou pénible, tantôt sans perception appréciable pour l'observateur.

Nous pouvons donc, dès à présent, distinguer deux espèces de réactions dans le cerveau recevant des stimulations par ses nerfs : 1° réaction sans perception de douleur ou de plaisir ; 2° réaction avec douleur ou plaisir : le tout sans que les phénomènes de l'intelligence se soient encore manifestés ; le tout possible dans tous les animaux qui sont doués d'un appareil nerveux. Gardons-nous donc d'en supposer plus qu'il n'y en a, et poursuivons notre histoire du développement des fonctions nerveuses.

L'enfant grandit, ses membres se développent ; deux sens externes qui jusqu'alors n'avaient paru fournir aucune perception, commencent à modifier l'encéphale qui s'est aussi développé pour leur correspondre : l'enfant fixe les yeux sur les objets, il en suit les mouvements, ou, si on déplace son torse, il exécute une rotation de la tête pour ne pas abandonner la direction des rayons lumineux qui s'en échappent : c'est un faible rayon d'intelligence mêlé à l'instinct qui lui fait exécuter ces mouvements. De plus, il est attentif au bruit, c'est-à-dire que, d'après le même principe, il s'en éloigne, s'en approche comme il peut, ou tient son corps immobile pour percevoir l'impression de la voix humaine ou du son des instruments, etc. Deux nouveaux sens sont donc en action, et l'enfant, qui n'avait que le tact et le goût, jouit maintenant de la vue et de l'ouïe.

Cette acquisition ne semble d'abord produire aucun acte nouveau, mais ensuite on s'aperçoit que lorsque ses premiers besoins sont satisfaits, l'enfant ne retombe plus, comme autrefois, dans le sommeil; il commence à s'observer lui-même; aidé des signes de sa nourrice, il reconnaît l'inconvénient de sa malpropreté, et apprend à s'en délivrer. Il témoigne par le sourire le plaisir que lui causent la satisfaction de ses besoins et les caresses de sa nourrice ; il commence donc à se mettre en rapport avec les individus de son espèce. Il cherche à palper les corps qu'il aperçoit, il s'efforce de produire des sons imitatifs de ceux qu'il a entendus. Un nouveau besoin s'est développé, c'est celui de l'observation, auquel il faut ajouter celui de la parole dont les organes commencent leur long et pénible apprentissage, par l'impulsion de l'instinct d'imitation. Un autre besoin commence aussi nécessairement alors; c'est celui du mouvement. L'enfant exerce ses muscles locomoteurs, non seulement pour mettre les objets à sa portée, mais aussi pour s'en approcher, quoiqu'il le fasse souvent infructueusement. Il est contraint à cela par une impulsion intérieure purement instinctive, et n'eût-il aucun objet à explorer, aucun but à atteindre, il se remue, il s'agite, il n'est jamais en repos, à moins qu'il ne sommeille ou qu'une vive impression ne le force à un moment d'immobilité, en donnant une direction bien déterminée à son attention.

Mais arrêtons-nous sur cette possibilité de le distraire de ses sensations; elle n'existait pas autrefois. Il y a donc dans le cerveau de nouvelles facultés qui se sont développées avec les sens externes de la vue et de l'ouïe... Oui sans doute, et ces facultés se rattachent au développement naissant des sentiments et à celui de l'intelligence. L'encéphale, en s'agrandissant, s'est développé dans les diverses régions qui correspondent à ces facultés et que nous aurons bientôt à signaler.

A mesure qu'elles se prononcent, l'expression de la physionomie augmente, c'est-à-dire que les yeux, les mouvements des muscles de la face, et jusqu'à la teinte du visage, nous annoncent que l'enfant a des idées et des sentiments qui ont de l'analogie avec quelques uns des nôtres; car l'expression n'est pas une entité siégeant dans le visage, c'est la faculté dont jouit cette partie du corps de faire comprendre à l'observateur que l'observé a des idées et des sentiments. Les physionomies les plus expressives ne disent rien aux spectateurs imbéciles.

Voilà donc les premiers linéaments de l'intelligence et des sentiments qui désormais sont tracés. Nous les eussions cherchés inutilement chez l'enfant naissant qui nous a donné tant de preuves de sensibilité : c'est ce que je prie le lecteur de ne pas perdre de vue; il en conclura, sans difficulté, que la sensibilité diffère beaucoup de l'intelligence, des sentiments et de l'instinct. En effet, l'action des nerfs sur les mouvements du cœur et des vaisseaux avec lesquels ils se sont developpés, constitue le *premier degré* de l'action nerveuse; le *second* se manifeste dans l'utérus quand le cerveau, stimulé soit par les sens internes, soit par les membres fléchis, pressés sur quelques viscères, et dans un mode que l'on peut présumer défavorable au bien de l'économie, en un mot douloureux, détermine des mouvements dans les muscles locomoteurs. L'enfant qui vient de naître donne des preuves évidentes de sensibilité, mais par la douleur seulement, et exécute des actes d'instinct : c'est le *troisième degré* de l'action nerveuse. Enfin le *quatrième*, auquel nous venons d'arriver, semble être préparé par le développement des sensations agréables, inaperçues jusque là, c'est celui où l'intelligence se manifeste avec les premiers sentiments, par la naissance de l'attention, par des actes d'observation, et par la faculté que possède désormais l'enfant de différer les actes sollicités par l'instinct au nom des premiers besoins, pour en exécuter d'autres commandés par des impressions extérieures qui s'associent les sentiments et l'intelligence.

Toutefois cette intelligence est encore extrêmement bornée, et ce serait bien à tort qu'on se la représenterait égale à celle de l'homme adulte, sous prétexte que l'intelligence est une et ne peut pas n'être point complètement intelligence. L'enfant ne conçoit d'abord que les idées grossières et comme générales des corps, rien n'annonce qu'il puisse encore les analyser et en abstraire les attributs. Il paraît beaucoup plus avancé sous le rapport des perceptions que lui procurent ses semblables, car il se développe en lui des sentiments semblables à ceux qu'ils éprouvent. En effet, bien long-temps avant qu'il puisse donner, par ses gestes, la preuve de son intelligence sur les couleurs, la consistance, le mouvement des autres corps, il distingue parfaitement la bienveillance, la malveillance ou la colère dans la physionomie des personnes qui l'approchent. Souvent même il ne peut supporter, sans une angoisse qui le porte à verser des larmes et à détourner le visage, l'aspect des adultes qui lui sont inconnus, surtout s'ils ont la physionomie un peu sévère; tandis que la vue d'un autre enfant et l'approche d'une physionomie douce ou insignifiante ne lui occasionnent aucune émotion pénible.

Cela vient évidemment de ce que le développement des instincts et des sentiments marche plus vite que celui de l'intelligence : telle physionomie l'effraie, d'après l'instinct de la conservation individuelle, comme l'effraierait un précipice où l'on feindrait de vouloir le jeter, ou la vue d'un animal furieux disposé à s'élancer sur lui. Il éprouve ces sentiments comme ceux de la faim, de la soif, du besoin du repos et de l'agitation, de la chaleur et du froid, et il y obéit d'abord sans hésiter; mais le besoin d'observation, dont l'attention toujours croissante manifeste les progrès, le rend bientôt éducable, et annonce qu'on pourra l'accoutumer à soutenir sans frayeur l'aspect de tous les objets qui lui causaient d'abord de si grands troubles.

Cependant l'enfant marche, il imite les accents de la voix humaine et même toutes les actions de ses semblables; il fait plus, il témoigne qu'il a des idées non seulement sur les attributs matériels des corps, mais aussi sur leurs changements et sur les circonstances dans lesquelles il les a observés; la faculté de percevoir les événements est développée. Il retient de plus, quand il vit avec des personnes instruites, tous les mots par lesquels nous exprimons nos jugements, nos sentiments, sur les différentes scènes de la vie sociale, et les emploie de manière à nous prouver qu'il en a saisi le sens. On serait donc

tenté de croire son intelligence parfaite : mais combien elle est encore éloignée de son dernier développement ! Pour vous en assurer, essayez de le
contraindre à faire, avec ces mots qu'il paraît si
bien entendre, un raisonnement un peu rigoureux et un peu suivi ; aussitôt vous verrez son
attention se détacher de la série d'idées que vous
voulez lui imposer, pour se porter sur des idées
plus simples que la mémoire leur substituera, ou sur
les sentiments que les corps qu'il a observés par les
sens, réveilleront accidentellement en lui. Cela dépend
de ce que l'instinct et les sentiments l'emportent
de beaucoup sur l'intellect : le cerveau de
l'enfant, non encore pubère, est organisé de manière à ce que le sujet ne trouve de plaisir un
peu vif qu'aux impressions provenant des objets
matériels : ce sont les seules encore qui ébranlent
agréablement son système nerveux, parce qu'elles
répondent à ses instincts et à ses sentiments prédominants. Boire et manger, faire beaucoup d'exercice pour voir des objets nouveaux et satisfaire le
besoin encore vague de l'observation ou la curiosité ;
imiter ses semblables dans leurs discours, leurs
accents, leurs gestes, dans toutes leurs actions ;
mettre ses membres en action, chose que lui commande la nature ; essayer ses forces, les comparer
avec celles d'un autre, tant pour les exercer que

pour obéir au besoin de la satisfaction de soi-même qui s'est manifestée, mais qui ne s'applique encore qu'à des actes extérieurs : telles sont les habitudes impérieusement voulues par l'organisation, et auxquelles l'impubère revient toujours, quoi qu'on fasse pour l'en détourner (1). Les jouissances de la réflexion ne lui sont point connues ; cette faculté n'est encore qu'au service de celles qui ont eu le temps de se développer. Elle est donc employée dans l'intérêt des instincts, des sentiments et des impulsions qui se rattachent à ces sentiments. C'est ainsi que la ruse le fait agir pour suppléer à la force et satisfaire les petites passions de l'enfance. On croirait l'enfant raisonnable, parce qu'on le trouve souvent fort rusé, on se tromperait étrangement. Mais l'instinct de la ruse lui procure souvent l'avantage de triompher d'un plus puissant que lui. Le plaisir que sa vanité en retire a beaucoup plus d'attraits pour lui que les jouissances des sentiments élevés qui se rattachent à la bienveillance, à la générosité, à la commisération, parce que ces sentiments ou ne sont pas assez développés, ou n'ont point

(1) S'il se trouve un organe prédominant, celui-là seul fait exception : c'est ainsi que Vito Mangiamele, si profond à douze ans dans les abstractions du calcul, est enfant sous tous les autres rapports. Mais ces cas sont fort rares.

encore été appréciés dans leurs conséquences par la
réflexion. D'ailleurs, quand ces sentiments seraient
déjà bien prononcés, la mobilité de l'enfant empêcherait leur influence d'être durable. C'est ainsi
qu'après avoir protégé un enfant plus faible que lui,
il semblera se plaire à le tourmenter. En général il préfère le mal au bien, car le mal lui donne le sentiment de
sa force et de sa supériorité physique; il ne connaît pas encore le prix de la force et de la supériorité
morales que le bien pourrait lui procurer, à moins
que les facultés intellectuelles ne soient chez lui
prématurément développées; ce qui est rare. C'est
pour cela qu'on le voit si souvent se complaire à briser
les objets inanimés. Le même sentiment le pousse
à torturer les animaux, et souvent il en agirait
ainsi envers les individus de son espèce s'il n'était
retenu par la crainte, car l'instinct de la conservation individuelle est un des premiers à se développer.
La compassion le retient bien encore quelquefois,
s'il en possède le sentiment, mais elle est peu développée à cet âge chez le sexe masculin; on la trouve
plus souvent, et beaucoup plus prononcée chez les
jeunes filles. Je sais que tous les actes des impubères
n'ont pas ce cachet de dépravation : le caractère de
bonté, que quelques uns doivent avoir dans la suite,
commence déjà à se dessiner avant l'époque de la raison, lorsque les organes de la bienveillance sont

prédominants; mais la grande majorité est telle que je viens de la dépeindre, et plus les jeunes garçons sont vigoureux et sentent vivement le besoin de dépenser leurs forces en mouvements extérieurs, plus ils sont portés à mal faire : il n'est guère d'enfant qui n'abuse de sa force sur ceux qui sont plus faibles que lui; c'est son premier mouvement; mais les pleurs de sa victime l'arrêtent quand il n'est pas né pour la férocité, jusqu'à ce qu'une nouvelle impulsion instinctive lui fasse commettre la même faute.

Pour corriger tous ces penchants, que la raison et l'expérience des conséquences fâcheuses redresseraient trop tard ou ne pourraient jamais redresser, si les organes des bons penchants n'étaient pas assez prononcés, on a recours à deux ordres de moyens : on leur oppose le besoin instinctif de la conservation individuelle, par des châtiments qui excitent la terreur chez l'enfant, et tournent contre lui les conséquences de ses mauvaises actions; on cherche à détourner le besoin de la satisfaction de soi-même des plaisirs dont il a pris la pernicieuse habitude, pour le rendre attentif à ceux qui résultent des récompenses et des éloges obtenus par la docilité, la bienveillance, la bonté, l'assiduité aux devoirs, les efforts d'attention, de mémoire, d'intelligence. On exerce, par anticipation, cette dernière faculté aux idées du bien et du mal, du juste et de l'injuste, du mérite et du démérite; notions précieuses qui sont confuses à cet âge et appliquées au gré des petites passions de l'enfant, mais que l'on rectifie en les lui présentant élaborées par les travaux des philosophes et des sages; au reste, on ne réussit dans cette tâche difficile qu'en raison du développement des parties de l'encéphale qui sont spécialement consacrées aux facultés intellectuelles et aux sentiments de haute moralité. Lorsque ces sentiments se trouvent à leur minimum, l'intellect médiocre ou mal cultivé, la ruse et la dissimulation se développent pour cacher les vices de l'enfant, à mesure qu'il grandit, et pour l'exercer à l'hypocrisie.

Pendant que l'on s'épuise en efforts infructueux pour hâter le développement de l'intelligence de l'enfant et lui inspirer du goût pour les choses sérieuses, une nouvelle fonction s'établit, et la nature opère sans effort ce que l'art n'aurait jamais pu effectuer : les organes destinés à la reproduction de l'espèce se développent, et l'encéphale reçoit une impulsion qui doit le conduire à son dernier degré d'accroissement et d'énergie. Le jeune pubère s'aperçoit d'un changement prodigieux dans sa manière de voir : aussitôt qu'il a reçu l'influence du nouveau sens, une inquiétude vague s'empare de lui; les yeux de l'autre sexe font naître dans son intérieur des mouvements instinctifs qui l'étonnent. Si nous examinons l'état de son intellect, nous remarquons qu'il découvre, dans les mots qu'il croyait entendre, un sens qu'il n'avait pas soupçonné ; qu'il voit des rapports, de l'enchaînement, de l'ordre, là où il n'apercevait que des différences, de la multiplicité, de la confusion : les notions de dépendance, de causalité, lui apparaissent beaucoup plus claires qu'autrefois ; il aime la déduction et l'induction qui lui deviennent aussi faciles qu'elles étaient naguère difficiles, et paraît tout-à-coup *objecteur* et raisonneur. Il commence à trouver du plaisir à se réfléchir sur lui-même, à observer ce qu'il fait et ce qu'il pense ; il a de la tendance à se comparer aux autres sous le rapport de ces nouvelles facultés, qu'il se plaît par conséquent à étudier aussi chez eux ; et s'il se trouve quelque avantage, il en est beaucoup plus flatté qu'il ne le serait d'une prédominance de force ou d'adresse, quoiqu'il soit encore plus sensible à ce dernier genre de succès qu'il ne le sera dans la suite ; révolution étonnante et que tous les lieux communs de la sagesse n'auraient jamais opérée.

La nouvelle facilité que l'adolescent trouve en lui pour toutes les opérations intellectuelles manque rarement de le séduire ; elle tend à lui faire croire qu'il invente, qu'il crée, en quelque sorte, ce qu'il découvre ; il lui semble que la pensée marche plus vite chez lui que chez le reste des hommes ; il voit avec une sorte de dédain la lenteur intellectuelle et la circonspection de l'âge mûr ; la présomption et l'orgueil s'emparent de lui. Il n'a garde de s'apercevoir que son esprit n'opère que sur cette multitude de notions qu'on a eu tant de peine à lui inculquer durant sa longue enfance; il n'a pas encore eu le temps de connaître la résistance; l'expérience seule pourra lui donner l'idée des inconvénients de la précipitation dans les jugements, et d'une facilité qui semble faite pour renverser tous les obstacles.

Comme les forces musculaires et le sentiment de la vie et de la santé ont augmenté avec les facultés de l'intelligence, le jeune homme voit devant lui une perspective immense, incommensurable; et le pouvoir générateur dont il se sent abondamment pourvu ajoute à sa fierté en multipliant ses jouissances intellectuelles.

Tel est l'homme au printemps de la vie. Le système nerveux exécute désormais toutes les fonctions qu'il doit remplir; toutefois les facultés intellectuelles n'auront acquis leur plus haut degré d'énergie que vers l'âge de trente ans, époque où l'accroissement en grosseur aura fini de développer l'encéphale dans toutes les directions où ses fibres doivent s'étendre (1). Dans cet espace de temps qui sépare l'apparition des dernières facultés intellec-

-----

(1) Une ampliation des organes encéphaliques les plus exercés est encore possible après cet âge et même jusque dans l'âge dit de retour, mais non un développement général de encéphale.

tuelles et affectives du parfait développement de l'ensemble intellectuel, le jugement va toujours se perfectionnant avec les organes qui lui correspondent. L'homme, s'étant souvent trompé pour avoir conclu précipitamment sur les premières impressions, c'est-à-dire s'étant vu souvent forcé, par l'acquisition de nouvelles idées, à réformer ses premiers jugements, devient bientôt sensible à cette espèce d'humiliation. La première fois qu'il découvre ces sortes d'erreurs, il s'empresse de les rectifier, sans en éprouver d'autre sentiment que celui du plaisir d'apprendre quelque chose de nouveau; mais lorsqu'il voit la nécessité des rectifications se multiplier à chaque instant, son amour-propre s'alarme; il s'irrite, et, s'il est faible du côté des sentiments supérieurs, il déploie la ruse pour soutenir l'autorité de ses premiers jugements; mais, dans le secret de son intérieur, il se promet de tout faire pour s'épargner l'humiliation ou la colère, et devient ce que l'on appelle circonspect.

C'est alors que ses facultés, si elles ont été cultivées, sont portées au plus haut degré possible; et l'homme est tellement favorisé par la nature, qu'il peut en jouir long-temps et se procurer une somme de bonheur dont les autres animaux n'ont aucune notion.

Cherchons maintenant à quoi il est redevable de tant d'avantages.

SECTION III.

Raison des prérogatives qui distinguent l'homme entre tous les
animaux.

Nous avons contemplé l'impubère en rapport
avec tous les objets matériels, soit animés, soit
inanimés, distinguant de lui-même leur individualité, pouvant saisir aussi leurs attributs
physiques les plus difficiles à découvrir, et jusqu'aux circonstances qui peuvent les modifier,
mais seulement quand on les lui faisait remarquer,
retenant à merveille tous les signes de ces opérations
intellectuelles, et possédant par conséquent les
idées de l'abstrait. Mais nous avons remarqué qu'il
témoignait une grande répugnance pour faire l'application de ces signes précieux à la recherche de
ces mêmes circonstances qui font varier l'état des
corps, et à l'observation de sa propre intelligence en
rapport avec celle de ses semblables, c'est-à-dire
pour se livrer au raisonnement et à la réflexion. En
d'autres termes, nous avons vu qu'il apprenait facilement, non seulement les mots, mais les formules
de raisonnement ; qu'il paraissait les entendre, mais
qu'il ne témoignait aucune tendance à en faire de
pareilles, quoique placé dans des circonstances
favorables, et qu'un pouvoir insurmontable rame-

naît son attention vers un ordre d'idées beaucoup
moins compliquées. Nous avons remarqué qu'en
même temps qu'il acquérait la faculté de la réflexion
et du raisonnement, un nouveau sens se manifes-
tait, avec un nouveau besoin instinctif. Ajoutons
maintenant qu'avec l'instinct génésique, se développent des sentiments qui s'y rattachent plus ou
moins, et qui doivent amener, par leur concor-
dance, ce que l'on appelle la moralité. Ces sentiments,
qui n'étaient qu'ébauchés avant la puberté, sont
celui de l'amitié qui s'allie à l'amour pour l'épurer
et l'embellir, celui de l'amour des enfants, ceux de
l'estime de soi, de l'estime des autres, de la justice,
de l'espérance, de la vénération, etc.

Ainsi, toujours même marche dans le développement de l'homme : s'il acquiert un surcroît de
facultés intellectuelles, il reçoit une ampliation de
facultés instinctives, et à mesure que celles-ci s'étendent, elles l'élèvent de plus en plus au-dessus des
instincts des animaux d'où il semblait avoir pris
son point de départ, comme on l'a vu par les instincts si bornés de l'enfant naissant. Aussi lorsque
les instincts, ainsi perfectionnés et multipliés, ont
préparé l'homme à la vie sociale et aux vertus
qu'elle seule peut produire, ont-ils reçu des philosophes une autre dénomination. Gall et les phrénologistes les ont nommés *sentiments*.

Ainsi la nature paraît avoir associé le sceau du perfectionnement de l'intelligence et des sentiments moraux à la faculté génératrice; ce qui fait que le jeune homme ne se trouvera pas transformé en père de famille avant d'avoir acquis, avec la force, l'intelligence, les sentiments supérieurs, ou besoins moraux, les impulsions d'association avec ses semblables, nécessaires pour pourvoir à tous les besoins de ses enfants, et au maintien de la société dans laquelle il est appelé à vivre.

Les exceptions à cette règle, quoiques rares, suffisent néanmoins pour en démontrer l'extrême importance. On voit chez les enfants mâles quelques pubertés prématurées, par exemple, à l'âge de cinq à sept ans, qui coïncident avec les facultés intellectuelles ordinaires à cette époque de la vie; spectacle dégoûtant et vraiment digne de pitié. C'est par l'exploration de ces sortes de sujets que l'on peut obtenir la solution de la question qui nous occupe. Qu'on les examine bien, et l'on verra, comme l'a parfaitement observé le docteur Gall (1), que le cervelet est toujours très développé, tandis que la partie antérieure du cerveau, principal instrument de l'intelligence, qui achève toujours son développe-

(1) *Sur les fonctions du cerveau et sur celles de chacune de ses parties*; Paris, 1855, 6 vol. in-8°.

ment à la puberté normale, n'en a pas plus que ne le comporte l'âge de l'enfant. Le docteur Gall en conclut que le cervelet est l'organe spécial de la génération ; mais si l'on considère, (a) que le cœur, tout le système sanguin, les muscles respirateurs, ceux qui dépendent de la volonté, prennent leur dernier accroissement avec le cervelet, tout aussi bien que les organes génitaux ; (b) que si les testicules sont enlevés avant la puberté, le développement de tous ces organes manque aussi bien que celui du cervelet ; (c) enfin, que la castration, après l'évolution de la puberté, ne se borne pas à diminuer le volume du cervelet, mais atténue aussi, jusqu'à un certain point, tout l'appareil musculaire avec l'appareil sanguin ; on sera forcé de convenir, 1° que le cervelet n'est pas uniquement destiné à l'instinct de la propagation, mais qu'il est également lié au surcroît d'énergie vitale qui vient achever le développement de tous les organes, ce qui suppose que son énergie est associée à celle de tout l'appareil viscéral ; 2° que la simultanéité du développement du cervelet, du système sanguin et des muscles extérieurs, avec celui des testicules ou des ovaires, est un fait toujours constant ; mais que le cerveau reçoit en même temps sa dernière impulsion végétative dans toutes les régions d'où dépend l'entier développement des instincts, des sentiments

qui leur sont ajoutés, des facultés intellectuelles, et
surtout de l'aptitude à la réflexion et à l'induction;
4° enfin que ce dernier développement de l'encéphale
dans toutes ses régions, est ce qui achève l'élévation
de l'homme au-dessus des animaux, et peut-être de
quelques races de l'espèce humaine au-dessus des
autres.

C'en est assez pour résoudre la question que
nous avons posée à la tête de cette section. Nous devons maintenant, avant d'aller plus loin, nous livrer
à quelques nouvelles considérations physiologiques,
afin de compléter la question et de rattacher ces
phénomènes à la stimulation, mère de l'irritation.

Il nous paraît que le développement des testicules
et des ovaires est d'abord amené par les progrès
ordinaires de la nutrition, qui procède toujours des
organes les plus importants à l'existence de l'individu, à ceux qui le sont le moins; mais comme le
mot nutrition ne représente qu'une induction, tâ-
chons de remonter un peu plus haut.

Nous adoptons la théorie que l'impulsion qui nous
fait vivre est dans la matière fluide du germe fécondé,
et puis dans la matière nerveuse de l'encéphale qui
d'abord reçoit ses matériaux des fluides de l'utérus, et
plus tard les puise dans la nature qui lui présente, avec
les impondérables, source première de toute impulsion vitale, les éléments chimiques de tout corps

composé, sous les formes de gaz et de fluides. Cela posé, et le mot nutrition bien entendu, on peut dire qu'après avoir amené le corps humain à un certain degré de développement, le système encéphalique prend un nouveau degré d'énergie et prépare le dernier développement de l'individu par l'évolution qu'il opère des organes sexuels. Nous admettons aussi que cette impulsion commence par le centre nerveux encéphalique, et qu'elle a pour principal instrument le cervelet, que nous croyons en même temps le mobile complémentaire de l'activité des viscères et de la nutrition. Nous pensons que les organes sexuels, placés sous ces influences, commencent à croître et à sécréter sans secousse préparatoire, et qu'ensuite ils excitent dans tout l'ensemble viscéral, soit par l'influence de leur matière nerveuse, qui paraît être une spécialité dans l'appareil sensitif, soit par la résorption du liquide qu'ils élaborent, lequel ne peut manquer d'agir sur le cervelet et sur tout l'appareil encéphalo-rachidien, un surcroît de vitalité qui pousse le corps à son dernier degré de développement.

Nous n'ignorons pas que Gall rapporte tous les changements de la puberté au seul cervelet. Mais comment imputer à cet organe des changements qu'il ne saurait produire seul? Que ne croît-il, que ne détermine-t-il les formes de la puberté chez les eunuques, à l'exception toutefois de ce qui est relatif à l'acte générateur? Pourquoi ne conserve-t-il pas ces formes chez les pubères que l'on soumet à la castration? D'où vient qu'il s'affaisse lui-même après cette opération, et simultanément avec tout le système musculaire? Ces faits ne tendent-ils pas à faire admettre, par voie d'induction, que non seulement le cervelet, mais l'appareil nerveux tout entier, reçoivent des organes sexuels une réaction nécessaire au développement et au maintien de leur énergie.

Il est donc bien plus simple de prendre les faits tels qu'ils sont, et de convenir que, puisque le cervelet est incapable de produire seul les changements des formes, de la voix, de la couleur, des forces musculaires, du caractère, des inclinations qui caractérisent la puberté, ces changements exigent, pour se faire, le développement de cette partie de l'appareil générateur qui doit sécréter les premiers matériaux de l'embryon. Si donc l'encéphale donne, surtout par cette portion de son ensemble qu'on nomme cervelet, la première impulsion aux développements partiels et généraux de la puberté, il devient évident qu'il ne saurait achever la caractérisation des sexes, s'il ne reçoit à son tour l'influence des organes dont il a commencé l'évolution. Il n'est pas moins certain que, cette œuvre achevée, l'encéphale et le cervelet en particulier ont besoin de sentir, pendant toute la vie, l'influence des organes sexuels, pour conserver leur plénitude d'influence sur toutes les fonctions.

Vient ensuite la question des solides et des fluides : est-ce par le seul phénomène de l'innervation que les organes sexuels agissent sur l'encéphale? est-ce par la résorption du fluide qu'ils sécrètent? est-ce par les deux causes réunies? Cette question ne nous paraît pas insoluble. Les organes sexuels fondamentaux sont, pour le mâle, les testicules, pour la femelle, les ovaires. Or, toute la nature vivante prouve que la matière génitale des organes femelles resterait dans une invincible torpeur si la matière génitale des organes mâles n'était mise en contact avec elle. Il y a donc dans la génération deux degrés d'action vitale : le premier degré extrait la matière prolifique d'un individu de l'espèce; le second lui donne la stimulation nécessaire au développement d'un nouvel individu. Cette seconde stimulation, attachée au sperme masculin, est si nécessaire, que les animaux qui n'ont pas un sexe dans chaque individu, ont les deux sexes dans l'appareil génital du même individu, afin que le fluide de l'organe masculin vienne exciter le fluide de l'organe féminin. Ce seront les deux électricités si l'on veut; peu nous importe; nous admettons toujours , d'après ces faits, que chacun des deux fluides doit exercer son influence particulière sur les individus qui le sécrètent, lorsque ces individus ne sont pas hermaphrodites. Nous croyons aussi, que si l'individu mâle, va plus loin dans le développement matériel et dans la force, c'est qu'il est stimulé par un fluide génésique plus actif, c'est-à-dire destiné à le mener plus loin que ne doit aller l'individu femelle, qui, d'autre part ayant moins de masse à acquérir, arrive plus tôt à son terme.

Voilà pour l'influence du liquide. Quant à celle du solide, elle n'est pas moins évidente. La stimulation des nerfs du mâle par un sperme irritant et copieux ne peut manquer de porter dans l'encéphale une irritation directe, indépendante de celle exercée par ce sperme après qu'il a été résorbé. Et d'autre part , il n'est pas permis de douter que l'ovaire ne réagisse sur l'encéphale et sur la nutrition de la femme par l'excitation de ses nerfs , et indépendamment de la résorption du fluide qu'il sécrète pour l'œuvre de la génération.

On voit 1° que les facultés intellectuelles se développent, comme les instinctives, avec le système nerveux ; 2° qu'elles résultent de l'ampliation qui se fait insensiblement, depuis l'état d'embryon jusqu'à celui d'adulte, dans la masse et dans les fonctions de l'encéphale ; 3° que l'influence de la puberté est

nécessaire pour porter notre appareil encéphalique
et par conséquent nos facultés, à leur plus haut
degré de développement; ce qui explique pourquoi
les eunuques restent communément au-dessous des
hommes complets, non seulement pour l'intelligence,
mais aussi pour les sentiments de haute moralité;
4° que le sexe qui sécrète le premier fluide génésique
doit rester, dans la progression du perfectionnement,
au-dessous de celui qui sécrète le second fluide
génésique.

Les exceptions qui paraîtraient devoir infirmer
la troisième et la quatrième de ces propositions, trouveront une réponse dans l'application de la phrénologie à la physiologie et à la métaphysique; on y
verra que ces exceptions ne sont qu'apparentes,
et qu'elles confirment les lois que nous venons de
résumer, au lieu de les contredire. Déjà l'enchaînement des faits dont nous avons déroulé le tableau
nous autorise à émettre les considérations suivantes,
qui sont puisées à la même source, c'est-à-dire dans
l'observation rigoureuse des faits.

1° Le degré d'innervation qui donne les phénomènes instinctifs et intellectuels étant le plus élevé,
et parce qu'il s'associe à celui qui fournit le mouvement musculaire, ce degré, dis-je, est nécessairement
perturbateur; il ne tarderait guère à compromettre
notre existence s'il n'était interrompu au bout d'un

certain temps : de là , la nécessité du sommeil , qui substitue un autre mode d'innervation à celui de la veille. Le sommeil, quand il est parfait, suspend ces deux ordres de phénomènes , quoiqu'il ne puisse empêcher les stimulations un peu vives, faites sur différents nerfs , de parvenir à l'encéphale , et d'être par lui réfléchies dans d'autres nerfs. Ce qui le prouve, c'est que le cœur, les plans musculeux des organes creux , et les muscles respirateurs, qui ne peuvent agir *régulièrement* que par l'influence du cerveau , continuent leurs mouvements, bien qu'aucun acte instinctif ne se manifeste, et qu'aucune pensée ne trouble la quiétude du sommeil. En effet les rêves n'existent que dans le sommeil incomplet, ou bien au commencement et à la fin du sommeil ordinaire. Mais si l'on réveille tout-à-coup un homme bon dormeur et un peu fatigué, au milieu de son premier sommeil, on apprendra de lui qu'aucun rêve ne l'occupait. Les rêves et le somnambulisme viennent encore en preuve de notre assertion ; car ils présentent une nuance de repos où beaucoup de stimulations parviennent au cerveau , et déterminent des séries de pensées et d'actes où l'on remarque toujours un état incomplet et irrégulier de l'innervation encéphalique : tantôt l'instinct normal soumet l'intelligence à laquelle il obéissait durant la veille ; tantôt une intelligence anormale provoque des mouvements instinctifs qui ne se seraient point d'eux-mêmes développés, etc.; mais cette innervation est toujours moins considérable que celle de la veille. Le fœtus paraît passer par ces diverses nuances d'innervation : pendant les premiers mois il est dans le sommeil parfait; durant le cours des derniers ce sommeil est souvent interrompu par des perceptions qui ne peuvent mettre en jeu autre chose que l'instinct dans ses phénomènes les plus bornés, dans ceux qui sont relatifs à la conservation individuelle; encore ne se manifestent ils que par des mouvements momentanés, provoqués par la douleur. Ces mouvements sont en effet les premiers actes et les plus simples dans la série des animaux doués d'un appareil sensitif. Ils le sont même à tel point, qu'ils ne diffèrent de ceux du polype qu'en ce qu'ils viennent d'une stimulation réfléchie par un appareil encéphalique. Mais n'est-il pas évident que l'embryon n'avait d'abord que les mouvements du zoophyte, et qu'en se développant il acquiert ceux de l'endormi?

2° Les maladies augmentent, diminuent, interrompent, dépravent l'innervation de l'encéphale sous les rapports instinctif, intellectuel, sensitif et musculaire : dans plusieurs états soporeux peu profonds, tels que ceux dits coma, léthargie, apoplexie incomplète, il y a interruption parfaite de l'innervation ntellectuelle avec persistance, jusqu'à un certain point, de l'innervation instinctive, qui se manifeste encore par des mouvements musculaires coordonnés ; le malade se retourne pour se soustraire au bruit, à la lumière, au palper, etc. Dans l'épilepsie et dans l'hystérie, l'instinct réagit aussi, mais d'une manière irrégulière, par des convulsions. Dans l'apoplexie forte, l'instinct et l'intellect sont également abolis : mais les mouvements du cœur et ceux des fibres musculaires splanchniques existent, coordonnés, par l'encéphale, avec ceux des muscles respirateurs. Dans la syncope complète, ainsi que dans l'asphyxie, l'innervation du cerveau est diminuée à tel point que les mouvements des muscles respirateurs n'existent plus, et que ceux du cœur ne sont pas sensibles.

Voilà donc les fonctions de l'encéphale et des nerfs analysées par leur diminution, selon leurs différents degrés d'intensité décroissante, et l'adulte rétrograde jusqu'au niveau de l'embryon. Dans la folie, au contraire, on trouve ces fonctions analysées par leur exaltation, non seulement selon leurs degrés, mais encore selon leurs diversités, ainsi que nous le verrons dans la seconde partie, jusqu'à ce que l'excès de l'irritation enlève à l'homme les premiers et les plus simples mobiles de ses actions, l'instinct et la volonté, et le ramène au degré d'innervation

de l'embryon dont les membres ne sont pas encore
développés. C'est ce que l'on a coutume d'observer
dans les folies qui dégénèrent en démence complète. L'homme alors, dépouillé de tout principe extérieur d'action musculaire, reste immobile, ne
témoignant ni appétit, ni désirs; ne sentant aucun
besoin, il se laisserait mourir de faim et croupir
dans ses excrétions, si ses semblables ne prenaient pitié de sa position. Toutefois la vie persiste, parce que les aliments sont introduits par
des secours étrangers dans son estomac, tant
que les voies gastriques peuvent les assimiler,
et que les innervations intérieures peuvent distri-
buer dans l'économie et offrir aux divers tissus
les fluides assimilés qui doivent servir à leur nutrition.

Il est donc vrai que le rôle du système nerveux
est de transmettre les stimulations d'une partie de
l'économie à l'autre, et qu'en le remplissant il fait
paraître cinq ordres de phénomènes : 1° les mouvements oscillatoires du cœur et du système vasculaire; 2° les mouvements contractiles des fibres
musculaires viscérales; 3° les mouvements des muscles respirateurs, toujours coordonnés avec ces
derniers, et attestant l'intervention de l'encéphale;
4° les mouvements de ces muscles et de ceux de la
voix et de la locomotion, dans un ordre et dans un

but que l'on peut saisir, mais sans opération intellectuelle; phénomène de pur instinct, qui n'est lui-
même que l'expression des premiers besoins, donnée
par l'appareil nerveux encéphalique; 5° enfin, les
mêmes mouvements sous la direction de l'intelligence, qui tantôt les coordonne d'après les suggestions qu'elle reçoit de l'instinct, et tantôt d'après
les désirs, qui ont leur source dans le besoin d'observation.

On voit que ce dernier besoin s'ajoute comme
surcroît à tous les autres; qu'il se manifeste d'abord,
pour les satisfaire, par l'impulsion de l'instinct, à
mesure que la mère cesse d'y pourvoir; et qu'il
finit, le cerveau se perfectionnant, par enfanter
toutes les opérations intellectuelles, qui, bien
que parties d'une source unique, semblent se multiplier d'autant plus que l'homme cède davantage aux impulsions de ce même besoin. Il est
encore évident que le plus haut degré de perfectionnement des actes suggérés par le besoin de
l'observation est celui où l'intelligence se replie le
plus énergiquement sur elle-même pour s'observer
et se faire observer aux autres hommes; car il
est incontestable, comme l'ont dit quelques philosophes, que plus l'homme réfléchit pour le plaisir de réfléchir, plus il aime à communiquer ses
idées : bien différent en cela de celui qui médite

les moyens de satisfaire des besoins moins relevés ; car celui-ci, quand il est prudent, se cache
toujours, et ne communique aux autres que celles
de ses idées qui peuvent servir à l'exécution de
ses projets.

CHAPITRE V.

SECTION PREMIÈRE.

Récapitulation et ampliation sur le moral humain.

Nous avons vu, en suivant l'homme dans son développement, 1° que les phénomènes d'instinct ouvraient pour lui la scène du monde ; 2° que bientôt les perceptions, produites ou plutôt provoquées par l'action des sens externes, s'y associaient pour toujours ; 3° que par suite de l'exercice de cette association, on pouvait établir, dans l'instinct en général, une division qui présente à l'observateur d'une manière distincte, des instincts de conservation individuelle, et des instincts sociaux, qui ont reçu le nom de sentiments ; 4° enfin que l'intelligence, incessamment développée et accrue par les rapports avec le monde extérieur, c'est-à-dire par les perceptions des faits, finissait par acquérir une prépondérance extrêmement notable et toujours croissante avec les progrès de l'âge, jusqu'à l'époque de la décrépitude.

Si nos lecteurs veulent prendre la peine de consulter notre *Cours de phrénologie*, dans lequel
nous nous sommes efforcé d'être l'interprète fidèle
des hommes qui cultivent et font fructifier la doctrine de Gall et de Spurzheim, ils y trouveront les
divisions qui ont été tentées des facultés qui composent ce qu'on désigne généralement sous le nom
de *moral humain*, c'est-à-dire la somme totale de
nos instincts, de nos sentiments et des facultés de
notre intelligence. Ils remarqueront aussi qu'à mesure qu'une faculté se manifeste et se fortifie dans
son exercice, une portion de l'appareil encéphalique, toujours la même, se montre plus prononcée
dans la masse encéphalique.

Nous devons maintenant ajouter que les organes
de la pensée, c'est-à-dire de la comparaison, du
jugement et de la recherche des causes, car on
n'est pas encore allé en phrénologie au-delà de
cette division, sont constamment les derniers à
parvenir à leur degré définitif d'accroissement.
Nous constatons tous les jours, en observant un
grand nombre d'hommes qui cultivent les sciences,
que l'accroissement de ce groupe d'organes se continue bien au-delà de l'âge de trente ans ; peut-être
même n'est-ce qu'après cet âge qu'il acquiert de la
prépondérance sur les organes des instincts et des

sentiments, au point de pouvoir devenir leur régulateur, au moins pour influer sur eux beaucoup
plus efficacement qu'il n'avait fait jusqu'alors.

Les personnes étrangères à la phrénologie vont
sans doute répondre que cette prépondérance de
la raison est l'effet d'une double cause appréciée
par tous les observateurs philosophes : l'affaiblissement graduel des passions, et les progrès de l'expérience. Nous l'accordons, mais le fait important
pour notre cause, c'est que, à mesure que cette
prépondérance dite spirituelle vient à la raison, les
organes, par l'exercice desquels elle se manifeste,
acquièrent une autre prépondérance tellement matérielle, que les yeux et le compas peuvent en donner
la certitude à chacun. Nous joindrons à ce premier
fait deux autres non moins importants. Le premier,
c'est que si, dès le jeune âge, les organes du jugement, de la recherche des causes et de la circonspection l'emportent en volume sur ceux des passions, la réflexion n'attend pas, à beaucoup près,
l'âge de trente ans pour devenir la directrice des
actions : elle gouverne, avec plus ou moins de rectitude sans doute, car elle est elle-même susceptible
de degrés variés, mais elle gouverne. Tout ce que
l'on fait est calculé, et pesé plus ou moins juste,
mais n'est jamais irréfléchi et précipité. Le second
fait, c'est que, si l'on rencontre de vieux enfants,

des vieillards passionnés et sans réflexion, des vieillards étourdis et qui l'ont été toute leur vie, on peut
être certain que les instruments matériels de la réflexion, du raisonnement et de la circonspection
sont dominés par ceux des passions, et très souvent déviés simultanément par ceux de l'imagination
et de la jovialité.

La réflexion suivie, profonde, et le sang-froid
sont impossibles pour les hommes chez qui les organes de la raison et de la prudence se trouvent
presque atrophiés, tandis que ceux des instincts,
des sentiments sont très développés. Mais, malgré le
grand volume de ceux-ci, si les premiers sont bien
prononcés, la raison peut contrebalancer les passions : l'éducation, l'exemple, les habitudes décident
du sort de tels hommes; ils ont le germe des grands
crimes comme des grandes vertus; mais dans des
proportions le plus souvent très différentes, suivant le développement et l'exercice des organes de
leurs diverses facultés.

Ces faits, auxquels nous donnerions plus de développement si nous n'avions l'avantage de pouvoir
renvoyer les lecteurs aux ouvrages classiques sur
la phrénologie ainsi qu'à notre publication déjà
citée, doivent être ajoutés à tous ceux que l'on
observe pendant l'évolution des instincts, des sentiments et de l'intellect, chez l'enfant, depuis l'in-

stant de la naissance jusqu'à l'âge adulte : c'est le seul moyen d'obtenir une induction rigoureuse sur la physiologie du moral humain.

Ces faits nombreux, acquis par l'expérience, et qui ne peuvent nous arriver d'aucune autre source, établissent invinciblement que toutes les facultés de l'homme sont attachées à son encéphale; qu'elles naissent, croissent, s'altèrent, s'amoindrissent, s'agrandissent et se détruisent avec ce grand instrument matériel.

Ils montrent de plus, ces mêmes faits, que nos facultés sont graduées, fractionnées, inégales, variables, comme les organes qui les manifestent à l'observateur. Ils prouvent qu'elles ne peuvent dépendre d'un tout indivisible, identique et toujours *sibi constans*, dont on les supposerait des qualités. Enfin ces faits ne laissent la possibilité d'aucun doute sur la question fondamentale de ce traité; à savoir que nos facultés sont mises en jeu par l'excitation des corps extérieurs qui frappent nos sens externes, nos sens internes, toutes nos surfaces de rapport, et qu'elles sont entretenues en activité par l'influence, la pénétration incessante dans notre corps du calorique, de l'électricité, du magnétisme polaire, autant que nos connaissances actuelles nous permettent d'en juger; car il est évident, ainsi que nous l'avons annoncé plus haut, que la soustraction, fût-elle momentanée, de ces impondérables, au moins de l'oxigène et du calorique, suffit pour anéantir toute action nerveuse, et pour faire disparaître, avec la vie, ce qu'il nous plaît d'appeler la seule partie noble et sublime de notre être, l'esprit, l'âme, l'immatériel.

C'est donc par l'excitation que nous vivons, que nous pensons, que nous souffrons, que nous jouissons, que nous désirons, que nous voulons, que nous agissons : et le tout plus ou moins, dans des limites fort étendues, dans des degrés très variés, suivant le volume et l'activité de nos organes et leurs rapports réciproques ; suivant l'énergie d'action des agents extérieurs qui viennent les heurter, ou qui pénètrent furtivement à notre insu dans l'intérieur de leur trame.

Ainsi, mue, excitée plus ou moins, notre vie s'écoule cependant quelquefois dans un équilibre apparent, mais le plus souvent quelques uns de ces nombreux agents, à l'action desquels notre prétendue spontanéité est subordonnée, nous excitent au-delà des limites de notre résistance possible, et nous perdons l'équilibre par surcroît d'excitation, comme j'ai fait voir tout à l'heure que nous le perdions par défaut. Alors il y a chez nous *irritation*. Dès qu'elle existe, nos facultés instinctives, sentimentales, intellectuelles, notre moral, en un mot, est tout changé, et nous ne sommes plus avec le monde extérieur et avec nous-mêmes dans les rapports où nous avions coutume d'être.

Le plus haut, comme le plus déplorable degré de cette perturbation, est celui que l'on qualifie du nom de folie; mais il en est une foule d'autres qui n'en diffèrent que par ce qu'ils ne sont pas continus comme celui auquel on réserve cette dénomination, ainsi que celle d'aliénation mentale; et ces degrés subordonnés sont de l'état sain comme du morbide, car les accès violents de nos passions nous assimilent aussi bien aux fous, que les transports dont les fébricitants nous donnent maintes fois le triste et souvent funeste spectacle.

Comme les questions relatives à l'irritation morbide de l'encéphale doivent être traitées dans la seconde partie de cet ouvrage, il serait inutile de nous y arrêter ici davantage. Nous allons donc aborder un autre sujet.

Ce traité n'étant pas moins physiologique que pathologique, nous nous croyons obligé de réclamer en faveur de la physiologie l'analyse des fonctions du moral humain, que la métaphysique et l'idéologie ont déclaré devoir être de leur domaine exclusif.

Nous emprunterons nécessairement des faits et des arguments à la phrénologie; mais nous ne pourrions pas, sans grossir inutilement ce volume, en faire l'exposé didactique. Nous supposerons donc, comme nous l'avons déjà fait plus haut, que nos lecteurs ont bien voulu étudier cette branche de nos connaissances dans les ouvrages classiques qui en traitent, au nombre desquels nous avons osé placer notre publication faite en 1836.

Ce qui nous intéresse, en premier lieu, dans la question que nous allons traiter, c'est de chercher comment l'homme est arrivé à se séparer en deux êtres. Nous verrons ensuite pourquoi il persiste dans ce dualisme, et nous pèserons les arguments dont quelques philosophes s'appuient pour n'en pas sortir.

SECTION II.

Comment l'homme a été conduit à s'abstraire de lui-même. — Fondements de la psychologie dans l'antiquité, avant Platon.

Nous ne savons pas bien si la philosophie est née en Grèce, ou si les philosophes de cette contrée en ont puisé les premiers germes chez les Indous. Mais cette question importe peu à notre objet. Si les sages, les législateurs de l'Inde ont eu les premières idées, ils ne les ont point fait fructifier. Est-ce par l'effet du despotisme, comme le pense Hégel, qui croit que la liberté est nécessaire, indispensable pour le développement des idées philosophiques? Est-ce par

l'imperfection du langage, ou parce qu'il a manqué
à ces peuples des hommes comme Platon et Aristote, propres à fonder une dialectique, une logique?
Nous n'avons garde de nous engager dans ces recherches qui sont tout-à-fait étrangères à nos études
habituelles. Nous nous bornerons à chercher les
idées-mères de la métaphysique dans les philosophes
grecs, d'où les commentateurs et les historiens de la
philosophie les ont extraites.

Dès les temps anté-historiques, les hommes qui se
livraient à l'étude de la nature, car c'est de là que
nous viennent toutes nos connaissances, et qu'on appelait philosophes, cherchèrent dans l'observation
les premiers mobiles de tous les phénomènes. Ils
crurent en trouver un suffisant dans l'eau, ensuite
dans l'air, et enfin dans le feu; c'était la doctrine
des éléments. On vit les germes des choses dissous
dans l'eau; mais comme l'eau n'était pas assez active,
on eut recours à l'air, qui devint le souffle animant
toute vie. Enfin le feu, comme plus actif encore, ob-
tint le premier rôle. Mais il est à noter que l'idée
d'âme, qui vient de l'air, est celle qui, manifestement, a pris le plus de crédit avec le temps. Telle
est, selon nous, la première origine du spiritualisme,
de *spiritus*, souffle. L'âme était dans le souffle, et
son principal siége, pour l'homme, était dans la poitrine. L'âme s'exhalait, dans le langage des Grecs et

des Romains, avec le dernier soupir. Telle était l'idée vulgaire, la représentation que s'en faisait la masse du peuple. Mais pendant que cette image grossière leur suffisait, l'âme ou l'esprit prenait d'autres acceptions parmi les philosophes.

Pour les Pythagoriciens, le nombre était le principe des choses: d'après Ritter (1), ils paraissent avoir voulu dire que Dieu est l'unité, car leur doctrine était toute figurée; ils admettaient des points géométriques incorporels, et l'âme, comme on peut bien le penser, était de cette catégorie; mais les âmes étaient partout, et l'on ne saurait douter, dit l'historien déjà cité, qu'ils n'aient considéré toutes les âmes comme une émanation de l'âme universelle du monde. Quoi qu'il en soit de cette doctrine obscure et symbolique, dans les détails de laquelle nous nous garderons bien d'entrer, les Pythagoriciens créèrent un monde tout spirituel qui dominait le corporel; nous dirons même devant lequel tout corps venait s'abîmer et s'anéantir, et donnèrent ainsi le premier exemple de psychologie.

Quant au procédé intellectuel qui s'est passé en eux dans cette création, il est facile de l'indiquer: ces philosophes avaient érigé les nombres en forces, parce qu'ils avaient remarqué que le calcul et les

(1) *Histoire de la philosophie*, tome I, page 316. Traduction de M. Tissot.

mathématiques étendaient leurs connaissances et les rendaient supérieurs aux autres hommes. Ils attribuèrent donc aux nombres, qui en sont la base et le moyen, activité, force, pouvoir, et en firent les créateurs et les régulateurs de tous les phénomènes sensibles.

Peut-être aussi n'admettaient-ils pas à la lettre les dogmes de leur école tels qu'ils les exprimaient devant le public ; mais il est toujours certain qu'ils ne s'aperçurent nullement que les mathématiques ne représentent que les rapports entre eux d'une série de phénomènes qui sont relatifs aux corps. Ils n'avaient garde de savoir, à cette époque reculée, que leur esprit ne saisissait ces rapports que par des organes dont le développement est très variable dans notre espèce, ceux du calcul, de la force représentative des idées, de l'abstraction, etc., et que du nombre immense de ceux qui ne pourraient pas les suivre devait résulter leur chute et la prédominance d'autres doctrines.

L'esprit une fois créé, soit par un élément qui paraissait plus subtil que les autres, soit par les notions mathématiques, ne pouvait plus périr chez un peuple où dominait l'imagination comme le peuple grec ; mais l'esprit devait subir bien des métamorphoses ; tel est le sort de toute conception qui n'est attachée à aucun corps que les sens puissent bien saisir.

C'est dans l'école d'Élée, dans une colonie gréco-ionienne, antérieure à Socrate, à Platon et à Aristote, auxquels nous en devons le souvenir, que la psychologie a pris la couleur que nous lui voyons aujourd'hui parmi les philosophes allemands. Écoutons Ritter qui est du nombre (1) :

« Ce qui distingue l'école d'Élée de la philosophie ionienne et de la philosophie pythagorique, c'est une tendance exclusive vers le supra-sensible. Car si les deux écoles précédentes cherchaient l'explication du sensible dans le supra-sensible, les Éléates ne faisaient aucune attention au sensible, et soutenaient que toute vérité ne devait être cherchée que dans la sphère rationnelle. Nous tâcherons de faire voir, continue le même auteur, dans la suite de notre histoire, que c'est ici un des plus importants progrès de la philosophie, et comme les Éléates y ont été contraires, puisque leur doctrine se forma dans la lutte contre les deux premières écoles. »

Nous voilà donc déjà sortis de l'expérience, car c'est là que va nous mener le *supra-sensible*. Voici de quoi nous éclairer sur le sens de ces expressions. C'est encore Ritter qui va nous le fournir.

« Toutes les doctrines précédentes reposaient sur la supposition de quelque chose qui arrive; elles

(1) Ouvrage cité, page 375.

cherchaient à dériver l'effet de sa cause ou de son principe. Les Éléates, au contraire, attaquèrent cette supposition, et cherchèrent à savoir si l'on doit admettre de la contingence. Leur histoire même nous apprendra comment ils parvinrent à se former une opinion négative sur ce point, et le caractère que reçut leur philosophie de ce premier dogme (1). »

Ainsi donc, dès cette antiquité si reculée, l'homme arrive à douter de l'existence des corps, du monde qu'il habite, de tout l'univers ; il va ensuite jusqu'à nier tout, et s'enveloppe lui-même dans cette négation, sous prétexte que ce qu'il a de matériel n'est rien, et ne peut pas être prouvé ; sans qu'il lui vienne à l'idée que si sa bouche n'absorbait pas une colonne d'air, il ne pourrait pas proférer cette absurdité. Et qu'on ne s'avise pas aujourd'hui de hausser les épaules en mépris des Éléates à cause de leur époque reculée : la doctrine de Locke, qui est presque de notre génération, celle de Kant, encore plus nouvelle, et toute palpitante, comme on s'exprime dans le beau style, ont également engendré le scepticisme et la négation du contingent, c'est-à-dire de tout le monde qui frappe nos sens. Nous verrons que tous les efforts des philosophes les plus distingués de l'école de Kant, et plus particulièrement

(1) Ouvrage cité, page 376.

ceux de Hégel ont eu pour objet de préserver ce pauvre monde de l'abîme du néant, où Kant, dans ses distractions sublimes, avait commencé à l'enfoncer. La gloire d'Hégel, nous disent les Kanto-platoniciens, est d'avoir sauvé la réalité en trouvant le moyen de fondre ensemble la psychologie et l'ontologie.

Nous vérifierons, autant qu'il sera en notre pouvoir, si ce chef-d'œuvre est digne de tout l'enthousiasme qu'il leur a inspiré. En attendant prévenons nos lecteurs que tout spiritualisme exclusif doit amener les logiciens sévères, qui ne se laissent pas dévier par les représentations mystiques, au même scepticisme.

Xénophane de Colophon, le premier qu'on nous cite dans l'école d'Élée, était un poëte pieux qui fit de Dieu le principal objet de ses méditations : toutes ses preuves se rattachaient à deux points, à l'idée de Dieu, Être tout-puissant, et à la négation de toute contingence, fondée sur la mobilité, l'instabilité des choses et sur les erreurs de nos sens. Dieu n'est ni fini ni infini ; il n'a pas de parties ; Dieu, ou le tout, est absolument raison et connaissance ; sans connaître la fatigue, il dirige tout avec une profonde sagesse, il est une sphère impassible ; mais il a une activité rationnelle qui ne diffère en rien de l'impression sensible.

C'est donc par Dieu, qui est pour les Éléates la vérité et la force de toutes choses, que l'homme acquiert la connaissance; mais notre philosophe, dit Ritter, se mettait par là dans une position pénible, entre deux sortes de contemplations, l'une suivant laquelle l'homme veut connaître Dieu, qui est la vérité, et l'autre suivant laquelle nous sommes obligés, pour y arriver, de considérer les phénomènes particuliers qui n'ont rien de réel en eux-mêmes.

Ainsi, laissons là Xénophane, et suivons ses coreligionnaires. Nos réflexions viendront ensuite.

Parménide d'Élée fut encore un poëte. Il annonçait que la raison était la seule source de la vérité; mais il consent que l'on soumette les témoignages de l'expérience au jugement de la raison.... Voilà donc établie la distinction de la représentation sensible et de la connaissance rationnelle. C'est un développement donné à la doctrine de Xénophane. Mais Parménide va plus loin encore, la pensée est tout pour lui, ou bien tout est pensée et connaissance rationnelle. La pensée et ce qui occasionne la pensée sont une même chose. Il arrive ainsi à l'idée de l'être; enfin il est encore plus frappant ici par la forme scientifique qu'il donne à ce dogme; car il fait de *la conception de la pensée, de la connaissance rationnelle, le pendant de la conception de l'existence, et présente l'union de ces deux choses comme nécessaire;* car, dit Ritter en le résumant, lorsque nous pensons, la pensée et ce qui la fait être, ce qui est, doivent être conçues comme une seule chose, puisque la connaissance rationnelle n'est que l'expression de l'existence.

Qu'on nous dise si ce n'est pas là le fameux, *je pense, donc j'existe,* de Descartes, auquel les psychologistes de nos jours font honneur de l'idée, mère de leur école.

Parménide établit aussi, dans son poëme, l'opposition, depuis fameuse, entre la certitude de la raison et l'opinion des hommes, et développa la doctrine de la vérité et celle de l'opinion. On ne pouvait, selon les Éléates, atteindre à la vérité divine, si ce n'est par quelques idées générales. C'est une erreur de croire qu'il y a multiplicité et changements; il n'y a là que mensonge et illusion des sens. Il existe sous cela quelque chose de divin, méconnu par l'aveuglement de l'humanité, et qui s'offre à la connaissance comme sous un voile.

Toutes ces expressions sont à retenir; elles nous dévoileront plus tard les procédés intellectuels par lesquels les philosophes sont arrivés à préposer l'abstrait au concret.

Pour la physique, Parménide admettant que l'*un* seul existe aux yeux de la raison, tandis qu'il y a multiplicité suivant les sens, reconnaissait deux causes et deux principes primitifs : le chaud et le froid, qu'il appelait feu et terre, ramenant le premier à l'être et le second au non-être. On l'entendait aussi parler du feu éthéré, de la flamme, du fluide, du lumineux, du mou, du léger; puis de leurs contraires, de la nuit, du solide, du froid, de l'obscur, du dur, du lourd; qualités opposées, qui jouent dans sa physique un rôle à la réalité duquel il ne pouvait croire, d'après ses principes.

On doit juger par là combien ces philosophes étaient malheureux de l'ignorance de leur siècle en histoire naturelle, et les excuser d'avoir si souvent réalisé les perceptions de l'homme, en les plaçant hors de lui, comme agents physiques, pour satisfaire l'avide curiosité de leurs auditeurs.

Zénon d'Élée paraît avoir été moins profond que Parménide, et même s'être laissé entraîner vers le sophisme dans ses dialogues, genre qu'il aurait le premier appliqué aux démonstrations philosophiques. Grand partisan de l'unité, comme Parménide, son maître, et, dit-on, son père adoptif, il défendit sa doctrine en y appliquant la dialectique dont Arioste le croit l'inventeur. Est-ce la forme du dialogue qui lui suggéra l'idée de soutenir le pour et le contre sur les mêmes questions? Cela pourrait être. Les anciens philosophes ont trop souvent conduit leur argumentation dialoguée d'une manière telle,

que l'on doute aujourd'hui s'ils réfutent les adversaires ou s'ils plaident le pour et le contre. Nous
laissons aux érudits le soin d'approfondir ces questions.

Nous ne répéterons point ici tous les sophismes
par lesquels Zénon combattait la croyance à la multiplicité; mais il est bon d'en rapporter quelques
uns, puisque nous nous livrons à l'étude et à la dissection du moral humain. Les trois points principaux de la doctrine de Zénon, qui ont leur point
central dans celle de Parménide, semblent, nous
dit l'historien cité plus haut, revenir à ce qui suit :
que, dans la supposition qu'il y eût multiplicité,
toutes les choses paraîtraient semblables et dissemblables à elles-mêmes, unes et multiples, en repos
et en mouvement dans le même temps. C'est à prouver ces contradictions que Zénon employait toute la
subtibilité de son esprit De ce qu'un grain, ou la
dix-millième partie d'un grain de blé ne fait pas de
bruit en tombant, tandis qu'un boisseau de blé qui
tombe fait du bruit, et, de ce qu'il y a rapport entre
le boisseau et le grain, il concluait, ou que le boisseau de grain ne fait pas de bruit dans sa chute, ou
que la plus petite partie du grain en fait elle-même
en tombant. Cette argumentation repose sur une
fausse notion du bruit, que le philosophe ne considère pas comme une modification de l'homme sub-

ordonné, sous le rapport de son existence, à la masse et à d'autres qualités du corps qui tombe et du corps qui reçoit le choc, mais bien comme une réalité à part qui est inhérente à la chute du grain.

Il niait aussi l'espace ; car, selon lui, si tout ce qui est doit être dans l'espace, l'espace lui-même doit être dans un autre espace. Cet argument est captieux par le défaut d'une exception nécessaire, et par le double sens qu'on donne au mot *est*. Aussitôt qu'on avait accordé à Zénon que tout ce qui *est* (existe) doit être (être placé) dans l'espace, il transformait mentalement le sens du premier *est* en celui du second, et concluait que l'espace, ne pouvant être placé en lui-même, devait nécessairement être placé dans quelque autre chose. En effet, s'il eût dit : tout ce qui existe doit être placé, ou exister placé, dans l'espace, excepté l'espace lui-même, l'illusion aurait cessé d'être possible.

Ces exemples de subtilités sophistiques nous suffisent. Rien n'était plus commun parmi les Grecs, et cela tenait encore moins à leur langue, qu'à ce que les phénomènes de la nature n'étaient pas assez connus, assez remués par l'expérience, pour être mis en rapport avec les expressions du langage et leur donner de la précision.

N'allons pas plus loin sur Zénon d'Élée, que nous ne considérons pas ici comme un grand citoyen, martyr de la liberté, car nous ne trouverions que le chef des sophistes dialecticiens dans les arguments subtils qu'il prodigue pour soutenir la psychologie et la physique élémentaire de Parménide son maître.

Mélissus de Samos s'attacha à l'idée de l'être qu'il réalisait comme la seule entité existante, parce que seul il est fixe, pendant que tout le reste est mobile. Il le considérait de plus comme infini, pendant qu'il niait le mouvement et le changement dans les choses. De ce qu'il n'y a pas de mouvement, il concluait que l'être ne peut pas être divisé; qu'il n'a pas de parties, et que, par conséquent, il n'est pas corporel. Il annonçait encore que, si ce que nous voyons et entendons était vrai, il devrait ressembler à l'être, seule chose véritable, chose nécessairement immuable. Or il nous semble, disait-il, que tout ce que nous voyons et entendons change : le chaud devient froid, le froid devient chaud, le dur devient mou, le mou devient dur, et l'être vivant devient non-être. Nous pouvons donc conclure, suivant Mélissus, que nous ne percevons pas par les sens ce qui est. On voit le cercle vicieux.

Que devenait le moral de l'homme dans ce fatras? il devait au moins se fondre dans l'être; mais le philosophe ne cherchait pas à se rendre compte de la manière dont il pouvait s'en distraire pour en parler et le juger. Ces hommes s'isolaient, et se supposaient sans doute planant au-dessus de la nature entière. Cette abstraction de soi-même est remarquable pour ces temps antiques.

Nous nous dispenserons de rapporter les sophismes sur lesquels Mélissus fondait toutes ces assertions. Il nous suffira de dire qu'ils proviennent tous de deux sources : ce sont l'ignorance des phénomènes de la physique et la réalisation des expressions par lesquelles nous rappelons nos perceptions générales provenant de nos rapports sensitifs avec les corps, comme celles de chaud, de froid, de dur, de mou. En général, on remarque encore aujourd'hui que les hommes qui veulent prononcer sur les questions de haute philosophie, sans avoir approfondi les phénomènes de la nature, déraisonnent aussi complétement que les sophistes de l'antiquité. Nous disons : aussi complétement que les sophistes ; car, quoique Mélissus ne soit pas placé dans cette catégorie par les historiens, il n'était, aussi bien que Zénon d'Élée, qu'un vrai sophiste.

Empédocle d'Agrigente, que les historiens de la médecine réclament aussi comme un de leurs plus anciens oracles, fut une espèce de poëte à esprit sacerdotal, qui se plaçait au-dessus des autres mortels, comme une sorte de divinité, affectait un costume d'hiérophante, et débitait emphatiquement des sentences. On le juge d'après quelques ouvrages, et surtout d'après un poëme dont il reste beaucoup de fragments dans les anciens auteurs.

« Garde-toi, disait-il dans ce poëme, de croire aux sens. La vérité ne peut être connue que par la droite raison. Cette raison est en partie divine et en partie humaine; sous le premier rapport, elle est ineffable; sous le second, elle peut se parler. Nous n'avons qu'un entendement limité et comme dispersé par les organes; il lui faut un nombre considérable de mots qui émoussent le jugement. Ce n'est qu'une pauvre partie de cette courte vie qu'aperçoivent les fragiles mortels, pareille à une fumée que le vent dissipe; ne croyant que ce que les sens révèlent à chacun.... Les sens désirent toujours le vrai, mais en vain; il n'est pas perceptible aux hommes, ni accessible à l'entendement. »

Les sens et l'entendement lui avaient toutefois révélé bien des choses; car il disait que la connaissance humaine diffère de la connaissance divine; que celle-ci est l'attribut de Dieu; que Dieu ne doit pas être représenté sous des formes humaines, que c'est un esprit saint, ineffable, dont la nature est nécessaire, et qui pénètre tout de sa *pensée rapide*; que tout ce qui est vrai est un; que le monde est un; qu'il est, dans son unité, semblable à une sphère; que ce *sphérus*, rond, satisfait de son unité et d'un repos qu'il aime, reste immobile au sein puissant de l'harmonie; qu'il est l'ouvrage de l'amour, et dirigé par ce souverain de la félicité et de l'innocence parfaite de la vie, avec laquelle il s'identifie. Pour lui la matière ne diffère point de la force agissante. L'amour est la seule force qui unit, et la nécessité dont tout dépend (c'était aussi la doctrine d'Empédocle); pendant que la haine sépare et bouleverse. C'est donc la haine qui est la cause de tout le mal qu'il y a dans le monde, pendant que l'amour est la source de tout le bien. Il admettait cependant, malgré son un, les quatre éléments : le feu, l'eau, la terre et l'éther; mais le feu est opposé aux trois autres, et l'élément principal dans le mélange des choses particulières.

Ainsi, voilà la formation du monde et son entretien soumis à l'amour et à la haine d'une part, de l'autre au feu en opposition avec les trois autres éléments.

Quant à l'âme de l'homme, dont nous n'avons pas vu qu'il donnât la définition, mais qu'il admettait d'après ses prédécesseurs, son sort est différent après la mort, suivant les actions : les âmes des hommes pieux jouissent d'une vie divine dans le sein du bienheureux sphérus, soumis à l'empire de l'amour, et qui a sa demeure à côté du monde qui est mû par la haine.

Chez Empédocle, tous les éléments sont passionnés, enflammés d'amour et de haine ; car tout le monde tient de la nature démonique et spirituelle. Les éléments sont aussi ce qui connaît. Il fait voir que les parties élémentaires particulières séparées du sphérus et mues par la haine ne jouissent plus maintenant d'aucun repos dans la vie ; car, comme elles sont mues par la haine contre le reste des choses, la haine les poursuit partout : le souffle éthéré les pousse avec force dans la mer ; la mer les vomit sur la terre ; la terre les livre aux regards du soleil infatigable, qui les livre aux tourbillons de l'éther ; l'un les reçoit de l'autre, et chacun avec des intentions hostiles.

Tel est le résumé que Ritter nous donne de la doctrine confuse et imaginaire d'Empédocle, relativement au combat perpétuel des choses de ce monde. Nous avons encore quelques traits à lui emprunter.

Par ce mouvement continuel, les parties élémentaires acquièrent différentes formes ; c'est ce qui constitue la métempsychose d'Empédocle, toute différente de celle des Pythagoriciens. Ce passage continuel d'une forme à une autre, cette malheureuse condition des choses qu'Empédocle déplore tant est donc la conséquence de la haine ; car l'espèce mortelle résulte de la discorde et des gémissements. L'unique moyen de s'affranchir de cet exil sans fin consiste dans la purification de toute haine, dans un abandon sans réserve à l'amour vivifiant, surtout à ne répandre le sang d'aucun être animé, créature de l'amour, et à s'abstenir de tous autres aliments impurs ; car nous sommes parents par nature de toutes choses...

Ici paraît évidemment le rôle du prêtre, et comme le prêtre est le même dans tous les siècles, la purification et l'expiation n'ont jamais péri.

Empédocle admettait aussi que le semblable est connu par le semblable. Ainsi, par la terre nous connaissons la terre, l'eau par l'eau, l'air divin par l'air, le feu dévorant par le feu, l'amour par l'amour seulement, et la discorde par la discorde funeste. Tout est ainsi ramené, comme on voit, à la perception sensible. Toutefois, cette connaissance ne donne que l'opinion, et non la véritable science. Il ne faut donc pas se fier aux yeux, aux oreilles, aux autres sens, mais rechercher la vérité par la raison ; car la connaissance sensible et la connaissance rationnelle forment, pour Empédocle, deux domaines de savoir tout différents.

Ainsi, la doctrine éléatique, observe Ritter, conduit Empédocle par deux voies opposées, le point de vue sensible et le point de vue rationnel de l'être, à une contemplation mystique des choses.

Terminons cet extrait par la conclusion de Ritter

sur la doctrine éléatique; car c'est ce qui nous intéresse le plus pour la question qui nous occupe dans
l'histoire de l'ancienne philosophie.

« De quelque manière que l'on considère la philosophie éléatique, personne cependant ne disconvien-
dra que cette première tentative de rectifier le mode
de connaissance sensible par les idées pures de la raison, ou de les réduire à leur véritable valeur, ne
soit très remarquable. C'est pour la première fois
que l'élément spéculatif a été distingué, dans la
pensée, de l'élément empirique, et que la conscience
a été préparée par là à la véritable idée philosophique. »

Il leur reproche ensuite de n'avoir pas tenu assez
compte de la distinction entre l'absolu et le relatif
dans les efforts qu'ils firent pour séparer des phénomènes sensibles la connaissance parfaite de l'être
véritable : nous examinerons cette question. Il prétend que ce qui les empêcha de saisir cette distinction dans son véritable but, ce fut particulièrement
le peu d'importance qu'ils donnèrent à la morale, et
au but d'une vie libre; car ils n'avaient en vue que
de rendre la vie actuelle heureuse et sainte, et suivant Empédocle, de se purifier de leurs souillures,
afin d'arriver à sphérus, où se trouvait le repos
éternel; ils s'attachaient plutôt à éviter le mal qu'à
faire le bien; morale toute négative. Mais ce n'est

pas ici le lieu de discuter sur ce point (1); l'autre nous suffira.

Voici maintenant des réflexions qui rentrent dans notre sujet :

Le dogme, professé par Xénophane, que Dieu est le tout; qu'il est tout-puissant; qu'il est raison et connaissance; qu'il ne faut lui prêter aucune forme corporelle, quoiqu'il soit sphérique; qu'il dirige tout sans fatigue, et qu'il est ainsi fort actif sans cesser d'être immobile et dans un repos éternel, ce dogme, disons-nous, est digne de remarque; c'est l'effort perpétuel de l'homme, qui se répète depuis l'origine des langues, pour se figurer la cause première, sans pouvoir être jamais satisfait de son tableau. Il est évident que ce sont les hautes facultés de l'homme qui servent à la personnification de Dieu. Le philosophe, conduit par le sentiment de respect, choisit dans les facultés intellectuelles la perception la plus étendue, le jugement et la causalité; dans les sentiments, la bonté, la justice, la fermeté du vouloir et la puissance de faire, pour types fondamentaux de la divinité. Mais il rejette toutes les facultés inférieures de notre espèce, aussi bien que leurs rapports avec les différentes parties du corps, comme capables de dégrader la divinité. Le prêtre n'est pas, à beau-

____

(1) Consulter l'*Histoire de la philosophie*, par Ritter, traduction de M. Tissot, tome I, page 374 à 457.

coup près, aussi difficile; comme il a besoin de la
terreur pour régner, il prête à Dieu des passions;
comme il se fonde sur le révélé, et qu'il ne veut rien
retrancher des obscurités de l'antique, il laisse à Dieu
la génération et d'autres fonctions non moins ani-
males, se contentant de lui en soustraire les organes.
Son Dieu ne saurait donc progresser; tandis que celui
des philosophes peut s'épurer et se subtiliser de plus
en plus, comme nous le verrons par celui des psychologistes modernes.

Voilà donc le philosophe, le sage, le modèle des
hommes de son âge, qui, dès la plus haute antiquité,
abstrait les hautes facultés de son espèce pour en
faire une unité ou un *un* qui devient le créateur et
le moteur de tout l'univers, de quelque manière qu'il
le conçoive. Il fait cette transformation sans s'en
apercevoir; il n'est pas assez instruit en histoire naturelle pour s'en douter. Par là nécessairement, il
abstrait ses propres facultés; il consacre surtout sa
faculté de connaître et de juger, sa raison; il la pose
en rapport avec la divinité; il la sépare, non seulement de son corps, mais aussi, et nécessairement,
des mouvements instinctifs et passionnels, et même
des facultés perceptives, parce qu'il a remarqué
qu'elle est au-dessus d'elles, puisqu'elle juge leurs produits, blâme ou approuve les impulsions affectives
qui les accompagnent; en un mot, parce qu'elle lui

paraît régner en souveraine dans tout son être moral ; il va plus loin : il la fait le moral par excellence, et la raison devient pour lui l'instrument immatériel du supra-sensible.

Ainsi, quoique Xénophane n'ait presque rien dit
de l'esprit, il se posait par le fait dans l'esprit même
en niant tout le contingent, ou plutôt en concluant
de la mobilité des choses et des rapports contradictoires des sens, qu'on ne pouvait croire qu'à la raison, quoiqu'elle fût cachée derrière le voile confus
du tourbillon des choses sensibles ; car s'il n'eût pas
été, lui Xénophane, dans la raison, il se fût lui-même
nié, ce qu'il est impossible de supposer. Au surplus,
nous n'avons pas la prétention de rendre ce philosophe clair, ni même intelligible ; nous nous bornons
à faire remarquer le genre d'abstraction dont il
donna l'exemple à ses successeurs.

Parménide considère aussi la raison, d'après ce
que nous avons vu, comme source unique de vérité,
puisque rien n'est vrai dans le rapport des sens, que
ce qui a été approuvé par elle. Bientôt il ose davantage ; la pensée absorbe tout, puisque ce qui est
pensée se confond avec la pensée même. Il est vrai que
toutes les choses sensibles se trouvent niées, mais
un grand exemple est donné, il ne sera pas perdu :
Descartes confondra la pensée avec l'existence individuelle ; plus tard, les psychologistes, ses succes-

seurs, ne se contenteront pas de si peu : après avoir fondu l'esprit dans la pensée, en laissant, pour un moment, les causes de côté, ils identifieront le moi, l'esprit, l'âme, formant un tout avec l'absolu; après quoi, ramenant cet absolu sur les causes, ils fondront la métaphysique avec l'ontologie.

Il est évident, du moins pour nous, ou que l'idée première vient de Parménide, ce que Ritter semble admettre, ou que tous les philosophes sont arrivés au même résultat par un procédé de réalisation des phénomènes du moral humain, naturel à tous les penseurs qui ne connaissent pas les fonctions du cerveau.

L'opposition signalée par Parménide entre la vérité et l'opinion des hommes, et qui se réduit à dire que la véritable connaissance est la connaissance de la raison par preuves certaines, tandis que l'opinion humaine provient des sens, ne nous présente au fond que l'idée dominante de la secte s'attachant à séparer les perceptions du jugement par un abîme immense qui les place dans deux natures différentes; ils n'ont garde de se douter qu'entre la raison et les perceptions, il n'y a d'autres différences que celles de l'organe. Mais nous aurons tant à dire sur cette question, qu'il nous suffit présentement de rappeler que les éléments de sa solution se trouvent dans le chapitre précédent, relatif aux fonctions du système nerveux.

Nous avons déjà noté la réalisation faite par Parménide des modifications affectives de l'homme sous les noms de froid , de chaud , de dur, de mou, de lumineux, d'obscur, etc., afin d'ériger ces choses en agents physiques D'autres philosophes devant bientôt suivre cet exemple, nous ne nous y arrêterons pas davantage ici.

Nous avons fait remarquer les procédés intellectuels par lesquels Zénon d'Élée soutenait le grand sophisme de la secte, la négation du réel ou du contingent; on a vu que cela se réduisait ou à des réalisations des perceptions humaines, inaperçues par le philosophe, ou à des sens divers attribués aux mots. De pareils artifices se retrouvent dans les arguments de Zénon que nous nous sommes abstenu de citer. Mais nous aurons si souvent occasion dans la suite d'en relever de semblables , qu'il serait inutile de nous en occuper présentement.

Nous avons vu que Mélissus de Samos, après avoir aussi réalisé les perceptions humaines, avait fondu sa personnalité dans l'être. Ainsi, toujours le même procédé, à quelques différences près qui ne sont que dans l'expression. La notion, ou, comme disent les philosophes, l'idée de l'être ou celle de substance sont préposées aux perceptions, comme étant d'une autre nature. C'est ainsi que tantôt l'esprit ou l'âme, tantôt l'être ou la substance, viennent se placer dans

une sphère supérieure, purement imaginaire, pour
créer deux mondes opposés (le spirituel et le matériel), qu'on est bientôt forcé de réunir, comme nous
l'avons déjà dit et comme nous le redirons encore,
pour empêcher le scepticisme et la négation du réel,
qui tend toujours à se reproduire depuis la fameuse
école d'Élée, objet de l'admiration des psychologistes
modernes.

Les doléances d'Empédocle sur le voile impénétrable qui cache à l'homme la vérité derrière la confusion et les contradictions des perceptions des corps
extérieurs, ne sont que trop bien fondées. Ainsi il
devait rester dans le doute; car, si sa faculté de connaître était elle-même absorbée par ce chaos, d'où
vient qu'il se permet des révélations sur le sphérus;
qu'il lui donne, avec les attributs de l'homme, l'intelligence, certaines passions, comme la joie, le bonheur, une forme ronde qui n'appartient qu'aux corps
inertes? Pourquoi cette réalisation de l'harmonie,
phénomène de perception et d'affection de notre
espèce? Pourquoi les personnifications de l'amour
et de la haine? de l'amour qui tantôt est une affection du monstre sphérus, et tantôt l'agent suprême
de tout le bien qui se fait dans l'univers? Que di-
rons-nous de ces passions opposées qui font agir tous
les éléments les uns sur les autres, et de l'intelligence
qui leur est accordée, lorsqu'elle ne devrait appar-

tenir qu'au sphérus? D'où proviennent ces âmes de l'homme dont les unes vont jouir d'un bonheur éternel dans le sphérus, et les autres sont sans doute absorbées par les tourbillons de la haine? Comment sont-elles distinctes de l'amour, de la haine, du sphérus, des éléments, etc., etc.? On dira que le poëme d'Empédocle ne nous est point parvenu entier, et que peut-être il avait levé les difficultés. Cette supposition n'est pas admissible. Lorsqu'un homme qui veut raisonner se jette dans la réalisation des phénomènes de sentiments, d'instincts, de penchants, d'impulsions diverses, qui tous sont des actions de l'encéphale humain; lorsqu'il en traite dans un langage institué pour les corps concrets, il est de toute impossibilité qu'il soit clair et conséquent dans son argumentation. Nous le verrons plus tard par l'exemple de Kant, le logicien le plus fort dans le genre abstrait dont puisse s'enorgueillir la philosophie. Passons maintenant aux conclusions sur le système éléatique.

L'opinion de Ritter, que nous avons rapportée textuellement, est celle de tous les psychologistes de nos jours, depuis que l'école allemande a acquis de la prépondérance dans le monde philosophique. Mais nous nous dispenserons de citer des hommes dont les uns occupent des chaires, et les autres sont sur le point d'y parvenir; car, dans le mouvement philosophique actuel, tous les avantages doivent revenir aux adeptes de cette école.

L'école d'Élée a donc donné l'exemple de la *première tentative faite pour rectifier le mode de connaissance sensible par les idées pures de la raison, ou de les réduire à leur véritable valeur. L'élément spéculatif a été dès lors distingué, dans la pensée, de l'élément empirique; la conscience a été préparée par là à la véritable philosophie.*

Ainsi, d'après cette sentence, point de philosophie par l'empirisme ou l'expérience. Pour être philosophe, il faut être avant tout spéculateur, et pour être spéculateur, dans le sens des philosophes, il faut voir la raison hors du domaine de l'expérience.

On n'est pas tenu, à la vérité, de professer toutes les absurdités des philosophes éléatiques; il faut pourtant garder quelque chose d'eux. Que gardera la philosophie moderne? L'intention ne suffit pas, du moins l'intention muette; il faut bien qu'elle se manifeste par quelque acte d'exécution. Eh bien, l'intention des philosophes éléatiques s'est manifestée, nous l'avons vu, par des réalisations d'abstractions. Ils ont mis en action, sur les corps de la nature, sur la matière, non pas des mots, comme on l'a prétendu depuis, mais, il faut bien le dire, des phénomènes de l'encéphale, qui n'étaient pas connus à leur époque, c'est-à-dire qui n'étaient pas rap-

portés à leur véritable cause, à l'action de cerveaux
d'hommes vivants, adultes et sains, exercés par
l'étude d'une langue au moins, ce qui est immense,
et par l'observation empirique. Si les psychologistes
les louent de quelque chose, ils ne peuvent les louer
que de cela; car l'ignorance des éléates en physique
ne permet d'adopter aucune de leurs explications
cosmogoniques. On peut leur savoir gré de leurs
efforts pour les progrès de la morale; mais cette
gloire ne leur est pas propre, ils la partagent avec
les pythagoriciens et avec d'autres écoles. Si on les
a imités en quelque chose, c'est aussi dans la réalisation que nous venons de signaler. Ce fait va ressortir des systèmes de philosophie subséquents (1).

Thalès de Milet, en Ionie (Asie-Mineure),
pense que l'eau est la source de tout; c'est en effet
un moyen de nutrition, et pour lui le principe de
toutes les existences individuelles. L'aimant et l'am-
bre jaune sont animés. Le monde est animé et rempli de démons et de génies; il est considéré comme
un être vivant. Tout vient d'un état primitif, qui est

(1) Ici s'arrêtent les corrections faites par mon père sur les
épreuves.

Le morceau suivant, sur la philosophie de Thalès, d'Anaximène et d'Héraclite, n'était point encore rédigé pour l'impression : j'ai cru cependant devoir l'intercaler ici, quelque incomplet qu'il soit, pour servir de complément à ce qui précède et de
transition au résumé qui suit. (C. B.)

l'état de semence des choses, c'est-à dire un état capable de vivre.

Anaximène de Milet. Le principe de toutes choses c'est l'air infini : tout est en lui, comme tout flotte dans l'eau dans Thalès. L'air est le principe de toutes choses, car tout en sort et tout y rentre. Comme notre âme, qui n'est que de l'air, nous domine; ainsi le souffle et l'air entourent et dominent le monde, idée tirée de la respiration qui nous fait vivre et dont le défaut nous fait mourir; l'air est donc notre âme et celle de toute la nature. Origine de la représentation d'un esprit, depuis si fécondée.

Ainsi Thalès donne les germes avec l'aliment, et Anaximène donne le principe qui anime; la vie est personnifiée dans l'air; il est toujours en mouvement, animant tout; il lui donnait le chaud, le froid pour agir sur la terre et produire tout.

Diogène d'Apollonie, île de Crète. Les principes précédents étant admis, il anime l'air et lui donne l'intelligence, pour que tout aille comme on voit que les choses vont. Donc ici l'homme commence à prêter son intelligence à l'air, à l'âme universelle. Progrès naturel, car l'homme va l'appliquer à tout. (T. I, p. 190). Son principe ou son air primitif était une espèce de milieu entre le feu et l'air; c'était donc un principe chaud et un principe raisonnable; c'est l'âme de tous les êtres vivants, l'âme universelle ignée. Il concevait le monde et tout l'ensemble des êtres, et des phénomènes ordonnés comme un grand homme animé par cette âme universelle; il y voyait un être un, vivant, qui reçoit sa force vitale du tout; en un mot, dit Ritter, comme un animal; c'est pourquoi il lui attribuait des organes respiratoires qu'il croyait apercevoir dans les étoiles (p. 191). Mais aussi, du monde entretenu par le dehors (comme nous), plusieurs mondes sont nés les uns des autres et se sont succédé dans le temps et l'espace (tout cela n'est qu'anthropomorphisme).

Héraclite d'Ephèse, homme mélancolique, aristocrate fier, caustique, mécontent de tout, énigmatique dans son style. Toutes ses opinions philosophiques ont la physique pour objet; mais il traite aussi de la politique, de la morale, de la mythologie et de la théologie. Il a de commun avec les précédents qu'il cherche le principe physique de tous les phénomènes, un principe qui pénètre tous les phénomènes du monde, comme leur unité éternellement vivante; la sagesse consiste à connaître ce principe. Une seule chose est l'objet de la sagesse, c'est le nom de Jupiter. La sagesse n'est autre chose que l'interprétation de la manière dont l'univers est gouverné; ou bien il n'y a qu'une seule sagesse, c'est de comprendre la pensée qui seule gouvernera toutes choses en général et en particulier. Or il nommait feu le principe de toutes choses; il y a donc peu de différence entre lui et les précédents (comme dit Ritter, p. 205). Ce n'est ni un dieu, ni un homme qui a créé, etc.; mais cela a toujours été, et ce sera toujours le feu éternel et vivant, s'embrasant et s'éteignant avec mesure. (On dit : il n'y a pas là l'idée sublime d'un dieu; mais il y en a le fond; nos qualités, notre puissance, notre volonté, notre liberté prêtées à, etc.). L'âme de l'homme n'est qu'une étincelle détachée du feu universel; elle y retourne, et l'homme par lui-même ne connaît pas, n'est pas raisonnable. C'est un malheur que la naissance de l'homme, car c'est la naissance à la mort. Les hommes sont des divinités mortelles, et les dieux des hommes immortels vivant de notre mort, mourant de notre vie (1).

Cherchons dans le résumé des écoles anté-socratiques le dégagement successif du spirituel fourni par le matériel.

On cherche d'abord le premier mobile de tout. L'air se présente, on en fait l'âme; cette âme n'est

(1) Ici finit ce morceau qui devait avoir plus d'extension. C'est seulement après avoir passé plusieurs autres opinions philosophiques en revue, que, jetant un coup d'œil en arrière, l'auteur voulait se résumer sur cette première époque, comme on va le voir ci-après. (C. B.)

pas trouvée assez active, on lui substitue le feu. Ces âmes disposent, chacune à son tour, de tous les autres éléments. L'homme en a sa part; il a un souffle, une force qui l'anime. (École ionienne.)

L'attention se fixe sur l'homme : on distingue son esprit, son âme, de son corps; on croit pouvoir l'étudier séparément; on crée la psychologie, qui contient toutes les facultés où l'on ne peut découvrir rien de matériel; c'est un pas de plus. L'esprit reçoit une vie séparée, indépendante; mais cet esprit a besoin des sens pour agir. On fait une coupe dans ses facultés : les sensations sont déclarées ne pas dépasser les objets corporels. Mais il est en nous une faculté supérieure qui reçoit, compare, juge les sensations; on la saisit pour en faire l'esprit proprement dit, et c'est dans cette faculté qu'est circonscrit l'esprit ou l'âme; c'est son étude, séparée de celle des sensations, qui devient l'objet spécial de la psychologie. (Pythagorisme.) Ainsi la faculté de percevoir les objets est regardée comme une chose physique; et la faculté de sentir des différences entre les objets et de porter un jugement sur ces différences, etc., devient une chose non physique, spirituelle, comme s'il ne s'agissait pas toujours des mêmes objets, des mêmes organes. La parole, instrument de rigueur pour ces divisions, n'est point encore appréciée.

On va plus loin : on s'appesantit sur la faculté de saisir les rapports entre les choses, d'en juger et même de juger les jugements qu'on a déjà portés; cela reçoit le nom générique de *pensée*. Eh bien, cette pensée devient la représentation de l'esprit, de l'âme; on l'isole des sens, des sensations quelconques; on fait plus, on la leur prépose. La pensée possède la raison, et la raison devient prédominante dans le système philosophique.

La raison une fois adoptée, on la confond avec l'âme, avec l'esprit; c'est la partie noble par excellence, les sens ne sont plus que ses ministres; ils sont unis dans un ordre de phénomènes auxquels préside la sensibilité; et la raison reste dans son domaine propre, qui est le rationnel. Ensuite elle fait des progrès; elle s'enrichit; on étudie ses opérations indépendamment des sensations; on oublie quelles en sont la base, le soutien, la condition *sine quâ non*; on les déclare trompeuses, et l'on proclame que la vérité n'est que dans l'entendement, c'est-à-dire dans la pensée comparative, le jugement, la raison, l'âme et l'esprit en un mot; car, malgré la multiplication des mots, il est facile de s'assurer qu'ils ont tous le même sens. Tel est le domaine de l'entendement, et les sens gardent pour eux toute sensibilité; il n'en subsiste plus dans l'entendement; or, dans la partie intellectuelle de l'homme, cette divulsion est faite avec hardiesse, sans arrière-pensée, sans qu'on se demande s'il ne reste pas de la sensibilité dans l'entendement, et si la sensibilité est vraiment plus matérielle que le jugement.

Ce n'est pas tout : bientôt la pensée s'identifie avec la conception de l'être suprême; elle engendre Dieu. La pensée, mise en rapport avec Dieu, prétend devoir découvrir *seule* toutes les vérités hautes, premières, et même toute vérité, et la voilà qui rejette le témoignage des sens, sous prétexte qu'ils ne peuvent fournir que de l'incertain, du mobile, du trompeur, du passager, du périssable; tandis que les hautes vérités, qui ne viennent que de l'entendement, sont impérissables, éternelles, pures, absolues; on va même, du mépris pour les choses sensibles, à la négation de toute contingence.

C'est l'entendement qui donne, suivant l'éléate Anaxagore, la notion de l'esprit, des nombres, d'une intelligence créatrice. L'esprit devient opposé à la matière; car c'est lui qui fait mouvoir les éléments et produit l'ordre et la beauté; il est immuable et n'est impressionné par quoi que ce soit, et cependant il a le sentiment de l'ordre et du beau, comme si ces choses naissaient en lui et ne lui venaient pas par les sensations.

Ainsi voilà la faculté de comparer, d'apercevoir

les rapports qui existent entre nos perceptions et entre nos différentes manières de sentir; la voilà qui se trouve isolée de ces rapports, comme si elle avait pu se manifester sans eux; elle leur préexiste; elle y préside, et de même qu'un homme manie, combine, arrange diversement un petit nombre de corps, elle arrange et combine tous ceux de la nature; elle les coordonne et les fait agir entre eux, comme on croyait alors qu'ils agissaient, suivant la physique grossière du temps; mais Anaxagore n'est pas de ceux qui érigent l'esprit en créateur. Le beau, l'ordre, etc., sont aussi isolés de la tête humaine, et placés dans les corps pour agir dessus.

Considéré dans les corps de l'homme, des animaux, des plantes, l'esprit doit gouverner; mais il en reçoit une réaction, *lui que rien ne peut impressionner*. Si l'esprit fait plus chez l'homme que chez les plantes et les animaux, c'est qu'il y est plus à l'aise, et qu'il dispose de meilleurs organes, et surtout des mains, dont on fait un grand éloge.

Jusqu'ici il y a assez de conséquence dans cet anthropomorphisme, malgré son caractère tout imaginaire et quelques contradictions; mais on ajoute que de plus l'esprit trouve dans l'homme la mémoire, l'expérience, la science et l'art, sans se mettre en peine de chercher où tout cela est placé. Ainsi l'on nous replonge dans la confusion; car il est évident qu'il y a des sensations, de la comparaison, du jugement, de la raison enfin, sinon toujours dans la mémoire, du moins dans l'expérience, la science et les arts. Mais les anciens, dans leur extrême ignorance des faits, pouvaient-ils raisonner d'une manière toujours conséquente?

L'esprit est cependant intelligent par lui-même, malgré les obstacles que l'état des corps oppose à son libre développement. Le philosophe ne se contente plus de le mettre dans les corps animés; il le porte dans les astres pour le charger de leur direction.

Ritter fait remarquer que, d'après cette théorie, l'esprit universel et l'esprit des corps animés n'est plus qu'une force dépendante de la composition des corps. Faire concevoir ainsi l'esprit serait peut-être un des moindres torts d'Anaxagore; mais le philosophe allemand veut un esprit indépendant, absolu; il n'en coûtera guère aux philosophes pour le lui fournir.

La raison est pour Anaxagore l'organe de la vérité, et l'on sait que la raison se confond avec l'esprit, l'âme : tout cela est l'un à côté de l'autre, ou l'un dans l'autre, suivant le caprice des philosophes. Les sens seraient trop faibles, selon lui, pour découvrir les parties constitutrices des choses. Ainsi ce ne seraient pas eux qui auraient donné les moyens de faire toutes les découvertes dont la physique et la chimie se sont enrichies par la suite ; elles seraient dues à la raison seule. On voit à quelle négation formelle des faits les mieux avérés peut amener un pareil système.

On n'y trouve rien, du reste, sur les rapports et les différences qui peuvent exister entre la raison, l'âme, l'esprit et les autres qualités de l'homme. La seule chose qui frappe, c'est que la faculté qui juge en nous a été, dès la plus haute antiquité, séparée des perceptions dont elle dépend ; qu'elle leur a été préposée ; qu'on en a fait l'entité âme ou esprit, et puis Dieu, et que l'esprit ainsi formé est devenu le régulateur de l'univers.

SECTION III.

Essai d'un tableau des phénomènes cérébraux (1).

Maintenant que nous avons vu comment l'homme fut conduit dans l'antiquité à s'abstraire de lui-même

(1) Il entrait dans le plan qu'avait conçu mon père de passer en revue les principaux représentants des écoles philosophiques de l'antiquité pour y poursuivre son but, et montrer comment les spéculations les plus abstraites avaient toujours pour point de départ des impressions faites sur les sens par des objets matériels et des perceptions relatives à ces impressions. Il voulait y signaler l'influence du langage dans la formation des abstractions les plus relevées, et prouver que ces philosophes, comme

en érigeant ses principales facultés en choses réelles et leur donnant les attributs du concret, il faut aborder l'étude du moral humain directement en cherchant à le démêler dans les fonctions de l'encéphale servi par les nerfs.

Nous allons donc essayer de tracer un tableau des phénomènes cérébraux, et puis nous en extrairons ce qui constitue le moral de l'homme. Les développements dans lesquels nous sommes entré au

leurs prédécesseurs, avaient encore érigé leurs propres facultés en puissances créatrices, ordinatrices, etc. ; mais il n'a point eu le temps de rédiger ce travail. Il laisse de longs extraits, des analyses détaillées de Platon et surtout d'Aristote, ainsi que de plusieurs philosophes modernes ; mais ces matériaux ne sont point de nature à être insérés ici, et nous renvoyons les lecteurs à l'*Examen des doctrines médicales*, 3ᵉ édition, Paris 1829, tome I, pages 46-74, où ils trouveront, sur les écoles philosophiques auxquelles nous faisons allusion, les idées mères que l'auteur aurait largement développées.

Ici se place un travail entièrement neuf, l'Essai d'un tableau des phénomènes cérébraux, que mon père avait écrit pour déposer sur le papier la série logique de ses idées, et qui devait servir de texte à une rédaction définitive. C'est la pensée de l'auteur dans son originalité première, dépourvue de toute espèce d'ornement, dans toute sa nudité. Ce sont ses idées prises à leur naissance et à mesure qu'elles se présentaient à son esprit et se classaient dans son entendement. Parmi ces idées, il aurait peut-être fait un choix ; peut être aurait-il changé l'expression de quelques unes ; ajouté ici, retranché là ; mais nul autre que lui ne pouvait être juge en cette matière, et j'ai dû respecter religieusement le texte du manuscrit.   (C. B.)

chapitre iv nous dispenseront de la minutie des détails.

Nous distinguerons trois espèces de stimulation ou excitation qui, comme on le verra plus tard, peuvent se convertir en irritation : 1° la stimulation ou excitation *convergente* ou centripète; 2° la stimulation ou excitation *divergente* ou centrifuge; 3° la stimulation ou excitation *intermédiaire*.

Les deux premières stimulations ou excitations suivent les trajets des cordons nerveux qui en sont les conducteurs; la troisième est bornée à la pulpe nerveuse centrale. L'*excitation convergente* marche des extrémités nerveuses vers l'encéphale par les nerfs du sentiment; elle y arrive immédiatement lorsque les nerfs se rendent directement dans le crâne, médiatement lorsque, situés plus bas, ils vont communiquer avec la moelle épinière. L'*excitation divergente*, partie de l'axe cérébro-spinal, se répand dans les différentes parties du corps, en parcourant les nerfs du mouvement, à peu d'exceptions près. L'*excitation intermédiaire* se passe dans la pulpe cérébrale, dont la matière blanche est, à juste titre, assimilée à celle des cordons nerveux extra-crâniens et extra-rachidiens.

Si nous entreprenons de suivre les excitations dans leurs trajets autant que l'observation peut le permettre, voici ce que nous remarquerons.

Les extrémités nerveuses, qui sont les points de départ de l'excitation convergente, sont placées : 1° à la périphérie du corps, dans les organes sensitifs et dans tout l'appareil locomoteur; 2° dans les surfaces internes de rapport ou membranes muqueuses des appareils de la respiration, de la digestion, des organes sexuels et des organes destinés à la sécrétion et à l'excrétion de l'urine; 3° dans la trame des organes qui constituent les appareils. La substance nerveuse se trouve, dans toutes les surfaces de rapport et dans les expansions sensitives particulières, fondue avec des capillaires sanguins, d'où une substance nervoso-sanguine.

Dans l'état de santé les stimulations ne sont exercées que sur la peau, membrane externe où sont tous les sens, et sur les membranes muqueuses qui tapissent les organes creux que nous venons de nommer; ces membranes peuvent être considérées comme des sens internes. Dans l'état de maladie, les stimulations peuvent partir de tous les intérieurs de tissus, soit externes, soit internes, qui se trouvent affectés d'une irritation un peu vive, car il s'y forme alors de la substance nervoso-sanguine qui en fait des sens anormaux extraordinaires. D'où il résulte que tel tissu qui n'était pas sensible, c'est-à-dire propre à donner de la sensation dans l'état normal, le devient lorsqu'il est modifié par l'inflammation. Le sang donne donc de l'activité à la substance nerveuse lorsqu'il la pénètre d'une manière intime. On pense que ce fluide, en s'y décomposant, y lance de l'électricité positive; et s'il en est ainsi, ce fluide doit à l'instant s'écouler par les fibres blanches qui partent de la matière nervoso-sanguine; mais il ne tarde pas à parvenir dans une nouvelle substance nervoso-sanguine où il s'en dégage de nouveau. Ce fluide, incessamment neutralisé par son opposé qu'il trouve dans les humeurs, serait donc ainsi renouvelé dans chaque région de substance nervoso-sanguine, et par celui que le contact des corps étrangers appliqués sur les surfaces sensitives ne cesse de fournir. Ainsi toutes les formes de la matière nervoso-sanguine serviraient à augmenter l'excitation nerveuse; or ces formes sont, outre les surfaces sensitives, la substance ganglionnaire qui se trouve sur le trajet de presque tous les nerfs, et la substance grise qui n'existe que dans l'axe cérébro-spinal diversement disposée par rapport à la substance blanche. Il y a sans doute des différences de fonctions correspondant aux différences de formes dans les épanouissements sensitifs, dans les ganglions et dans la substance grise, mais nous n'en pourrions parler que par conjecture; aussi, ne nous arrêterons nous ni sur cette question, ni sur celle de l'électricité, qui n'est pas encore définitivement résolue. Nous voulons montrer les routes

que suivent les diverses excitations, et non les expliquer. Il ne sera donc plus question dans cet ouvrage
que de l'excitation, de ses directions et de ses degrés,
en tant que ces choses pourront être suivies par les
sens et considérées comme certaines.

Toutes les excitations provoquées, dans les lieux
indiqués par la stimulation, convergent vers l'encéphale en parcourant les nerfs du sentir et y arrivent
par la base de cet appareil. Elles aboutissent, par
des fibres blanches continues avec les nerfs qui les
ont amenées, à un espace assez rétréci, la moelle allongée, où se trouve de la substance nervoso-sanguine, substance grise, où elles doivent être modifiées et recevoir un nouveau degré d'activité. De là
elles prennent différentes directions : 1° elles sont
réfléchies de la base vers les différentes parties du
corps et se trouvent aussitôt converties en excitations divergentes ; mais cette réflexion suppose
qu'elles ont atteint la substance grise qui est à cette
base ; 2° elles pénètrent dans les deux lobes du cervelet, où elles rencontrent aussi de la matière nervoso-sanguine ou substance grise ; 3° elles parviennent dans les deux hémisphères du cerveau et y sont
encore reçues par de la substance grise.

Les excitations qui ont pénétré dans le cervelet prennent, lorsqu'elles en sortent, et après avoir
été modifiées dans la substance grise de cet organe,

la direction divergente, comme celles qui ont été réfléchies de la base du cerveau (moelle allongée), et une autre direction qui les conduit dans les hémisphères du cerveau : cette excitation intra-crânienne rentre dès lors dans l'excitation intermédiaire que nous avons indiquée, et dont voici les principales directions.

Les excitations convergentes qui sont parvenues dans les hémisphères du cerveau soit directement de la base encéphalique, soit après avoir parcouru le cervelet, peuvent être à l'instant réfléchies par ces hémisphères vers les différentes parties du corps, c'est-à-dire être aussitôt converties en excitations divergentes toujours après avoir été modifiées par la substance grise. Mais elles peuvent aussi séjourner dans le cerveau, être réfléchies d'une région de cet appareil sur une autre, être communiquées au cervelet, à la base encéphalique, enfin s'agiter plus ou moins dans toute la masse de l'encéphale et y devenir prédominante, tantôt dans une région, tantôt dans une autre. C'est là le principal phénomène de l'excitation intra-crânienne, et l'on sent que l'excitation trouve dans toutes les régions de l'encéphale la substance grise qui la modifie. En général on peut se représenter l'excitation comme conduite par les fibres blanches et ranimée par la substance grise, non seulement dans l'encéphale, mais dans toutes les parties du corps. Lorsque l'excitation reçue par les hémisphères n'a pas été réfléchie sur-le-champ, qu'elle a duré un certain temps et qu'elle est devenue intermédiaire, elle finit ordinairement par être réfléchie dans les différentes parties du corps, ce qui la constitue excitation divergente. Il est donc clair que pendant qu'elle volute dans l'encéphale en se portant ou devenant prédominante tantôt dans une région et tantôt dans une autre, elle reçoit incessamment l'influence des différentes régions de matière grise où elle parvient, et que plus ces régions sont riches en matière grise ou nervoso-sanguine, plus elles donnent d'activité à l'excitation.

Pendant que l'excitation intermédiaire se passe dans l'encéphale, il s'en échappe toujours plus ou moins par les nerfs moteurs des muscles soumis ou non à la volonté et par d'autres qui se rendent dans l'appareil circulatoire, dans les différentes parties du corps, et surtout dans les viscères de la poitrine et de l'abdomen. C'est une exubérance de l'excitation intermédiaire qui se convertit en excitation divergente et dont la majeure partie s'écoule par la huitième paire; mais le grand écoulement, la conversion pleine et entière ne se fait que lorsqu'il est déterminé par un fort courant d'excitation de l'encéphale sur l'appareil musculaire; c'est-à-dire lorsque, à une excitation intra-crânienne, ou intra-encéphalique plus ou moins prolongé, qui est toujours une excitation intermédiaire, succède une forte innervation sur les muscles, commandée et dirigée par les hémisphères du cerveau.

Rendons présentement à ces phénomènes d'innervation les dénominations sous lesquelles elles sont connues.

Les excitations convergentes ou centripètes sont ce qui produit les sensations. Cette production a lieu au moment où l'excitation aborde la région du cerveau qui est organisée pour cela. Les sensations sont donc de trois espèces : 1° les unes viennent des stimulations de la peau et des organes des sens ; 2° les autres partent des membranes de rapport placées dans les viscères creux ; 3° les troisièmes, procédant de l'intérieur des tissus, de leur trame intime, des cordons ou branches nerveuses qui s'y rencontrent, n'appartiennent qu'à l'état morbide ou pathologique. Ce sont donc des sensations éventuelles, le plus souvent transitoires et très variables, mais qui n'en doivent pas moins être prises en grande considération. Nous appellerons les premières, *sensations* purement et simplement, ou *excitations sensitives* internes ; les secondes, *sensations viscérales normales* ; les troisièmes, *sensations accidentelles* ou *morbides* ou *pathologiques*.

Telles sont les trois grandes sources de l'excitation *convergente* ou *centripète*, condition indispensable de tous les phénomènes d'instinct, de sentiment, de passion, d'intelligence et de mouvement, comme nous l'allons voir. Les nerfs qui la conduisent à l'encéphale sont désignés par les expressions : nerfs de la sensibilité, du sentir ou du sentiment. Nous préférons dire : nerfs du sentir ou de la sensibilité.

Les excitations divergentes ou centrifuges peuvent partir de divers points de l'axe cérébro-spinal, et les phénomènes qu'elles produisent sont fort variés : nous commencerons par les plus appréciables, qui sont les contractions musculaires.

Toutes les stimulations exercées sur la peau et les organes sensitifs tendent vers l'encéphale, (nous l'avons vu), et y arrivent toujours lorsque la continuité des nerfs qu'elles doivent parcourir n'est point interrompue. Toutefois cela n'empêche pas qu'elles ne puissent être réfléchies et converties en excitations divergentes, si elles rencontrent de la substance grise avant d'être parvenues dans la cavité crânienne, et cela peut se faire sans préjudice de l'excitation cérébrale. C'est ainsi qu'une piqûre pratiquée sur un pied, une douleur d'orteil, donne la goutte ; une irritation hémorrhoïdale de la marge de l'anus produit, indépendamment de la douleur perçue, un état convulsif et des crampes dans les membres pelviens, lorsque rien de pareil ne se montre dans les membres thoraciques. Les rapports du tube digestif avec la moelle sont les mêmes que ceux de la peau, car les irritations des intestins causent des crampes dans les mêmes parties, pendant que celles de l'estomac les font apparaître dans les bras et dans les muscles de la mâchoire. Plus la région lombaire de la moelle est riche en matière grise, plus elle réfléchit de force sur les muscles du bassin et des extrémités inférieures. Les excitations galvaniques pratiquées sur le cordon médullaire coupé et séparé de la tête, produisent des convulsions dans les mêmes muscles. Toutes les inflammations de la moelle qui n'ont pas altéré profondément son organisation, occasionnent l'état convulsif et douloureux dans les muscles du tronc et des membres correspondants au point surirrité.

Tous ces faits que nous empruntons à la pathologie prouvent qu'il peut partir des différents points de la moelle une excitation divergente qui agit sur les muscles dont les nerfs sont abouchés avec la matière nervoso-sanguine de ces mêmes points, excitation qui est indépendante de celle du cerveau. Elle en est d'ailleurs assez facile à distinguer, car elle est involontaire, tandis qu'une autre purement volontaire et par conséquent cérébrale et partie des hémisphères, peut être dirigée sur les mêmes muscles et s'y manifester lorsque l'autre vient de cesser, c'est-à-dire qu'on peut mettre en contraction par la volonté les mêmes muscles que l'irritation médullaire y met indépendamment de la volonté.

Il en est ainsi de la portion supérieure de la moelle qui a pénétré dans le crâne, et même de la protubérance centrale du cerveau, ou pont de Varole. Si la substance grise de ces régions éprouve l'état inflammatoire, l'excitation divergente est dirigée sur les muscles de la face, des yeux et de la respiration, et on les voit se contracter malgré l'influence de la volonté; ce qui n'empêche pas que si ces convulsions viennent à être suspendues, la volonté ne puisse verser son excitation divergente sur les muscles en les mettant en état de contraction.

Enfin si nous suivons la même excitation morbide dans les hémisphères, nous trouvons qu'elle verse l'excitation divergente dans tous les muscles du corps qui étaient, dans l'état sain, à la disposition de la volonté et qui maintenant ont cessé d'y être.

Résumons-nous sur ces stimulations ou excitations nerveuses et sur les phénomènes qui en dépendent. Ces phénomènes sont de deux ordres : instinctifs et intellectuels. Les premiers se rattachent aux stimulations reçues par la base du cerveau et le cervelet, et les secondes aux stimulations reçues par les hémisphères du cerveau. Que deviennent ces différentes stimulations?

I. *Phénomènes instinctifs*. — Le cerveau, par sa base, reçoit les stimulations convergentes de l'intérieur et de l'extérieur.

Il réagit
{
1° dans la direction des nerfs sortants sur les muscles, les viscères ;
2° dans la direction des nerfs intra-crâniens, sur le cervelet, sur le cerveau.

1re direction, d'où
{
les mouvemens musculaires, instinctifs, viscéraux ;
les mouvemens sensitifs, viscéraux, renvoyés et perçus ;
les mouvemens musculaires respirateurs et autres instinctifs ;
le tout sans délibération ; commun avec les animaux ; sans ce que l'on appelle moral.

2e direction, d'où
{
1° les impulsions affectives et autres qui sont comprises sous le titre de Sentiment, c'est-à-dire qui portent à l'action avant le raisonnement ;
2° les réflexions que l'on fait sur les conséquences de ces actions sollicitées par le sentiment, réflexions qui opèrent,
a. sur la représentation de la jouissance promise par le sentiment.
b. sur les conséquences de cette jouissance, par le moyen de l'éventualité.

II. *Phénomènes intellectuels*. — Le cerveau, par ses hémisphères (car nous ne pouvons rien dire des lobes du cervelet, dont peut-être l'action se confond avec celle de la base encéphalique), reçoit les stimulations convergentes dont la plupart, toutes peut-être, ont été déjà reçues par la base ; il réagit,

et de cette réaction résultent les différents phénomènes intellectuels qui consistent à

1° Faire de ces stimulations des représentations
toujours d'objets concrets, réels, ou modelées sur
ces objets;

2° Faire sentir les différences et les ressemblances
entre ces représentations, ainsi que leur absence;

3° Faire sentir les rapports de causalité ou d'action de ces objets les uns sur les autres et sur soi;

4° Faire sentir la représentation de soi-même,
ou le sentiment personnel, le moi;

5° Retenir les actions demandées par l'instinct
et les sentiments, pendant que ce travail interne
s'exécute;

6° Les commander et exécuter, en conséquence
de la délibération (des sentiments l'aident dans cette
action);

7° Exprimer, par le discours, les représentations,
comparaisons, absences, jugements divers, l'action,
la passion et leurs degrés, au moyen de signes qui
sont saisis par les trois sens supérieurs.

*Développement des propositions qui précè-
dent.* — Les représentations reçoivent toujours
leurs formes des organes des sens.

Trois sens seuls donnent, isolés ou réunis, les
formes des objets : vue, ouïe, toucher.

Deux sens (goût, odorat) donnent la représentation du moi modifié, tandis que les autres montrent le corps modifiant à l'intellect.

Les diverses facultés de l'intelligence utilisent ces représentations, d'où tous les phénomènes intellectuels.

Ainsi, 1° le langage et les tons attachent les représentations à des sons, à des signes, et les manifestent. Ils y attachent aussi des instincts, des sentiments, des impulsions suivant l'intensité, l'ordre des stimulations en prenant toujours pour type les représentations concrètes extérieures et le moi modifié.

2° L'individualité cherche les différences, les divisions dans chaque représentation.

3° La forme s'attache aux figures, et en fait des représentations qui peuvent se rendre;

4° L'étendue s'arrête aux dimensions; elle les fait concevoir, mais elle emprunte la quantité pour les rendre.

5° La pesanteur cherche la représentation et la comparaison des poids; elle ne peut rendre ou transmettre.

6° Le coloris envisage et retient, compare et combine les couleurs, les extrait des corps, et les représente, les rend.

7° L'ordre se plaît dans la symétrie; il peut très bien la représenter.

8° La numération s'exerce dans les quantités qu'elle se plaît à comparer, et qu'elle représente par l'unité toujours reproduite.

9° La localité saisit les groupes d'objets qu'elle a imeà convertir en une représentation unique.

10° L'éventualité s'arrête complaisamment sur le changements et les mouvements des objets.

11° Le temps mesure la durée des représentations, impulsions, comparaisons, et les modèle sur l'étendue.

12° La mélodie se fixe sur les sons et les associe aux instincts et aux sentiments, pendant que son concours avec le langage et le temps crée la musique avec ses signes et ses mesures.

13° La constructivité sent les lignes dans les objets, les plans, les directions, et aussi la symétrie; elle se caractérise surtout en donnant la faculté de reproduire ces objets.

14° La comparaison cherche et saisit partout des rapports dans les représentations, quelles qu'elles soient, c'est-à-dire dans celles des facultés de rapport, dans celles du sentiment personnel avec ces représentations, dans les instincts et les sentiments entre eux. Donc, plus cette faculté est grande, plus les objets de réflexion et de manifestation par le langage sont nombreux, plus est grande et variée la scène du monde.

N. B. Elle ne doit pas être confondue avec les comparaisons propres aux facultés de rapport avec l'extérieur. Elle compare aussi entre elles et avec le reste ces comparaisons primitives.

15° La causalité distingue les rapports d'action réciproque entre les objets que la comparaison contemple, manie, etc., et fournit le sentiment de causalité, qui est toujours faible lorsqu'elle l'est elle-même.

Elle féconde le travail de la comparaison en fournissant à l'induction ses plus riches matériaux.

16° La gaieté saisit un rapport particulier dans les opérations de la comparaison et de la causalité, peut-être dans toutes les comparaisons possibles, rapport qui excite l'hilarité, soit innocente, soit caustique ou malveillante, suivant les autres sentiments.

17° L'idéalité exagère toutes les représentations, tous les sentiments de comparaison et de causalité, ceux même de gaieté, et tend à les réaliser. Elle ne laisse rien de muet dans la nature. En donnant une *âme* au concret, elle le modèle sur l'homme ; c'est l'*anthropomorphiseuse* (1) du logis par son action

---

(1) L'auteur n'aurait peut-être pas laissé passer ce mot dans sa rédaction définitive ; je l'ai respecté parce que je n'en ai pas trouvé qui pût le remplacer exactement. On connaît l'étymologie du mot *anthropomorphisme*, admis dans le langage philosophi-

sur le langage, le ton et la main ; elle tend toujours
à exprimer fort, à faire parler et à combiner de
manière à ce qu'elle produise l'émotion, l'admiration, l'éloge. Elle tend toujours au mieux.

18° La merveillosité éloigne encore davantage
les représentations de leur essence primitive; elle
crée une causalité spéciale par son action sur l'organe qui en est chargé, et l'applique aussi bien aux
représentations de l'abstrait qu'à celles du concret;
aux instincts et aux sentiments, aussi bien qu'aux
signes du concret, de l'abstrait, des instincts, des
sentiments, des impulsions affectives et autres,
quelles qu'elles soient.

Elle se plait dans la représentation d'une force
supérieure anthropomorphique à laquelle elle fait
tout céder. Une jouissance sentimentale est attachée
à l'action de cette puissance.

Elle combine les objets de manière à former un
spectacle qui excite l'étonnement ; car l'étonnement
est une sensation qu'elle aime à exciter dans l'individu et chez les autres.

Rien ne l'arrête dans cet essor: elle s'y abandonne

que: il vient des mots grecs ανθρωπος, μορφη; homme, forme;
forme de l'homme; d'où l'application de cette expression aux
religions qui donnent à Dieu la *forme de l'homme*. Anthropomorphisme et personnification sont donc à peu près synonymes.

(C. B.)

d'autant plus que la causalité est plus faible, et qu'elle trouve plus de facilité à la faire taire ou à l'entraîner, aussi bien que le sens logique.

En s'associant à la vénération, elle produit le sentiment d'adoration que, seule, elle ne saurait produire.

En s'unissant avec l'espérance, il n'est rien qu'elle ne puisse enfanter pour développer et accroître le sentiment d'étonnement chez les autres; car alors des motifs de création extraordinaires lui sont acquis, puisqu'elle veut ajouter la vénération et l'adoration à l'étonnement et à l'admiration, ses sentiments propres.

19° L'imitation, qui s'observe dans tous les phénomènes intellectuels et autres, paraît être en raison du développement d'une région du cerveau qui est toujours fort prononcée dans l'enfance. Quand elle reste prédominante, on imite, sans y penser, les actions, les discours, les gestes, attitudes; ce qui *paraît* être autre chose que d'imiter les couleurs, les formes; d'apprendre et d'imiter les prononciations, les airs, et d'éprouver les sentiments, les phénomènes convulsifs que l'on observe chez les autres. L'*imitation* est donc un phénomène très multiplié et qui s'applique à tout le moral. Il est clair qu'elle se développe d'après la représentation; il faut qu'il y ait des imitations spéciales et une imitation générale, comme pour la comparaison.

20° La bienveillance, mise aussi en action par la représentation, s'applique à tout être animé et inanimé, attache un plaisir aux bonnes actions et une peine à la souffrance d'autrui. De plus, elle donne une impulsion vers les actes qui satisfont ce plaisir et écartent cette peine.

21° La vénération, principale garantie de l'ordre social, s'applique d'abord à ceux qui nous paraissent au-dessus de nous dans notre espèce, c'est-à-dire à la représentation de leur personne telle qu'elle frappe nos sens par leur aspect, leurs gestes, leurs discours, leurs actes, si elle nous les fait juger au-dessus de nous d'abord. Ensuite, lorsque nous avons personnifié, anthropomorphisé des conclusions et des inductions, telle que la force, la puissance, la cause, elle s'adresse à ces représentations, et plus elle est secondée par la merveillosité, plus elle augmente et dégénère en une admiration contemplative, accompagnée d'un sentiment qui n'est connu que de ceux chez qui elle est fort développée; sentiment rarement simple, sans doute; car la crainte, l'espérance, l'idéalité, contribuent à lui imprimer des nuances qui sont multipliées.

Le plus haut degré de force productive, motrice, régulatrice, est naturellement ce qui doit le plus exciter ce sentiment et animer les impulsions qu'il peut donner. *C'est pourquoi* Dieu est le principal objet de l'adoration ; *à moins* que la personnification de la cause première ne soit une opération difficile, ce qui peut provenir, 1° *ou* du grand développement et de l'exercice soutenu de la comparaison et de la causalité ; 2° *ou* de la faiblesse des exagérateurs de la représentation et des anthropomorphiseurs, qui sont l'idéalité et la merveillosité ; 3° *ou* enfin de la faiblesse de la comparaison et de la causalité, qui ne permet pas même le degré de représentation nécessaire à celle d'un dieu anthropomorphisé ; c'est alors semi-imbécillité, tandis que dans les deux premiers cas, ce peut être raison.

Dans ce cas, que nous rapportons à la raison, il y a de la vénération pour tout ce qui est grand dans le concret.

Dans l'autre il n'y a pas même sentiment de respect ; tels sont plusieurs scélérats.

29° La fermeté, admise forcément, vu sa coïncidence avec une région du cerveau, peut-elle être qualifiée sentiment ? Ce n'est peut-être qu'une impulsion. Cependant elle s'associe à un sentiment de force propre et d'indépendance qui engage à braver l'opinion, et attache à cela un sentiment de satisfaction de soi-même.

Elle est toujours mise en jeu par les représentations sur lesquelles il faut agir dans tous les actes de notre vie.

On conçoit tout ce qui doit déterminer ses applications; elle doit agir dans l'intérêt des facultés prédominantes; ainsi, en général, tantôt elle sert les passions, et tantôt l'intelligence.

Elle doit être distinguée, comme faculté générale, des tendances à cette persévérance qui se développe avec tous les actes de notre moral; car si nous avons du plaisir soit à penser, c'est-à-dire à nous représenter, soit à faire une chose, nous devons être sollicités à prolonger ce plaisir; mais cependant nous y renonçons facilement si nous n'avons la fermeté et la persévérance générales.

23° L'estime de soi doit être fondée sur la représentation comparative de nous et des autres, c'est-à-dire sur la représentation personnelle en rapport avec la représentation d'autrui.

L'excès de ce sentiment nous donne l'amour de la domination et du pouvoir; mais nous pouvons nous estimer et nous bien placer dans l'ordre social, quoique cet organe ne prédomine pas.

Il est certain que, sans prédominer, il doit toujours exister; cependant le jugement et la causalité, facultés en vertu desquelles nous nous comparons à autrui, peuvent nous faire sentir ce que nous valons lorsque nous comparons et recherchons les causes en concurrence avec d'autres.

Au surplus, on ne peut affirmer que le sentiment d'approbation de nous-mêmes que nous éprouvons alors n'existe pas par l'influence de l'organe de la propre estime, puisqu'il existe toujours plus ou moins.

Enfin, son impulsion, quand il est très développé, se manifeste dans les actes, les discours, les attitudes, les gestes (mimique de Gall); et se borne à un sentiment intérieur, qui ne se manifeste que dans certaines occasions, lorsque l'organe est d'un médiocre développement, ou contre-balancé par d'autres.

24° L'approbativité. Voilà encore un sentiment qui doit être général et avoir des analogues dans les actes de nos facultés intellectuelles; car on est toujours satisfait de l'approbation, et l'on y pense, quel que soit le développement de son organe, quand on a vaincu une difficulté.

Quoi qu'il en soit, il est certain que l'excès du développement de l'organe produit les signes extérieurs du désir de l'approbation qui, sans cela, peut rester dissimulé.

On sait que l'intelligence peut aider à cette dissimulation, à plus forte raison la circonspection et la ruse ou sécrétivité; car jamais une faculté n'agit seule, ou rarement.

Cette faculté ne peut manquer d'être mise en

action par la représentation, puisque c'est dans notre réaction sur les choses représentées que nous aimons à être approuvés.

25° Conscience et justice, etc. Ce sentiment se manifeste, comme ceux déjà vus, dans notre réaction sur les choses représentées; il s'adresse surtout à l'homme, mais il va jusqu'aux animaux; il s'adresse aussi à notre représentation personnelle, car nous voulons par lui nous rendre justice à nous-même. Mais notre représentation propre est sur la ligne de toutes les autres, comme acte de la région intellectuelle, et pas plus difficile à expliquer que les autres, quoi que l'on en dise, puisque nous n'expliquons aucun des phénomènes primitifs et simples de notre moral qui ne se traduisent point en d'autres.

Il doit être un des éléments du remords, qui est le sentiment de la non-satisfaction de nous-même; c'est regretter et souffrir de n'avoir pas fait ce que l'on devait faire pour être juste, et non pour être approuvé, riche, puissant, vengé, satisfait d'un dé-sir sensuel, etc.; mais le remords est aussi la peine sentie pour n'avoir pas fait ce qui convenait au sen-timent de l'approbativité, et pour avoir fait ce qui peut nous humilier. Nous lui voyons donc provi-soirement deux éléments, la contrariété de la con-science et celle de l'estime de soi.

Ce sentiment doit contribuer à la ponctualité et à l'exactitude; mais l'approbativité, l'estime de soi, le désir de faire du bien, de faire plaisir à ceux que nous aimons, et l'amour de l'ordre, doivent aussi en être des facteurs. La ruse, la propriété, la circonspection, peuvent y entrer également; mais le sentiment primitif et désintéressé doit être propre à la conscience : c'est elle qui ennoblit nos actions. Cette opinion est chez tous les peuples civilisés.

26° L'espérance. Ce sentiment ne peut que se manifester dans notre réaction sur le représenté, car il est un aliment du désir ; et que pouvons-nous désirer, si ce n'est notre rapport avec les choses représentées qui nous ont fait plaisir? Ce rapport peut être désiré, soit entre nous et un concret, soit entre nous et un abstrait ; mais si tout abstrait est fait sur le concret, la question ne change pas.

L'espérance, si elle donne de l'impulsion vers l'action, doit agir de concert avec la fermeté et la persévérance; mais il est des espérances stériles, c'est-à-dire avec lesquelles on se borne à attendre.

Ce qui l'alimente le plus, c'est l'exagération de la représentation, l'idéalité et le merveilleux; et ce qui la contrarie, c'est l'excès de comparaison et de causalité dans l'intelligence, et l'excès de circonspection dans les sentiments.

Il faut tenir un grand compte de la gaieté et du

bien-être, de la jeunesse et de la santé; mais il n'en est pas moins vrai que lorsque l'organe est très développé, il triomphe malgré les influences de la douleur, l'accumulation des événements défavorables, et peut-être la circonspection outrée elle-même. Il tend à faire sentir du bien-être dans les visions et à remédier au mal-être.

Comme tous les autres il a sa mimique; il paraît agir spécialement sur les muscles de la face, et en particulier sur les yeux; car il est paisible et sans impétuosité, sinon chez les jeunes sujets et ceux où les représentations de la jouissance désirée et prochaine sont exagérées. Mais l'intellect et la circonspection répriment facilement ses élans.

27° La circonspection est un sentiment qui se manifeste à l'occasion des représentations; son propre est de retenir l'action agissant soit par les muscles de la parole, soit par les locomoteurs. Il retient donc aussi la volonté et porte à la délibération.

Celle-ci alors se développe plus ou moins, selon l'étendue des facultés intellectuelles; car le sentiment ne donne pas la réflexion.

Il supplée à l'expérience, en faisant craindre vaguement et sans motif les conséquences des paroles et des actions, et porte à se renfermer en soi-même pour observer et délibérer.

On lui attribue la crainte, que le courage peut

neutraliser, car il peut coexister; alors c'est un courage froid et ferme.

La circonspection est, si l'on s'en rapporte au mot, le rétenteur général de tous les élans. Alors ceux du bonheur et de la joie doivent être arrêtés, et, pour peu qu'il y ait des causes de souffrance, ce sentiment doit tendre à produire l'ennui de la vie.

N. B. On le pose le dernier des sentiments, et ceux qui suivent sont, dit-on, plus rapprochés des instincts. Prenons-les donc à partir des plus bas.

28° L'érotisme, amativité de Spurzheim, est un instinct qui nous pousse au rapprochement des sexes; il ne se manifeste que vers la fin de l'accroissement du corps, à part certaines exceptions, comme on en observe pour toutes nos facultés. A cette époque, le cervelet se développe en même temps que les organes génitaux, observation de Gall, à laquelle personne n'avait songé, et contre laquelle l'irréflexion seule a pu s'élever. C'est encore ce grand homme qui nous a fait voir que, si le penchant précède l'âge normal, le cervelet grossit inévitablement, même dans les cas où les organes sexuels n'ont pas encore pris leur essor.

L'érotisme n'a point de but déterminé si la représentation ne vient lui offrir son objet; mais nous croyons difficilement que le cervelet ne soit destiné qu'à cet instinct et à l'impulsion qui en dépend; car:

1° Il réagit sur les muscles circonvoisins surtout, et ses blessures désordonnent le mouvement et font chanceler et choir en arrière. La phlegmasie aiguë qui l'attaque convulse les muscles dorsaux, et fait fléchir l'épine en avant, de manière à produire un enfoncement au milieu du dos.

2° Les épanchements sanguins cérébelleux sont presque toujours mortels.

3° Les subinflammations, les tubercules du cervelet, outre les convulsions, l'épilepsie, produisent des vomissements.

4° Il ne disparaît pas par la castration, et on en voit résulter manifestement une diminution de l'énergie générale. Faite avant la puberté, cette opération empêche le développement musculaire d'être complet, et borne l'accroissement du cerveau de manière qu'aucun instinct, qu'aucun sentiment n'acquiert toute son énergie. Quant à l'intelligence, elle paraît moins en souffrir; mais on apprécie difficilement ce qu'elle doit y perdre.

Le cervelet renvoie donc partout des influences vivifiantes qui portent l'animal à son dernier développement, et le développement qu'il provoque est plutôt celui de la force que celui du volume. (bœufs, chapons).

Il faut pourtant convenir qu'il ne peut acquérir

son énergie sans le secours des organes génitaux, soit qu'il les mette en action et qu'ils réagissent sur lui, soit que la première impulsion vienne d'eux, ce qui nous paraît le moins probable.

Quoi qu'il en soit, il est l'organe impulsif du besoin de propagation chez tous les animaux qui en sont pourvus. Prétendre conclure le contraire de ce qu'il n'existe pas chez tous les animaux qui se régénèrent est une absurdité si choquante, que les phrénologistes doivent se réjouir de compter parmi leurs adversaires des gens assez peu intelligents pour la préférer. Autant vaudrait dire que le cœur n'est pas l'organe impulsif de la circulation, parce qu'il n'existe pas dans tous les animaux chez lesquels le mouvement circulatoire se fait remarquer. Mais que répondre à des cerveaux mutilés?

L'érotisme et son impulsion sont des phénomènes instinctifs purement brutaux.

La représentation les excite, et ils provoquent la représentation, ce qui suppose toujours qu'elle a eu lieu.

Il faut un organe de représentation et un de volonté pour qu'un animal des classes supérieures cherche et trouve les moyens de s'accoupler; il n'est pas plus fait pour se rapprocher par le seul instinct que pour se procurer sa nourriture en se traînant, sans yeux et sans oreilles, à la manière des annélides.

L'impulsion seule reste à l'érotisme, avec son désir irréfléchi, brutal.

Tout ce qui concerne l'amour, considéré comme passion, et sous quelque forme que cette passion se manifeste, appartient aux sentiments et aux autres penchants faisant agir l'intelligence concurremment avec l'érotisme; car le désir satisfait, l'érotisme n'existe plus.

On peut rapporter au cervelet beaucoup d'influences excitantes sur les nerfs extra-crâniens et sur les hémisphères cérébraux; mais on ne saurait lui attribuer aucun des sentiments et rien d'intellectuel.

29° Philogéniture : découverte précieuse, car ses fonctions étaient attribuées à la génération en général, ce qui ne peut être vrai pour mille raisons.

Elle ne peut être conçue sans développement des représentations; mais ces représentations sont variées et multiples, quoique ayant une fin toujours la même. En effet, les impulsions se manifestent :

1° *Avant* la ponte ou le part, par la recherche d'un local qui, sitôt vu, est reconnu ; par la préparation de ce local, qui varie beaucoup chez les animaux, puisqu'on les voit souvent creuser et construire, et faire (chez des insectes) des approvisionnements pour les nouveaux-nés. Plusieurs femelles s'arrachent des poils, des plumes ; toutes reconnaissent les objets propres à construire le nid. Beaucoup de facultés interviennent donc aux ordres de celle qui domine, et, dans certaines espèces, le mâle y prend part.

2° *Après* la ponte ou le part, par le recouvrement et l'occultation des œufs, leur incubation, le soin d'aider l'éclosion, l'incubation des petits, la dégluti-tion de l'arrière-faix, et le soin de ne pas salir le lit par les excréments et l'urine; de plus encore, par la projection des ordures, la protection des petits, leur approvisionnement, leur éducation. On désirera long-temps la connaissance des organes de toutes ces actions.

N. B. Tout cela est bien plus multiplié et plus prononcé chez les animaux que chez la femme, car elle a l'intelligence qui ne fait exécuter que ce que les circonstances rendent nécessaire; elle n'a que le sentiment général d'amour pour ses enfants, avec des impulsions assez fortes pour mettre en action toutes les facultés dont les circonstances peuvent exi-ger le concours.

Enfin, après l'enfance de son produit, la femme l'aime, et par la suite de cette impulsion générale, et par d'autres sentiments que l'intelligence excite au besoin; tandis que l'amour de la progéniture s'é-teint chez les animaux dès que leurs petits n'ont plus besoin d'eux; car l'intelligence et les autres sentiments qui pourraient l'entretenir manquent ou sont trop faibles.

, 3o° Habitativité. Le penchant existe, mais l'organe est contesté. Quoi qu'il en soit, il est évident qu'il est aussi fondé sur la représentation, et qu'il est vague et insignifiant sans cela.

On lui attribue tous les goûts domestiques, casaniers et économiques. Cela est bien vague, et nous ne pourrions beaucoup disserter sur les rapports d'opposition, d'adjuvation d'un organe mal déterminé. On attribue à l'organe phrénologique la faculté de fixer son attention et d'être peu distractible.

31° Affectionivité, attachement, amitié. Ce besoin ne peut trouver son objet que dans la représentation du concret, mais il est d'une très large application.

Base et mobile de tout rapprochement entre les hommes, il donne son impulsion, et les autres agissent.

Est-ce lui seul qui détermine les préférences, les amitiés particulières? cela n'est point probable; il n'agit peut-être que par son impulsion générale vers l'espèce.

Cette impulsion donnée est ensuite renforcée par d'autres, tantôt par la parenté, tantôt par le lien, souvent par les formes, quelquefois par les actions et les preuves d'attachement qu'on nous donne, souvent aussi par les jouissances intellectuelles que nos amis nous procurent, et par la conformité de leurs impulsions sentimentales avec les nôtres, par celle de leurs goûts analogues aux nôtres; en un mot, on entrevoit, et même on distingue fort bien, dès le premier coup d'œil, ce qui peut cimenter les amitiés; mais l'impulsion générale est en raison du développement de l'organe *ad hoc*.

Il s'applique aux animaux d'autant plus qu'ils se rapprochent davantage de nous, et c'est une loi; mais toujours, et, pour produire de grands effets, il lui faut le concours de la bienveillance, et il ne faut pas qu'il soit exposé à être souvent suspendu dans son action par la destruction et la colère, par la dissimulation, par la circonspection, par l'amour de la possession.

De plus il faut qu'il soit soutenu par la fermeté et la persévérance, et qu'il ne soit pas effacé par la vénération et le merveilleux, qui absorbent violemment l'action vitale pour la diriger vers certains abstraits réalisés, qui sont éminemment antisociaux et opposés à tout progrès de l'instruction.

32° Le courage. Ce sentiment paraît être bien déterminé, et s'applique très manifestement à la représentation. Il réagit contre tout ce qui nous menace d'un détriment et d'une peine ou d'un danger quelconque; mais il le fait sans colère, à peu près comme nous concevons que doit agir la fermeté : intrépidité est le mot qui lui conviendrait.

Les mouvements musculaires qu'il commande sont ceux d'une expression grave, sans être hautaine, et d'une attitude ferme ; mais cette mimique ne se manifeste que dans le danger, lorsque la fermeté ne se trouve pas en coïncidence. Ces deux facultés réunies donnent une expression de sévérité.

L'influence de cet organe sur les viscères tend à y maintenir la régularité des mouvements vitaux et organiques ; mais s'il coïncide avec la destruction, il en peut résulter une froide férocité ou une cruauté furieuse et colère.

La réciprocité d'action de ces organes s'observe dans la force, la santé, et surtout après le repos.

33ᵉ La destruction. On lui rapporte la colère lorsqu'elle est vivement excitée. Cela n'est pas tout-à-fait satisfaisant ; car on voit tous les jours des exemples de la plus froide férocité ; mais la colère détruit, et l'on pense que celui qui tue dans la colère pourrait tuer de sang-froid, ce qui n'est pas toujours vrai. Ce qu'il y a de certain, c'est que la réunion des deux organes fait les hommes très insensibles ; mais la bienveillance et le sentiment de gaîeté tempèrent cette disposition

Une remarque importante, c'est que l'organe est développé chez ceux des animaux qui ne détruisent que les végétaux.

Il faut aussi noter que la destruction s'applique aux objets inanimés et bruts ; elle aime à détruire ce que l'art a construit, avec colère et sans colère ; elle porte à faire du mal au prochain ; elle y trouve une jouissance, lorsqu'elle n'est pas arrêtée par l'intelligence, et surtout par la bienveillance et l'amitié.

Les influences de la colère sur les viscères sont éminemment perturbatrices ; elle excite l'innervation, la circulation ; elle dérange et dénature les excrétions ; elle est dangereuse pour la santé.

La réciprocité d'action de ces autres organes se voit dans la santé, la jeunesse, le sentiment de la force et la surexcitation.

34° L'alimentivité paraît assez prouvée désormais ; son effet est de rendre le goût fin, de produire les gourmands, dits aujourd'hui gastronomes, et de porter aux excès quand rien ne l'arrête, quand la raison et la fermeté ne viennent pas la contre-balancer.

Ses influences sur les viscères ne sont point perturbatrices ; mais elle peut exciter à la colère, et même produire le délire, si elle n'est pas satisfaite.

La réciprocité se trouve naturellement dans l'appétit. Un certain degré de gastrite ne manque guère de l'augmenter, comme M. le docteur Descuret l'a vu chez la fille de la Glacière.

35° La ruse, dite sécrétivité par Spurzheim, pa-

raît une sécrétivité différente de celle de la circonspection. Ici on se retire en soi-même, non pour
approfondir les rapports des représentations, mais
pour surprendre et agir dans son intérêt. On dissi-
mule d'abord les émotions, on exprime même des
sentiments opposés à ceux qu'on éprouve, et l'on se
donne ainsi le temps de méditer la réaction qui sera
le plus dans l'intérêt de l'affection ou de la passion
dominante.

L'organe est-il puissant et fort développé par
l'exemple, on est continuellement sur ses gardes,
surtout si la circonspection coexiste. On évite tout
mot et tout geste capable de nous engager à quoi
que ce soit qui ne serait pas dans l'intérêt qui nous
domine, et dès qu'on a trouvé ce qu'il faut faire ou
dire, on agit ou l'on parle.

Il est évident que cette faculté agit en vertu d'une
première représentation, et détermine, par son
mouvement, la répression de l'action; qu'ensuite
elle agit et fait agir toutes les facultés sur une foule
d'autres représentations qui sont dans la mémoire,
et que c'est après cela qu'elle détermine l'action.

Ses influences sur les viscères peuvent être perturbatrices, car souvent il en coûte pour dissimuler;
mais elle est plus souvent bienfaisante, comme sédative et prohibitive des mouvements impétueux.

La réciprocité d'influence se rencontre dans l'état

de faiblesse, de souffrance des viscères, et dans la vieillesse.

36° La propriété, dite acquisivité par Spurzheim, serait mieux dite sentiment de propriété, à cause des animaux qui le possèdent et qui n'acquièrent pas, mais s'emparent de leur gîte, de leur proie, et les gardent.

Cette faculté ne peut qu'agir sur le représenté; elle porte à se procurer le concret et à le conserver; elle y appelle toutes les facultés de l'intelligence pour en bien sentir l'importance; mais elle invoque surtout la circonspection, la dissimulation et la ruse, qui sont ses voisines dans le cerveau; la violence ne lui est pas étrangère, comme le prouve l'assassinat.

Si la bonté, la conscience, l'estime de soi manquent, elle suggère des injustices et des bassesses. Ce qui la retient le plus, c'est la force du jugement, parce qu'il arme contre elle beaucoup de mouvements supérieurs, tels que la bienveillance, l'estime de soi, la conscience et l'affectionivité.

Quand le jugement et la causalité sont en défaut, la propriété peut régner en souveraine et aller jusqu'à faire taire les premiers besoins, car elle agit toujours, et ils sont pour la plupart intermittents.

Mais c'est lorsque les sentiments supérieurs manquent, avec l'intelligence supérieure, qu'elle domine le plus et engendre la plus hideuse avarice.

Son influence directe sur les viscères est sédative; mais elle peut rendre excessif le chagrin de la perte, car sa non-satisfaction est très pénible pour l'appareil nerveux et les viscères.

La réciprocité d'action se trouve, comme pour la ruse, dans la faiblesse, la maladie chronique et la vieillesse.

37° La biophilie. On essaie d'assigner un organe à l'amour de la vie, mais est-ce bien un sentiment primitif? Les faits ne me paraissant pas assez multipliés, je craindrais de beaucoup disserter sur cette question.

Il est possible qu'un sentiment irréfléchi nous attache à la vie, que sa faiblesse nous y rende indifférents, et que cela tienne à un organe; mais ne faudrait-il pas aussi un organe pour la douleur? ou faut-il plutôt attribuer les degrés variés qu'elle montre à être supportée, à l'état général du système nerveux; car l'enfance et la vieillesse supportent moins la douleur que l'âge moyen, quoique cela soit susceptible d'exceptions. Beaucoup de plaisirs deviennent aussi plus vifs dans la vieillesse, sans que la jeunesse s'en doute. Est-ce faiblesse ou perfectionnement par l'exercice?

Au surplus, on conçoit très bien que, pour réveiller subitement un sentiment qui porte l'animal et l'homme à reculer à l'aspect d'un précipice, d'une cause prochaine de mort, quelle qu'elle soit, il est besoin d'un organe qui agisse sans attendre le conseil de la réflexion; les animaux jeunes et les enfants que ne réfléchissent guère, tremblent et reculent si on feint de les précipiter par une fenêtre, dans un puits, et on les voit s'attacher et s'accrocher à tous les corps qui peuvent les retenir et les sauver.

La biophilie, pour fuir ou écarter le danger subit, est donc admissible. Mais celui qui, de sang-froid, brave la douleur et la mort, qui se torture lui-même en se détruisant, qui choisit un genre de mort très douloureux, comme de s'entourer de paille et d'y mettre le feu, peut-on dire que ce soit l'absence de l'amour de la vie qui le porte à ces actions? N'est-ce pas plutôt l'activité devenue prédominante de la réflexion, et plusieurs sentiments n'ont-ils pas donné, par leur exaltation, cette impulsion à la volonté qui fait taire la biophilie? Peut-on admettre que tous les hommes qui se détruisent n'ont pas eu, avant cette exaltation, de la répugnance pour leur destruction? Ne voit-on pas même des gens décidés à se tuer qui reculent devant un danger imprévu? Certes, et l'on en voit aussi qui refusent de se battre, et se tuent pour éviter un duel. Ils veulent mourir commodément, exempts de la terreur qu'inspire un ennemi armé. Un grand nombre d'autres sont détachés de la vie et tout prêts à la quitter;

mais ils craignent la douleur, et dès qu'ils croient avoir trouvé un genre de mort non douloureux, ils mettent fin à leur existence. Ainsi, voilà un suicide pour éviter la terreur, par ennui de la vie, à condition de ne pas souffrir.

Faudrait-il donc soupçonner un attachement pour la vie, indépendant de cet instinct irréfléchi de conservation qui fait reculer à l'aspect du danger? Il serait l'effet du bonheur dont on jouit journellement par l'exercice des instincts, des sentiments, de l'intellect.

On est bien obligé d'admettre une réaction contre les causes de destruction, déterminée par le courage, la colère, l'amour-propre, la fermeté chez les guerriers, et dans beaucoup de positions de la vie civile. Tout cela est indépendant du sentiment de biophilie; car on peut s'aller tuer après avoir vaillamment défendu sa vie en face d'un ennemi de guerre ou d'un assassin.

On peut conclure que la biophilie existe comme instinct, et qu'il doit varier, comme tous les autres, en intensité; mais que le suicide dépend beaucoup plus de la force de certains organes que de la faiblesse de celui de la biophilie.

« Ici doit s'intercaler, d'après les indications laissées par mon père, l'important chapitre sur la *valeur des signes du langage*; mais cette intercalation n'est point ménagée, ni préparée dans le

texte autographe. S'il eût été donné à l'auteur de revoir ses manuscrits, il eût sans doute adopté une rédaction qui aurait fait
disparaître l'inconvénient d'interrompre son exposition logique
des phénomènes cérébraux, dont la suite se retrouvera plus loin.
Voici du reste quelle a été, ce me semble, la série de ses idées.

» Après avoir mentionné sommairement, comme il vient de
le faire dans cette troisième section, les phénomènes du moral
humain, dont la phrénologie lui fournit l'énumération la plus
méthodique, la plus complète et la plus satisfaisante, il se demande si c'est bien là tout le moral humain, s'il n'y entre rien
autre chose qui ait pu être omis ou négligé. Pour s'assurer de
l'exactitude de son inventaire, il s'adresse au langage, dont les
mots rappellent tout ce qui est du domaine de l'entendement.
Eh bien, s'il veut classer ces mots, il trouve qu'ils sont tous des
substantifs concrets et des adjectifs du concret, c'est-à-dire relatifs à des choses qui tombent sous les sens, ou des substantifs
abstraits, mais tirés du concret.

» En voici l'indication ; après quoi nous passerons à la quatrième section sur la valeur des signes. »   (C. B.)

Substantifs concrets. — Ils représentent les
nombres, les animaux, les plantes, les corps bruts ;
les uns les désignent en général et les font concevoir
en groupes plus ou moins considérables ; les autres
les désignent en particulier.

Les uns rappellent leur essence, les signalent
comme distincts de tous les autres : c'est tel corps et
non tel autre, le supposant entouré de tous ses attributs ; les autres mentionnent leurs parties, leurs
éléments divers, mais matériels.

Adjectifs du concret. — Il en est qui désignent

l'attribut en rapport avec chaque sens dans les corps ; il en est qui indiquent la manière dont sont affectées les facultés intellectuelles de la ligne inférieure, c'est-à-dire celles de l'éventualité, du groupement, de la forme, des dimensions, de la pesanteur, du nombre. Il n'y a rien ici pour l'attribut de chaque sens.

On en a qui spécifient les jugements comparatifs que nous portons sur ces corps (comme grand, petit, etc.), et tout ce qui se rapporte aux différences dans les attributs de la ligne inférieure.

D'autres rendent compte de la peine et du plaisir, de l'avantage ou du détriment que nous en éprouvons, du jugement que nous portons sur leur conformité et leur hétérogénéité entre eux et avec nous, de leurs actions les uns sur les autres, comme se produisant, se changeant, se mouvant, etc.

Substantifs abstraits tirés du concret. — Autant il y a d'attributs reconnus dans les corps ou les concrets, autant se présentent de substantifs abstraits : ainsi l'attribut lumineux engendre lumière, comme les attributs ou adjectifs sonores, son ; durs, dureté ; sapides, saveur ; odorants, odeur ; mouvants, mobilité ; arrangés, arrangement ; multiples, nombre ; différents, différence ; forts, force, etc.

Il en est de même des jugements et des sentiments; de l'adjectif agréable sort le substantif plaisir; si nous les sentons forts, nous créons le mot force; si nous en sommes dégoûtés, le mot dégoût; si nous sommes souffrants, le mot souffrance; le mot santé si nous sommes sains et dispos; le mot amélioration si nous nous sentons mieux, et ainsi de suite.

« Ayant ainsi classé les principaux signes du langage (1), l'auteur va chercher leur valeur physiologique ou phrénologique, c'est-à-dire qu'il va ramener leur signification à l'expression d'un phénomème cérébral ou d'une fonction nerveuse du cerveau. »

(C. B.)

SECTION IV.

Valeur des signes.

Qu'est-ce qui détermine pour nous le degré de valeur des signes du langage? et d'abord pour les corps extérieurs? c'est l'intelligence dont nous sommes doués, et voici ce qu'elle nous apprend :

Il existe primitivement un sentiment qui nous fait agir par son impulsion sur le corps extérieur qui a produit la perception; l'intelligence vient ensuite, nous dit-elle elle-même, dans l'ordre du dé-

(1) Consulter le mémoire, lu par mon père à l'Institut dans deux séances du mois d'octobre 1838 sur le *moi*, mémoire dont une partie est consacrée à l'analyse du langage.

(C. B.)

veloppement de la vie, et nous fait comprendre que cette action que nous avons faite était une condition de notre existence ; car si nous n'avions pas mangé avant d'avoir l'intelligence, nous n'existerions pas ; c'est ainsi que l'intellect nous prouve que nous avons bien fait d'agir avant de penser. D'où il résulte que ce que nous ont montré les sens existe réellement ; sans quoi il faudrait nous nier nous-mêmes.

Donc tous les signes qui désignent les objets extérieurs du même ordre que ceux qui nous ont fait vivre, attestent l'existence de ces objets, et nous interdisent la possibilité de la révoquer en doute, sous peine de déraisonner. Donc les sceptiques ont déraisonné en mettant en doute l'existence du monde extérieur, condition indispensable de leur existence.

L'erreur, objecte-t-on, est possible, fréquente même dans les perceptions. Cela est vrai ; mais les sens se rectifient entre eux chez le même individu et entre les individus différents, et de plus le sentiment qui vient ensuite s'associer à une perception d'abord douteuse, achève de démontrer sa réalité à l'intelligence ; celle-ci constate les faits de rectification et les faits de développement, de sentiment, d'impulsion et d'action. Ainsi nous arrive la certitude de l'existence des corps et de leurs rapports avec nous. Tout cela est sans réplique.

Qu'est-ce qui nous fait faire sur nous-mêmes cette observation si importante pour la certitude? assurément c'est l'intelligence; car l'homme qui en est privé, dit l'observation extérieure, ne la fait pas.

Que signifie le mot ou signe *intelligence?* quelle est sa valeur? Si nous nous bornons à nous observer nous-mêmes déjà complets, ayant un langage et instruits, ce mot ou signe n'aura pour nous qu'une valeur incomplète, fausse, variable. Il nous semblera que c'est une chose indépendante de notre corps, car elle nous paraît agir dessus comme si elle n'était pas partie de notre corps, et nous serions tentés de l'en séparer, comme on l'a fait dès la plus haute antiquité; mais si nous observons les autres hommes nos pareils, depuis l'état embryonnaire jusqu'à la mort, nous apprendrons, par une foule de faits, qu'elle tient à un cerveau vivant dans certaines conditions, et qu'elle est un des phénomènes de la nature. Le signe intelligence nous représentera donc un cerveau agissant d'une certaine manière, et deviendra ainsi le signe d'un fait. Or, le fait admis ainsi forcément, deviendra notre régulateur pour l'appréciation de ce qui est observable; c'est de lui qu'il faut partir pour trouver la valeur de tous les autres signes de nos langues.

Le sentiment qui nous a portés à l'action et a prouvé ainsi à notre intelligence la réalité du monde extérieur, a pourtant aussi une valeur, c'est-à-dire signifie quelque chose. Quelle est sa valeur comme signe du langage?

L'intelligence, qui doit nous servir dans cette recherche, répond par les faits qu'elle constate avec le sentiment lui même. Elle nous apprend que, en ne nous bornant pas à étudier le sentiment en nous-même, ce qui ne nous le fait pas plus connaître que l'intelligence, nous arrivons à constater que c'est un phénomène de l'action cérébrale, et qu'il est un des éléments, un des facteurs de l'intelligence, puisqu'il faut sentir les perceptions et réagir dessus pour que l'intelligence se manifeste.

Sur quoi se fonde-t-on pour affirmer qu'il y a là deux phénomènes, celui de la perception et celui du sentiment? On se fonde sur l'observation extérieure et l'expérience, qui prouvent à l'intelligence que les deux phénomènes ont des caractères différents; par exemple, que la perception des corps est la même pour tous les animaux qui ont des sens, et que les sentiments et les impulsions qui en résultent varient, puisque la réaction sur les corps est différente chez les animaux différents; ce qui prouve qu'ils les ont sentis différemment. Quant aux hommes, on fait la remarque qu'ils sentent à peu près tous également et semblablement les objets extérieurs dans le commencement de leur vie, parce qu'ils ne les sentent que pour les besoins à la satisfaction desquels tient leur existence; mais à mesure qu'ils avancent en âge, il se manifeste des différences dans la manière de sentir les objets et de réagir dessus; ces différences sont d'autant plus multipliées que les objets perçus sont moins nécessaires au maintien de la vie, et définitivement on parvient à rattacher ces différences aux diverses régions du cerveau, ce qui les constitue phénomènes de ces régions. Eh bien! pendant ce temps, les attributs des corps restent les mêmes; on n'y observe de différences que dans l'intensité et la netteté de leurs perceptions, pendant que l'on en remarque beaucoup dans les sentiments et les réactions qu'ils déterminent. Enfin, à force d'observer, on parvient à déterminer à quelle région du cerveau appartient chaque perception, comme on a déterminé celle qui appartient à chaque sentiment et à chaque mode de réaction sur les perceptions. C'est ainsi qu'il est démontré d'abord que le sentiment en général et la perception en général sont des phénomènes du cerveau en général, et ensuite qu'ils sont susceptibles de variété et de nuances, qui sont des phénomènes de différentes parties de ce même cerveau. Ainsi se trouve déterminée la valeur des mots ou signes, perception, sentiment.

Maintenant qu'est-ce qui prouve que l'intelligence doive être distinguée des perceptions et des sentiments, que ces phénomènes sont ses facteurs, et que cependant il faut un signe particulier pour la désigner comme phénomène différent?

C'est toujours l'observation extérieure. En effet, les perceptions se manifestent et sont prouvées par la réaction sur les corps extérieurs, sans qu'il y ait aucun indice d'intelligence chez l'enfant naissant et chez une foule d'animaux; le sentiment donne en même temps, et par ce même fait, des preuves de son existence, ce qui s'observe aussi chez l'aveugle-sourd réduit au toucher, parce qu'il ne manifeste pas assez d'intelligence pour que l'on puisse lui attribuer ses actions. Enfin la perception et le sentiment se présentent chez des hommes doués de tous leurs sens, sans que l'on remarque aucune trace d'intelligence chez certains idiots, et l'on peut faire l'observation qu'alors une région du cerveau est peu développée ou manque, pendant que les régions reconnues comme le siége des phénomènes de perception et de sentiment existent. Ces faits, fournis par l'observation extérieure, établissent d'une manière positive et démontrent : 1° que la perception et le sentiment sont des conditions de l'intelligence; 2° que l'intelligence en diffère, et a par conséquent besoin d'un signe particulier pour la désigner; 3° que l'intelligence est, comme fait particulier, un phénomène d'une région du cerveau.

La valeur du signe intelligence étant bien déterminée, son rôle de moyen de connaître l'étant aussi, il nous faut l'invoquer pour résoudre toutes les questions relatives à la valeur des autres signes.

Le sentiment personnel ou le *moi* sera maintenant le signe dont nous demanderons la valeur à l'intelligence. Descartes a voulu partir de ce *moi* par son : *je pense, donc je suis ;* sous-entendant : celui qui pense est ; ou bien : pour penser il faut être ; or je pense, etc. ; et se posant dans sa personne exprimée par *je* ou *moi,* il lui a subordonné tout le reste. C'est ainsi qu'il a cru être parvenu à isoler la personne de l'homme de tout le matériel de l'homme ; d'où la psychologie moderne fondée sur le moi, la conscience, où sont, dit-on, les seuls éléments essentiels de l'homme.

L'erreur de Descartes est démontrée par la réflexion, qui nous apprend que l'homme existe avant le développement du *moi* ou du *je,* pendant son absence, et souvent après sa disparition. Quel serait le métaphysicien assez effronté pour soutenir que l'embryon, l'homme en syncope ou en asphyxie, et l'homme en démence, privé de la conscience de lui-même, n'appartiennent pas à l'espèce humaine ? Laissons là cette pitoyable prétention ; nous avons des armes nouvelles à lui opposer plus tard.

L'homme n'est donc pas dans le moi ; le moi n'est

pas son fait primitif, la condition de son existence comme homme. Ce n'est donc pas là la signification, la valeur réelle du mot *moi* ou *je*, qui représente la personne.

Pour la trouver, adressons-nous encore à l'intelligence, puisqu'elle a seule le droit de nous instruire. Eh bien! l'intelligence appliquée à l'observation nous apprend qu'on ne peut se sentir ou avoir conscience de soi qu'autant qu'on a la perception du concret; encore faut-il l'avoir bien distincte, bien nette; or on l'a à différents degrés, confuse, distincte, et par le langage on l'exprime. Mais il faut l'avoir pour posséder l'intelligence. L'intelligence a, d'une autre part, pour facteurs la perception et le sentiment. Elle a donc trois facteurs : 1° la perception de l'extérieur; 2° le sentiment en général; 3° enfin le sentiment de soi-même ou la conscience en vertu de laquelle elle dit, quand le langage est développé : *moi*, pour exprimer son existence; *je*, pour exprimer sa passion ou son action.

Reprise de la question dans un meilleur ordre (1).

Conscience. — Je pars de ma *conscience* toute développée, moi instruit plus ou moins, et possédant

---

(1) Il est évident que ce passage, jusqu'à celui où l'auteur traite des attributs et de la substance, ne figure que comme mention, et qu'il aurait été développé.   (C. B.)

au moins une langue, et je lui demande ce que je
suis et ce qu'est le reste; je lui demande d'abord ce
qu'elle est elle-même.

Je ne puis l'interroger, elle ne peut me répondre,
et même elle ne peut exister en moi qu'à la condition des perceptions du monde extérieur. Voilà le
premier résultat de mon enquête. En effet, pour la
faire, il faut : 1° que j'aie senti le monde extérieur;
2° que je me sois senti différent de lui, pour que
l'idée me soit venue de demander ce qu'est ma conscience et ce que je suis.

Voilà donc l'existence du monde extérieur prouvée en même temps que ma propre existence, et je
ne puis pas plus nier l'une que l'autre. La valeur du
mot conscience est donc moi ou ma personne en
rapport avec le monde extérieur; mais il faut entendre *mon cerveau*, car dès que le moi existe, le
rapport existe aussi. La conscience sent bien des
choses qui seront énumérées en développant l'intellect.

On dit : *sentir*, *vouloir* et *se connaître* est un
phénomène triple composant la conscience et toute
la vie intellectuelle.

Sentir. — Ne se définit pas : c'est un fait primitif, un mode d'action du cerveau, existant de bonne
heure.

Vouloir. — On agit d'abord sans vouloir. Quand

le moi s'est développé, on veut. Phénomène gradué dans les animaux.

Chez l'enfant, le vouloir obéit long-temps à l'instinct. L'intellect s'y étant opposé, le vouloir est dicté, tantôt par l'instinct, tantôt par l'intellect; il paraît en proportion d'un organe.

Se connaître. — Si c'est se distinguer, cela se confond avec conscience.

Liberté. — C'est un sentiment que l'on a vraiment; mais on est influencé par les instincts et les sentiments, et il faut un effort pour vouloir contre eux.

Action. — L'action obéit d'abord aux instincts, aux sentiments, puis elle est modifiée par l'intellect, qui la veut d'une autre manière; mais l'action ne suit pas toujours le vouloir. Un organe donne plus de force au vouloir.

Instincts. — Ils se connaissent par des impulsions qui font agir d'abord sans réflexion, puis qui sont plus tard plus ou moins empêchés dans la production du mouvement ou de l'acte par la réflexion. Ils sont gradués.

Sentiments. — Sortes d'instincts développés plus tard que les premiers; ils sont surtout, pour l'ordre social, mieux dominés par l'intellect que les premiers.

Intellect. — Est ce qui distingue le plus l'homme;

se connaître en est la base et ne se définit point ;
rien ne lui est équivalent. On connaît tous les objets
extérieurs, et soi leur est opposé comme distinct.
Cela compose l'intellect.

En offrant soi à côté de l'extérieur, l'intellect
donne la *conscience*.

Soi. — Se compose :

1° Du physique visible et palpable; car il faut au
moins qu'on se soit palpé (l'aveugle-sourd) ;

2° D'un sentiment confus d'abord, puis qui se
dessine avec les années, et ne se définit par rien
d'analogue.

L'intellect ayant travaillé sur l'extérieur, ayant
appris les signes du langage, la représentation de
soi devient complexe.

On y trouve, comme éléments de l'intellect et
comme objet de ses connaissances :

1° Son physique interne et externe avec tout l'artifice de ses ressorts ;

2° Le sentiment indéfectible de soi opposé à tout
le reste ;

3° La faculté de voir l'extérieur par une foule
d'attributs du ressort des sens;

4° La faculté de sentir qu'il y a quelque chose de
commun entre les objets.

5° La faculté d'apercevoir les changements qui
s'y font (éventualité);

6° La faculté de distinguer, de ne pas confondre et de toujours diviser, qui va jusqu'à l'atome (individualité);

7° Plusieurs autres facultés de la ligne inférieure du front;

8° La faculté de sentir l'absence de ce que l'on a perçu, et quelquefois de reconnaître que cela manque;

9° Les instincts, les sentiments qui naissent de ces perceptions;

10° La faculté de comparer les objets perçus entre eux et de juger;

11° La faculté de comparer entre eux les différents phénomènes de notre moral, et de les juger, de les disposer suivant une échelle d'importance sous divers rapports;

12° La faculté de reconnaître que l'on fait cela et qu'on s'aperçoit qu'on le fait autant de fois que l'on veut;

13° La faculté de saisir l'action causatrice.

Des attributs et de la substance.

Les attributs sont déterminés par les sens et par d'autres facultés.

Les attributs venant des sens varient suivant chacun d'eux. Les sens leur sont attribués, ou ils sont attribués aux sens, suivant un ordre important à reconnaître.

La vue montre la lumière en général, puis ses réflexions des divers corps, les couleurs; fait juger les formes, l'espace, les dimensions, les distances, les mouvements, les déplacements, le volume. Elle ne va pas au-delà d'un certain décroissement, même avec les instruments d'optique. Elle fournit ainsi un élément essentiel à l'individualisation; l'intellect comptant les attributs qu'elle fournit pour faire les individus.

Le toucher général fait connaître la consistance, l'état des surfaces, la température, la résistance (mais ici il est aidé du sentiment de l'action musculaire), la forme, l'étendue, l'espace et les dimensions, le mouvement, les distances, le volume. Tout cela, c'est-à-dire ce qu'il a de commun avec la vue, est beaucoup plus borné que la vue; mais la faculté de multiplication y supplée.

Le toucher fournit donc à l'intellect des attributs qu'il peut compter et grouper pour faire des individualités. Aussi l'aveugle-sourd en forme-t-il, et les place-t-il en opposition avec sa personnalité. L'intellect peut réunir les attributs communs à la vue et à l'ouïe sur les individualités. Le toucher tend toujours à ajouter son témoignage à celui du sens de la vue. Mais cela est réciproque.

L'ouïe n'est point en rapport direct avec les masses, mais seulement avec l'air agité par elles d'une certaine manière. Le toucher et la vue font connaître à l'intellect le corps qui a donné le son par leurs attributs propres. L'ouïe a en propre le son, dont la valeur a deux relations : 1° avec l'intellect quand les deux premiers sens ont fait connaître le corps ; 2° avec les sentiments, ce qui a lieu sans que le corps soit connu, et lorsqu'il est connu. Par la première fonction, il sert l'intelligence ; par la seconde, il sert les instincts et les sentiments.

De là la possibilité de faire connaître les individualités à celui qui a l'ouïe sans avoir la vue, pourvu qu'il ait le toucher. Comme aussi la vue avec le toucher font connaître les individus sans l'ouïe, par les attributs communs à la vue et au toucher.

L'odorat n'est en rapport qu'avec les émanations ; mais l'instinct nous porte à chercher par les autres sens les corps d'où elles émanent, afin d'ajouter à leurs attributs ceux de l'odorat.

Il ne peut servir l'intellect que par ce moyen.

Il sert les instincts et les sentiments indépendamment des autres attributs, et plus quand on les lui associe.

Le goût est en rapport chez nous avec les corps divisés et imprégnés de salive ; l'instinct nous porte aussi à les connaître par les autres sens ; car tous les sens s'excitent réciproquement. Ce sont encore de nouveaux attributs ajoutés aux individus, et nous aimons à les connaître pourvus de tous ceux qu'ils peuvent réunir. La saveur ajoutée aux autres attributs sert l'intellect. Seule, elle sert les instincts et les sentiments, et en modifiant l'estomac, modifie tout le moral.

Les *signes du langage* se rattachent à nos sens et à nos facultés de manières diverses qu'il faut rechercher.

Toucher. — Les perceptions du sens du toucher sont rattachées à des signes qui représentent des masses (substantifs) et les attributs de ces masses, surfaces, consistance, température, dimensions et formes qui en résultent; distances, rapport de position ou groupement; ce sont des adjectifs.

Autant de masses, autant de noms substantifs réunissant un certain nombre d'attributs, leurs caractères; et l'individu dont on les croit le centre, ou la base, ou le noyau, ou la propriété, a un signe spécial.

N. B. Une faculté paraît destinée à presque tous les attributs du toucher. Il y en aurait deux quand l'effort, la pression, s'ajoutent au tact; une troisième pour la pondération. Une autre faculté est pour l'individu, qu'un groupe des précédentes caractérise. Tout cela est appelé des noms substantifs ou adjectifs, selon l'emploi; et ces substantifs sont dits concrets ou abstraits, mais abstraits du concret, chose à noter.

Toutefois comme ces questions se représentent à l'occasion des autres sens, nous les renvoyons à la fin.

Vue. — Les perceptions qu'elle fournit sont rattachées à des signes qui nous représentent diverses choses.

1° La lumière est considérée comme un corps *sui generis*, subdivisée en couleurs qui rayonnent (rayons); il y a là du mouvement et aussi de la réflexion, de la réfraction, choses qui sont du ressort des sens. On voit un substantif subdivisé en d'autres substantifs. Tout cela est classé dans le concret. Le sens du toucher intervient-il pour les réflexions? tout cela a des attributs (adjectifs);

2° Les couleurs, ainsi prononcées, sont substantifs, abstraits du concret; elles ont pour attributs le rouge, le jaune, etc. (adjectifs);

3° Les formes, substantif abstrait du concret, qui est l'individu. Chacune des formes a ses attributs : rond, carré, etc. (adjectifs);

4° Les espaces, les dimensions, le volume, les distances, les mouvements des corps vus, constituent autant de substantifs abstraits du concret qui ont tous leurs attributs ou adjectifs, sur lesquels des détails sont inutiles.

5° Ce qui vient d'être dit au n° 4 et les formes (n° 5) sont choses communes au sens du toucher, et font arriver à la notion des mêmes individus.

6° Tout ce qui est relatif au toucher et à la lumière leur reste propre; mais cela ne constitue pas beaucoup d'individualités. Ce sera à voir. Il en reste assez, ceux-là à part, pour que l'intellect ait amplement de quoi s'exercer, et les instincts, ainsi que les sentiments, de quoi s'émouvoir.

7° Tous ces substantifs ont des attributs. Ceux de la lumière ne sont que pour les voyants. Ceux des substantifs communs aux deux sens et des individualités qui en résultent, sont communs à ces deux sens.

Ouïe. — Les perceptions de l'ouïe fournissent :

1° Le son, premier substantif, abstrait des corps concrets pour ce sens; l'instinct fait chercher le corps d'où il émane.

2° Le cri, la parole, le chant, les tons, l'harmonie, l'accord, le discours, etc., qui sont d'autres substantifs subdivisés du son et de même nature que le son (la gamme, etc.).

3° Les attributs de tous ces substantifs sont nombreux, et ils sont propres à ceux qui jouissent de l'ouïe.

4° Le son sert primitivement l'instinct, secondairement les sentiments, enfin l'intellect, et de diverses manières.

5° Il sert d'abord l'intellect lorsque les deux sens précédents ont fait connaître les individus d'où vient le son; alors de nouveaux attributs dérivés du son viennent s'ajouter à ceux qui proviennent des deux premiers sens.

6° Il sert aussi l'intellect par la simple représentation du son; car le son a des différences sur lesquelles on porte des jugements, et l'intellect en porte aussi, et sent et exprime la causalité en réfléchissant sur les rapports des divers sons avec les instincts et les sentiments.

7° Les individus peuvent être connus par le son sans le secours de la vue, lorsqu'ils ont des attributs communs à l'ouïe et au toucher; les attributs dérivant de la lumière manquent; mais les aveugles peuvent sans cela parvenir à un haut degré d'intelligence et d'instruction, puisque la comparaison et la causalité peuvent s'exercer sur la plupart des corps concrets en rapport avec les instincts et les sentiments.

Odorat. — Les perceptions de ce sens fournissent en propre :

1° Le substantif odeur, qui n'a pas de subdivisions : c'est un substantif abstrait de la personnalité modifiée, et de suite on cherche par quoi.

2° Les autres sens, le toucher et la vue, montrent l'émanation, substantif abstrait du concret, sorte de concret lui-même, mais moléculaire. Quelquefois ses molécules ne sont saisies par aucun sens.

3° En apprenant l'émanation, on apprend le corps ou substantif, si les autres sens lui fournissent assez d'attributs pour en faire un individu.

4° Les attributs de l'odeur sont propres à l'odeur, et ne sont perçus qu'imparfaitement par le goût.

5° L'odorat sert d'abord les instincts et les sentiments. Il joue un grand rôle chez certains animaux, un rôle très secondaire chez l'homme; plusieurs ne l'ont pas, ou l'ont très imparfait.

6° Il sert les facultés intellectuelles, disons mieux, l'intellect (*a*), comme émouvant les instincts et les sentiments; car on réfléchit sur les rapports, d'où comparaison et causalité (*b*); comme fournissant aux corps concrets un attribut important qui s'ajoute aux autres, et suffit parfois seul pour les faire reconnaître, si la même odeur est commune à plusieurs corps. L'intellect en tire aussi parti pour la comparaison et la causalité, s'exerçant sur ces corps et sur leurs rapports avec nous; il emprunte parfois des expressions à ce sens, quoique ses modifications ne se représentent pas bien dans l'absence des corps odorants. Mais l'intellect les reconnaît quand elles se reproduisent.

Le *goût*. — Les perceptions que ce sens donne

fournissent : 1° d'abord le substantif goût et celui de saveur. Ils représentent la personnalité modifiée comme odeur, et les autres sens font connaître le corps extérieur. Ce sont donc des substantifs abstraits du concret homme, mais qui n'indiquent autre chose sinon qu'il est modifié par ce sens.

2° Des attributs pour le goût et la saveur, doux, amer, âcre, acide, etc.; ces attributs ne sont pas très nombreux, et représentent des sensations très distinctes qui peuvent appartenir à plusieurs corps ; d'autres attributs : bon, mauvais, agréable, désagréable, donnent seulement les représentations de plaisir ou de peine de la personnalité.

3° Tous ces attributs supposent toujours les corps à saveur que les trois premiers sens cherchent sans cesse à individualiser en leur assignant des groupes d'attributs.

4° Le goût sert les instincts et consécutivement les sentiments, et développe des impulsions puissantes pour l'action; car, quoique les saveurs ne se représentent pas et ne soient rappelées que confusément, l'intellect se souvient qu'il y a eu plus ou moins de plaisir ou de peine, et reconnaît les saveurs lorsqu'elles se représentent. De cette manière, ce sens sert l'intellect, et on lui emprunte dans le langage beaucoup d'expressions qui s'appliquent à toute autre chose qu'à des mets.

L'impulsion instinctive de la faim influe sur les saveurs en faisant rechercher l'aliment que les autres sens font reconnaître, que l'odorat et la vue indiquent à grandes distances. Des impulsions effectuent tout cela.

Outre les signes qui représentent les corps, il y en a d'autres qui représentent le sentir et ses nuances diverses : l'agir avec tous ses degrés ; mais le sentir et l'agir peuvent se confondre pour l'observateur.

Parcourons le sentir par les noms d'abord. Pour fixer la représentation du sentir, il nous faut un point d'appui sur la matière vivante. Tant qu'il n'y a point mouvement appréciable de muscle externe ou interne et de vaisseaux, nous n'admettons que le sentir ; dès qu'il y a de ces mouvements, c'est de l'agir.

Quels mots rappellent les différentes manières de sentir ?

Le mot *je sens* d'abord. La personne se pose existante et sentante par un signe prononcé ou écrit, après s'être annoncée sentante par un geste. L'attribut sur lequel le moi appelle l'attention est *sentant* en général. Puis comme le moi sent à différents degrés et de diverses manières, il rattache cela à autant de signes. S'il ne veut représenter que le degré, il emploie les adverbes beaucoup, peu, qu'il emprunte déjà à la perception de la quantité; quelquefois il emprunte ses signes au mouvement : vivement, lentement ; à la résistance et au toucher : rudement, mollement; ou bien il se sert des substantifs ou noms abstraits du concret : mollesse, dureté, vivacité, lenteur, rapidité, etc.

Voilà donc déjà le sentir, signe primitif, radical, qui conduit la personne à recourir aux perceptions formulées par des sens pour mettre la personne étrangère dans l'état où elle a été.

La douleur et le plaisir sont des modes du sentir; ce sont des faits simples et primitifs; mais la personne veut-elle leur assigner des attributs, elle recourt encore aux perceptions de quantité : beaucoup, peu ; aux perceptions de mouvement : vivacité, lenteur; à celles des formes : douleur aiguë, lancinante, obtuse ; à celles du son : douce, sourde ; à celles du toucher et de la pression : constringente, pressive pour la douleur ; épanouissante, relâchante pour le plaisir ; à celles de la température : brûlante, glaciale, etc. ; enfin à celles de la vue : douleur qui représente le rouge ; douleur obscure, éclatante, etc. ; à celles de l'espace : douleur profonde, éloignée, rapprochée, etc. La personne a encore recours aux modifications que lui ont fait éprouver les instincts et les sentiments : douleur décourageante, désespérante ; plaisir secret ; plaisir qui inspire l'audace, la colère ; elle en fait des attributs de ces sentir ; mais quelquefois ce sont les sentiments eux-mêmes qui sont excités.

Les sens fournissent des perceptions secondaires, ou perceptions complexes formées de perceptions simples, dont on doit la distinction aux phrénologistes ; mais elles se confondent pour moi avec le sentiment lorsqu'on les isole en totalité du concret ; leurs signes sont formulés par les sens :

1° La perception de l'*individualité* avec des attributs est la principale. La personne tend à décomposer les groupes d'attributs pour y trouver des groupes secondaires, puis à décomposer ceux-ci en ternaires, et ainsi de suite ; c'est une impulsion. Un signe est aussitôt attaché à ces nouveaux groupes ; mais il est toujours emprunté aux perceptions sensitives premières ; c'est une perception, car cela reste distinct et se circonscrit par des signes ou s'isole dans l'espace ; mais c'est un abstrait du concret.

2° La perception des *formes* ne fait aussi que donner aux corps perçus par les cinq sens un certain nombre d'attributs ; mais elles restent distinctes dans le souvenir, et se retracent au toucher et à la vue par des signes matériels, ou à l'ouïe, quand au moins le toucher les a saisies. Les formes se retracent alors dans l'exercice de l'ouïe par un son, chose matérielle, car c'est l'air, corps qui frappe l'organe de l'ouïe, autre corps. Mais le nom formé est un abstrait du concret.

3° La perception de l'*espace* est démontrée spéciale par son intensité en proportion d'un organe, comme les précédentes; toutefois ce nom est un abstrait du concret. Cette perception reste dans le souvenir, et se retrace très bien dans la peinture et moins bien dans le toucher, et l'ouïe la rappelle sans émotion sentimentale nécessaire. Quand les deux sens de la vue et du toucher l'ont fait connaître, il est toujours clair que les corps ont de l'espace et sont dans l'espace, séparés par le sens secondaire de l'individualité. L'espace s'abstrait des corps qu'on perçoit dedans et même de leur surface; mais ce substantif ainsi abstrait s'efface, ne se soutient pas dans le souvenir et ne se retrace pas par les arts sans les corps. Son élément comme perception est le corps; au-delà il n'est plus que sentiment vague. La preuve s'en trouve dans la nécessité où est la personne de recourir aux perceptions formulées par les sens, pour lui donner des attributs et le mettre en action. Le signe de l'espace est donc formulé par les deux sens de la vue et du toucher.

4° La perception du *nombre* se présente d'abord comme un attribut du concret, ou un substantif abstrait du concret; car ce sont toujours des concrets érigés en individualités qui sont les sujets de l'unité. Certes on opère des prodiges avec les signes matériels de l'unité dans laquelle on fait sans cesse rentrer les signes de la pluralité ; telles sont les mathématiques ; mais il n'y a jamais là qu'un abstrait du concret ; car on ne peut représenter le nombre sans un signe formulé par les sens de la vue et du toucher, et l'ouïe ne fait que donner une impression matérielle qui rappelle les autres. Le signe vient donc du concret.

5° et 6° La perception de la *localité* ou des groupes d'objets et celle de l'*ordre* sont des espèces de tableaux dont le concret fournit les matériaux ; car ce sont toujours des individualités formulées par les sens du toucher et de la vue, et rappelés par un son, pour ceux qui entendent, qui constitue ces matériaux. Mais les phrénologistes ont montré les régions du cerveau qui donnent la possibilité de conserver ces tableaux dans la mémoire. Quand on les retrace, il faut des objets ainsi formulés ; et si on isole le substantif qui les représente, il devient confus et n'est plus qu'un sentiment. La preuve, c'est que si l'on veut en parler, il faut recourir aux signes affectés au concret. Ce sont des substantifs abstraits du concret.

7° La perception de l'*éventualité* ne donne que le concret formulé par les sens dans un état de mouvement, de changement. L'éventualité est donc aussi un nom abstrait du concret. Si on l'en abstrait, on ne peut le mettre en action sans les signes formulés par les sens; si l'on veut s'en passer, il ne reste qu'un sentiment confus.

8° Le *temps* est primitivement la possibilité de disposer nos perceptions, nos sentiments quelconques, à la suite les uns des autres, en les distinguant; mais aussitôt nous les érigeons en individualités et nous les modelons sur l'espace, qui l'est lui-même sur les perceptions formulées par les sens. Les signes du temps viennent donc originairement des perceptions de la vue et du toucher, que l'ouïe rappelle à ceux qui ont au moins l'un de ces sens. Le nom *temps* est donc définitivement un abstrait du concret.

Telles sont les perceptions secondaires formées de groupes de sensations, et dont la connaissance vient des phrénologistes. Toutes sont rendues par des signes qui impliquent les perceptions sensitives qui en ont donné les formules.

Leurs attributs, quand on leur en donne, sont toujours empruntés aux représentations fournies par les sens, ou aux modifications de la personne par les sentiments; nous le prouverons en commençant par le signe perception lui-même. En effet, 1° une *perception* est claire, confuse, obscure, forte, faible, agréable, pénible, etc.; et se compte, et s'a-

ligne, et se groupe. Ceci regarde toutes les perceptions possibles. 2° L'*individualité* reçoit la force,
la faiblesse, l'activité, la célérité, dont elle prend
pour apanage les adjectifs. 3° Les *formes* sont
grandes ou petites, agréables ou pénibles, et ont
quelques attributs spéciaux : rondes, carrées, qui
viennent des deux sens supérieurs. 4° L'*espace* a
pour attributs la grandeur, la petitesse, la largeur,
la longueur, qui sont des attributs du concret formulés par les deux sens supérieurs. 5° Le *nombre* a
pour attribut la quantité, dont l'individualité, qui
en est la base, se compose d'attributs fournis par
les sens. 6° et 7° Les *localités* et l'*ordre* empruntent les leurs au sentiment qu'ils font éprouver de
plaisir ou de peine, et quelquefois à la vue, à la lumière, etc. 8° L'*éventualité* puise ses attributs dans
les perceptions des sens de la vue et du toucher, et
dans les sentiments; les événements sont grands,
petits, pressés, rares, lents, obscurs, agréables, pénibles, etc., etc. 9° Le *temps* emprunte les siens à l'espace, qui vient de la vue et du toucher, et est rappelé par l'ouïe à ceux qui ont ces sens: il est dur,
pénible, agréable, etc , etc. Ainsi toujours les deux
sources : perceptions ou sentiments.

Suivons les phrénologistes dans le domaine de
la haute intelligence, qui doit ici nous servir de
guide, et se juger et s'apprécier elle-même.

On ne peut douter, d'après les observations des phrénologistes, tout empiriques qu'elles sont , que la faculté du raisonnement ne tienne à la haute intelligence ; qu'elle ne nous fasse comprendre les faits extérieurs et apprécier ce qui se passe en nous-mêmes, c'est-à-dire dans notre sentiment et en elle-même, en raison du développement de l'organe que l'empirisme a fait connaître pour en être le siége. Ce fait doit être notre point de départ.

C'est la personne qui compare, juge et raisonne ; l'intelligence manque lorsque l'organe n'est pas développé. La principale condition de l'intelligence est donc l'existence du sentiment personnel qui fait paraître le signe *moi*.

Le signe moi représente donc , à l'observateur d'autrui, la perception ou le sentiment de soi-même comme l'action d'un organe ; mais ce moi est-il un nom concret ou un nom abstrait du concret ?

L'enfant entend par moi ou par son nom propre, qu'il a appris des autres et par lequel il se désigne toujours quand il commence à parler ; l'enfant entend et désigne son corps tel qu'il le perçoit par ses sens ; c'est donc , dans son entente , son corps qui sent, qui perçoit, qui veut, qui agit ; il ne peut pas comprendre autre chose ; l'homme brut et sans instruction ne voit non plus que cela.

Le signe moi ne représente donc alors qu'un

homme vivant en opposition avec tout le reste : c'est du concret ; l'expérience vient ensuite, et circonscrit, par l'observation des faits, le moi dans la tête. Vient ensuite le phrénologiste, qui, par la même voie, le circonscrit dans une région du cerveau : encore du concret.

Le signe moi ainsi conçu a donc pour fondement : 1° pour les enfants et les hommes simples, notre corps perçu par les sens et muni de tous ses sens ; 2° pour l'anatomiste, un cerveau en communication avec le reste du corps par les nerfs ; 3° pour le phrénologiste, une partie déterminée où les sensations produisent cet effet plutôt que tout autre : toujours du concret.

Les choses ne peuvent pas aller autrement quand la réflexion n'a pas encore beaucoup travaillé. Mais que fait-elle ?

Si la réflexion avait pu attendre, pour s'exercer, que tous les faits d'anatomie et de physiologie fussent connus, ainsi que ceux de pathologie ; si elle eût eu la certitude que le sens du toucher, quand il est seul (et il faut au moins l'avoir pour vivre), ne donne qu'un moi plus confus que celui de bien des animaux, elle aurait eu, pour fondement principal de son travail, ce fait, que le moi est constitué par les sens en rapport avec un cerveau, et qu'il ne peut représenter que cela ; que par conséquent il est un signe du concret.

Mais la réflexion n'avait pas, dans le principe, toutes ces données, et maintenant elle ne les a que chez un très petit nombre de personnes; elle a seulement, chez tous, la donnée que le moi tient à l'existence de la vie, et la vie à celle de la tête; car personne n'ignore, même les sauvages, que, la tête ôtée, on cesse de vivre. Malgré toutes ces données, qui pourraient suffire, la réflexion procède différemment.

L'homme croît et s'élève dans l'habitude de voir la causalité sous deux aspects : 1° *il se voit* agissant sur les corps extérieurs et sur l'extérieur du sien; 2° *il voit* les corps extérieurs agissant les uns sur les autres. Le sentiment de causalité s'attache à ces deux modes d'action, et il ne peut point aller au-delà.

La personne devient donc pour lui le premier principe d'action causatrice, et il ne voit rien dans l'extérieur qui puisse le produire, causer son moi, l'engendrer. Il en fait donc une cause d'action, et lui subordonne tout son moral. Ce moi une fois ainsi formulé, les nerfs et le cerveau n'existent plus que pour le servir; et s'ils lui servent ou de serviteurs pour apporter, ou de serviteurs pour exporter, ou de siége pour se placer, ils ne sont pas lui, il doit différer d'eux; il est donc d'une nature différente, et le mot *spiritus*, souffle, emprunté à quelques perceptions sensitives, devient son titre.

La masse des ignorants fait ce travail, crée cet être, s'emporte contre ceux qui l'attaquent, les glace de terreur, les dévoue au mépris, les range dans les scélérats, et les force au moins au silence.

Examinons maintenant où ces ignorants intolérants et furieux puisent les attributs du moi et comment ils le font agir. Un *moi*, disent-ils, est principe (signe emprunté aux sens de l'ordre, du temps, de l'espace); il est *unique*, simple (signes empruntés à l'individualité, au nombre); il est *actif* (signe emprunté à la perception complexe de l'éventualité, des changements); il est *libre* (signe emprunté à un sentiment qui nous fait souvent illusion, mais qui existe chez nous comme représentant notre personne, agissant sans obstacle ou malgré cela). Il agit, et cependant nous n'avons vu que notre corps agir; on transporte donc son corps dans son sentiment de personnalité.

Il est donc évident que, sans les formules fournies par les sens, nous ne pourrions rien faire du moi.

On dit : Mais pourquoi pas, puisqu'il est chez nous le principe de tout sentir et de tout agir?

Voilà la grosse erreur. Nous sentons et nous agissons avant le moi, pendant ses absences momentanées, et lorsque nous ne l'avons plus, dans bien des cas. Il n'est qu'une des circonstances de notre être, et c'est une assertion contredite par les faits, et sans preuves possibles d'ailleurs, que de poser l'homme dans sa personnalité.

Le signe moi ne pouvant représenter, en bonne logique, qu'un phénomène de l'action cérébrale, mais qui joue un grand rôle dans la haute intelligence, c'est sous ce point de vue qu'il faut l'étudier, disous-nous.

Non, répond l'ignorance, préoccupée de sa représentation abstraite, parce que je ne comprends pas qu'un moi puisse tenir à des organes. Mon *moi* est le fondement de tout mon intellectuel, de tout mon moral, et mon moi ne tombe sous aucun de mes sens comme les objets extérieurs, comme mon propre corps, que mes sens saisissent, tandis qu'ils ne saisissent pas mon moi. Il est au-dessus d'eux; il s'en laisse servir ou refuse leurs services; il fait mouvoir mes pensées et mes muscles comme il lui plaît, et souvent contradictoirement aux intérêts de la nature animale; car il est libre; il me donne la représentation d'une causalité suprême, etc., etc. Or, tout cela ne peut pas être un effet ou une œuvre de la matière de mon corps; la matière n'est que passive, et mon moi seul est actif. Force m'est donc de le séparer de la matière de mon corps. Il n'en est point un phénomène; il est le principe qui l'anime; comme principe, il est un, indivisible, sans parties, immatériel, indestructible. En lui est mon âme, qui n'a rien de commun avec mon corps. Quand je ne manifeste pas mon moi, mon âme, je ne laisse pas de l'avoir *in potentia* et d'être un homme; mais si je deviens fou, ou qu'une maladie me prive du moi, je rentre dans la classe des animaux, sauf à revenir dans celle des hommes si mon moi me revient. Les faits de conscience sont la condition de la connaissance de tous les autres, dit Maine de Biran, et c'est le moi qui nous les procure. Si la conscience est un phénomène triple, comme disent les nôtres, où sentir, vouloir et se connaître se servent de conditions réciproques et composent la vie intellectuelle tout entière, il faut convenir que le moi, qui en fait la base, est autre chose qu'un phénomène de l'action cérébrale. D'ailleurs et enfin, comment voulez-vous qu'un fait qui juge la matière et qui se connaît, s'apprécie, se juge lui-même, soit un fait de la matière, une action, un phénomène de cette matière?

Dans ces assertions déclamatoires se trouvent beaucoup d'erreurs et d'assertions irréfléchies.

1º De ce qu'on ne comprend pas qu'un *moi* puisse tenir à des organes, on ne peut pas conclure qu'il n'y tient pas; car il faudrait, dans tous les animaux, en séparer le sentir, qui n'est pas plus compréhensible, et retomber dans le mécanisme ou dans un polyanimisme ridicule.

2° Le moi n'est pas le fondement de l'intelligence; il n'est qu'une de ses conditions; le sentir et le percevoir l'extérieur; le sentir et le percevoir son intérieur, sont les éléments auxquels il s'ajoute par le développement d'un organe particulier; ces phénomènes existent avant lui, et il s'y ajoute en temps donné comme couronnement de l'œuvre, et alors aussi on le voit poindre et se dessiner peu à peu, jusqu'à ce que le langage puisse l'attester.

3° Le moi n'est pas le fondement de tout le moral; les instincts et les sentiments ne sont point ses attributs, ne font point partie de lui; ils varient en raison de leurs instruments, sans que cela influe sur son intégrité.

4° Dire: Le moi ne tombe pas sous les sens, est faire une fausse comparaison avec les objets concrets qui y tombent; mais les mouvements des concrets, que l'on est bien forcé d'admettre, ne tombent pas tous sous les sens. Voyez la physique, la chimie, où les mouvements des atomes sont des phénomènes conclus ou induits, et non saisis par les sens. Or, si vous faites le recueil des faits relatifs au moi en l'observant, non chez vous, où vous ne l'observez que dans quelques conditions, mais simultanément chez vous et chez les autres, en vous aidant des animaux, vous arrivez à être forcé de le conclure comme un autre phénomène nerveux qui ue tombe pas pas plus que le *moi* sous vos sens.

5° Il se sert des organes. — De certains organes, et seulement quand les conditions desquelles dépend sa manifestation existent, et à condition qu'il y aura intégrité de ceux qui lui apportent, de ceux auxquels il donne de l'action; encore n'est-ce que pendant un temps, car les organes dont il est le phénomène ont besoin de repos; il se détériore lui-même par l'affection de son organe, et se décompose de manières diverses.

6° Il est libre, dit-on; pas toujours, à beaucoup près. Les instincts et les sentiments le gouvernent dans l'enfance constamment, dans l'âge adulte le plus souvent. Il faut qu'il veuille actuellement être libre pour l'être en effet. S'il oublie de le vouloir, il est dominé.

7° Il agit contre les intérêts de la nature animale sciemment, dites-vous? Qu'est-ce que cela prouve? Il a souvent un but faux et chimérique dans ses déterminations. S'il n'en avait pas, s'il ne se refusait pas au vrai sous certaines influences qui l'empêchent d'être bien libre, vous ne vous refuseriez pas, dans cette question, à l'évidence.

8° Il vous donne la représentation d'une causalité supérieure. — C'est bien à tort, car il n'est qu'un phénomène qui dépend lui-même de causes supérieures à lui; il ne vous donne que des exemples d'une causalité secondaire.

9° Tout cela, dites-vous, ne peut être l'œuvre ou l'effet de la matière. — Non, d'une matière telle que vous ne cessez de la représenter depuis l'antiquité. Un cerveau, petite masse de matière semi-liquide, ne peut pas produire seul des phénomènes vitaux; mais il le peut lorsque les impondérables lui parviennent par la circulation, et de l'extérieur, dans l'état de vie; et personne ne peut connaître et ne connaîtra jamais les agents primitifs qui paraissent opposés à la matière inerte en apparence, qui la meuvent, la mettent dans divers états où figure celui de vie, et semblent parfois s'identifier avec elle. Voilà le mystère impénétrable de la nature, et ce ne sera point dans les phénomènes du *moi*, qui en sont un des résultats, que vous en retrouverez la représentation. En prenant le moi pour modèle de la force suprême, vous faites de l'anthropomorphisme, et voilà tout.

10° Votre moi seul est actif, pendant que la matière est passive. — Il est actif relativement à ce qu'il peut produire aux conditions exprimées ci-dessus; mais il est lui-même un effet de l'activité des agents primitifs qui meuvent la matière suivant certaines lois, et modifient son activité. Car il n'est pas un atome de matière qui n'en ait une, laquelle se manifeste même dans son immobilité apparente quand la chaleur ne la dérange pas. Les corps gelés par la privation du calorique s'arrangent suivant des lois qui impliquent une activité.

11° Force vous est de séparer votre moi de la matière de votre corps. — Oui, si vous le concevez privé de la vie ; non, si vous vous le représentez dans l'état vivant et dans certaines conditions. Une telle assertion ne peut venir que de votre ignorance.

12° Votre moi n'est point un phénomène? — Il est un phénomène ; nous vous l'avons prouvé.

13° Il est le principe qui anime la matière de votre corps. — Cette assertion est de toute fausseté. Votre corps étant animé et manifestant le sentir avant que votre moi n'existât, cette même activité persiste quand il est suspendu, quand il est altéré ; et après avoir eu le moi, vous pouvez exister et innerver, quoique vous ne l'ayez plus.

14° Comme principe, il est indivisible, selon vous, sans parties, immatériel, indestructible.

Comme il n'est point principe primitif, mais simple phénomène, il est dans les conditions de tout phénomène, accident d'un concret, et les parties et la division ne s'appliquent pas, en logique, à un phénomène. On observe seulement qu'il varie suivant les conditions des concrets où il se manifeste, comme un événement. Une action n'a pas de parties ; il en est une ; une action n'a pas de matière, puisqu'elle se passe dans la matière, dans ou par les impondérables, et votre moi se passe dans l'une et par les autres, peut-être en partie en eux ; c'est un mystère. — Indestructible, c'est une erreur ; dès que les conditions de la manifestation n'existeront plus, il cessera d'exister.

15° En lui est votre âme, qui n'a rien de commun, d'après vous, avec la matière. Si le signe *âme* devient synonyme du signe *moi*, ou sentiment de personnalité, il ne représente que ce que nous venons d'exposer. Ainsi votre réfutation est complète.

16° Vous dites cependant encore que lorsque votre moi s'absente, vous l'avez toujours *in potentia* ; c'est une condition de tous les phénomènes qui sont intermittents dans la matière animée. On ne peut pas dire qu'ils existent alors latents, mais qu'ils peuvent reparaître si les conditions de leurs manifestations se rétablissent.

17° A vous en croire, vous ne seriez homme que lorsque votre moi se manifeste ; autrement vous seriez animal. — C'est de la plaisanterie. Distinguez donc les cas où vous avez le moi *in potentia*. Vous seriez donc animal dans votre souffrance, dans le sommeil, dans la folie, dans une apoplexie? vous redeviendriez homme ensuite, et vous seriez un être à métamorphoses? Un phénomène en plus ou en moins dans votre système nerveux produirait ces changements! Contentez-vous de dire que tantôt vous jouissez, vous, homme, de la fonction de la personnalité, et tantôt non; votre assertion ne mérite pas une réponse plus sérieuse, tant elle est puérile.

18° Les faits de conscience sont, à votre avis, la condition de la connaissance de tous les autres? — Oui, pourvu que les perceptions interviennent; car vous ne connaissez pas les sentiments qui sont trop faibles en vous; jamais l'attention de votre moi ne s'y arrête.

19° La conscience est, d'après un des vôtres, un phénomène triple, où sentir, vouloir et se connaître se servent de conditions réciproques et composent la vie intellectuelle tout entière. Tout à l'heure vous vouliez que le moi fût un principe, une substance active et non un phénomène; et voilà que vous placez ce principe comme une des parties intégrantes d'un phénomène. Ayez donc de la conséquence dans votre langage.

Le mot conscience ne peut pas représenter tant de choses. Il ne peut signifier que sentiment de l'existence d'un homme, distinct de celle des autres objets. Or le *vouloir* n'est pas là; on peut se sentir existant sans rien vouloir. Nous chercherons la valeur de ce signe. C'est un autre phénomène. —

Conscience n'est point composé du sentir en général; ou mieux, le sentir en général n'est point une propriété de la conscience exclusivement, car on sent très bien sans concience; il y a dans la conscience le sentir spécial de soi qui a lieu parce qu'on a senti aussi les autres; c'est sa condition d'existence. — Se *connaître* est alors exprimé, comme on a exprimé sentir, d'une manière générale. Pour se sentir, on ne se connaît pas (l'aveugle-sourd, etc.); pour se connaître, il faut observer les autres et les comparer avec soi. Or, en faisant cela, on sort de sa conscience pour l'éclairer par l'observation; et quand on s'est connu par cette voie, autant que possible, on ne le doit pas à sa seule conscience. Il en est ainsi des autres objets : il faut les mettre et les remettre des millions de fois en présence de sa conscience pour en connaître ce qui est connaissable. Mais ces connaissances, qui composent en effet la vie intellectuelle tout entière, ne sont pas dans la conscience seule; elles sont dans les rapports sans cesse renouvelés de la conscience avec les organes des sens et avec toutes les perceptions primitives et secondes qui en résultent. Encore une fois, ne donnez donc pas tant d'importance à la conscience, et ne l'isolez pas, une fois enrichie par les perceptions, pour en faire un phénomène tout intérieur.

20° Un fait qui juge la matière, même celle par laquelle il paraît se manifester, et qui se juge lui-même, qui se discute ici, ne peut pas, croyez-vous, être un fait de matière, un phénomène? Pourquoi pas, puisque l'expérience démontre qu'il s'associe à une portion de matière nerveuse vivante sous le rapport de cause à effet, comme tous les autres phénomènes de la vie que l'on ne songe pas à révoquer en doute? N'en est-il pas ainsi du sentir dans toute l'échelle zoologique, et le moi n'en est-il pas une modification? Donnez donc un principe immatériel au polype, du mollusque, au moins, qui a des nerfs. Oui, direz-vous. Mais, répondons-nous, cela n'est pas démontrable, et le concours d'une matière vivante avec des impondérables peut être démontré comme cause appréciable.

Vous dites : Nous n'avons pas besoin de la démonstration pour admettre l'immatériel, l'âme, les âmes multipliées autant qu'il y a d'animaux; nous nous contentons du témoignage d'un sentiment qui nous dit que la matière ne peut pas sentir et qu'elle n'a pas d'activité par elle-même. Ce sentiment est pour nous une démonstration, et puisque la conscience des autres est semblable à la nôtre, comme être immatériel, cette démonstration doit leur suffire comme à nous. C'est donc faute d'une instruction que tout le monde peut acquérir, par un entétement, un amour-propre ou une mauvaise volonté, que chacun pourrait ne pas avoir, que nous trouvons des opposants.

C'est là, nous le savons, votre dernier refuge; mais on a de quoi vous répondre: 1° Le sentiment n'a jamais rien démontré seul; il ne le peut que par son accord avec les représentations du concret; et celles-ci sont contre vous. Si le sentiment prouve les objets extérieurs, c'est qu'il s'accorde avec leur représentation et qu'il en est le premier résultat; or vous n'avez jamais perçu l'immatériel, vous ne pouvez donc pas le démontrer. 2° Le sentiment de l'immatériel n'existe pas chez beaucoup d'hommes, non seulement ignorants, mais même fort instruits. Votre démonstration sentimentale ne sera donc jamais pour eux, elle sera pour les ignorants, et plus ils diminueront, moins vous aurez de partisans. 3° Vous n'avez pas le droit de taxer de mauvaise foi et de sentiment condamnable, en quoi que ce soit, les hommes qui ne sentent pas comme vous l'existence de l'immatériel; et il y aurait présomption fort mal placée de votre part à les accuser d'infériorité intellectuelle comparativement à vous, puisque vos plus nombreux partisans se trouvent parmi les ignorants, et que vous en perdez à mesure que l'instruction leur arrive.

21° Nous ne pouvons pas nous expliquer la conscience sans immatériel... Eh bien! résolvez-vous à ne pas l'expliquer.

22° Après avoir prouvé que le moi, la personne ou le sentiment personnel représente un concret qui est l'homme, considéré dans son système nerveux qui est partout et qui lui est propre tant qu'il est dans les organes, nous serons entendu quand nous parlerons de la *représentation personnelle* comme de l'un des phénomènes de l'intelligence. Demandons ce qu'elle fait et quels sont les expressions ou signes qui en donnent la représentation à autrui.

Elle ne fait rien chez l'embryon, chez l'enfant nouveau-né; elle se développe peu à peu durant l'allaitement, etc. Tant qu'elle n'agit pas, ce sont les instincts qui réagissent sur l'extérieur; dès qu'elle est formée, elle compare. Le sens de ces mots *comparer, comparaison*, est assez connu pour nous dispenser de tout détail, de toute définition; d'ailleurs c'est un sentiment primitif.

23° La personne compare-t-elle, dans ce phénomène, des perceptions primitives et secondaires? Nous ne pouvons dire si elle n'y prend pas part chez l'homme complétement développé; mais à coup sûr elle est étrangère aux perceptions des animaux de bas étage, chez lesquels cependant il n'y a pas confusion d'un corps extérieur impressionnant avec un autre. La personne ne compare pas chez le nouveau-né, chez le cataleptique et chez plusieurs malades privés de leur conscience qui rejettent certains aliments, en acceptent d'autres, fuient certaines odeurs en se détournant, accueillent certains sons, etc. De plus, on ne remarque pas que les semi-idiots, chez qui le moi est à peine exprimé, distinguent moins bien les perceptions premières que les sujets complets. On voit des hommes de peu d'intelligence qui ont les comparaisons sensitives primaires et même les secondaires très actives; en un mot, rien n'annonce un rapport d'intensité entre la force de la haute intelligence et celle des organes des perceptions, soit primitives, soit secondaires; il est donc très probable que les comparaisons auxquelles le moi préside ne sont pas celles-là.

Cependant nous savons que les perceptions sont multiples et dissemblables. Eh bien! l'empirisme phrénologique démontre que nous le savons d'autant mieux que l'organe de la haute intelligence est plus développé.

La comparaison est suivie du jugement : nous pouvons donc établir que ces mots expriment et représentent une action du sentiment personnel, et dire qu'il y a dans l'organe où il s'est développé, avec les progrès du temps et de la nutrition, une double perception : 1° celle de la personne; 2° celle des corps extérieurs, avec sentiment des différences qui existent entre la personne et les corps; entre les corps comparés les uns aux autres sous tous les rapports que saisissent les organes de perception primitive et secondaire. Mais ce n'est pas là tout.

24° Il y a autre chose à connaître en nous que la personne : il s'y passe des phénomènes d'instinct et des phénomènes de sentiment qui tous sont accompagnés d'impulsion pour agir. Nous savons cela; or nous ne pouvons le savoir que par la représentation personnelle, car ceux qui ne l'ont point ne le savent pas, et nous en avons la connaissance d'autant plus nette que l'organe de cette représentation est chez nous plus développé; il nous est donc permis d'affirmer qu'outre la perception de nous-même, et du monde extérieur, notre représentation personnelle possède aussi la perception de nos instincts et de nos sentiments, et qu'elle peut les comparer avec elle-même, avec l'extérieur, et juger qu'il y a différence et non identité entre ces phénomènes. Mais ce grand fait est ici exprimé d'une manière trop générale; il a besoin de détail, pour que nous arrivions à la détermination de la valeur des signes *intellect, intelligence, haute intelligence.*

25° Les phénomènes de bas instinct ne sont pas

d'abord perçus par le moi comme modifications
de la personne ; ils ne modifient, quand ils commencent à poindre, que faiblement les sentiments : on
ne sait ce que signifie le malaise qui résulte des
besoins encore peu prononcés de respiration, d'alimentation, de défécation, de génération ; en un mot,
d'une introduction ou d'une élimination quelconque ; et cependant le caractère, l'humeur, comme
on s'exprime, en sont altérés. Il en est ainsi du début des états morbides. L'enfant pleure, l'adulte est
inquiet et soupire, il s'agite ou reste immobile
sans savoir pourquoi. L'adolescente non instruite
et ingénue ignore la cause de sa vague inquiétude,
de ses soupirs souvent étouffés. Le besoin est-il
satisfait, tout change, le malêtre se dissipe ; une
douce gaieté, dont on ne soupçonne pas la cause,
se manifeste : on était disposé à la malveillance ou
à l'isolement, ou bien à implorer l'assistance de ses
semblables ; on devient gai, jovial, bienveillant,
fier ou irascible et dominateur, suivant le caractère ; en un mot, on est tout autre ; et le moi n'en
connaît pas la raison.

Mais que la satisfaction du besoin n'arrive pas, le
moi est invoqué ; il déploie l'attention, qui n'est
qu'une de ses actions et qui n'a pas d'autre sens ; il
cherche la cause (car nous verrons bientôt que la
faculté de causalité fait partie de la haute intelli-

gence); il se rappelle le passé; il arrive à comprendre la cause du tourment d'origine organique dont il souffre, il satisfait le besoin, car il dispose, comme les instincts, des mouvements musculaires; le mal cesse, et la conviction lui est donnée par les deux états opposés des sentiments sur la valeur des instincts, des sentiments qui l'ont fait souffrir, et sur les rapports de ces phénomènes avec les objets extérieurs. Nous avouons que long-temps nous n'avons pu comprendre, malgré toutes les réflexions que nous faisions à ce sujet, comment ces faits n'ont pas clos la bouche et arrêté la plume des sceptiques. Il faut que l'ignorance des faits physiologiques soit une chose bien nuisible au développement de la philosophie; mais plus tard nous chercherons, en développant la valeur des mots, comment les sceptiques ont pu être amenés à nier l'existence du monde extérieur.

Comme les premiers besoins sont souvent une souffrance et ont des occasions répétées de parler fort haut avant que les sentiments se soient fait entendre pour leur propre compte, c'est par la connaissance de ces besoins que commence l'éducation du moi sur l'intérieur de l'organisme; aussi les philosophes qui ont essayé l'analyse de l'homme moral ont-ils long-temps méconnu les sentiments, pendant qu'aucun n'a ignoré ni le nombre ni l'intensité des besoins, ni même leur extrême influence sur le moral. Les modernes surtout se sont distingués par cette connaissance, et à leur tête il faut placer *Cabanis*. Mais les sentiments étaient encore, pour lui comme pour bien d'autres, confondus pêle - mêle avec l'intelligence. Tout le monde sait aujourd'hui que l'école Ecossaise a la première paru sentir la différence; mais, jusqu'à Gall et à Spurzheim, la distinction n'a jamais pu être bien faite.

26° Pendant que l'éducation du moi sur les instincts se perfectionne, celle des sentiments commence; mais elle avance avec plus de lenteur, car l'homme ne sent pas ses sentiments douloureux comme ses besoins instinctifs. Il prend pour des conseils de la raison toutes les suggestions de ses sentiments : c'est le piége tendu aux philosophes, et, jusqu'à Gall, tous s'y sont laissé prendre ; mais les Ecossais, qui ont eu quelque connaissance des sentiments et des impulsions qui en résultent, mais qui ne les ont pas tous connus et leur ont donné trop d'importance, supposent que certains d'entre eux existent chez tous les hommes, et leur donnent une propriété démonstrative qu'ils n'ont pas, et cela parce qu'ils ignoraient que les démonstrations ne peuvent venir que par les sens.

La presque totalité des hommes croit donc agir d'après les suggestions de l'intelligence, lorsqu'elle n'agit et ne pense que d'après celle des instincts. C'est ce que nous avons démontré précédemment. Ils ignorent que les représentations sensitives émeuvent un sentiment en même temps qu'elles émeuvent la personne, et que le jugement est le plus souvent porté en faveur du sentiment ; il n'y a que l'empirisme phrénologique qui puisse les tirer de cette erreur, en leur montrant matériellement que les dissidences d'opinion sont toujours fondées sur les différences des sentiments et sur l'exercice qu'on leur a fait faire ; tandis qu'il n'y a jamais de dissidence quand il ne s'agit que de comparer et de juger les représentations sensitives (arithmétique, géométrie, sciences descriptives).

Ces renseignements doivent modifier les applications du signe ou mot *jugement* ; car il n'est pas libre dans le premier cas, et il l'est dans le second. Les jugements seront donc plus ou moins libres, suivant la part qu'y prendront les sentiments, et suivant l'intensité de ceux-ci. Les exemples pourraient venir en foule à l'appui de cette proposition ; mais nous ne citerons que la morale, car chaque individu a la sienne, suivant la prédominance de ses sentiments, et suivant la culture qu'ils ont reçue.

Ajoutons, pour éclairer la question, que les sentiments s'excitent entre eux, suivant leur degré d'efficacité, lorsqu'ils trouvent de la résistance, et que même ils ébranlent les instincts, les mettent de leur parti pour agir plus efficacement sur le sentiment personnel, et déterminer le jugement en leur faveur. En effet, tous émeuvent la colère et l'estime de soi, et, lorsque les penchants sont mis en action, il se développe dans les viscères des excitations qui réagissent sur l'intellect et le déterminent à prendre un parti.

27° Cependant le jugement ne perd pas pour cela la faculté de juger les instincts eux-mêmes dans leurs rapports avec lui, c'est-à-dire avec la personne. Il y parvient quelquefois de lui-même quand il est très fort et qu'il est beaucoup exercé à reconnaître la tyrannie des sentiments, comme il a reconnu celle des instincts, et il condamne les actes qu'ils lui ont suggérés. Cette fonction de l'intelligence a été remarquée chez tous les peuples civilisés, et elle nous donne la véritable valeur des mots *repentir*, *remords*, et autres analogues. Elle n'est pas toujours, à beaucoup près, de pure intelligence ; un sentiment pénible s'y ajoute, surtout dans l'émotion, qui porte le nom de remords, et souvent il retentit avec force dans la région sous-diaphragmatique, ce qui a fait dire figurément qu'un vautour ou un ver rongeait le foie : preuve nouvelle du besoin que nous avons des représentations sensitives pour rendre nos sentiments. Le repentir doit être examiné chez les animaux rapprochés de nous.

28° La faculté complexe que possède le moi, la personne, de juger ainsi les objets extérieurs comparés entre eux et avec elle-même, les sentiments également comparés entre eux et avec le moi, constitue la majeure partie de l'intelligence, mais ne la constitue pas en entier. En effet, les rapports de causalité se manifestent pendant les comparaisons et déterminent des jugements de causalité. Nous allons nous en occuper.

Si l'intensité de la faculté de causalité n'était pas en proportion du développement d'un organe, on pourrait croire qu'elle est un acte intellectuel inséparable de la comparaison et qui accompagne tout jugement; mais il est impossible de négliger les observations des phrénologistes à ce sujet.

Déjà nous trouvons, dans les langues, des expressions qui nous rappellent cette observation. Les mots *esprit faux*, *jugement faux*, s'appliquent en effet d'une manière plus particulière aux jugements dans lesquels on remarque une fausse causalité, qu'à ceux qui sont rendus faux par les penchants et les sentiments; car on dit : Il raisonne juste lorsqu'il ne s'agit pas du sujet qui fait sa marotte; or ce sujet, c'est ordinairement un sentiment. Ainsi l'un déraisonne par la propriété, l'autre par le mysticisme, un troisième par l'amour, etc. , qui sur la vertu ont coutume de porter des jugements assez justes.

29° La causalité se présente dans tous les genres de jugement que le moi est appelé à porter ; elle est toujours juste dans les rapports grossiers des représentations des objets concrets, et par conséquent sur les causations secondaires, surtout lorsqu'il y a peu d'objets à comparer. Dans les cas, par exemple, où un homme fait une chose, où une bille en pousse une autre, où le feu incendie, où l'eau éteint le feu, où un ressort fait mouvoir une machine, c'est là que nous en prenons la première représentation : c'est l'éducation causative. La comparaison est simple comme le jugement des différences dans ces sortes de cas ; aussi, pour peu que les hommes aient d'intelligence, ils ne s'y trompent pas, ce qui prouve que tous possèdent la causalité avec le jugement.

Lorsque les faits se présentent plus complexes, le jugement comparatif et des différences et la causalité deviennent plus difficiles ; par exemple, dans les détails de la fonction de génération, dans les influences des hommes les uns sur les autres prises dans la vie civile et dans l'histoire, dans l'action des ressorts qui font mouvoir un gouvernement, dans la physique, dans la chimie, etc., etc.

Enfin vient l'abstraction, cause que nous formons après avoir eu beaucoup d'exemples de causation. L'âme représente à notre personne d'abord un corps qui agit sur un autre et y produit un changement.

Nous voyons ce spectacle, et un sentiment qui appartient sans doute à l'organe nous persuade que cette production, ce changement est réel; nous y croyons si bien, que chaque jour nous espérons ces changements, persuadés que nous sommes que cela ne manquera pas. Sans cela nous ne pourrions vivre; car comment nous décider à modifier les causes pour nos besoins? Les sceptiques n'ont pas réfléchi à l'importance de ce fait.

Lorsque nous avons attaché au signe cause les représentations de modification et de production, nous remontons des effets aux causes en tout; nous voyons qu'une cause dépend d'une autre cause; c'est une question de l'intelligence supérieure, puisque cette ascension est d'autant plus facile que l'organe de l'intelligence, et surtout celui de la causalité, sont plus développés.

Nous arrivons ainsi à deux causes principales: une cause qui nous est propre, et nous en mettrons une semblable dans tout ce qui a la vie comme nous, lui donnant différents degrés d'importance, et une cause commune à tout ce qui existe.

Ici s'offrent de grandes différences parmi les opinions des philosophes; elles se dessinent lorsque les corps causants ou causatifs viennent à leur manquer. Ainsi, pour nous et les animaux, la vie devient cause; mais qu'est-elle? Comme ce n'est plus un concret, mais une qualité du concret, on n'en sait rien; car une qualité n'est qu'un état qui peut varier. On cherche donc la cause de la vie.

A côté se trouve la cause âme; on en a puisé l'idée dans le souffle, dans le feu qui sont des concrets; mais on s'est aperçu qu'il fallait une cause au souffle, au pneuma, à l'éther, au feu, ou mieux à la chaleur, qui semblent les promoteurs de tous les changements. Alors on est revenu à l'intelligence; car on a présumé de la cause qu'elle devait avoir calculé, jugé, comparé, prévu, et l'intelligence a été abstraite pour être chargée de tout produire et de tout conserver par la reproduction.

Ici nous échappe la cause; car ne pouvant la trouver dans le raisonnement, qui, pour être juste, n'est jamais fondé que sur les faits, on la cherche ailleurs. Mais où cherche-t-on? C'est la grande question; il nous faut la traiter, et chercher quels organes sont alors mis en action.

Quand on suppose l'intelligence comme cause suprême, il ne faut pas que ce soit celle de l'homme, mais une supérieure qui a fait celle de l'homme comme son chef-d'œuvre. Mais quelle est-elle? L'homme a besoin d'une représentation concrète, pour la faire agir comme cause; il n'en veut pas convenir, et c'est alors qu'il invente la *métaphysique*.

Pour le faire, il prend l'intelligence de l'homme et l'intelligence de Dieu; il fait agir la première sur l'homme, au moyen de la vie qu'il ne connaît pas, mais qu'il subordonne à l'intelligence de Dieu, et il fait agir Dieu sur l'homme comme producteur de sa vie, de son intelligence, de la vie et de l'intelligence de tous les animaux, de la vie des plantes, et enfin de tous les phénomènes de la nature brute, maintenant aussi de tous les impondérables qui sont appelés des forces.

Dès lors commence la confusion du langage; car l'homme ne pouvant dire un seul mot sans avoir en vue une représentation, il est forcé de se servir des expressions ou des signes par lesquels il a été habitué à faire agir le concret; et comme toutes ces expressions rappellent les perceptions fournies par les sens, surtout par ceux du toucher, de la vue et de l'ouïe, ou les trois sens supérieurs, il se trouve que le métaphysicien fait agir continuellement des corps, en affirmant que ce n'est pas des corps qu'il veut parler.

Cependant on l'écoute, et chacun le comprend différemment, selon son organisation; c'est sur quoi la phrénologie fournit des renseignements fort utiles, en montrant quels sont les facultés et les organes qui prédominent chez les métaphysiciens, chez ceux qui disent les entendre et prennent facilement leur langage, chez ceux qui ne les entendent pas et les admirent, chez ceux qui les accusent de ne rien dire de raisonnable.

L'effort du métaphysicien consiste à se faire une représentation qui ne soit pas du concret; c'est pour cela qu'il soutient que l'intelligence humaine n'est pas un concret; car s'il avouait qu'elle est un concret, il n'aurait plus que des représentations concrètes pour la cause suprême. C'est pour cela qu'il est l'ennemi du physiologiste. Il ne peut nier que les phénomènes intellectuels ne soient en raison du cerveau; mais il nie qu'ils soient son action, et refuse de les comparer aux actions des autres organes. Plus on met de soin à les lui faire voir disparaissant sous la simple compression du cerveau, reparaissant par la cessation de cette compression; plus il résiste, et sa dernière ressource est de dire que cela ne peut pas être, parce qu'il ne peut pas l'expliquer. Tel est son dernier refuge.

Demandez-lui, après cela, ce qu'il se représente faisant de l'intelligence, ou comme chose intelligente, ou être intelligent. Il ne peut vous répondre autre chose que: un être qui n'est pas matière. Il faut donc croire qu'il a en lui la représentation d'un pareil être que les autres n'ont pas. Il est donc conformé autrement que les autres hommes; il a donc un organe dont ils sont privés; il constitue donc une fraction de l'espèce humaine supérieure au reste. Invoquons maintenant l'histoire et la phrénologie.

L'histoire, nous en avons parlé ailleurs. Il est certain que les premiers métaphysiciens ne connaissaient pas les fonctions du cerveau; que tous ceux qui ont fait de fortes objections contre la métaphysique les ont dues à l'étude des fonctions de cet appareil; enfin que cette étude a détruit la métaphysique chez plusieurs philosophes et la détruit encore tous les jours, témoin les médecins et les naturalistes.

La phrénologie : elle nous servira davantage en nous montrant que la merveillosité l'emporte sur le jugement et la causalité chez les métaphysiciens incorrigibles et de bonne foi; car il faut faire abstraction des rusés qui feignent encore de croire lorsqu'ils n'ont plus de conviction en métaphysique.

La phrénologie nous apprendra encore que, même avec une forte merveillosité, on rejette la métaphysique, si le jugement, la causalité et les organes perceptifs sont très développés et très exercés par l'observation et l'étude des faits; tandis qu'une merveillosité médiocre associée à un faible jugement, à une médiocre causalité et à des organes perceptifs faibles et peu exercés, favorise la métaphysique. Enfin la phrénologie nous convaincra qu'une causalité très forte avec une forte comparaison et des organes perceptifs faibles et peu exercés donne un des plus hauts degrés, peut-être le plus prononcé, du métaphysicisme.

Il résulte de ces rapprochements que les métaphysiciens sont bien loin d'avoir une supériorité nécessaire sur les autres hommes; qu'ils ignorent le plus souvent les faits de la nature qui donnent la première des sciences; qu'ils ne sont pas pratiques dans l'art de la vie, ou que s'ils le deviennent, c'est par l'étude du concret, à laquelle ils se trouvent avoir aussi de l'aptitude, et non par celle de l'abstrait; que lorsqu'ils se bornent à l'abstrait, ils sont peu de chose, parce qu'ils ne sont entendus que d'une faible minorité; en un mot, que ce n'est point la métaphysique proprement dite qui les constitue hommes supérieurs, quand ils le sont.

Cherchons maintenant quelles représentations peut leur donner l'organe du merveilleux, dont les autres hommes seraient privés.

La gaieté, l'idéalité, le merveilleux, l'imitation, facultés théâtrales, ne sont nullement nécessaires à la comparaison et à la causalité; l'observation le prouve sans la phrénologie, mais elle le démontre bien mieux par le secours de cette science. Des gens d'un grand mérite en fait d'observation pratique, ainsi conformés, ne sont jamais cependant métaphysiciens, et sont en pratique beaucoup plus forts que ceux qui ne brillent que par la faculté métaphysi-

que, et qui, par cette raison, ne sont point compris
de la grande masse. Les hommes que nous prenons
pour exemples ont le sens commun, le sens droit,
la raison et la pratique de l'utile à un haut degré;
mais tout cela est sec et n'émeut point les sentiments chez les autres hommes; ils ne sont pas gais,
joviaux, aimables; ils ne recherchent pas les arts
et n'en connaissent pas les jouissances. Cette condition n'est pas nécessaire à l'homme pour le constituer.

Facultés théâtrales. — Les facultés théâtrales
sont donc une addition, un surcroît, une ampliation
aux facultés essentielles à la constitution de l'homme,
qui se distingue surtout par la comparaison et la
causalité, facultés qui jugent seules toutes les autres dans les rapports de différence et d'action productive ou causatrice. La preuve, c'est que ce sont
ces facultés qui dirigent l'homme dans la recherche
de l'utile en tout genre, et dans l'appréciation des
phénomènes de la nature. Elles doivent donc seules
fournir l'intelligence, où l'on trouve trois éléments:
le sentiment de la personne, la comparaison, et enfin
la causalité. C'est donc cet ensemble qui donne aux
mots intellect, intelligence et raison leur véritable
valeur; et ces mots ne peuvent, comme on le voit,
représenter que l'action convenable, bien pondérée,
de ces trois facultés simples qui se fondent en une

faculté complexe désignée par les trois dénominations que nous venons de rapporter.

Quant au signe ou mot liberté, nous en chercherons la valeur après avoir exploré les sentiments ;
car sans eux nous ne pouvons entamer cette discussion.

Si les facultés théâtrales sont une addition, une
ampliation, à quoi servent-elles ? sans doute à nous
procurer des jouissances, et de plus à nous stimuler
pour l'action ; c'est une richesse, un luxe, qui est
accordé à l'homme pour augmenter la somme de son
bonheur ; ce qu'elles font, à moins que d'autres ne
paralysent leur effort. Mais enfin que font-elles ?

L'imitation sert d'abord à notre éducation, et,
lorsqu'elle est très développée, à nos jouissances ;
car elle provoque la gaieté et le rire, comme on le
voit chez les mimes au théâtre. Ce mot n'a besoin
d'aucune dissertation pour établir sa valeur.

Gaieté.

La *gaieté*, la disposition au rire, paraît dépendre d'un sentiment particulier à l'homme, mais dont
l'esquisse se trouve pourtant chez les animaux qui
se rapprochent de lui. Ce sentiment porte à chercher, dans les représentations, des motifs pour
exciter le rire ; et quand l'organe qui lui corres-

pond est très développé, il est rare qu'il n'entraîne pas; il porte surtout l'intelligence à fixer son attention sur les contrastes, et les fait ressortir pour les personnes chez qui ce sentiment est moins prononcé; car, comme on l'a noté, il est des contrastes qui arrachent le rire aux plus sérieux; mais le contraste n'est pas le seul promoteur du rire. Lorsque ce sentiment est excessif, il excite le rire, chez la personne qu'il domine, par des comparaisons qui n'ont pas le même effet chez les gens raisonnables, et surtout chez les hommes graves, et qui souvent n'ont rien qui tiennent du disparate. Ces derniers où dominent plutôt le jugement des différences réelles, la causalité et la circonspection, déconcertent souvent un plaisant en appelant brusquement l'attention des auditeurs sur des rapports d'une tout autre nature que ceux qu'il s'efforçait de faire ressortir, et parfois ils les couvrent de honte et de confusion. Cela s'observe par exemple dans le cas où un mauvais goguenard essaiera de faire rire aux dépens de la mise discordante, de l'expression physionomique, des discours ou des écrits d'un savant qu'il ne comprend pas; d'un homme absorbé par de grands projets; d'un philanthrope, qui s'oublie dans ses élans de bienfaisance; d'un malheureux plongé dans la misère ou le chagrin.

Ces faits anatomisent assez la faculté dont il s'agit;

ils font voir qu'elle a deux éléments, les représentations du concret, et un sentiment qui fait saisir
des rapports secondaires, c'est-à-dire beaucoup
moins importants que ceux sur lesquels la comparaison et la causalité ont coutume de fixer l'attention du moi. Aussi ceux chez qui la gaieté l'emporte sur les hautes facultés, sont-ils souvent
classés par les hommes de sens au nombre des
esprits faux.

Dans l'enfance, beaucoup de comparaisons nous
portent à rire parce qu'elles sont nouvelles et mal
faites, qui ne produisent plus le même effet lorsque
l'intelligence, toujours faible à cet âge, a pris son
développement. Nouvelle preuve que la raison est
l'antagoniste du rire. Mais ce rire, qui le plus souvent était violent dans le premier âge, et semblait
entrer dans les voies de la nature pour déterminer
la joie, la curiosité, le mouvement, si nécessaire au
développement des organes, le rire, disons-nous,
devient, avec le temps, difficile à provoquer chez la
plupart des hommes. Ce n'est, hélas! trop souvent
que par son association avec l'estime outrée de soi-
même, la combativité, la destruction surtout et le
plaisir qui s'attache pour certains hommes au
spectacle de la souffrance et du malheur, que le sentiment qui nous occupe parvient à émouvoir le rire
chez eux. Et souvent elle s'effectue dans une so-

ciété sans que le sourire apparaisse sur les lèvres du
sarcastique. Il est au contraire une autre gaieté qui
s'accorde avec la bienveillance et les affections ai-
mantes, et qui refuse de se mettre à l'unisson avec
le rire du méchant. Celle-ci suppose une organisation toute différente de la précédente. L'organe de
la gaieté y est toujours très prononcé, et le jovial
donne souvent l'exemple et provoque le rire par son
seul aspect, tandis que cet organe peut l'être beaucoup moins chez le malveillant caustique que le besoin de nuire porte à tirer parti de tous ses moyens,
même des plus faibles, pour se satisfaire. Heureusement ces tristes combinaisons de facultés ne sont
pas communes. Elles sont constamment l'objet du
mépris, parfois de la haine dans la société. Aussi
doit-on de bonne heure s'attacher à les corriger en
exerçant l'intelligence à la rectitude dans ses applications. Plus nous irons, mieux nous sentirons que
l'intelligence est le meilleur correctif des penchants
et des sentiments qui par leur excès ou par de fatales combinaisons, tendent au désordre et au malheur de l'homme social.

Il est des gens qui font rire les autres sans malveillance nécessaire et tout en gardant leur sérieux,
en se donnant des airs et des attitudes ridicules
dont on n'est pas dupe, mais qui ne laissent pas de
provoquer le rire en vertu de certains souvenirs.

Ces gens peuvent être bons ou mauvais, suivant la combinaison de leurs facultés; mais l'organe est toujours leur mobile.

On doit maintenant apprécier la valeur des expressions *gaieté*, *penchant à la joie*, *causticité*, *esprit sarcastique*. On voit que le besoin de gaieté, quand il est très prononcé, se satisfait à peu de frais et sans nuire au prochain, ce qui arrive surtout dans la première période de la vie, mais que plus tard il est plus difficile à satisfaire; il devient évident qu'il porte la personne, le moi, à se servir de tous les moyens qu'elle possède pour atteindre son but quand il se trouve impérieux, mais qu'il peut devenir, à son tour, l'auxiliaire d'un autre plus puissant chez le malveillant, le misanthrope, le haineux. Ce résumé nous suffit pour être sûr que nous serons entendu lorsque nous ferons usage des signes qui sont relatifs à ce qu'on nomme en phrénologie le sentiment de gaieté.

Idéalité et merveillosité.

L'idéalité ou imagination de Gall a été dédoublée par Spurzheim en *merveillosité* et en *idéalité* proprement dite. Ces facultés ont des ressemblances et des dissemblances que nous devons faire ressortir. Elles ont d'abord ceci de commun qu'elles fournissent des sentiments et par conséquent des impulsions qui exagèrent les représentations.

En fournissent-elles qui leur soient propres? C'est là la grande question, surtout quand il s'agit de la métaphysique; on ne peut pas le supposer; s'il est vrai que toutes les représentations soient formulées par les trois sens supérieurs. Or, le langage le prouve à n'en pouvoir douter; d'où il résulte évidemment que le merveilleux et l'idéalité ne fournissent que des sentiments et des impulsions qui agissent sur les représentations sensitives d'une manière qui leur est propre. Cherchons maintenant à déterminer quelle est cette manière.

Le *merveilleux*, que nous considérons d'abord dans l'ordre religieux, où il règne en despote comme dans un domaine qu'il a fondé, nous paraît avoir pour fond deux sentiments qui se confondent fréquemment, l'étonnement et l'admiration. Ils sont primitifs et le produit d'un organe. Les merveillosistes purs voient de l'extraordinaire là où les autres n'en trouvent pas; ils en sont étonnés, et cherchent à faire partager leur étonnement. Au lieu de chercher la cause de ce qui les étonne, ils la supposent toujours dans une puissance causatrice, extraordinaire; ce qui implique ignorance des lois de la nature et faiblesse de la causalité, ou du moins déviation de cette faculté. Ils exagèrent, grossissent, multiplient les objets et les scènes d'étonnement, et ils admirent en même temps, car l'étonnement et l'admiration se ressemblent beaucoup.

Ce qui les excite ainsi, ce sont des représentations venues par les sens, mais qui s'exagèrent par l'influence de l'organe; qui sont mal comparées entre elles, et dont les causes ne sont point cherchées dans les lois de la nature. Au lieu de s'exercer à y découvrir les rapports naturels de causalité, les merveillosistes en supposent, ou plutôt ils en voient dès le premier moment de la perception dans la représentation d'une action insolite, non naturelle, dont les moteurs ne peuvent cependant être tirés que des corps concrets. Ils voient en représentation des puissances extraordinairement grandes, mais qui ne sont en réalité que l'homme ou les animaux multipliés, agrandis, doués d'une activité et d'une puissance de faire qui n'a point de bornes. Ils agrandissent aussi les objets inanimés et tous les changements qui leur arrivent, comme le mouvement, le bruit, la clarté, ou l'état contraire, l'obscurité; ils exagèrent l'espace, les saveurs, les odeurs, les nombres; ils multiplient les groupes d'objets, cherchent à rectifier l'ordre, à perfectionner la symétrie; toujours pour satisfaire le besoin d'étonnement et d'admiration qui les stimule sans cesse, les tourmente même, et pour faire naître ces sentiments chez les autres, car ils veulent qu'ils les partagent avec eux. Aussitôt qu'un objet qui intéresse le sentiment dominant est perçu, il est multiplié, microscopisé, et sa cause, puisée dans la causalité du plus bas étage, l'est également.

Nous disons du plus bas étage ; nous entendons la plus simple, la moins approfondie. En effet, leurs dieux, leurs génies, leurs anges, leurs démons, leurs fées, leurs magiciens, leurs prophètes, leurs saints, ne font jamais que des choses où la causalité paraît dans sa plus grande simplicité, et sans qu'il soit besoin de tenir compte d'un grand nombre de faits combinés ou rapprochés difficilement par l'attention, soutenue d'une forte comparaison et d'une puissante causalité, tels qu'on en trouve en géométrie, en physique, en chimie, en agronomie, en mécanique même.

En effet, dans les recherches sur la causalité dans les sciences, il faut une grande force d'attention pour saisir les actions causatrices au moment des rapports et dans les comparaisons qui font ressortir les différences ; c'est le plus haut degré du travail intellectuel, et celui qui distingue le mieux l'homme supérieur en intelligence. Il n'en est nullement ainsi du merveillosiste. Pour le genre religieux, il travaille sur la causation la plus simple, la moins approfondie, celle de la volonté de l'homme,

avec ignorance de son organisation; il s'affranchit
des entraves qu'elle trouve dans l'accomplissement
des désirs, en faisant naître sous l'influence du vouloir les événements les plus grands, les plus extraordinaires, les plus compliqués, avec la même facilité
que la volonté fait mouvoir la langue, la paupière,
un doigt chez un homme sain. C'est ainsi que Dieu
crée d'un seul mot tous les éléments : *que la lumière
soit*, et la *lumière fut* ; c'est ainsi que Jésus ressus-
cite les morts, guérit les paralytiques; que Josué,
inspiré de Dieu, arrête le soleil pour avoir le loisir
d'achever l'extermination des ennemis; que le dé-
mon suscite des tempêtes quand Dieu le permet;
qu'un magicien évoque et fait paraître les morts;
qu'un dieu ou une fée transforme les hommes en
animaux ou en pierres; qu'un dieu est préposé, dans
la mythologie, à chaque section arbitrairement faite
par l'homme des phénomènes de la nature; ainsi l'un
a la mer, d'autres les fleuves, les fontaines, etc., et
chacun, par son simple vouloir, fait tout marcher.

Parlerons-nous des providences, de celle de Dieu,
qui vient à propos bouleverser un élément ou changer l'ordre de la nature pour convertir un pécheur
puissant, comme saint Paul, saint Augustin; d'une
foule de visites faites par Dieu, la Vierge, à des
saints, à des prophètes, pour leur apprendre ce
qu'ils ont à dire ou à faire; des calamités infligées

aux rois dans la personne de leurs peuples; des anges gardiens, des génies protecteurs de certains héros, et leur apparaissant pour leur donner des armes, des talismans, avec lesquels ils opèrent, sans difficulté et aussi vite que le vouloir, une foule de prodiges?

Faut-il mentionner l'invention d'une autre vie, qui n'est que l'imitation de celle-ci, sa parodie, avec de prétendues améliorations, imaginée pour satisfaire un désir bien naturel à l'homme heureux, celui de continuer à vivre? Nous ne pouvons nous en dispenser; car c'est un fruit du sentiment de merveillosité secondé par l'espérance. Le merveilleux se retrouve ici avec sa facilité et sa simplicité ordinaires de causalité. Il n'en coûte pas plus de rendre l'homme immortel que de le ressusciter, et cela a été imaginé chez tous les peuples civilisés. Dès qu'on a créé une autre vie, on y a exagéré toutes les jouissances de celle-ci. Mais le christianisme a banni celle des rapprochements sexuels, à cause de son raffinement en spiritualisme. Mahomet l'admettait, au contraire, en retranchant la fécondation, ce qui n'est pas conséquent. Si le paradis des catholiques est plus difficile à comprendre que ceux des autres sectes, c'est parce que les représentations dont on l'a peuplé ne ressemblent pas autant à celles du concret; toutefois, elles sont modelées sur ces dernières, et y sont avec les sentiments qui peuvent s'y associer; car les chants, la musique, l'admiration, l'adoration, le sentiment d'association, une amitié hybride qui tient quelque chose de l'amour sexuel, ne peuvent avoir été modelés que sur les sentiments naturels à l'homme. Il est encore d'autres représentations sensitives qu'on n'a pu en bannir : telles sont les perceptions de l'espace; car les saints nous voient de là-haut, et témoignent de nos bonnes œuvres, entendent et transmettent nos prières; les perceptions de la vue, de l'ouïe, de l'ordre, etc., puisqu'on y jouit de l'intuition de Dieu, de son éclat, de celui de sa gloire, signe qui se rend par les formes, les rayons, la grandeur, et autres perceptions mises en rapport avec les sentiments que nous venons d'énumérer, et surtout avec l'étonnement, l'admiration, la vénération. L'odorat y est admis, puisque l'encens y brûle sans cesse; quant au goût, il a été repoussé comme trop abject, quoiqu'on nous parle du pain des anges.

Il est évident, d'après tous ces rapprochements, que le merveilleux n'est que l'exagération des représentations opérées par un sentiment qui nous y pousse d'autant plus, que notre ignorance est plus grande, que c'est un phénomène fort simple qui s'effectue par une action exercée sur la causalité la plus commune, celle par laquelle commence notre éducation dans ce genre de notion, causalité qui, par conséquent, n'exige aucun effort d'intelligence, et reste fort au-dessous des études de la nature ; que le merveilleux porte l'empreinte d'une ignorance profonde de l'organisation et des fonctions du cerveau ; car on se représente comme continus des transports d'admiration et d'amour qui ne peuvent l'être chez vous, à moins d'une exaltation maniaque qui nous empêche d'être en mesure avec nos semblables ; en un mot, le merveilleux religieux est la preuve de l'ignorance, de la faiblesse intellectuelle et de la prédominance outrée de l'un de nos sentiments, qui est devenu perturbateur.

Idéalité. — De frappantes ressemblances existent, avons-nous dit, entre la merveillosité et l'*idéalité* ; mais la première ne peut rien offrir de grand, rien qui excite l'admiration des hommes à hautes et multiples facultés sans la seconde. Celle-ci, communément dite *imagination*, a pour caractère fondamental de représenter les perceptions reçues avec une grande vérité, et de faire naître en même temps les sentiments qui doivent s'y associer. Les signes servent donc au poëte, à l'orateur, au musicien, au peintre, au sculpteur, à tout artiste en un mot, à mettre en mouvement les passions. Il veut que l'on sente vivement et que l'on admire. C'est par le vrai et le beau, avant l'extraordinaire, qu'il entend provoquer l'admiration et l'étonnement. L'extravagant lui répugne; il aspire à la vérité, même dans ses fictions. C'est le vrai qu'il exagère, et il le puise toujours dans la nature. En représentant, il veut que l'on soit surpris par l'excès du beau et du vrai, au point de tomber dans l'illusion, et de croire être en présence du réel. Plus difficile que le merveillosiste pur, il rejette le burlesque, et, quoiqu'il exploite aussi le merveilleux, le surnaturel, il ne se tourmente pas pour l'éloigner de la nature; il l'en rapproche, au contraire, le plus qu'il peut, en cherchant à lui donner un éclat qu'il croit supérieur au sien.

Cependant, comme il lui faut des passions, des signes qui les excitent, et que tout cela n'existe que chez l'homme, l'homme est toujours au fond son modèle et son type. Aussi donne-t-il ses facultés aux animaux, aux plantes, et même aux corps inanimés. Il anthropomorphise sans relâche. Après avoir exagéré l'homme en cumulant sur un les prérogatives de plusieurs, en lui prêtant même ce qu'il trouve de plus relevé dans les animaux, il confère à l'animal une partie des facultés de l'homme; il fait aimer, il fait haïr la plante; il lui donne l'orgueil, la pudeur, et ne refuse pas même le sentiment à la roche, à la montagne, au vallon. Voyez les chevaux, les loups, les lions d'Horace Vernet; vous y trouverez des expressions de la figure humaine. Le peintre se sert de ce moyen, comme le poëte de la métaphore, pour élever ces êtres au-dessus de leur condition naturelle. C'est un merveillosiste, mais un merveillosiste plein de goût et donnant du plaisir ; tandis que le merveillosiste religieux vise à vous faire adorer et trembler même lorsqu'il vous permet l'espérance, plutôt qu'à vous émouvoir agréablement et à vous mettre dans les jouissances qui tiennent de la joie.

Le poëte, l'orateur, le musicien, le peintre, traitent souvent des sujets religieux ; alors il faut que le merveilleux s'associe à l'idéalité, et ils peuvent, dans la composition, se faire illusion à eux-mêmes. Il devient souvent difficile de décider lequel l'emporte des deux, et Gall les avait confondus. Un artiste supérieur est souvent propre aux deux genres, mais alors que la croyance aux prodiges n'existe pas. Beaucoup de comédiens sont dans le même cas, car la mimique et la ruse sont mises à contribution.

On a dit que l'imagination inventait, créait. Cela ne peut être ; cette assertion vient de l'ignorance de nos facultés. L'artiste audacieux rassemble, cumule, rapproche plus que ne fait le commun des hommes, afin de produire plus fortement son effet ; mais il est limité par les facultés de l'homme, son modèle ; car il ne peut ajouter ni aux représentations primitives, perçues et formulées par les cinq sens, ni aux perceptions secondaires que lui fournissent les événements, ni aux instincts et aux sentiments dont il tire les passions. Mais s'il possède à un haut degré la faculté d'éventualité, il la met à contribution avec d'autres, soit la gaieté, soit l'imitation, soit les localités, pour combiner, au moyen des perceptions, des situations qu'il anime par le secours des passions, et dont l'ensemble constitue des tableaux qui paraissent neufs, mais dont les éléments sont dans les souvenirs, car on a senti en détail tout ce qui s'y trouve; s'il en était autrement, il ne serait compris et par conséquent admiré par personne.

Heureux l'artiste qui réunit à ces prérogatives celle de posséder une forte comparaison et une puissante causalité! Celui-là, par ses tableaux, peut s'élancer dans l'avenir; car il obtient par l'induction la faculté de prévision, et peut s'élever bien au-dessus des peintres les plus fidèles et les plus séduisants du présent et du passé.

L'idéalité n'est donc pas l'unique moyen du grand succès; il lui faut un concours des hautes facultés pour arriver au chef-d'œuvre, et cela doit s'entendre de ceux qui travaillent à leur objet par la parole, l'écriture, le chant, les sons, comme de celui qui tient la palette, comme de celui qui manie le ciseau, enfin comme de tous ceux qui consacrent leur vie à nous rendre heureux par des illusions agréables.

Ce qu'on appelle l'idéal ne doit donc être que le

vrai et le beau, exagérés et combinés par l'impulsion du sentiment qui domine dans l'idéalité. C'est
pourtant quelquefois le laid et même l'horrible, dira
quelqu'un. Nous le savons; certains romantiques
modernes l'ont trop prouvé pour qu'il n'y ait pas
obligation d'en convenir. C'est que, dans un groupe
d'artistes, on avait perdu tout respect pour les sentiments supérieurs; on les croyait usés. Mais qu'on
sache qu'ils ne s'usent pas; que les artistes en tout
genre se persuadent bien que la vénération, la justice, la bienveillance, l'affection, l'estime de soi, le
besoin d'obtenir l'approbation des gens de bien et
des hommes de goût, sont les seuls éléments de l'é-
tat social, et s'y trouveront toujours en assez forte
majorité pour interdire tout succès durable au genre
dégoûtant et horrible. S'il en était autrement, il
faudrait désespérer du progrès. Mais aussitôt que la
haute intelligence et les sentiments supérieurs ont
pu prendre leur essor dans une civilisation, et ont
forcé la perversité à leur rendre hommage, au moins
en public, le progrès est assuré, à moins d'une ca-
tastrophe de la nature, dont nous ne pouvons avoir
aucune prévision.

Constructivité.

Après avoir fourni nos données sur la valeur des

expressions *merveille*, *merveilleux*, *merveillosité*, *idée*, *idéalité*, *imagination*, *invention*, en fait d'arts, nous avons quelque chose à dire sur la *constructivité* de Spurzheim, qui touche de près aux facultés dont nous venons de traiter. Il semble d'abord qu'on doive y reconnaître un sentiment qui se met en action à l'occasion de la perception du concret brut vu dans les masses, et qui nous pousse à en modifier l'arrangement dans l'intérêt de nos différents besoins; mais il faut convenir que dans les œuvres que ce sentiment nous inspire nous mettons à contribution la plupart de nos facultés, ce qui multiplie extrêmement les formes de nos productions en ce genre.

Quant aux animaux, le sentiment dont il s'agit doit leur faire reconnaître, en les signalant à l'intelligence, les lieux et les objets dont ils ont besoin pour leurs terriers, leurs gîtes, leurs nids, et servir d'impulsif aux mouvements volontaires par lesquels ils les travaillent. C'est tout ce qu'on peut en dire.

Le sentiment de la constructivité exerce donc une extrême influence sur l'intelligence en provoquant l'impulsion pour réagir sur les masses modifiables par la construction; il doit donner l'adresse aux muscles locomoteurs pour l'arrangement des matériaux; mais il ne peut, chez l'homme, présider seul aux prévisions de tous ses besoins en architecture;

c'est l'affaire de l'intelligence ; il doit être aidé de l'ordre, de l'espace, des formes, de l'idéalité, et même du merveilleux, quand il s'agit des monuments religieux et de ceux consacrés aux arts et aux sciences, à la demeure et aux triomphes des princes, des héros, etc.

Son impulsion principale est donc le plaisir de créer, de produire par la construction, et il paraît que ce sentiment est des plus influents sur les actes de l'homme, surtout lorsqu'il est excité par la vue des monuments et par l'exemple de la construction. On se complaît dans la contemplation des édifices que l'on a fait construire, et l'on est sans cesse poussé par le désir de les agrandir, de les embellir, de les rendre plus somptueux et plus commodes ; ce qui prouve que ce sentiment s'en associe beaucoup d'autres, surtout dans l'âge avancé. On conçoit comment l'espérance, l'illusion, les vices du calcul, et autres faiblesses ou prédominances relatives, non corrigées par un bon jugement, peuvent faire de cette impulsion une cause de mécomptes et de ruines.

Il s'agit surtout, dans l'état actuel de la science, de constater si la manie de bâtir coïncide toujours avec un développement marqué de l'organe phrénologique, et de voir quelles autres facultés lui correspondent dans ses différentes productions.

Il doit varier suivant les influences de l'organe de la propriété; il s'y associe quelquefois, peut-être même le plus souvent, l'on doit en convenir, par l'intermédiaire du calcul; mais dans combien de cas ne le voit-on pas pousser à la production de l'édifice, malgré la perspective d'une ruine imminente! Avoir produit et posséder ce qu'on a produit, dût-on d'ailleurs supporter des privations, tel est le sentiment qui paraît dominer dans une foule de têtes. Quant à nous, nous pensons que l'illusion et une certaine faiblesse de l'intelligence sont pour beaucoup dans la constitution de ce genre de caractère.

Les phrénologistes pensent que c'est la même faculté qui préside à la mécanique. Sans doute il y a des raisons organiques différentes pour qu'un homme applique ses facultés plutôt à la construction des machines qu'à celle des édifices. L'espace, la forme, l'ordre, les localités, le besoin de voir les objets dans des dispositions harmoniques, sont autre chose que la contemplation et l'invention des ressorts et des leviers qui se communiquent réciproquement le mouvement ou le transmettent à des corps étrangers. Il semble donc que les facultés réceptives doivent avoir plus de part à l'architecture qu'à la mécanique. Cependant les bons architectes ont un organe en commun avec les mécaniciens,

d'après l'observation des phrénologistes , et ce serait le même qui présiderait aux décorations en tout
genre ; il se rencontrerait également chez celui qui
dirige les machines et les décorations du théâtre,
des temples, des palais, des monuments des sciences
et des arts ; chez le brodeur , chez la modiste , qui
se fait remarquer par l'assortiment gracieux des
objets de parure ; en un mot, chez tous ceux qui se
complaisent dans les assortiments d'objets destinés
à flatter l'œil en excitant des sentiments de surprise
et d'admiration. Mais ce n'est pas encore tout ; ce
même organe paraît être celui qui donne aux musi-
ciens la faculté de toucher habilement les instruments, et souvent aussi l'on trouve chez ceux qui
excellent dans ce talent le goût et l'habileté pour la
mécanique : ainsi la faculté des tons aurait deux
auxiliaires puissants, le temps pour la mesure, la
mécanique pour son application aux instruments.

Si la faculté d'arranger et de construire , qui paraît être aussi celle de l'adresse manuelle, fait la base
de tous ces talents, il faut bien qu'elle soit secondée
par tous les organes réceptifs, et que l'individualité,
les formes, les dimensions , la pesanteur, le coloris,
les tons, l'ordre, et même l'idéalité, le merveilleux,
et enfin le jugement , lui viennent en aide bien
souvent.

Quoi qu'il en soit, il est toujours certain que tous

ces arts sont représentés par des mots, qui, dans le fond, ne retracent à l'homme instruit par l'expérience autre chose que des organes en action.

Bienveillance.

L'expression *bienveillance*, qui rend mieux le fait moral que celle de bonté, représente une impulsion à faire le bien général, appliqué aux individualités vivantes et, dans leur intérêt, aux objets inanimés, que souvent protègent aussi la constructivité, toutes les facultés théâtrales et même la vénération, comme nous le verrons. La bienveillance et la munificence envérs les proches et les amis n'appartiennent donc point au sentiment qui nous occupe. Aussi est-ce lui qui, comme général, produit la philanthropie, surtout quand il est secondé par une haute intelligence bien développée, ce qui n'est pas rare, et par les autres sentiments supérieurs.

L'idée qui figure dans ce phénomène est formulée par les sens comme toutes les représentations possibles. Mais à l'aspect d'un malheureux, les entrailles sont émues, comme on le dit vulgairement; ce qui suppose que l'organe communique au système nerveux viscéral une stimulation qui est perçue par le moi, et qui contribue aux actes de bienfaisance ; tant il est vrai qu'ils entrent dans le plan de l'ordre général qui préside aux destinées des êtres animés. C'est donc la représentation d'un être souffrant qui nous émeut et nous porte à lui donner des secours, comme l'impulsion vers la destruction pousse l'homme pervers à augmenter la somme de ses crimes ou à lui arracher la vie.

Le sentiment qui nous inspire le dévouement se satisfait parfois aux dépens de notre bien-être et même de notre vie ; il ne faut pas l'oublier. Ce n'est donc point un égoïsme, comme l'ont avancé les philosophes du XVIIIe siècle, c'est une impulsion généreuse, désintéressée, telle qu'on la vit autrefois chez Décius, telle qu'on l'a vue depuis chez un fils qui se dévoue à l'ignominie pour sauver l'honneur de son père en se chargeant de ses chaînes. L'affectionivité joue bien ici un certain rôle ; mais, seule, elle ne saurait produire cet héroïsme, ni celui qui porte certains infortunés à partager leur misère avec un enfant, avec un être de leur espèce abandonné sans aucune ressource. Cette impulsion va souvent jusqu'à nous faire porter des secours aux animaux rapprochés de nous par leur organisation cérébrale, et qui, pour cette raison, nous sont liés par des sympathies. C'est toujours la commisération. Quoique la réflexion et des impulsions sentimentales ou instinctives d'un autre genre puissent la mitiger, l'arrêter dans son essor, il n'en est pas moins certain que l'estime de soi, le besoin de l'estime des autres et le sentiment de justice réunis, peuvent l'élever à un degré qui ne tient point de l'égoïsme. Si l'un de ces besoins, celui de l'approbation, par exemple, secondé par l'influence de la ruse et du vil intérêt de la propriété, ont parfois le pouvoir de mentir l'héroïsme du dévouement, l'homme sagace, surtout le phrénologiste, n'y sera pas trompé. Ces faux philanthropes, ces faux patriotes n'empêchent pas l'existence des véritables; et c'est ce que la philosophie du xviiie siècle, dépourvue des données phrénologiques, ne pouvait comprendre.

C'est un crime, dira quelqu'un, de ne pas laisser à la réflexion l'honneur de toutes les actions qui tiennent de l'héroïsme! Mais qu'y faire? Il faut des mobiles à l'intelligence. Si elles étaient dues, ces actions, au hasard des impressions extérieures et à l'éducation, comme le pensait Helvétius, on ne verrait pas des penchants et des sentiments prédominants l'emporter sur toutes les influences de l'exemple, de l'éducation, des préceptes le plus constamment renouvelés. L'éducation modifierait les sentiments beaucoup plus puissamment qu'on ne l'observe; mais elle agit particulièrement sur l'intelligence; elle l'étend, elle l'enrichit, elle rend l'homme tout autre sous le rapport intellectuel, et lui donne de cette manière une grande supériorité sur celui qui n'a reçu aucune culture. Mais elle n'exerce pas la même influence sur les penchants et les sentiments. Ainsi elle ne change jamais ce qu'on appelle, en langage usuel, les *caractères*; ils restent inamovibles. Elle nous donne justement la puissance de réprimer certaines impressions, d'obéir à d'autres, et par cet exercice soutenu nous devenons plus maîtres de nos actions que nous ne l'eussions été sans son secours. A force de nous surveiller, nous parvenons, quand notre intelligence est forte et notre volonté énergique, à réprimer nos mouvements d'instinct et de sentiment au moment même où ils se manifestent en nous; mais nous ne saurions jamais les empêcher de poindre, ces impulsions dites de la chair; et ce sont elles qui constituent, par leurs combinaisons variées et leurs rapports avec les divers degrés de l'intelligence, les différents caractères de l'homme.

Se refuser aujourd'hui à l'admission de cette vérité, c'est abdiquer notre époque; c'est se constituer en marche rétrograde; c'est se reporter vers les temps d'ignorance, de superstition, de mysticisme et de fanatisme : ou, c'est rester stationnaire dans la grande voie ouverte, mais non poursuivie, par les philosophes du xviiie siècle. En effet, si les caractères ne sont l'effet ni de l'éducation, ni de l'exemple, ni du hasard, qui ne pourrait d'ailleurs se rattacher qu'à l'une de ces deux causes, pourquoi rejetterait-on sans examen les données des phrénologistes, qui les rapportent à différentes régions du cerveau tout-à-fait indépendantes de l'intelligence? Il faut au moins méditer leurs observations et les répéter.

Vénération.

Le signe *vénération* avait besoin de recevoir une bonne définition; Spurzheim y a pourvu. Ce sentiment ne donne point, comme il l'a judicieusement fait remarquer, l'idée de Dieu ; elle provient de l'intelligence par le secours de la causalité et de l'induction, ainsi que nous l'avons plus haut démontré. La vénération n'est pas non plus une idée, pas plus que la bienveillance et les autres sentiments, c'est une impulsion déterminée par un sentiment. (Voir ce qui en a été dit, p. 184, section précédente.) On a dit qu'elle s'adressait aussi aux monuments, aux reliques, à tous les objets qui ont appartenu à des personnages grands dans le souvenir de la postérité, à leurs images, à celles des dieux, aux meubles, aux ustensiles, aux ouvrages en tous les genres des anciens peuples. Rien n'est plus vrai; mais c'est parce que ces objets rappellent les souvenirs des temps fabuleux, des temps dits héroïques. On se représente, en contemplant les témoignages d'une antique civilisation, des personnages grandis par l'histoire. Tout y paraît différent de ce qu'on observe de son temps. A travers le prestige du sentiment de respect et de vénération que l'on éprouve, les hommes et les choses sont représentés plus grands qu'on ne les voit autour de soi. La terre et le ciel devaient y avoir un aspect dont le type s'est perdu avec les siècles. Le temps lui-même est dénaturé : comme son organe n'a d'autres représentations que celle de l'espace, cet espace s'offre au moi comme une ligne d'une extrême longueur. Ce prestige est si fort que, même dans son propre pays, chaque homme voit ses égaux à l'extrémité d'une ligne ou d'un espace immense : il peut à peine se persuader que le sol qu'il foule est bien celui sur lequel ils vivaient ; malgré tous ses efforts, la ligne fictive du temps qui le sépare de leur époque s'applique au territoire, et il est tenté de croire que les lieux, les paysages, les montagnes, les mers, le soleil de ces temps antiques ont disparu pour les contemporains, avec les costumes, les mœurs, les édifices, et sont restés au-delà de cette ligne matérielle que la faculté du temps reproduit sans cesse et malgré nous à sa représentation personnelle. La raison, fortifiée par le témoignage des sens, a beau travailler sans relâche à détruire cette illusion ; elle n'y réussit pas chez les hommes très vénérants, et leurs discours sont empreints du vague dont la vénération les remplit, et qui est d'autant plus remarquable que le merveilleux et l'idéalité sont plus prononcés.

C'est surtout quand la vénération s'adresse à un dieu personnifié qu'elle produit le plus d'illusion; mais il faut qu'elle soit secondée par le merveilleux et l'idéalité pour enfanter des représentations extraordinaires. En effet, le pur vénérant a peu d'imagination. Dans cette classe se sont rangés les protestants, qui refusent d'environner le Seigneur de brillants cortéges et de décorer ses temples avec des images : la représentation d'un Dieu fait homme et prêchant une morale divine leur suffit. Ceux d'entre leurs pasteurs que dominent les organes théâtraux sont obligés de les exercer sur la beauté et la sainteté de la morale révélée, l'extrême bonté de Dieu, ce qui les rapproche des philosophes profanes. Mais qu'est-ce qu'un merveilleux sans des représentations sensitives exagérées, sans les formes élégantes et majestueuses, sans l'espace prodigieux agrandi jusqu'à l'infini, sans l'éclat éblouissant que fournissent les images formulées par l'organe visuel? Quoique privé de ce secours, le merveilleux des protestants tombe bien en définitive sur les images, mais ce n'est pas d'une façon assez directe; c'est de trop loin, et tout l'éclat qui pouvait éblouir le moi se trouve perdu. Un Dieu fait homme, malgré sa divine majesté, mais non dans les flancs d'une vierge ; des paroles saintes, mais pas assez fécondes en miracles ; des humiliations, des souffrances imposées par son dévouement à ce même Dieu, mais sans soulèvement de la nature entière ; ce Dieu triomphant de la mort et du péché, mais sans une cour brillante pour l'en féliciter, sans des myriades d'anges et de saints s'humiliant jusqu'au fond de je ne sais quel abîme de politesse pour exalter son incommensurable grandeur ; un Dieu qui, dans sa gloire, n'est ni enivré de parfums, ni rassasié de louanges, ni chatouillé par les oreilles d'une harmonie divine ; aucune représentation de ces prodiges dans les édifices où se rassemblent ses adorateurs : il faut avouer que cet énorme déficit doit beaucoup nuire à l'enthousiasme des sectateurs ; aussi le protestantisme n'a-t-il fait ses premiers progrès qu'en haine des excès éhontés des prêtres catholiques ou par des raisons d'Etat, comme on l'a vu en Angleterre, comme on le verra peut-être encore en Allemagne, à cause de l'arrogance et des prétentions de la cour de Rome.

Si nous sommes entré dans ces détails, c'est pour montrer le sentiment de vénération en rapport avec le merveilleux et l'idéalité. Dans le fait, s'il ne les a pour satellites, il est toujours calme et ne fait point de fracas ; il se renferme dans la personne pour s'appliquer soit à Dieu, soit aux hommes vénérables (et il y en a de bien des sortes), soit aux objets qui les représentent. Il répand autour de l'objet de son culte une auréole de sainteté, de vénérabilité inexprimable (car il n'y a point d'image pour le sentiment); il réprime les élans de colère, de destruction, d'amour-propre exalté et de tous les instincts de bas aloi; il rend l'homme religieux, consciencieux et obéissant à l'autorité que l'intelligence adopte car il tend à exciter les sentiments de conscience; il maintient chacun dans la sphère que son éducation, la mesure de ses facultés, sa position sociale, lui assignent; car il permet la réflexion sur les faits, et n'entraîne pas le moi hors des limites de la contemplation du vrai pour le lancer dans l'abîme décepteur de l'idéal; en un mot, le sentiment de vénération ne peut faire de mal par lui-même, et peut produire beaucoup de bien sous l'influence d'une haute intelligence naturellement bien développée et fortifiée par l'étude et l'expérience du monde extérieur. Ce dernier point est vrai, bien vrai; car la vénération ne s'oppose point à l'observation de la nature; ce sont les fausses représentations du merveilleux et de l'orgueil qui nous en éloignent, qui nous poussent à l'interdire aux autres, et elles le font avec d'autant plus de puissance qu'elles appellent toujours à leur aide les penchants à la destruction et à l'envahissement dans nos rapports avec les dissidents.

Le sens du mot vénération et des mots qui s'y rattachent se trouve donc ainsi déterminé. L'important est de ne pas prendre pour une idée l'impulsion sentimentale et l'espèce de trouble confus que l'on éprouve lorsqu'elle se met en action. Les idées sont positives et communes à tous les hommes qui ont les mêmes sens, puisqu'elles sont les représentations, les objets perçus par ses sens. Le sentiment varie à l'infini dans la vénération, et si l'on voulait y chercher le type d'une idée, on ne parviendrait jamais à se trouver d'accord avec tous les hommes. Nous devons ajouter, sauf à nous voir plus tard forcé d'y revenir, que la plupart des dissidences qui s'élèvent entre les hommes sont dues à ce qu'on veut forcer les autres, non pas, comme on le dit, à penser comme soi, mais à sentir comme soi à l'occasion d'une même représentation.

Conscience.

Afin de mieux suivre l'ordre des affinités dans la revue des sentiments supérieurs, nous allons nous occuper du sentiment de *justice* et de *conscience*. C'est ici que la phrénologie doit s'attendre à trouver le plus d'opposition. Une sorte de culte est rendu à la justice, à la probité. On qualifie de vertu l'impulsion qui porte l'homme à rendre à chacun ce qui lui est dû, soit au moral, soit au physique. Les religions s'emparent de ce phénomène, et prétendent que, sans leur inspiration, l'homme ne saurait être parfaitement juste et consciencieux. D'un autre côté, ceux d'entre les moralistes qui se sont mis en dehors des cultes soutiennent que la justice et la conscience sont *empreintes dans le cœur humain* (langage figuré), sans exception d'aucun sujet, et qu'elles sont indépendantes de toute religion. On peut même dire que cette opinion prévaut aujourd'hui, puisque la justice légale se dit indépendante des cultes, les supposant susceptibles de certaines préventions qui les aveugleraient sur leurs droits, et elle se donne celui de leur appliquer, par ses jugements, la justice morale.

Mais le xviiie siècle ajoutait que la raison, c'est-à-dire l'intelligence, pouvait toujours faire apparaître la probité et la justice par le calcul des intérêts ; car l'intérêt le mieux entendu est celui qui nous porte à rendre justice à chacun afin que nous l'obtenions de tous. Dans ce système, la justice ou la probité serait une faculté intellectuelle.

D'autre part viennent les psychologistes, qui donnent au signe conscience une valeur analogue à la précédente, moins la considération de l'intérêt personnel ; et ce signe représente, suivant eux, le sentiment personnel, le *moi*, considéré en présence de tout ce qui est en rapport avec lui, et qu'ils ont appelé le *non-moi*. C'est dans cette conscience de soi, dont tout homme complet est pourvu, qu'ils placent la conscience morale avec le sentiment de justice qui porte à rendre à chacun ce qui lui est dû. De cette manière l'intelligence devient encore le siége du sentiment de conscience, et comme la conscience de soi et le moi qui en fait la base sont par eux spiritualisés, la conscience morale rentre dans les entités immatérielles.

Ainsi, soit comme vertu inspirée par Dieu, soit comme sentiment du cœur humain pris au figuré, soit comme faculté intellectuelle, la conscience morale est détachée de l'organisme et placée fort haut, comme objet de culte, dans une région supra-sensible.

Nous n'approfondirons pas plus le premier mobile ou la cause première spéciale de la conscience morale que nous n'avons approfondi la cause suprême générale Dieu, et la cause particulière âme, parce que ces questions ne sont pas susceptibles de solution; mais nous dirons que la conscience morale, que nous nous hâtons de placer à la tête des vertus, n'est ni une inspiration divine, ni une qualité nécessaire du cœur pris au figuré, existant nécessairement chez tous les hommes, ni une des facultés de l'intelligence. Elle n'est point une inspiration particulière aux différents cultes, puisqu'elle existe chez les hommes qui n'en ont aucun et qui n'ont pas de croyance. Elle n'est point inhérente au cœur de l'homme pris au figuré, car ce mot ne représente que la somme, très mal conçue d'ailleurs par les moralistes, de nos sentiments, puisqu'elle est si faible chez plusieurs individus de l'espèce, qu'il est impossible de la faire prononcer chez eux ; on en trouve par centaines qui ne sont guidés, dans leurs jugements moraux, que par l'intérêt pour leur propre compte et par une partialité effective le plus souvent rapportée aussi à eux, quand il s'agit des droits d'autrui. Nos bagnes fourmillent de cette espèce de scélérats ; on les voit quelquefois affecter d'être justes les uns envers les autres dans leurs réunions. C'est un hommage rendu à la justice, vertu dont ils ont encore le sentiment ; mais ils sont toujours prêts à y déroger dans leurs relations particulières, car d'autres sentiments plus développés l'emportent alors sur celui de justice qui l'est fort peu.

La conscience n'est pas non plus dans les facultés intellectuelles et dans la représentation personnelle qui y préside ; car on voit beaucoup de savants qui sont partiaux, injustes et égoïstes à l'excès dans les questions de morale qui ont trait à la justice. La justesse dans la comparaison sur les différences des objets, la sagacité qui saisit les actions causatrices dans ces comparaisons, sont des phénomènes tout-à-fait différents du sentiment de justice et d'équité, qui est aussi lui-même un phénomène. Oui, c'est un phénomène, et, qui plus est, sa manifestation est attachée, ainsi que celle des précédents, à l'existence et à l'action d'une région du cerveau, ou, comme le disent les phrénologistes, à un organe.

Il est à remarquer que dans tous ces systèmes manque la distinction des sentiments dans les facultés intellectuelles; car ceux-là mêmes qui placent la conscience morale dans le cœur, considéré comme somme des sentiments, subordonnent cette somme à l'intelligence désignée soit par les mots âme ou esprit, soit par ceux d'intellect, de *sensorium commune*, de principe matériel ou immatériel de nos facultés morales, dont ils font un ensemble, sans distinction de penchants, de sentiments, de facultés réceptives et réflectives. Un principe unique, soit matériel, soit spirituel, embrasse tout, préside à tout ou plutôt est l'essence même de tout ce qu'on rattache au moral, et les différentes manifestations de ce moral ne sont que ses qualités soit innées, soit acquises, sans que l'on s'impose l'obligation de donner les raisons de ces différences, à moins que l'on ne soit du parti d'Helvétius. Mais qu'est-ce encore que cette théorie? Quelle représentation peut-on se faire d'un principe d'animation (matériel ou non, ce n'est pas la question) qui fléchit à droite ou à gauche, en avant ou en arrière, en haut ou en bas, suivant les impulsions extérieures qui viennent le heurter? Cette doctrine n'est-elle pas démentie par les faits ?

La justice, dont tous les hommes font parade, car tous en ont au moins l'esquisse, est pourtant une des facultés qui se présentent le plus rarement à un degré très prononcé dans la société. Une première preuve que j'en donne, c'est que s'il existe dans un canton un homme d'une probité remarquable, il est toujours cité. Comme le sentiment de justice est connu de tous et vénéré dans les nations civilisées, on le réveille facilement dans les masses, quand il s'agit de l'appliquer à autrui ou d'en faire adopter les impulsions d'une manière générale. Démontrez dans ce sens une vérité morale, tout le monde applaudira; mais prenez chacun en particulier et sommez-le de s'en faire l'application : parmi ceux qui seront dans le cas d'en souffrir, vous en trouverez fort peu qui se résignent sans murmurer; et toujours un grand nombre auront recours à la ruse pour s'y soustraire. Ce fait est si bien compris par l'opinion, que tout le monde vous dira qu'il faut faire dresser les lois par des hommes désintéressés sur les conséquences qu'elles peuvent entraîner, et les présenter sous une forme tellement générale, d'une évidence si frappante, que personne ne puisse en infirmer le principe, sans afficher une nuance frappante d'immoralité. Le peuple veut cela ; mais le pouvoir, dans les meilleurs gouvernements que nous connaissions, attaque ce principe par ses actes, et, supposant toujours la partialité dans les masses à gouverner, il demande, il force même la coopération de ses agents à l'œuvre de la législation. Ne voyez-vous pas, dans ces faits, les instincts et les sentiments personnels en opposition flagrante avec celui de justice? Les mêmes faits se représentent dans l'administration de la justice légale. Les gouvernants consentent à ce que les juges soient rendus indépendants par l'inamovibilité de leur emploi, mais ils refusent de les rétribuer de manière à ajouter à ce mobile d'indépendance celui de l'aisance. Ils salarient peu les juges, tandis qu'ils donnent de gros émoluments à des agents toujours révocables à volonté, qu'ils envoient concourir avec eux à la distribution de la justice. C'est qu'ils savent que ceux-ci auront souvent à plaider dans l'intérêt de l'autorité qui les solde.

L'intérêt particulier, qui n'est pas toujours la justice, est donc partout dans le corps social en opposition avec la justice proprement dite. Il est beaucoup plus fort qu'elle, d'après l'observation même superficielle de ce qui se passe dans ce monde. En effet, l'intérêt privé se manifeste sous plusieurs formes dans l'estime de soi, source de l'amour-propre,

dans le désir de plaire qui le sert, non pas par lui-
même, mais par son association avec d'autres mobiles plus puissants, sans parler de l'orgueil dont il
peut devenir le coadjuteur. La combativité, la destruction, le besoin de posséder toutes les sensualités
que secondent fréquemment la ruse et même la circonspection, s'associent à l'amour-propre pour faire
du besoin de plaire l'art de séduire dans un intérêt
tout personnel.

Supposez une grande force dans les sentiments qui
tendent tous plus ou moins à l'égoïsme, supposition
qui sera facilement convertie en certitude par la
comparaison des têtes humaines, et dites-nous si la
conscience morale, la justice, la probité (conscien-
ciosité de Spurzheim) seule contre tant d'ennemis,
a beaucoup de chances pour triompher. *A priori*,
l'on sera tenté de répondre par la négative ; mais si
l'on fait une étude approfondie de la physiologie
phrénologique ; si l'on a constaté, par des observations souvent répétées, combien sont rares les têtes
où l'organe qui répond à ce sentiment est amplement développé, combien sa masse est inférieure
à celle des sentiments d'égoïsme, on n'hésitera plus ;
une sorte de pessimisme se glissera dans la conviction touchant le sort de l'espèce vivante à laquelle
nous appartenons. Quant à moi, je me sens enclin à
présumer que nous ne sommes pas le chef-d'œuvre,

je ne dirai pas de la création, car je ne sais rien de
positif sur cette question, mais de toute la hiérarchie
sentante et raisonnante possible : je supposerais volontiers qu'il doit y avoir, sur d'autres planètes, des
êtres chez qui les sentiments supérieurs, surtout celui
de justice, sont plus puissants que chez nous; comme
je soupçonne d'ailleurs qu'il peut se trouver sur d'autres globes des êtres qui, sous ce rapport, sont placés
entre nous et les animaux. J'en pourrais dire autant
des deux sections de notre intelligence; mais à quoi
bon grossir ce volume par des conjectures ?...

Il ne faut pas croire toutefois que l'organe de la
conscience morale ait nécessairement l'infériorité
dans toutes les têtes humaines de notre planète;
outre qu'on peut lui trouver un grand développement, il est quelquefois secondé par l'heureuse coïncidence d'une haute intelligence suffisamment exercée, d'une extrême bienveillance, d'une vénération
bien appliquée et d'une affectionivité qui n'a rien
d'exclusif dans son objet, par le puissant concours
des organes précédents. Alors tout le reste devient
son auxiliaire, et l'estime de soi, et celle des autres,
et la fermeté, et la prudence dont l'organe qui peut
servir à la ruse devient l'instrument d'accord avec la
circonspection, lui assurent une prédominance qui
constitue le juste par excellence. Mais combien sont
rares de pareilles organisations !...

Fermeté.

Nous en avons dit assez pour que la valeur des substantifs *justice*, *conscience* dans les relations sociales, *probité*, soient bien compris par ceux qui voudront employer la physiologie du cerveau comme moyen de connaître l'homme et de servir à son perfectionnement. Occupons-nous donc d'une autre faculté. Après la justice, nous ferons paraître la *fermeté*, quand même cet ordre ne serait pas absolument le meilleur, car cette faculté figure au nombre des supérieures que nous avons déjà examinées, et elle est éminemment utile pour leur application.

La fermeté, comme faculté spéciale, est une découverte de Gall, vérifiée par ses successeurs. Le mot existait dans les langues; mais qu'exprimait-il? Est-ce une qualité de cette âme que personne n'a définie? Appartient-elle à l'esprit, qui si souvent se confond avec l'âme? Serait-ce une des qualités de ce fameux cœur qui, comme on sait, devient chez plusieurs auteurs, un synonyme de l'âme ; par exemple, quand on dit d'un homme : Il a de l'âme, pour exprimer qu'il est doué de sentiments affectueux? Nous sommes autorisé à faire cette question, car souvent on s'écrie : Il n'a point d'âme, pour faire entendre qu'un homme a manqué de courage, d'amour-propre, de fermeté : tant les expressions dont on se sert pour anatomiser la somme de notre moral ont de vague et d'arbitraire dans leurs significations. On dit aussi que l'âme est ferme ou dure, comme on dit qu'elle est sensible, ce qui fond en elle toutes les affections. Mais veut-on représenter la fermeté dans son excès, il n'est plus question de l'âme : la personne à laquelle on reproche ce défaut est entêtée ou têtue, expressions qui semblent annoncer qu'on parle d'une qualité étrangère à la haute entité spirituelle âme, et qu'il s'agit plutôt d'un défaut matériel qui tient à quelque vice d'organisation du cerveau. Cette confusion est vraiment déplorable. On la passera facilement aux poëtes et aux orateurs, gens qui ne vivent que de métaphores, transformateurs infatigables de toutes les réalités de la nature ; mais comment la pardonner aux philosophes, aux moralistes, dont toutes les expressions doivent avoir un sens bien déterminé ? Gall a donc rendu un grand service à la philosophie et à la morale en constatant que la fermeté est en raison du développement d'une région du cerveau, et que par son excès ou par une triste combinaison, celle surtout d'une intelligence peu développée, cette faculté dégénère en une qualité morale nuisible à l'ordre social. Qu'on objecte ce qu'on voudra contre nos réflexions, nous y puisons nos motifs pour approfondir la nature de la fermeté, la comparer avec les autres sentiments, et chercher les résultats de leurs différentes combinaisons.

Comme la fermeté donne de l'intensité au vouloir, quelques phrénologistes ont pensé que son organe pourrait être celui de la volonté; mais bien des raisons militent contre cette opinion. La volonté doit être un apanage de la personne, et rien ne porte à présumer que la représentation personnelle puisse être localisée ailleurs que dans la région qui préside à la comparaison. En effet, la partie où l'on place la fermeté a beau être développée, le moi n'en est ni plus senti, ni mieux exprimé, ni plus propre à s'appliquer à un grand nombre d'objets ; dispositions qui s'observent, selon Gall, constamment proportionnées, par leur intensité, au volume des organes de la comparaison et de la causalité; dispositions qui disparaissent constamment, lorsque ces organes se trouvent affaissés au-delà de certaines limites. D'autre part, dans l'ordre du développement, l'opiniâtreté à poursuivre la satisfaction des besoins, prélude de la fermeté qui doit exister dans la suite, se manifeste chez l'enfant encore rapproché de sa naissance, long-temps avant l'époque où la représentation personnelle, qui suit toujours celle du monde extérieur, puisse être aperçue. La fermeté marche avec les sentiments. Elle est instinctive d'abord, comme chez les gallinacés, où elle est extrême et où le moi ne se dessine jamais bien clairement et tel qu'on le voit chez le chien, chez le singe, etc.; ensuite lorsque le moi a pu se former, la fermeté s'associe à ses œuvres, comme tous les autres sentiments, et l'on n'a pas plus de raison pour l'en croire l'organe que pour accorder cet honneur à la bienveillance, à la vénération ou à tout autre sentiment supérieur.

Nous savons que la fermeté n'a pu être attribuée à une partie isolée du cerveau, et qu'on la fait résider dans deux ou trois portions contiguës de circonvolutions qui vont, dit-on, former d'autres organes. Mais qu'importe cela? Les facultés ne sont point séparées les unes des autres dans des paires de nerfs marchant isolément depuis un centre déterminé jusqu'à une terminaison quelconque; la même circonvolution sert souvent, d'après l'opinion des phrénologistes, à diverses facultés dans le trajet qu'elle parcourt. On n'a pas le secret de la nature sur ces différences. Il se pourrait que toute la masse cérébrale fût simultanément en action dans chacune d'elles, et que les résultats de cette action ne variassent que par le degré d'impulsion vers le mouvement musculaire, qui proviendrait de chacune des régions de cette masse, de telle sorte que les plus fortes seraient données par les régions les plus volumineuses et les plus exercées, et *vice versâ*.

J'avouerai que c'est ainsi que j'avais osé conce-

voir les difficultés du moral humain, avant de connaître le système de Gall; mais je brise sur cette
question, me proposant de la reprendre en résumant
la théorie phrénologique, et je reviens à la recherche des signes du langage qui correspondent à la
faculté qui nous occupe.

La fermeté s'associe à toutes nos opérations intellectuelles et à tous nos sentiments, en leur donnant
un caractère de persévérance; elle nous empêche,
quand elle est excessive, de délibérer. La première
représentation d'existence ou d'événement qui nous
frappe ne peut que difficilement être remplacée par
une autre; les sentiments qui s'y sont associés persistent avec la même opiniâtreté, et notre liberté paraît compromise, quoique au fond elle ne nous manque pas. Les personnes, dans ces cas, sont dites
entêtées. Nous ne résistons à cette tendance qu'au
moyen d'une force intellectuelle très intense qui
nous donne la faculté de délibérer et de revenir sur
nos premières résolutions. Comme alors les nouvelles représentations auxquelles s'arrête notre
attention excitent de nouveaux sentiments, nos impulsions changent, et notre conduite se rectifie avec
nos pensées. C'est en effet toujours ainsi que nous
avançons dans la carrière de l'instruction. Il est
bien évident qu'elle se fait par l'intelligence, acceptant sans cesse de nouveaux faits, c'est-à-dire pré-

tant son attention à des représentations nouvelles qui
ont tous les caractères de la démonstration. Voilà
pourquoi les hommes à grande fermeté et à petite
intelligence sont déclarés incorrigibles par les phrénologistes, qui supplient les tribunaux d'y faire attention quand ils ont à juger des criminels.

Sommes-nous faibles dans l'organe de la fermeté,
les nouvelles représentations effacent facilement les
anciennes, et des sentiments nouveaux s'y associent
aussitôt avec leurs impulsions. Nous changeons donc
souvent de croyances et d'affections, et nous parais-
sons avoir perdu le vouloir et la liberté. Nous les
avons toutefois, il ne faut pas s'y tromper, comme
nous les avons dans les cas d'un excès de ténacité ;
mais ces facultés sont mobiles. Dans le moment où
nous voulons faire une chose, notre personne a
vraiment le sentiment de sa volonté ; s'il lui plaît
d'essayer sa liberté en changeant de projet à l'instant même, elle le peut, et elle se procure ainsi la
certitude de sa liberté ; mais vienne une nouvelle représentation, tout cela change, et le vouloir et la liberté se tournent d'un autre côté.

C'est encore par l'intelligence que nous parvenons à corriger cette mobilité vicieuse. Cette faculté complexe, qui surveille toutes les autres et qui
se surveille elle-même, établit des comparaisons
entre les représentations de faits auxquelles elle a

successivement obéi. Si elle est forte, si surtout elle est bien exercée, elle distingue celles de ces représentations qui sont les mieux démontrées, celles qui produisent les sentiments, les impulsions, les actes les plus utiles. Elle les adopte par un choix libre; elle travaille à les rappeler lorsque d'autres, dont elle a reconnu la fausseté et les fâcheux résultats pour l'action, viennent la frapper; elle appelle à son aide l'organe de la fermeté lui-même, et lui donne, avec le temps, des forces qu'il n'avait pas. Dans ce travail, l'aide d'autrui ou l'éducation lui est manifestement d'un grand secours. Sans une forte intelligence, l'homme à fermeté débile est aussi incorrigible, mais ce n'est plus qu'une girouette livrée à la merci de tous ceux chez qui l'organe est plus prononcé.

Si l'intelligence est le correctif naturel, le seul correctif possible de la faiblesse comme de la force exubérante de la fermeté, si elle corrige cette impulsion par le secours de la représentation personnelle, armée du vouloir et réalisant par lui sa liberté, il est clair que la fermeté n'est ni l'instrument de la volonté ni le régulateur de la liberté. Or, rien n'est plus réel que le combat incessant de l'intelligence contre l'excès et le défaut de la fermeté; rien n'est plus positif que les victoires remportées par l'intelligence dans ces luttes pénibles. Ces triomphes supposent toutefois une condition : c'est un développement suffisant des facultés qui constituent cette intelligence, et très rarement ils s'obtiennent sans le secours de l'éducation que nous donnent les autres.

Heureux l'homme chez qui une fermeté bien développée, sans être excessive, correspond avec une forte intelligence! Quelles que soient ses passions, il peut parvenir à les dompter, non pas dès les premières tentatives, mais avec le temps et le secours de l'éducation qu'il se donne après avoir reçu celle des autres; non pas de l'éducation qui se borne à exercer les perceptions, comme le font les sciences descriptives, ou à fomenter exclusivement certains sentiments, ainsi qu'agissent les religions, mais de celle qui fait servir les représentations au développement de la comparaison et de la causalité; telle est la philosophie de la nature.

C'est au milieu de ces conditions que l'homme parvient à s'améliorer, à réformer sa première éducation, qui est presque toujours mauvaise dans l'état actuel de nos sociétés, et à jouir délicieusement par l'instinct des progrès qu'il se fait faire à lui-même. Si ces conditions manquent, les préjugés de l'enfance ne s'effacent point, la rééducation est impossible, l'homme fait ne participe point au progrès, qui ne se réalise que pour les jeunes gens qui se trouvent placés dans des circonstances favorables, et malheureusement ce n'est jamais la majorité.

On voit, par ces développements, quel sens nous attachons aux substantifs *fermeté, constance, opiniâtreté, attachement;* ce sont des phénomènes de notre activité cérébrale dépendant, pour leur production et leur intensité, du développement et de l'exercice d'un organe en rapport avec plusieurs autres.

Propre estime.

L'*estime de soi*, qui va présentement nous occuper, est encore une découverte de l'illustre Gall. Il l'avait nommée fierté, orgueil, parce qu'il en avait pris le modèle chez ceux qui ont cette faculté très développée. Ce fut, en général, la méthode qu'il suivit d'abord. C'était bien la meilleure pour découvrir le siége de nos facultés; mais elle le conduisit à des dénominations qui choquèrent le public, parce que l'excès est souvent un défaut, et que celui de nos prérogatives morales, même les plus précieuses, qui nous placent hors de ligne, nous rend discordants avec les autres, et leur suggère bien souvent, pour nous désigner, des expressions qui indiquent la désapprobation et quelquefois le mépris. Or, ce fut ces expressions que Gall choisit, sans en prévoir les inconvénients : tels sont ses penchants au vol, à la rixe, à la théosophie et au mysticisme, à toujours parler par sentences et par comparaisons, ce qui produit une espèce de pédantisme. Toutefois, il faut convenir que toutes ses dénominations ne sont pas entachées de ce vice, et que le plus grand nombre a dû être respecté par ses successeurs. Quoi qu'il en soit, parmi les rectifications que Spurzheim a introduites dans la nomenclature de Gall, une des plus utiles est celle qui a substitué au mot orgueil celui d'estime de soi; c'est ce qui ressortira de ce que nous avons à dire sur cette faculté.

Le penchant qui nous porte à nous placer au-dessus des autres est dans la nature animale, a-t-on répété, et sa force est si grande, que les religions ont dû travailler à le réprimer. C'est ce qu'a fait surtout le culte catholique, en prêchant sans relâche l'humilité, et en exerçant ses ministres à une mimique qui représente tout l'opposé de l'orgueil. Suivant la morale chrétienne, l'orgueil est donc un vice, par conséquent une suggestion de la chair, une passion condamnable, tandis que l'humilité est une vertu des plus éminentes. Voilà ce qu'on apprend aux catholiques dès les premiers pas qu'ils font dans l'instruction sainte. Une telle doctrine se modifie bientôt dans le commerce social; on ne tarde pas à s'apercevoir que l'humilité nous met sous le joug de tous ceux qui nous approchent, et la nature nous inspire contre eux une réaction dans laquelle notre propre estime prend son essor. Le premier résultat de cette réaction est de nous mettre à peu près à notre place ; car chacun résiste à la tendance des autres à le dominer. La richesse et le pouvoir ont sans doute des avantages dans cette lutte tacite, mais notre sentiment apprend au faible et au malheureux à se faire respecter. Il s'agit de démontrer que le sentiment qui nous occupe n'est ni un vice par lui-même, ni la suggestion d'une nature dépravée, mais bien un sentiment de première nécessité dans l'ordre social et le répresseur naturel de la tyrannie ; or je crois qu'on ne saurait en douter.

Au surplus, il faut bien se garder de croire que le catholicisme, qui fait de la propre estime une espèce de crime, la condamne d'une manière absolue, ni surtout que son but soit de l'anéantir chez ses ministres. L'humilité lui fut nécessaire à son origine, nous l'avons assez prouvé ; mais il s'en affranchit dès qu'il fut devenu puissant. Au surplus, il faut savoir comment il entend l'humilité. C'est devant Dieu que le fidèle doit s'humilier ; c'est à ses pieds, et par conséquent à ceux du prêtre, qu'il est tenu de renoncer à sa propre estime. Il en est ainsi du prêtre dans la hiérarchie religieuse. Tout chef en fait de sacerdoce est pour ses subordonnés le représentant du Très-Haut ; le pape seul ne reconnaît que Dieu pour chef, et ce n'est qu'à lui qu'il doit des témoignages d'humilité; envers tout autre, elle n'est que feinte et ruse. Il résulte de là que chaque prêtre catholique est un Janus à deux faces, l'une exprimant l'humilité devant son supérieur, l'autre affectant l'orgueil vis-à-vis de son inférieur. Ainsi se trouve organisé le despotisme religieux et le laïque ou le non-prêtre, qui ne peut avoir aucune place dans cette hiérarchie dont le sommet est au ciel et la racine dans la tête du dernier des prêtres, n'a plus autre chose à faire que de se mettre sous les pieds de celui-ci.

Telle se présente l'estime de soi dans l'ordre religieux; dans le social, ses prétentions ne sont pas moins grandes, puisque la hiérarchie, descendant du prince, se termine dans le plus pauvre et le plus abject des citoyens. Celle de l'état militaire a des rapports avec la hiérarchie religieuse par la double face que nous venons de signaler, et ce n'est pas sans des efforts très pénibles et très long-temps répétés que le dernier des soldats a été amené à ne plus s'estimer au-dessus du premier des citoyens. Encore ce sentiment n'est-il que comprimé et comme prisonnier, car on le voit constamment se réveiller en pays conquis. Ce fut lui qui engendra la féodalité, et de nos jours même, où la doctrine des droits de l'homme et la bienveillance ont fait tant de progrès, les chefs de nos armées ne parviennent pas toujours à persuader à leurs soldats qu'ils n'ont pas droit de spoliation, de vie et de mort sur les vaincus. C'est toujours dans l'exaltation d'estime de soi qui suit les succès, et surtout après les prises d'assaut, que ce sentiment se reproduit avec le plus d'intensité; tous les penchants d'égoïsme se raniment par l'impulsion de l'orgueil chez les vainqueurs; on sait quelles en furent les conséquences chez les Grecs, chez les Romains, chez tous les barbares du moyen âge. Un des plus beaux résultats de la culture de l'intelligence est d'avoir appelé le concours de la justice, de la bienveillance, du besoin d'être approuvé et aimé, au secours des motifs puisés dans l'observation et l'expérience, c'est-à-dire découverts par cette même intelligence, en faveur des droits de l'homme et du citoyen.

On a dit encore, à cette occasion, que le catholicisme avait eu beaucoup de part à cette amélioration; oui sans doute, tant qu'il n'avait pas, obscur et persécuté, l'espoir d'en profiter; mais aussitôt qu'il se sentit fort, il revint demander aux vainqueurs sa part du butin, et on lui a vu, dans le moyen-âge, des fiefs et des vassaux qui ne lui ont coûté qu'à prendre. N'est-ce pas là une conséquence de ce même orgueil qui le faisait se placer au-dessus de ses concitoyens? S'il avait des droits sur eux,

il devait en avoir bien davantage sur les infidèles.
La dévastation de l'Amérique et l'extermination des
peuples de cette contrée en sont une preuve moins
ancienne et non moins frappante.

Dans toutes ces considérations, il ne faut pas oublier que le sentiment de la propre estime n'a pas
agi seul. Il a toujours donné l'essor aux penchants
d'égoïsme que l'intelligence inexpérimentée n'avait
pas encore les moyens de réprimer ; mais il importe
aussi de ne pas perdre de vue que l'estime de soi
reçoit un puissant stimulant du merveilleux, exalté
chez le prêtre par les droits exorbitants qu'il accorde à son idole, à sa fausse causalité, et que la vénération ne peut remédier à ces maux, parce que
l'intelligence n'a pas encore trouvé, dans ces époques de désastre, des motifs pour la diriger vers
l'homme réel. L'intelligence laisse donc la vénération s'appliquer à des êtres factices, anthropomorphisés, comme nous l'avons vu. Ces êtres, c'est-à-
dire les dieux, les anges et les saints, absorbent toute
la vénération, et l'homme réel, s'il n'est fort et puissant, reste sans défense exposé aux brutalités des
instincts que soutiennent et qu'encouragent ainsi les
sentiments supérieurs dont le rôle devrait être tout
opposé. C'est ainsi que le sentiment de la propre estime a pris part à toutes les grandes calamités qui
ont souillé les siècles passés, et dont la fin n'est due

qu'aux progrès des sciences naturelles qui ont fourni à l'industrie les moyens de se multiplier et de produire l'aisance et le loisir. Alors on est revenu sur la morale, sur les lois : on les a conciliées avec de nouveaux intérêts communs à toutes les classes de citoyens. La vénération s'est dirigée vers l'homme réel, plus que vers l'homme factice des anthropomorphistes, et, d'accord avec la bienveillance, elle a fait naître la commisération. La propre estime, qui nous occupe ici, s'est mesurée chez chaque citoyen qui cherchait à s'apprécier, sur les moyens d'être utile aux autres, en faisant son propre bien-être, plus que sur la prétendue gloire de représenter la cause suprême et le souverain. Le résultat de cette révolution a été d'adoucir prodigieusement les mœurs, d'abolir l'esclavage, de rendre les suites des guerres beaucoup moins graves pour les vaincus, de diminuer le prestige qui entoure le prêtre et le souverain ; enfin, pour revenir encore à notre faculté, de faire sentir à tous les hommes que leur position expose à l'orgueil, qu'ils n'ont point sur les autres autant de supériorité que s'en croyaient leurs prédécesseurs.

Or, tous ces bienfaits remontent à la culture de l'intelligence, mais de l'intelligence s'exerçant sur le concret par le moyen des sens, apprenant, retenant, confiant à la presse, cet auxiliaire si puissant

de la civilisation, ses méditations, ses jugements à
l'occasion de chaque découverte. Voilà le progrès
réel. Mais combien il reste encore à faire à l'intelligence! Les hommes qui vivent des prestiges de l'anthropomorphisme divinisé, élèvent la voix de toutes
parts pour faire méconnaître aux masses la véritable
cause du progrès. N'est-il pas étonnant que dans un
siècle qui doit sa prospérité à l'expérience, qui tous
les jours en acquiert de nouvelles preuves, on voie
une fourmillère de littérateurs, de soi-disant philosophes, calomnier le siècle qui a préparé ces heureux
changements en substituant le goût du positif à celui
des chimères; faire tous leurs efforts pour dévier la vénération du réel et la reporter sur les fausses représentations de l'anthropomorphisme religieux; se battre
sans cesse les flancs pour déplacer la propre estime
de la conscience des services réels rendus au pays et
aux citoyens, afin de la diriger vers une prétendue
supériorité métaphysique, vers une quintessence de
morale purement sentimentale qui n'a pour représentations que des fantômes enfantés par l'anthropomorphisme? C'est pourtant ce qu'on ne cesse
de faire, en grossissant le prestige qui entoure le
prêtre, toujours représenté comme l'être le plus vénérable de la société; en insinuant, par les éloges
donnés au croyant, que l'incrédule n'est digne d'aucune considération; et portant ainsi chaque membre

de la jeune génération à ne s'estimer qu'autant qu'il sentira et qu'il affichera du respect pour la chimère.

Mais ces métaphysiciens en conquête ne sont pas les seuls qui travaillent à dévier la propre estime de son objet réel; dans une classe encore très nombreuse de notre ordre social, on la fonde sur le hasard de la naissance, sur la confiance des souverains, sur les faveurs du pouvoir, sur des emplois élevés, sans examiner la manière dont on s'en est acquitté, sur la considération dont jouissent les corporations auxquelles on peut appartenir, sur la facilité, la promptitude avec laquelle chacun a fait sa fortune, sur le luxe qu'il peut déployer, sur le talent de captiver l'attention et de faire parler de soi, sans approfondir les moyens, etc., etc.

Nous savons que tous ces motifs d'estime ne sont pas illusoires; mais nous voudrions que l'intelligence s'exerçât à distinguer les succès mérités de ceux qui ne sont dus qu'à de fausses apparences de mérite. Il serait à désirer que l'exemple de ces sortes de recherches fût donné par des associations d'écrivains d'un haut talent; que l'on suspendît l'éloge de chaque personnage marquant qui termine sa carrière, pour discuter ses titres à l'estime publique, et qu'il ne fût canonisé qu'après une enquête sévère. Ces éloges prononcés sur la tombe sont prématurés à fort peu

d'exceptions près ; la presse les enregistre, et lorsque
l'historien veut en apprécier les héros, il trouve
souvent des mécomptes.

Un second motif nous a mû dans cette énumération, c'est de faire sentir la liaison de la vénération
avec la propre estime. C'est effectivement en observant à quel prix ceux qui nous ont précédé ont acquis la considération, que nous traçons notre plan
pour en obtenir à notre tour, et bientôt nous nous
estimons d'autant plus que nous croyons avoir
mieux réussi dans notre projet. Qu'on ne croie pas,
en nous entendant dire cela, que nous fassions de la
propre estime un sentiment factice ; notre but est de
montrer qu'il n'est rien, considéré isolément, aussi
bien que n'importe lequel de nos sentiments. Il ne
peut se manifester que dans son association avec des
représentations sensitives, réelles. Mais s'il est inné,
lui, les représentations qui le font apparaître ne le
sont pas ; elles sont contingentes, purement éventuelles, et voilà ce qui donne une haute importance
à l'éducation ; car si l'estime que nous avons de
nous-même est un des principaux mobiles de notre
conduite, il importe d'attacher de fort bonne heure
cette estime aux actes vraiment utiles, aux progrès
de l'ordre social.

En premier, je mettrai sous les yeux des lecteurs
les déplacements successifs de la propre estime,

comme j'y ai mis naguère ceux de la vénération. L'adolescent la place d'abord dans sa jeunesse, dans sa beauté, dans sa force, dans son adresse aux différents exercices de son âge, dans sa ruse. Dès qu'il se livre aux études, il la reporte vers ses succès; s'il embrasse une profession, il s'estime d'autant plus qu'il y réussit davantage; enfin, dans le monde chacun s'apprécie d'après les résultats qu'il obtient et la facilité qu'il a pour les obtenir. Si l'on échoue dans un genre, on essaie dans un autre, et le sentiment s'attache encore à une nouvelle série de représentations, toutes de faits réels, toutes formulées primitivement par les cinq organes sensitifs. Et remarquez que presque toujours la vénération s'attache aux personnes dont les succès nous ont servi de mobile et d'encouragement dans nos entreprises.

On va dire : cette vénération-là n'est que de l'estime ; la vraie vénération ne s'attache qu'à ce qui est surhumain, au sublime, à l'éternel, à l'infini et au pouvoir qui le représente sur la terre.

Nous répondons : l'organe est le même pour tous ces hommages; la preuve, c'est que les personnes qui l'ont peu prononcé ne connaissent que l'estime et ne sentent jamais la vénération; la preuve encore, c'est que s'il est déprimé à l'excès, il n'y a même plus d'estime, car plusieurs scélérats ainsi conformés ne font cas des autres qu'à proportion du profit qu'ils peuvent en tirer. Une dernière preuve enfin, c'est que, si prononcé que puisse paraître l'organe, une forte intelligence servie par de bons organes perceptifs, de profondes connaissances dans la nature, peuvent dévier la vénération des anthropomorphismes sacrés et profanes pour la concentrer sur la grandeur de la nature et nous en faire vénérer la cause, sans aucune tentative pour la personnifier.

Or, nous soutenons que la propre estime peut éprouver les mêmes transpositions, et que l'homme s'estime autant de n'être plus admirateur de la chimère qu'il s'estimait lorsqu'il se prosternait à ses pieds.

Il y a plus, lorsque ce sentiment est porté à l'excès, l'homme s'admire et s'applaudit toujours, quelque chose qu'il pense, qu'il dise ou qu'il fasse ; mais cet excès de fatuité coïncide assez ordinairement avec une faible intelligence. Nous connaissons des personnes pauvres de jugement, mais riches d'imagination et de paroles, qui, dans tout ce qu'elles font, même de plus contradictoire, sont toujours enchantées d'elles-mêmes.

Une autre observation que nous avons à faire sur la propre estime, c'est que ses variations en intensité et en combinaisons ont donné lieu à des dénominations très variées : ainsi nous trouvons les expressions fierté, orgueil, hauteur, fatuité, vanité, arrogance, ambition. La fatuité et la vanité ne sont pas toujours uniquement fondées sur l'excès de l'estime de soi, mais l'estime en est le principal élément ; à l'occasion du besoin de l'approbation et de l'estime des autres, nous traiterons de la vanité et de la fatuité. L'ambition ou la soif du pouvoir nous semble impliquer chez ceux qui en sont atteints un besoin de posséder qui suppose le concours du sentiment de la propriété et un plaisir à commander, à se faire obéir, à s'entendre louer, à s'entourer d'un prestige de parures, de décorations qui a pour mobile la passion de plaire et de briller dans un certain merveilleux ; ce qui fait voir qu'on en a le goût. On veut exciter ainsi quelques sentiments d'admiration et s'élever, jusqu'à un certain point, au-dessus de la condition humaine ; mais il est toujours évident qu'une haute estime de soi est alors le principal moteur de notre conduite.

L'arrogance est un besoin de commander et d'être obéi qui s'exprime avec un sentiment mêlé de colère et de mépris pour les subordonnés qu'on a le désir d'humilier ; c'est donc encore une combinaison. La présomption suppose que nous comptons sur nos forces pour réussir dans un avenir quelconque. Il y entre de la propre estime et de l'espérance.

Enfin la dernière remarque que nous avons à faire

à l'occasion de la propre estime, sujet que nous ne nous flattons pas toutefois d'avoir épuisé, c'est qu'elle s'accroît prodigieusement en se généralisant et devenant commune dans les réunions d'hommes. Nous avons déjà signalé ce fait (1), mais il n'y a pas d'inconvénient à y revenir. Nul doute que l'exemple ne puisse exalter beaucoup toutes nos facultés; mais il n'en est aucune, à notre avis, que l'exemple et l'émulation élèvent à un si haut point que celle-ci : c'est alors que le nom d'orgueil lui est fort bien adapté. Les corporations formées pour exercer le pouvoir suprême, comme dans certaines républiques, en offrent le spectacle le plus frappant; la magistrature vient ensuite, car rien n'est plus orgueilleux qu'un tribunal et une assemblée quelconque de juges ; les conciles, ce qu'on appelle les sacrés colléges, les synodes, malgré la présence du Saint-Esprit qui est censé les présider, ont peut-être moins d'arrogance que des magistrats réunis en fonction. Cela pourrait provenir de ce qu'ils se sentent un pouvoir plus réel dont la hache, la corde, la prison, les chaînes, forment la grossière mais très redoutable matière concrète ; tandis que l'influence effective des assemblées de prêtres sur le sort des hommes a désormais quelque chose de vague et de singulièrement éventuel,

____

(1) *Cours de phrénologie.* Paris, 1836, page 277.

depuis que l'inquisition, le plus arrogant des tribunaux, a perdu sa grande influence. L'estime de soi s'exalte aussi, avec le courage et la destruction, dans les armées, dans tous les rassemblements de guerriers; on ne peut se refuser à voir, dans tous ces faits curieux, des influences de systèmes nerveux semblables les uns sur les autres, une sorte de magnétisme vivant, commun aux mammifères les plus rapprochés de nous, et qui ne pourrait être rapporté exclusivement à l'organe de l'imitation.

Ces considérations nous conduisent à la détermination de la valeur des substantifs *fierté*, *orgueil*, *hauteur* pris au figuré, *amour-propre*, *présomption*, *arrogance*, *dédain*, *mépris*. On voit qu'ils représentent, comme tous ceux dont nous nous sommes occupé, le cerveau en action dans certains modes et par certaines régions. Le signe *humilité*, au contraire, représente l'absence ou la faiblesse du sentiment de la propre estime. Ce défaut nous laisse exposés à l'oppression des autres, à moins qu'il ne soit compensé par un bon développement du courage et de la destruction qui donne l'irascibilité. Nous avons constaté cette combinaison coïncidant avec un assez fort développement de la fermeté et du besoin de plaire aux autres. De pareils hommes ne se laissent subjuguer par personne, quoiqu'ils ne fassent pas un très grand cas de leurs propres moyens et

qu'ils aiment l'approbation. Qu'on n'oublie pas qu'a-
vec trente et quelques facultés primitives , sauf le
plus, une foule immense de combinaisons sont possibles dans le moral de l'espèce humaine.

Approbativité.

Est-il bien vrai que le désir d'être approuvé et
d'obtenir l'estime, la louange et même l'admiration,
soit un sentiment différent de l'amour-propre pris
dans le sens de propre estime? On ne saurait en
douter puisqu'il y a des hommes qui, satisfaits du
témoignage de ce dernier sentiment, forts de leur
conscience et de l'approbation qu'elle donne à leurs
actes, à leur conduite, se montrent indifférents à ce
qu'on peut penser et dire d'eux. Cette manière de
voir est même tellement estimée, qu'un grand nombre de personnes fort avides de l'approbation et de
la louange affectent de l'adopter; mais il est très
aisé de juger par l'expression de leur physionomie,
par des mots qui leur échappent, par l'altération
du son de leur voix, quand elles entendent porter
sur elles un jugement défavorable, enfin par leur
conduite attentivement observée, qu'elles ne sont
nullement indifférentes au jugement d'autrui.

On reconnaît, dans cette feinte, l'impulsion d'un
autre sentiment, puisque tous ceux qui aiment l'ap-

probation n'y ont pas recours. Que pense-t-on de moi? vous dit l'homme jaloux de l'approbation; ce n'est pas que je m'en soucie, mais pourtant je ne serais pas fâché de le savoir. Il y a, dans cette question, une double impulsion : celle qui nous fait désirer d'être approuvés, et qui atteste que notre propre estime a besoin de celle des autres pour être satisfaite, et l'influence de la ruse qui nous porte à dissimuler ce besoin, afin d'obtenir la franchise dans les aveux que nous sollicitons.

Le besoin de l'approbation n'est donc pas celui de la propre estime; mais on aurait pu en douter, comme de la destination de tous les sentiments qui ont entre eux de l'affinité, si la phrénologie n'était intervenue armée de ses observations empiriques.

Eh bien ! cette science, en puisant ces faits, d'un côté chez les hommes tout-à-fait indifférents à l'approbation, de l'autre chez ceux qui sont manifestement fort malheureux, s'ils ne l'obtiennent, a résolu la question d'une manière définitive. Elle a reconnu, dans les formes du cerveau, des différences que les sens de la vue et du toucher peuvent facilement constater, et l'on doit en conclure que ces deux sentiments diffèrent beaucoup l'un de l'autre.

Toutefois le nom d'amour-propre est donné, dans le langage vulgaire, au besoin d'approbation beaucoup plus souvent qu'à l'estime de soi. C'est surtout quand on veut faire entendre qu'une personne souffre de l'improbation en toutes choses, qu'on la taxe d'amour-propre ; et c'est ce qu'il est fort important de savoir pour ne pas être dupe du langage dans les discussions philosophiques ou autres, et pour parler et écrire soi-même d'une manière claire.

Le besoin d'être approuvé dans ce qu'on dit et dans ce qu'on fait est un des principaux mobiles des actions des hommes, aussi l'organe qui l'exprime est-il un des plus volumineux et des plus souvent prédominants dans la tête humaine. Il l'est plus fréquemment chez la femme que chez l'homme, fait parfaitement d'accord avec le plan de la nature qui, ayant destiné la femme à plaire, a dû lui en donner le besoin avec les moyens.

Quant aux applications de ce sentiment, le plus souvent si impérieux, elles varient suivant l'âge, l'exemple et la culture de l'intelligence. Ce dernier point est à noter, car l'éducation peut influer ici comme dans les applications de la vénération, de l'estime de soi et de tout autre sentiment, puisque les impulsions n'ont de valeur que par les représentations du concret auxquelles elles s'attachent. Abandonnez à lui-même un homme dominé par le besoin de plaire, en général il l'appliquera aux opinions et aux actions dont sa position dans le monde le rendra témoin. Nous pourrions répéter ici ce que nous

avons dit de ces applications et de leurs changé-
ments soit éventuels, soit préparés, à l'occasion de la
vénération et de l'estime de soi, deux des sentiments supérieurs les plus éminents; mais cela nous
paraît inutile. Nous nous contenterons de dire que
ce grand fait donne l'explication des différences observables entre les hommes, qui sont fondées sur les
applications de ce sentiment.

Le premier fait d'application, c'est que nous
sommes presque tous portés à désirer qu'on nous
approuve dans nos penchants, dans nos goûts prédominants; nous en faisons l'éloge et nous attendons
avec impatience l'approbation des autres. Toutes les
conversations dont on peut être témoin dans le
monde font foi de cette vérité. Le désir secret dont
il s'agit est peut-être même le mobile caché de la
plupart des discours, trop souvent en apparence insignifiants, que l'on entend dans les cercles. Nous
faire approuver est donc le plus souvent notre but,
la cause qui nous porte à rendre compte aux autres,
pour le plus léger motif, de ce que nous avons fait,
de ce que nous nous proposons de faire. Les ruses
que l'on déploie pour y réussir et la controverse qui
en résulte, sont les excitateurs qui contribuent le
plus à animer et à soutenir la conversation; car
je suis persuadé que sans la propre estime et l'a-
mour-propre, pris dans le sens de l'approbation, la

conversation tomberait le plus souvent en langueur entre les personnes peu instruites; entre celles surtout qui n'ont pour but, dans leur réunion, ni l'instruction, ni l'arrangement des affaires, ni d'employer la logique et la dialectique, soit pour les questions gouvernementales, soit dans les intérêts des cultes, soit enfin dans les sciences d'un ordre plus ou moins relevé dans lesquelles peu de personnes ont de l'acquis. Mais on veut plaire, on veut s'entendre dire : *Vous avez raison*, et il n'en faut pas davantage pour suppléer à la disette où l'on se trouve sous bien des rapports. Le rusé dit souvent le contraire de ce qu'il a fait, de ce qu'il se propose de faire, de ce qu'il pense, pour sonder l'opinion d'autrui, soit dans le but de se faire approuver, soit dans celui de rehausser sa valeur. C'est ainsi que les impulsions se combinent pour obtenir leur satisfaction.

Un second fait à noter, c'est que le besoin d'approbation s'applique à des actions plus ou moins dignes suivant la portée de l'intelligence et la prédominance des autres sentiments : ainsi l'un veut l'obtenir par des traits de bravoure, l'autre par sa probité, un troisième par des services rendus, un quatrième par des écrits dont d'autres facultés déterminent le genre. Tout cela est trop évident pour exiger des détails. Il suffit que l'on sache que lorsque l'approbativité a recours à la parure et aux minauderies, comme chez certaines femmes et chez quelques hommes, on lui donne le nom de vanité. Elle le reçoit également, avec celui de fatuité, lorsqu'elle se sert des forfanteries, lorsqu'elle inspire le récit de prétendues prouesses d'un genre peu relevé pour obtenir le même résultat.

Voici le moment de chercher la valeur du signe *émulation*. L'émulation a le plus souvent deux mobiles principaux : le besoin d'être approuvé des autres, et celui de s'approuver soi-même, d'être, comme l'on dit, content de soi, ce qui rentre dans la propre estime. Si ces deux mobiles sont en effet les principaux, la conduite est louable et digne. Si le dernier manque et qu'un penchant inférieur y soit substitué, par exemple, le désir d'acquérir, la conduite perd de sa noblesse ; si la ruse y exerce une influence prédominante, les actions n'ont plus rien qui leur mérite l'estime. Ce n'est plus ce qu'on nomme la noble émulation, c'est une conduite tortueuse et vile ; mais malheureusement elle peut être secondée par une assez grande force intellectuelle ; car l'intelligence bien développée n'exclut pas la ruse.

La timidité, quand il s'agit de nous produire, et la honte qui est inspirée par le peu de confiance que l'on a en soi, par la persuasion où l'on est que beaucoup d'autres pourraient mieux faire que nous, se rapportent en grande partie à l'approbativité. Je pense, d'après un assez bon nombre de caractères attentivement observés et comparés avec les formes du cerveau, que la faiblesse du sentiment de la propre estime qui ne vient pas assez au secours d'une approbativité très développée, en est la principale cause. Alors la timidité n'est que morale : elle ne se manifeste qu'à l'occasion des efforts d'intelligence et de talent que nous sommes obligés de déployer, et nous pouvons être braves dans le danger, dans le combat, ce que j'appellerais bravoure physique. Mais si le défaut de courage, de destruction et l'excès de circonspection entrent pour causes dans la timidité, elle se déploie dans la très grande majorité de nos entreprises : il n'y a ni courage militaire, ni courage civil, et dans ces cas, le sentiment personnel emploie la ruse pour colorer une conduite qui n'a plus rien que d'abject, de vraiment pitoyable.

Le lecteur doit sentir combien la phrénologie est importante ici pour fixer notre opinion sur nous-même, lorsque nous voulons entreprendre quelque chose, et sur ceux auxquels nous sommes dans le cas de nous confier. En effet, soit que cette science nous révèle un accord parfait entre les organes et les impulsions que nous croyons observer, soit qu'elle appelle notre attention sur un vice que nous ne soupçonnons pas encore, et qu'elle nous donne ainsi l'idée d'éclaircir nos doutes, elle est toujours pour nous d'un très grand avantage.

En général, nous pensons qu'on vérifiera, par cette observation bien suivie, que notre méfiance porte presque toujours sur celles de nos facultés qui sont effectivement les plus faibles; et que plus l'homme est riche en besoin d'approbation et pauvre en estime de soi, plus il est exposé à la timidité et au sentiment de la honte, pris dans le même sens que confusion, par crainte de malfaire ou conscience de n'avoir pas réussi comme on le désirait. C'est un sentiment violent, perturbateur, qui porte le sang au cerveau, rougit la face, confond toutes nos idées, paralyse tous nos moyens, et nous prépare une existence malheureuse dans la société, si nous ne déployons vigoureusement contre lui le courage, la propre estime, et surtout l'intelligence supérieure.

Telles sont les observations que nous avions à soumettre à nos lecteurs pour fixer la valeur des expressions *approbativité*, *amour-propre*, *émulation*, *timidité* et *honte* pris dans certains sens que nous avons déterminés. Celui qui refusera de faire tout ce qu'il faut pour fixer ses opinions sur la question de savoir si ces substantifs ne représentent pas des actions du cerveau dans certains modes et dans certaines régions plutôt que des abstractions sans siége déterminé, ne sera digne ni du nom de philo-

sophe, ni de celui de moraliste, et restera fort au-
dessous de la hauteur où est parvenue la physiologie
du système nerveux.

Circonspection.

La *circonspection* des phrénologistes va maintenant nous occuper. On ne saurait trop étudier ce
phénomène que la sagacité de Gall a su saisir et
localiser, que Spurzheim a rangé parmi les impulsions sentimentales aveugles, irréfléchies, au milieu
d'un monde de philosophes et d'analystes de nos facultés mentales qui n'y voyaient qu'une faculté intellectuelle dont l'entité générale et indéfinie âme
est pourvue.

L'opinion des phrénologistes est encore négligée
des psychologistes, qui se tiennent dans leur vague
habituel sur la nature de nos facultés ; comme si ce
dédain affecté pouvait empêcher l'observation de
marcher : entrons donc dans quelques détails.

Lorsque notre moi s'applique aux représentations
extérieures, il ne s'aperçoit pas toujours, à beaucoup
près, de l'impulsion qui le pousse à comparer les objets plutôt sous tel rapport que sous tel autre, à rechercher leurs actions causatrices plutôt qu'à les
négliger, et pour arriver à notre faculté, à s'arrêter
plus ou moins long-temps sur la contemplation des

représentations, plutôt qu'à passer rapidement de l'une à l'autre. Il lui faut, à ce moi, l'observation extérieure pour qu'il se demande ce qui peut l'avoir mû dans les différents modes de procéder. Eh bien! Gall, après des milliers d'observations de l'homme, est venu nous apprendre que la tendance que manifestent certains sujets à s'arrêter sur les idées ou représentations et à chercher si les actes qu'elles lui inspirent n'ont pas quelques inconvénients pour eux, se trouvait constamment, pour son intensité, en proportion du développement d'une des régions du cerveau. Voilà donc l'observation par les sens appliquée à l'immense multitude des hommes, qui se trouve invoquée pour approfondir une question de psychologie que chacun jusqu'alors avait prétendu résoudre par l'observation de soi-même. Il en est ainsi de toutes nos facultés, et nous n'avions pas encore eu l'occasion de l'exposer d'une manière aussi claire, aussi propre à fixer l'attention des hommes impartiaux et amis de la vérité.

C'est parce que, dans l'exercice de cette faculté, nous sommes portés, plus que dans toute autre, à faire honneur de ce penchant à notre sagacité intellectuelle. Il est pourtant bien certain que notre tendance à réfléchir attentivement aux conséquences de ce que nous allons dire ou faire, nous vient d'une appréhension sentimentale qui nous porte à la mé-

fiance; d'une crainte vague et instinctive d'être dupes de ce qu'on nous dit, de nous repentir d'avoir
acquiescé à ce qu'on nous demande, d'avoir entrepris quelque chose sans avoir pris le temps de rechercher toutes les conséquences possibles de nos
actions. Or, cette impulsion instinctive, que les phrénologistes ont placée au rang des sentiments supérieurs, cette méfiance vague qui se manifeste sans
que nous ayons encore découvert des motifs réels
d'hésitation, est ce qui constitue la circonspection
de Gall et de ses successeurs.

Il est certain que, par l'observation dont la mémoire enregistre les résultats, nous apprenons à prévoir les conséquences de la plupart de nos discours
et de nos actions; mais ce n'est pas là la circonspection innée des phrénologistes, c'est une circonspection acquise, une prudence toujours tardive qui ne
nous préserve pas de nouvelles fautes, lorsque des
circonstances imprévues, tout-à-fait dissemblables
à celles où nous avons été trop légers, viennent à
se présenter. On peut donc l'appeler circonspection
intellectuelle ou d'expérience, tandis que l'autre qui
prévoit sans donnée et très souvent prévient les
fautes, est tout instinctive. Elle l'est si bien, qu'elle
entre dans le plan de la nature, et qu'elle nous est
donnée comme surcroît de richesse morale.

Un autre fait qui vient à l'appui, c'est que chez

les animaux qui en ont absolument besoin, elle ne manque jamais; tandis que chez nous, où elle peut être suppléée par l'observation et l'induction, elle est souvent si faible qu'on dirait qu'elle n'existe pas; aussi le nombre des étourdis est-il très considérable et s'observe surtout dans la jeunesse, où l'expérience n'a pas encore pu nous exercer à la prévoyance. Mais cette légèreté est bien loin d'être générale : sur une assemblée de jeunes gens du même âge, il s'en rencontre toujours une minorité ordinairement très exiguë qui prévoit instinctivement et qui s'efforce de retenir les autres dans leurs entreprises téméraires. Eh bien ! examinez les têtes de ces Catons prématurés, vous y trouverez l'organe plus développé que chez tous les autres.

On peut être un grand homme dans plusieurs genres avec la circonspection acquise ; mais, pour remplir avec un succès soutenu les premiers postes dans la carrière politique, dans les armées, dans la navigation, dans les finances, et en général dans ce qu'on appelle les affaires, il faut une forte somme de circonspection instinctive. Sans cela la conduite des monarques, des hommes d'État, des diplomates, des généraux, des hauts administrateurs en tout genre, et même des philosophes et des savants qui entreprennent d'agrandir les sciences, est sujette à des inégalités, à des incohérences, à des contradictions que le bon sens public saisit tôt ou tard, et qui leur sont reprochées parfois avec beaucoup d'amertume. Nous avons résolu de ne faire aucune application dans cet ouvrage, afin de ne pas susciter à la phrénologie plus d'ennemis qu'elle n'en a ; mais l'époque où nous vivons peut fournir surabondamment à ceux qui voudront vérifier notre assertion les moyens de se satisfaire, puisque tous les citoyens peuvent approcher les hommes en positions éminentes, et les observer au physique comme au moral.

Quoiqu'on ait déjà parlé des influences que la circonspection reçoit de ses rapports avec nos autres facultés, il n'est pas inutile d'en dire ici quelque chose pour bien entendre le sens de certains mots. Son association avec une haute intelligence donne à l'homme une prodigieuse supériorité dans la société ; car cette combinaison est rare. Si la fermeté s'y joint, c'est le degré le plus élevé de la prudence et de la conséquence dans la conduite. Mais, par malheur, il semble que le développement des parties latérales et supérieures du cerveau où loge notre faculté doit nuire, jusqu'à un certain point, au développement de la partie supérieure du front où se déploient les hautes facultés intellectuelles que Spurzheim appelle réflectives. Aussi voit-on assez souvent des sujets qui réunissent à une intelligence bornée une circonspection outrée, une réserve qui les empêche de rien entreprendre d'important; ce défaut est parfois poussé jusqu'à la pusillanimité, surtout si la fermeté, le courage et la destruction sont en moins: dans ce cas, l'indécision et la peur sont le fond du caractère, car il est très probable, ainsi que Spurzheim l'a noté, que la timidité générale, la peur proprement dite, n'est pas chez nous une condition purement négative, dépendant de la faiblesse du courage; qu'elle est plutôt constituée, dans sa plus grande intensité, par une activité extrême de la circonspection qui n'est point réprimée par une dose suffisante de courage, de tendance à la rixe et de disposition à la colère. Mais si la destruction s'accorde avec la circonspection, le courage se trouvant au *minimum*, on observe un caractère habituellement circonspect et peureux qui semble quelquefois se démentir momentanément par des élans de colère et par le mépris du danger.

Nous aurons bientôt à parler des combinaisons de notre faculté avec le penchant à la possession. Quant à présent nous en avons assez dit, ce nous semble, pour fournir des données sur la valeur des expressions *circonspection*, *prudence*, *pusillanimité*, *irrésolution*, et nous allons nous occuper de la ruse.

Ruse.

Ce qui nous détermine à suivre cet ordre, c'est l'affinité de ces deux facultés qu'il est très aisé de confondre. Nous devons la seule distinction bien nette qui en ait été faite à Gall et aux phrénologistes qui lui ont succédé. Il n'a point encore paru de dissentiment entre eux, que nous sachions, sur ce sujet. Spurzheim a placé la *ruse* dans les instincts qu'il a nommés aussi penchants, tandis qu'il élevait la circonspection au rang des sentiments, et même des supérieurs, à cause de la prudence dont elle fournit le principal élément. Si la ruse ne lui a pas semblé digne de cet honneur, c'est qu'elle ne paraît avoir rien de relevé dans son objet et qu'elle agit dans les ténèbres. Aussi lui a-t-il donné le nom de *sécrétivité*, emprunté à la conduite cachée et tortueuse des carnassiers qui se cachent pour guetter et surprendre leur proie, au lieu de la chercher avec fracas sans se mettre en peine des conséquences.

Il ne nous appartient guère de nous inscrire contre l'opinion d'un phrénologiste aussi éminent que Spurzheim, et qui le premier nous inspira le goût de la vraie physiologie du cerveau. Toutefois, nous dirons que la ruse n'est pas nécessairement pour nous un instinct abject. Nous pensons de la ruse comme de tous les autres penchants ; elle ne donne lieu aux actes vraiment dignes de blâme que par une prédominance qui n'est point neutralisée par une forte intelligence et par des sentiments supérieurs convenablement développés. Nous allons nous expliquer ; mais auparavant faisons remarquer que, dans aucun de nos penchants, l'association du sentiment avec les représentations du concret n'est plus évident que dans celui-ci. C'est toujours sur un objet extérieur qu'il doit réagir, en s'offrant comme impulsif à la représentation personnelle au moment même où cet objet est perçu.

Nous disons que la ruse n'est point un vice par elle-même ; en effet, l'homme est pugnace et destructeur avant d'être juste, prudent, et surtout instruit et expérimenté ; cette combinaison de facultés l'expose souvent, dans ses conflits, à l'extermination ; il lui faut donc quelques ressources pour se soustraire à l'imminence de bien des périls qu'il n'a pu prévoir et qu'il n'a pas toujours mérités. C'est en vain que l'on exalte à outrance cette bravoure étourdie qui fait affronter le danger au mépris de la vie, c'est un héroïsme, sans doute, et le chef militaire agit dans son intérêt en la plaçant au-dessus de toutes les vertus du soldat. Il est bon, dans certains cas, que des grenadiers, des canonniers, s'élancent,

tête baissée, sur un escadron, sur une batterie, sur
la brèche, où une mort presque certaine les attend;
il est beau, dans quelques autres, que des guerriers voient s'approcher la mort sans rien tenter
pour s'y soustraire; il peut être héroïque aussi, je
veux le croire, que dans certains cas le capitaine
fasse sauter son vaisseau, le commandant d'un fort
la poudrière qu'il défend. Ces traits de bravoure,
parmi lesquels figure celui de Léonidas et de ses trois
cents Spartiates, peuvent être justifiés par le dévouement à la patrie, à une cause sacrée, etc., enfin ob-
ténir de grands résultats. Dans ces terribles conjonctures, l'homme est digne d'éloge pour avoir fait
taire tous les instincts, afin de n'écouter que son
courage, tous les sentiments supérieurs, afin de
n'obéir qu'à l'un deux, et même d'avoir comprimé
violemment tous les élans de la réflexion, qui dans
un instant a mesuré le péril.

Toutefois, il faut convenir que ce n'est pas là le
premier rôle du moral humain. Qu'un général en
chef fasse exterminer toute son armée, de peur d'entendre dire qu'il a fui, qu'il s'est caché, qu'il a eu
peur, en un mot, il sera blâmé de tout le monde si
sa fuite, une marche secrète ou toute autre ruse de
guerre pouvait sauver la vie des soldats qui lui sont
confiés, ou lui assurer une victoire qu'il ne pouvait
espérer d'une opposition face à face, tout opiniâtre

fût elle. Il en est ainsi dans les rapports diplomati-
ques, et, quoi qu'en ait dit Talleyrand, la ruse ne
doit pas en être bannie. Enfin dans les périls particuliers qui se présentent lors des rapports d'homme
à homme, dans les tentatives d'assassinat, dans
quelques surprises nocturnes, le plus faible sent le
besoin de fléchir devant le plus fort, afin de saisir à
propos le moment de prendre sa revanche. La nature inspire cette conduite à tous les enfants réunis
dans les colléges, dans les institutions, lieux où
des forces inégales se trouvent constamment rassem-
blées, et sont fréquemment en contention à cause de
la prédominance des instincts sur des intellects encore imparfaits et dénués d'expérience. Or, c'est par
la faculté que nous étudions que la nature supplée
à la force qui nous manque. La circonspection ne
peut y suppléer, et l'intellect a besoin de l'inspiration de la ruse pour trouver, pour inventer ses
moyens de réaction. Cette faculté entre donc dans
son plan comme moyen de propre défense, et tôt
après comme moyen d'attaque.

Elle n'est pas moins nécessaire à l'homme le plus
probe, à celui qui répugne le plus à s'en servir par
inspiration primitive; car il vit au milieu d'une
foule de rusés, et les piéges l'environnent de toutes
parts. Qu'il dédaigne l'emploi des mêmes moyens à
titre de réciprocité, assurément rien n'est plus beau

et plus digne ; mais s'il n'a pas, parmi ses facultés, celle de la ruse développée jusqu'à un certain point, il ne devinera pas les menées, il ne déjouera pas les complots ; il sera victime des méchants sans aucun profit pour sa gloire. Tout cela n'est pas moins vrai du potentat, de l'homme d'Etat, du ministre, du magistrat que des particuliers, et dans des circonstances qui se présentent à chaque instant sous leurs pas.

La ruse n'est donc point par elle-même un sentiment bas et vil ; elle est, comme la circonspection, la propre estime et le besoin de plaire, un de nos moyens de défense ; elle peut parfois très légitimement être employée pour l'attaque ; les avantages qu'elle nous procure et l'abus que nous en faisons tiennent en partie à la portée de notre intelligence, en partie au nombre et à l'intensité des penchants et des sentiments qui, chez chacun de nous, tendent à la neutraliser ou à lui prêter assistance et renfort. Nous avons encore quelque chose à dire sur ce point pour arriver à la détermination du sens de plusieurs expressions de nos langues qui peuvent rappeler l'influence de la ruse.

On peut dire de la ruse ce que nous avons dit des autres sentiments en plusieurs occasions ; tantôt elle est prédominante, et toutes les autres facultés lui sont subordonnées ; tantôt, au contraire, elle n'est

qu'un auxiliaire ordinairement fort utile des sentiments plus relevés et de l'intelligence ; souvent,
quand elle prédomine, on la trouve en accord avec
une forte circonspection. Cette combinaison constitue les fourbes proprement dits. L'intelligence
travaille sans cesse sous les inspirations d'une prudence toujours rusée ; elle ne conçoit même pas
que personne puisse être franc et sans détours.
Cette manière d'être lui semble de la niaiserie et de
la sottise ; mais il arrive souvent que de tels hommes savent au parfait simuler la franchise, et, quand
il le faut, le dévouement. On les appelle *faux bon-
hommes.*

Ceux chez qui la ruse domine travaillent toujours
cependant dans l'intérêt d'un autre besoin. Souvent
c'est dans celui de la propriété ; car il est très fré-
quent que toute la ligne latérale de la tête soit simultanément très développée, ce qui, d'ordinaire,
a lieu aux dépens des sentiments supérieurs ; car il
est rare de rencontrer des têtes également bien pour-
vues dans les régions supérieures et dans les latérales. Ces personnes sont en général très dangereuses dans le commerce social, et se font une étude
constante de faire des dupes dans l'intérêt de la possession. L'adresse qu'elles y mettent, et les précautions qu'elles prennent pour réussir sans s'exposer
à la vindicte des lois, sont subordonnées à la portée

et à la culture de leur intelligence. Aussi, parmi les voleurs du genre de ceux qu'on nomme filous, trouve-t-on souvent de faibles intelligences avec beaucoup de ruse. Mais celle-ci ne leur suffit pas; ils le sentent, et nous les voyons sans cesse occupés, dans les grandes villes, à suivre les débats des tribunaux et à étudier les codes. Rien n'est plus étonnant que l'adresse que déploient souvent des hommes à intelligence médiocre dans leurs réponses aux juges, et que les subterfuges qu'ils trouvent, par une sorte d'inspiration, pour se disculper, tandis que sur des sujets étrangers à leurs trames habituelles ils manifestent fort peu de moyens. Ce fait atteste l'extrême influence du sentiment qui nous occupe sur l'intellect, qui d'ailleurs n'a presque jamais été exercé que dans l'intérêt de la ruse.

La ruse, sans circonspection et avec peu d'intelligence, est une triste combinaison; les trames sont toujours mal ourdies, très faciles à découvrir et à déjouer. Le rusé que tout le monde devine est sans cesse exposé au mépris et à la risée, surtout si la fermeté lui manque, et que sa conduite offre de fréquentes contradictions; mais s'il possède la fermeté, et qu'il mette de la constance dans la poursuite de ses projets insidieux, tout mal conçus qu'ils sont, ces projets inspirent plutôt la haine et le mépris que le rire de la pitié.

Comme de très nombreuses combinaisons sont possibles dans les rapports de ce penchant avec tous les autres, nous n'aurons garde de nous arrêter sur ce sujet. Nous nous contenterons d'avertir les observateurs que l'association de la ruse, de la circonspection et de la fermeté avec une intelligence, nous ne disons pas supérieure, car cela est assez rare, mais seulement médiocre, et à plus forte raison un peu au-dessus du terme moyen, mais toutefois cultivée, est chose commune dans cette portion de la société qui a reçu de l'éducation, et que c'est cette médiocrité rusée qui l'emporte ordinairement dans toutes les branches du savoir et de l'industrie. A peine est-il nécessaire d'ajouter que le don de la parole est indispensable à ses succès dans tous les genres, mais surtout quand il s'agit de la littérature et des sciences.

Comme la ruse est dans un rapport très étroit avec l'intelligence, on peut utiliser cette dernière faculté pour la réprimer et la réduire à ce rôle secondaire, où nous avons prouvé qu'elle pouvait être vraiment utile; mais il faut que l'instituteur soit secondé par la coexistence de quelque sentiment supérieur, comme la vénération, la bienveillance, la justice, la propre estime. Sans ce secours, tous les efforts qu'il fera seront en pure perte.

Ces renseignements nous paraissent suffisants pour

fixer la valeur des mots *sécrétivité* (qui convient plus aux animaux qu'à l'homme), *ruse*, *fourberie*, *adresse intellectuelle*, *savoir-faire*, *habileté*. Nous terminerons en faisant remarquer que la combinaison de la ruse avec le besoin d'approbation forme les *flatteurs* et les *courtisans*, qui d'ailleurs sont habiles en proportion du degré de leur intelligence.

Propriété.

Nous placerons ici le besoin de la propriété, besoin que les philosophes, les moralistes, les économistes ont traité différemment. Nous ne rangerons pas à côté d'eux les conquérants, les grands spoliateurs, car ils n'avaient point de principes raisonnés; ils suivaient l'impulsion des besoins qui, non réglés par l'intelligence, se satisfont par les voies les plus expéditives.

Les philosophes ont paru faire peu de cas du besoin de la propriété, le regardant comme une faiblesse et affichant même souvent la pauvreté. Les moralistes ont envisagé notre sentiment sous des points de vue divers, suivant qu'ils ont été plus ou moins religieux; et l'on sait que la morale devint le monopole des prêtres, après avoir été inventée par les philosophes. Dans plusieurs sectes, en effet, les prêtres se sont piqués de pauvreté, persistant à ne

vivre que d'aumônes, tandis que les philosophes
des premiers siècles consentaient au moins à conserver une douce aisance ou vivaient du produit de
leurs leçons données soit à des princes, soit à
des jeunes gens studieux, ce qui était au moins une
rétribution de travail. Ils ne paraissaient négliger les richesses qu'à cause des embarras qui les
accompagnent et pour vaquer plus à leur aise à
la culture de la sagesse. Les anciens prêtres leur
ressemblaient sous ce rapport, puisque c'était pour
songer aux dieux qu'ils négligeaient le travail; mais
ils avaient donné à ces dieux des besoins aussi grossiers que ceux des hommes, et les dévots, en fournissant à ces besoins, pourvoyaient à ceux des
prêtres. Il n'en fut pas ainsi des prêtres catholiques
qui affichèrent également la pauvreté : la paresse
était bien aussi leur premier mobile pour négliger
les travaux qui procurent l'aisance ; mais ils avaient
l'art d'en faire une vertu qui s'associait à merveille
avec celle de l'humilité. Cependant leur adresse sur-
passait celle des philosophes et des anciens prêtres ;
ils s'en rapportaient à Dieu du soin de pourvoir à
leurs besoins, sans lui prêter les appétits grossiers
de l'homme, car le spiritualisme leur avait inspiré
ce raffinement ; mais en même temps ils se donnaient
au peuple comme des intermédiaires indispensables entre Dieu et lui. De là nécessairement une

doctrine qui leur permettait de recevoir les dons des hommes pieux, et plus tard, lorsque l'expérience les eut instruits, de les cumuler et de s'enrichir, sans s'être imposé le travail, les peines, les soucis, les vicissitudes qui sont si souvent inévitables pour l'acquisition. Les économistes, au contraire, gens tout-à-fait profanes et mondains, voient dans le besoin de posséder le plus puissant mobile du travail, la principale source de la prospérité des nations, et tous leurs efforts ont pour but d'exciter ce besoin à se satisfaire par des voies honnêtes et légales.

Voilà encore le progrès qui se dessine à l'occasion de ce besoin, comme nous l'avons observé pour tous les autres. A mesure que l'intelligence s'agrandit, s'enrichit par l'observation empirique, les représentations auxquelles notre besoin s'associe changent visiblement. On s'enrichit d'abord par la conquête, qui n'est autre chose que le vol, et l'intellect a recours à toutes les ruses du sophisme pour rédiger un code dont tout le droit est dans la force : *Væ victis!*

Le don que l'on obtient d'abord par le dévouement aux chefs des guerriers, par la flatterie, par de vils offices rendus, est en même temps provoqué par l'anthropomorphisation de la cause suprême et par toutes celles qui en sont les conséquences. Enfin l'époque arrive où l'empirisme a instruit l'intelligence, lui a fait vivement sentir d'une part les avantages du travail pour parvenir à la possession, de l'autre les inconvénients attachés à la spoliation, au vol en grand, à la mendicité déguisée sous des formes plus ou moins spécieuses, et la science économique paraît, et crée un code sur la propriété qui se trouve d'accord avec la vraie morale. Ce code prend naissance parmi les citoyens laborieux ; mais le fond de vérité qui le caractérise est à la fin senti par les gouvernants ; et si les usurpateurs, les mendiants, les paresseux de tout genre font encore appel à la générosité des puissants, des crédules et de ceux chez qui la bienveillance prédomine, ce ne sont plus des faits généraux dans les masses ; ce sont des faits partiels, mais qu'il est impossible de voir disparaître entièrement, puisque l'intelligence n'est ni également étendue, ni également cultivée chez tous les hommes, et puisqu'ils naissent aujourd'hui avec les mêmes besoins et les même sentiments que dans l'enfance de la civilisation.

Le besoin de posséder n'est donc ni un vice, ni même une imperfection dans la nature humaine ; c'est le ciment de la société, et s'il entraîne tant de maux, on ne peut s'en prendre qu'au défaut de culture de l'intelligence, au défaut de professeurs de morale dégagés des préjugés religieux, et à la malheureuse coïncidence d'un intellect faible avec la

prédominance des instincts grossiers sur les sentiments supérieurs, et spécialement sur celui de la
justice et de la conscience morale. Heureusement
cette coïncidence est la plus rare : si l'on savait
exercer de bonne heure l'intelligence dans deux sens
bien déterminés, dans l'acquisition des faits qui démontrent l'utilité du travail, et dans l'application des
sentiments supérieurs, de la vénération, de la bienveillance, de la justice surtout à ces mêmes faits, on
aurait trouvé le remède aux maux qui amènent la
dépravation des classes inférieures; on empêcherait
la paresse, la pauvreté qui l'accompagne toujours
chez le peuple.

Nous sommes persuadé, pour notre compte, que
les excès qui dégoûtent du travail, que le vol et
l'assassinat auquel le vol mène ordinairement, seraient plus facilement prévus par cette éducation
que par des représentations anthropomorphiques des
causes premières, qui ont bien un certain effet dans
le jeune âge, mais qui s'effacent chez la plupart des
hommes privés du nécessaire et non habitués au
travail, par le stimulant plus urgent des besoins
non satisfaits agissant sur des intelligences dépourvues de faits, c'est-à-dire privées des représentations
positives suffisamment multipliées pour leur faire
envisager les actions avec toutes les conséquences
qu'elles peuvent entraîner.

Ces considérations nous ont dévoilé les principaux mobiles du vol particulier. Il n'y a d'exception que pour les cas où le penchant à posséder est tellement développé qu'il ne permet pas au moi la lenteur légitime des procédés d'acquisition. Ces cas ne peuvent être niés, puisqu'on a de temps en temps des exemples de personnes riches qui ne peuvent se dispenser de voler tous les objets qu'elles trouvent à l'écart, sauf à les restituer ou à les faire payer aux propriétaires : toutefois il faut convenir que ces cas sont très rares. Que l'habitude de s'emparer immédiatement de ce qui est à notre convenance, habitude que l'on observe toujours chez les enfants qu'on n'a point encore éduqués, se conserve chez le pauvre auquel on se contente de dire que voler est un mal et qu'il est suivi d'un châtiment, sans faire appel à des sentiments supérieurs, sans l'informer des faits nombreux qui établissent la culpabilité de cette action, cela n'a vraiment rien de fort étonnant. On ne doit pas s'étonner non plus qu'un enfant qui a des instincts fort actifs et une faculté d'abstraction très obtuse, oublie la représentation d'un Dieu ou d'un code qui lui défend le larcin ; mais on conçoit difficilement qu'une personne qui a reçu une éducation soignée se permette le vol dans toutes les occasions favorables, et qu'elle soit fascinée par un prestige qui lui ferme les yeux sur ce que son habitude a de petit et de vil. Nous aurions donc besoin que les observateurs phrénologistes qui rencontreront des sujets de ce genre ne se contentent pas de nous dire qu'ils ont trouvé l'organe de la propriété excessivement prononcé ; il faut que nous sachions en même temps quelle est la force de l'intelligence, car elle est le plus puissant répresseur du penchant à voler, et qu'on nous dise si l'estime de soi et la justice surtout ont été assez développées pour que l'on en espérât quelque secours. Jusque là nous n'aurons pas d'opinion fixée par les faits sur cette espèce de voleurs.

Reste enfin la grande question de l'avarice, que nous sommes vraiment fâché de voir à côté de celle du vol, mais que nous croyons pourtant ainsi fort à sa place ; car la plupart des hommes extrêmement avares ne se font pas scrupule, sinon de prendre, au moins de retenir le bien d'autrui, quand ils peuvent le faire avec une apparence, gardons-nous de dire de justice, disons de légalité.

L'avarice n'a qu'un mobile primitif, mais elle a bien des excitateurs et beaucoup de prétextes qui l'encouragent à se développer dans les cas d'hésitation. De là l'espèce de contagion de ce travers dans certaines familles et dans quelques pays, malgré les diversités d'organisation. Acquérir et conserver constituent le plus souvent son double objet. Le besoin d'acquérir ne constitue pas l'avarice ; on le voit fréquemment chez des personnes qui ne sont nullement avares et même chez plusieurs prodigues ; mais si l'acquisition n'est pas le principal but de l'avare, elle est ordinairement son moyen. Nous disons ordinairement, parce que les combinaisons des facultés de l'homme sont infinies. On peut trouver des gens qui se soucient fort peu d'acquérir, qui ne font pas d'efforts pour cela, mais qui poussent jusqu'à l'avarice la passion de conserver. Certaines personnes, extrêmement probes d'ailleurs, en offrent des exemples, et celles-là ne s'enrichissent que lentement et à force d'économies. Chez les avares qui sont avides d'acquérir, ce sentiment nous paraît associé avec une tendance à l'action qui n'existe pas chez ceux qui ne veulent que conserver. Les premiers ont l'intelligence plus étendue, et trouvent non seulement dans l'influence d'un tempérament nervoso-sanguin, mais surtout dans le courage et la destruction, qui sont pour nous les mobiles principaux de l'activité, un stimulus qui ne leur permet pas de rester oisifs. Ils veulent donc agir, et l'action à laquelle ils se livrent est au profit du sentiment prédominant, celui de conserver et d'accumuler. La ruse intervient souvent comme principal auxiliaire, ainsi que nous l'avons précédemment établi. Les autres facultés prennent part à la conduite, suivant leurs différents degrés de développement; mais on doit supposer que la voix de la justice et de la conscience morale se fait entendre, sans quoi l'avare sortirait de sa classe pour entrer dans celle des fripons.

C'est dans les moyens de conserver que se déploie surtout l'avarice. Si cette passion est excessive, tous les moyens lui sont bons. Le premier article du code de l'avare est de ne jamais rien donner; il n'y contrevient que bien rarement et en faveur de quelque sentiment spécial, assez puissant pour ne pouvoir être entièrement comprimé : tels sont les avares qui donnent pour le culte, mais uniquement pour le culte; tels sont aussi ceux qui donnent à une maîtresse, à un ami; et ceux enfin qui deviennent subitement, mais rarement toutefois, magnifiques et mêmes prodigues par ostentation. On leur suppose souvent alors, dans ces élans, un but de profit consécutif qu'ils n'ont vraiment pas toujours. La nature est inépuisable dans ses combinaisons, et pour répondre pertinemment dans ces sortes de questions, il faudrait au moins le secours de la phrénologie ajoutée aux autres résultats de l'observation.

Quoi qu'il en soit, le véritable avare, l'avare en tout digne de ce nom, ne donne jamais rien sans la prévision d'une bonne compensation. Il est sans cesse occupé à calculer les moyens de diminuer sa dépense; il s'impose les privations les plus dures dans la nourriture, le vêtement, les moyens de chauffage. Il n'y a pas de grands hivers qui ne fournissent des exemples d'avares morts de froid, ou pour le moins gelés des extrémités. Ceux qui l'entourent participent à la misère de l'avare; c'est chose toute simple; mais ce qui est très curieux, c'est le parti qu'il tire de l'intelligence pour justifier sa sordide économie. La générosité, pour lui, est une folie; la bienfaisance une niaiserie ou une duperie; la satisfaction des premiers besoins une sensualité, et pourtant il y succombe, quand il le peut, aux dépens d'autrui. S'il fuit les sociétés où l'on peut dépenser, c'est par philosophie; s'il est sobre à l'extrême, c'est que sa santé y gagne; s'il marche à pied, c'est qu'il a besoin d'exercice; si ses chevaux sont maigres, c'est qu'il veut éviter que l'excès du fourrage ne les rende poussifs; s'il refuse de l'argent à ses enfants, c'est qu'il craint de leur faire contracter des habitudes de folles dépenses; si sa femme, trop mal mise d'ailleurs, ne fréquente pas la société, cela s'explique par la délicatesse de sa constitution qui souffrirait du froid, du chaud, des assemblées nombreuses; s'il laisse tomber son château en ruines, soyez sûr qu'il a calculé que les réparations qu'il y ferait ne lui rapporteraient pas autant qu'il espère de la vente des débris; mais, à l'entendre, qu'a-t-il besoin de tant de luxe, lui, disciple des grands philosophes fameux par la modestie de leurs habitudes? A-t-il un haut talent, soit dans l'art de guérir, soit dans le barreau, soit dans les arts, et voulez-vous le défrayer pour un voyage dans votre intérêt; si vous mettez d'avance toute la somme à sa disposition, il économisera sur les frais de transport, sauf à ne pas répondre à votre empressement; et vous saurez de lui qu'il n'a pu courir la poste et passer des nuits en voiture sans que sa santé en souffrît.

Une habitation sombre, lugubre, à peine pourvue de meubles délabrés, n'a rien de triste pour lui; le grand jour le fatigue, il aime les meubles à l'antique, et si la propreté ne règne pas constamment dans sa maison, qu'on ne balaie pas tous les jours, et sur sa personne habituellement couverte des mêmes vêtements, c'est qu'il craint d'être dérangé dans ses travaux, et qu'il tient, par un penchant tout particulier, à ses vieux habits. Est-ce un savant; il emprunte des livres et des objets d'art ou d'histoire, plus qu'il n'en rend, car il a le malheur d'avoir la mémoire un peu courte; mais, en revanche, il ne prête jamais rien, parce qu'il tient singulièrement à ses livres, à ses collections, et qu'il en a d'ailleurs fréquemment besoin pour ses travaux.

Cette variété des avares, quoique curieuse pour l'observateur, ne l'est pas plus que celle des hommes qui sont dominés par le penchant à l'usure, sorte d'activité moins fatigante que les autres manières d'acquérir, mais la plus expéditive pour multiplier les richesses. Ceux-ci, plus rapprochés des voleurs directs que tous les autres, sont aussi plus dépourvus des sentiments supérieurs. Leur insensibilité pour le malheur va jusqu'à la férocité ; car la destruction, qui peut tourner à leur profit chez leurs victimes, excite chez eux un sentiment de plaisir. La justice et la conscience morale ne sont rien à leurs yeux ; l'or est tout, et ils ne se lassent jamais de sacrifier à cette idole. Ils ne se donnent pas autant de peine que les précédents pour dissimuler leur vice : l'argent est déclaré marchandise, ils sont bien libres d'en faire le commerce. D'ailleurs, ajoutent-ils, nous ne forçons personne ; il ne s'agit que d'accords de gré à gré. Ils sont doués d'un certain courage pour braver l'infamie, ou plutôt ils n'en ont pas le sentiment, vu la faiblesse de la bienveillance, l'absence de la commisération, le rétrécissement des sentiments affectifs, la pauvreté de l'estime de soi et du besoin d'être approuvés. En effet tout sentiment de dignité leur manque, et l'on en voit qui vendent leurs femmes, leurs filles, ou ferment les yeux sur leurs débordements, lorsque leur bourse en profite, sous prétexte de tolérance et de bonhomie.

Si nous sommes entré dans tous ces détails, ce

n'est pas pour le plaisir de tracer des portraits ; c'est afin de demander à ces superbes psychologistes ce qu'ils prétendent faire de ces impulsions diverses qui viennent bien assurément de quelque part. Viennent-elles de l'âme, dont elle seraient alors des dépravations ? Mais qu'est-ce qu'un spirituel dépravé, corrompu ? D'ailleurs personne n'a pu s'en assurer, puisqu'une âme n'est pas une représentation du concret, conséquence nécessaire de ce que, suivant ces messieurs, elle ne tombe sous aucun sens. Sont-elles dans la raison ? Impossible. Si la raison raisonnait de manières aussi fausses, aussi pauvres, aussi contradictoires, elle ne serait pas la raison, pour me servir des formules d'un philosophe qui a voulu faire de la raison quelque chose qui ne se distingue pas bien de l'âme, puisque ce quelque chose ne tombe pas plus qu'elle sous les sens. Sont-elles matérielles et partent-elles de la chair ? Mais on y trouve des raisonnements fondés sur la dissimulation et le mensonge. Il y a de la bassesse, de l'ignominie ; cela paraît aussi spirituel que la raison, que la justice. Comment cela résiderait-il dans le matériel plutôt que dans l'immatériel ? Ce serait donc le matériel qui séduirait l'immatériel, la raison, dans ce cas-ci, comme dans tous ceux où nous venons d'observer la victoire des passions sur la raison. Mais comment peut-on s'en assurer ? comment peut-on constater le rapport de la chair, qui tombe sous les sens, avec la raison, que les sens ne peuvent saisir? C'est, diront-ils, la conscience qui nous apprend que les sens et l'imagination séduisent la raison qui fait partie de l'âme comme une de ses qualités. Certes, la conscience seule ne peut nous apprendre tout cela, car nous ne trouvons pas en nous-mêmes toutes ces formes de divagations, toutes ces infamies des avares et des voleurs. Ne les invente pas qui veut. Nous les apprenons par les sens, en observant plusieurs personnes et les comparant. Les sens ou l'expérience atteindraient donc la raison dans son domaine *supra-sensible ?...* Nous n'irons pas plus loin, car il est par trop facile de faire tomber les psychologistes dans le contradictoire et dans l'absurde. Nous aurions vraiment scrupule de le faire souvent et sans une urgente nécessité.

Brisons donc sur ces questions, et reconnaissons tout simplement que les mots *acquisivité* (Spurzheim), *besoin d'acquérir, de posséder, de ménager, d'accumuler,* représentent des associations de la représentation personnelle avec certains sentiments impulsifs d'où peuvent résulter parfois des actes que la raison désapprouve ; que les mots *vol, usure,* rappellent une application de l'impulsion vers la possession, qui est condamnée par les intelligences éclairées, et tellement répugnante aux sen-

timents supérieurs, qu'elle a été placée dans les vices et les crimes ; que le mot *avarice* exprime une
prédominance du besoin de conserver et d'accumuler, qui conduit, dans l'occasion, à de fâcheuses combinaisons de nos facultés, à des actes désapprouvés
par la droite raison et les sentiments supérieurs,
mais que l'opinion range plutôt parmi les travers
que parmi les vices.

Destruction.

Puisque nous sommes sur les instincts latéraux
des phrénologistes, instincts ou penchants qui conduisent si souvent l'homme à la dépravation, occupons-nous de la *destruction*. Que d'intelligences
imparfaites, que de judiciaires boiteuses parmi les
physiologistes ! et c'est pourtant chez eux qu'on
trouve ce qu'il y a de plus rationnel sur la nature du
moral humain. De ce que les lobes moyens du cerveau sont plus larges chez certains herbivores que
chez quelques carnassiers, on a voulu conclure
qu'ils ne pouvaient être les organes de la destruction, de la ruse, facultés prédominantes de ces derniers animaux, comme si tous les cerveaux des mammifères ne devaient pas être formés sur le même
plan ; comme si ces facultés manquaient entièrement aux herbivores, aux frugivores ; comme si

quelques différences dans les expressions du langage usuel devaient changer l'ordre de la nature, qui a consacré les lobes moyens à pourvoir à la subsistance, aux impulsions actives de ces êtres sur l'extérieur, et qui par conséquent a dû leur affecter tous les actes qui y sont relatifs! Nous ne parlons pas du sommet du cerveau, où l'on trouve chez l'homme des circonvolutions longitudinales ou un peu obliques qui lui sont ajoutées pour les sentiments supérieurs. Ces parties ne sont que fort peu développées chez les animaux, car ils n'ont qu'une faible esquisse de ces sentiments. Nous indiquons les régions moyennes et inférieures des lobes moyens qui forment de grands appendices, et dans lesquelles va s'insérer le nerf olfactif, moteur le plus puissant des appétits chez tous les frugivores qui paissent le nez dans l'herbe, et chez la plupart des carnassiers. Cette importante observation a été faite par un habile phrénologiste.

On a dit tout récemment, dans une thèse soutenue à la Faculté de médecine de Paris, que la grande masse du cerveau étant rejetée en arrière, et abandonnant la région frontale chez les nègres pour raison d'équilibre, la mâchoire devenait plus volumineuse et plus lourde que chez les blancs, et que, lorsque les mammifères cessaient d'avoir besoin d'une forte mâchoire, leur cerveau s'allongeait et se reportait en arrière, comme chez la fouine, la belette, pendant qu'il se trouve large chez ceux où cette mâchoire est forte et pourvue de muscles puissants, soit pour déchirer, comme chez le lion, soit pour couper des arbres et transporter des fardeaux, comme chez le castor. De là la conclusion que les lobes antérieurs ne sont pas l'instrument de l'intelligence; que les lobes moyens sont étrangers à la destruction, et que le plus ou moins de pulpe cérébrale en avant, en arrière et dans la région moyenne, n'avait d'autre raison que la compensation des poids, des résistances ou des appels faits à la nutrition du cerveau à l'occasion de celle des muscles qui s'insèrent sur la région du crâne qui correspond aux diverses parties de cet appareil.

Sans entrer dans une discussion qui pourrait dévoiler des contradictions dans ces doctrines, nous nous contenterons de faire observer : 1° que les nègres intelligents et bienveillants ont du cerveau en avant plus que les blancs stupides et malveillants; nous en avons la preuve par la moulure du nègre Eustache, malgré la pesanteur de sa mâchoire et la grosseur de ses pommettes; 2° que couper des arbres et les transporter avec sa mâchoire est, pour le castor, une fonction analogue à celle de brouter l'herbe et de trancher des bourgeons d'arbre chez d'autres animaux; 3° enfin que, chez la belette, il

a pu s'opérer un aplatissement et un allongement
du lobe moyen pour cause d'équilibre, sans que cette
partie cessât d'avoir autant de volume et de force
qu'il lui en faut pour ses fonctions. Rien n'est si commun en zoologie que les déplacements des organes
destinés aux mêmes fonctions suivant l'espèce, et
la loi de l'équilibration peut très bien se mettre
d'accord avec d'autres lois. Ces objections sont fu-
tiles et ne doivent pas nous empêcher de convenir
que la localisation de la destruction, telle que l'ont
faite les phrénologistes, est fondée sur la vérité.

La nature nous semble avoir suivi, dans l'évolution du cerveau humain, un plan assez uniforme. Les
trois sections inférieures, qui sont séparées par des
scissures plus ou moins profondes, paraissent avoir
chacune sa spécialité. Dans la première ou l'antérieure, on voit les perceptions avec quelques nuances de réaction intelligente ; dans la seconde on remarque les actes sur l'extérieur nécessaires au
maintien de l'existence de l'individu, ce qui comprend la nutrition et beaucoup d'actes destinés à
la conservation de ce même individu ; dans la troisième, qui est postérieure, sont impulsionnés les actes qui ont pour but l'association et l'habitation. Dans
le cervelet naît le principe des actes multipliés qui
aboutissent à la reproduction de l'espèce, sans préjudice de certaines impulsions sur les viscères, dont

nous ne pouvons pas nous rendre compte. Pour la ligne supérieure qui parcourt le milieu de la surface convexe de l'appareil, nous trouvons encore un ordre bien digne d'être noté dans quelques phénomènes ajoutés comme perfectionnement de l'œuvre à l'espèce humaine. La portion antérieure couronne l'intelligence, l'agrandit, la perfectionne, l'enrichit d'impulsions sentimentales qui multiplient nos jouissances, telles que l'imitation, la gaieté, le merveilleux, l'idéalité, et nous place à la tête de toute la nature, comme êtres intelligents et faits pour la comprendre; la moyenne fournit des impulsions qui nous élèvent, par le moral, au-dessus des animaux dont l'organisation se rapproche le plus de la nôtre. On voit qu'il s'agit de la bienveillance, de la vénération et de la fermeté. La dernière ou l'extrémité postérieure de cette même ligne fournit des impulsions qui tiennent en partie de l'élévation des précédentes, c'est-à-dire qui se lient encore au moral de l'état social, en partie de la pure sociabilité instinctive et de l'égoïsme des penchants; nous n'y voyons que la fermeté, la propre estime et le besoin de l'approbation.

On nous passera ces considérations préliminaires, car il s'agit d'un sentiment ou plutôt d'un penchant instinctif qui nous est commun avec les animaux, et qui se rend par des expressions qui leur sont applicables aussi bien qu'à nous. Comme nous ne nous observous maintenant que dans l'état de civilisation, nous n'avons plus la représentation des actes que ce penchant a dû inspirer dans la vie sauvage primitive. À cette époque reculée, chaque homme devait être destructeur pour son propre compte; à la nôtre, l'action de tuer est confiée à certains hommes, qu'entoure une espèce de défaveur. Toutefois, il y a des distinctions à établir, et il nous faut en développer le pourquoi.

S'il n'existait pas chez l'homme de sentiment opposé à l'instinct qui le pousse à la destruction, personne n'en rougirait, parce que personne n'y répugnerait; mais nous avons la bonté, la bienveillance, la commisération, qui, presque muets dans l'état sauvage, se développent et acquièrent de l'influence lorsque l'affectionivité a réuni les hommes en société, et que l'intellect a reconnu les avantages des bons offices mutuels. Or, ces sentiments, comme tous les autres, tendent à leur satisfaction; et c'est à éloigner le moi de la contemplation de l'être souffrant, attendu que ce spectacle fait éprouver un mal-être, que l'impulsion bienveillante a hâte de faire cesser par les actes qui lui sont propres.

Le conflit entre la bienveillance et la destruction s'est manifesté dès l'origine des temps historiques, puisque Pythagore prohibait l'usage de la chair, dans le but d'écarter le spectacle de la destruction et d'empêcher que le meurtre des animaux n'inspirât le goût du meurtre de l'homme. Il pensait d'ailleurs que l'alimentation animale rend les passions plus fortes, plus difficiles à dompter. Ces deux observations sont justes; mais les craintes qu'elles inspiraient au philosophe étaient exagérées, et sa doctrine ne pouvait devenir générale, car elle n'est pas nécessaire, et elle a en effet des inconvénients. D'une part, nous avons des facultés dont la culture bien dirigée peut nous empêcher de faire à nos semblables l'application de notre conduite envers les animaux; et de l'autre, il y a de l'inconvénient à trop affaiblir nos passions par la frugalité; car nos passions sont l'expression de notre force, et la force nous est nécessaire pour soutenir les travaux et les peines de la vie, comme aussi pour résister aux tentatives contre notre existence et contre notre liberté qui seraient faites par des hommes moins scrupuleux que nous et obéissant sans résistance au penchant carnassier que nous nous efforcerions de réprimer.

Aujourd'hui même encore les Indous font taire l'instinct de la destruction des animaux, et les plantes forment toute leur nourriture; aussi sont-ils plus débiles que les Mahométans et les Européens, qui, sous un même climat, ne répugnent pas à l'usage de la viande. Mais nous nous bornons à toucher ici la question sous le rapport physique, qui est purement hygiénique, et nous ne l'approfondissons pas. Revenons au moral.

Nous disions que le sentiment qui combat la destruction en général est celui de la bienveillance et de la commisération. La peine que nous cause le spectacle de la douleur est ici le moteur principal ; les impulsions vers le soulagement ne sont que secondaires. Eh bien ! observons comme tout s'accorde dans notre société actuelle avec cette commisération : on consent à manger de la chair à cause du plaisir qu'on y trouve ; on refuse de voir tuer l'animal à raison de la peine que cela nous fait. Plus l'animal est rapproché de nous, plus ses douleurs sympathisent avec notre système nerveux. L'homme le plus doux, le plus bienveillant, voit tuer et tue sans émotion un insecte, un mollusque tel que l'huître, et il ne consentirait pas à mettre à mort un animal à sang chaud qui peut faire entendre des cris de douleur. Tel voit tuer de sang-froid un mouton, qui ne supporterait pas la vue du meurtre d'un chien. Nous n'avons pas pour le cuisinier qui immole force poulets, la même répugnance que pour le boucher. Celui qui fait ses délices du cheval le voit abattre avec une peine que ne lui cause pas l'égorgement du bœuf ou du porc. Tel qui, pour tout au

monde, ne consentirait pas à faire le métier de boucher, quand même il serait d'une classe où l'on n'a
pas coutume d'en rougir, ne répugnera point aux
meurtres multipliés de la chasse, car il ne voit pas
souffrir ordinairement l'animal, et d'ailleurs d'autres passions, et surtout celle de l'amour-propre,
font taire chez lui les mouvements de commisération; l'animal s'enfuit, amour-propre de l'atteindre,
de passer pour adroit, et d'ailleurs il tombe au loin;
beaucoup d'autres sentiments viennent concourir au
même but. Par de pareilles raisons et par d'autres
encore qu'il serait superflu de détailler, le meurtre
de l'homme est commis sans scrupule sur le champ
de bataille par des multitudes de soldats, parmi lesquels on ne pourrait pas quelquefois trouver un
bourreau; enfin, le bourreau même, malgré le dégoût qu'il inspire, ne nous cause pas de l'horreur
comme l'assassin, et parmi les assassins, le chauffeur
est celui dont l'acte révolte le plus notre sensibilité
commisérative.

Qu'on réfléchisse à ces gradations, et l'on recon-
naîtra que ce qui nous émeut douloureusement dans
la destruction, ce sont les expressions de la souffrance d'abord, et ensuite l'appel fait au sentiment
de justice et de conscience morale. Mais la nature
n'entre pas dans ces considérations, et la destruction du végétal, soit pour satisfaire l'estomac, soit

pour répondre à tout autre besoin, comme à ceux
de se vêtir, de s'abriter, de se construire un gîte,
est confié aux mêmes organes qui provoquent le
meurtre des animaux. Au premier abord, il nous
semble que tout acte de destruction de ces derniers
suppose des mouvements de colère et du plaisir à
voir souffrir. Ce que nous venons de voir établit po-
sitivement qu'il n'en est rien. Le carnassier mam-
mifère n'a nul besoin de fureur pour immoler sa
proie ; sa colère ne s'allume que par la résistance :
voyez le chat jouer avec la souris, quelquefois même
la caresser avant de lui ôter la vie. L'oiseau de rapine
détruit aussi sans colère. C'est parmi les reptiles,
c'est dans les eaux surtout que la destruction s'exerce
avec le plus de froideur : je vous défie de trouver
dans les actes qui consomment le meurtre parmi
tous ces animaux, plus de colère et d'envie de faire
souffrir, que vous n'en observez chez le bœuf, chez
le mouton , chez le cheval ou chez tout autre animal qui s'alimente aux dépens de la végétation.
Sur quoi donc peut se fonder l'objection des anti-
phrénologistes, qui se livrent au rire de la pitié en
observant que les organes de la destruction sont
souvent aussi prononcés chez ces derniers que chez
les animaux carnivores ? Elles ne reposent que
sur l'irréflexion, sur la paresse ou l'incapacité pour
l'observation et sur l'amour-propre que l'on met

à soutenir ce que l'on a eu la légèreté d'avancer.

Le besoin de détruire est rarement un des principaux excitateurs de l'homme en santé, il faut pour cela qu'il soit bien pauvre en mobiles d'action ; on doit le supposer stupide jusqu'à un certain point par une déplorable atrophie des organes de l'intelligence, et dépourvu de tous les sentiments supérieurs. Ces cas se réalisent chez quelques meurtriers d'habitude, d'ailleurs peu intelligents ; ils sont à jamais incorrigibles, si malheureusement une grande fermeté sert de ciment à cette funeste organisation. Nos musées phrénologiques offrent assez d'exemples de cette déplorable combinaison. Dès les premières années, on voit se développer cet horrible penchant par le plaisir que les enfants prennent à torturer et à tuer les animaux ; l'impulsion qui les porte à désobéir, à faire précisément le contraire de ce qu'on leur prescrit, découle de la même source, car il indique qu'ils trouvent de la jouissance à faire souffrir les autres. On peut souvent remarquer, dans ces organisations malheureuses, un développement en sens inverse de la destruction et de la bienveillance ; toutefois, cette dernière faculté n'exclut pas la première. On trouve alors de la ressource pour la correction ; c'est spécialement sur l'intelligence qu'il faut compter.

L'intelligence, en effet, apprend à l'homme social,

aussitôt qu'il commence à être susceptible de raison, que le meurtre de son semblable est désapprouvé, condamné, puni dans certains cas dont la loi a fait des exceptions. Il sait qu'il y va de sa vie à porter atteinte à celle des autres, et il ne s'y résout que dans les cas où son intelligence ne lui suggère pas d'autre moyen de fournir à ses besoins. Tel est le cas des assassins : ils seraient presque tous simples voleurs, si la résistance de ceux qu'ils dépouillent et le désir de se soustraire à la prison et à l'infamie ne les poussaient au meurtre, en dernier résultat. Ces extrémités, que toujours ils déplorent en eux-mêmes, étant données, il est certain qu'ils se résolvent à donner la mort avec plus ou moins de facilité, suivant l'intensité du penchant et le développement de l'organe qui en est l'instrument. Il n'en est pas moins avéré que l'habitude de recourir à ce moyen développe le penchant et fait taire de plus en plus les sentiments antagonistes. Enfin, l'on ne peut douter que l'impunité ou le succès des évasions le fortifient de jour en jour, et que les plus malheureusement organisés ne puissent pas y trouver une véritable jouissance. Mais cela suppose presque toujours, ce que l'observation vérifie, la faiblesse du jugement, le défaut d'instruction, un triste développement des sentiments supérieurs, le défaut de justice et de conscience morale, faculté que l'on voit

le plus souvent manquer sur les têtes des suppliciés
sortis du sein des basses classes.

On a parfois rencontré des meurtriers, tels que
Lacenaire, à qui l'éducation n'avait pas manqué,
et qui semblaient avoir du raisonnement ; mais la
tête de Lacenaire est une tête de sophiste, ainsi
que nous l'avons démontré dans notre cours de phrénologie, et ce ne sont pas les raisonnements sophistiques qui empêchent le meurtre. La vie de plus
d'un homme d'Etat pourrait nous en fournir des
preuves, si nous ne nous étions pas interdit bien
des applications particulières. Un faux raisonneur
sans conscience, avec le penchant vers la destruction, devient facilement assassin, soit directement,
comme Lacenaire, soit indirectement ou par la
main des autres qu'il fait mouvoir. Les annales des
gouvernements despotiques et celles de l'inquisition
ne nous laisseraient pas manquer de citations si
nous voulions nous abandonner à cet innocent
plaisir.

L'impulsion vers la destruction ne se borne pas,
disent les phrénologistes, à ce qui jouit de la vie.
Les hommes chez qui ce penchant domine peuvent,
s'ils sont dépourvus de bienveillance et de justice,
se complaire dans le dégât, la dévastation. Ce sentiment se fait jour dans les expéditions militaires,
non seulement dans le but de priver l'ennemi de cer-

taines ressources, mais aussi comme plaisir à briser, à voir tomber l'immatériel, surtout quand il est l'œuvre de la main de l'homme, sous les efforts puissants du vainqueur. Ce fait est avéré, nous n'y insisterons pas; nous ajouterons seulement que l'enfant nous en donne souvent le spectacle dans ses jeux cruels. Il aime à voir céder à ses efforts des objets inanimés qui ont coûté de la peine à construire et à disposer d'une manière harmonieuse; son amour-propre jouit; mais le penchant secret qui le pousse est dans la destruction, et l'exploration des crânes de ceux à qui cette espèce de jeu fait du plaisir sert à donner la certitude au phrénologiste.

L'intellect est encore le correctif le plus efficace du penchant à la destruction. L'histoire nous le montre constamment en proportion de l'ignorance des faits réels. Toutes nos richesses, en effet, sont dans la nature. De l'observation soutenue des phénomènes du monde extérieur par le travail et l'intelligence servie par les sens, sortent les industries; chaque produit est appliqué par elle à un besoin, et tous nos sentiments contractent des adhérences avec un certain nombre de ces produits. Alors l'intelligence, occupée à satisfaire tant de besoins chez l'individu, s'exerce, dans son intérêt, à respecter ceux des autres hommes, et s'aide pour cet effet des sentiments supérieurs, ainsi que nous

l'avons développé plus haut. Le besoin de destruction, moins exercé, perd donc de son influence.
Et en effet, renverser, détruire, s'emparer de vive
force, ont cessé d'être les moyens de posséder et de
jouir; on y arrive plus sûrement par le travail et
l'application des sentiments supérieurs à la personne
et aux droits d'autrui qui ne sont plus méconnus, et
toutes nos facultés conspirent au bien général en
même temps qu'au bien particulier. Telle est la vraie
doctrine des intérêts. Le XVIII° siècle avait senti
cette vérité; mais pour ne pas avoir su distinguer
les penchants et les sentiments de l'intelligence,
il l'avait mal exprimée : de là les injustes calomnies
dont il est encore l'objet.

Ajoutons à ces considérations d'autres qui sont
tirées des lois qui nous régissent, et qui se rattachent à ce que nous avons déjà dit.

Il faut à notre intellect, à nos instincts, à nos
penchants, à nos sentiments, des représentations
formulées par les sens sur le concret; si ces facultés
n'en trouvent pas de réelles, elles en forment de factices. En place des droits de l'homme réel qui ne
sont pas connus (1), on n'a que des droits de l'homme
imaginaire, tel qu'il est chez les anciens philoso-

(1) M. Bérenger a dit à l'Académie des sciences morales et
politiques que les premières traces du droit des gens, *jus gen-
tium*, se trouvent dans les ouvrages de Cicéron. A quoi devaient

phes, tel qu'on le retrouve dans la morale toute en action des conquérants, des despotes, et dans la morale étroite des sectes religieuses. Ce sont donc ces idoles, les dieux, les génies, les anges, les saints, êtres formés à l'image de l'homme, auxquelles on attribue tous les droits, et nous avons assez prouvé (voir la vénération, le sentiment religieux) qu'elles exaltent l'organe, concentrent la vénération, la justice et la bienveillance sur ces idoles et sur leurs adorateurs. Détournons ces facultés vers une application large à l'espèce, application dans laquelle seule se trouve la vraie philanthropie. C'est en vain qu'on nous exalte aujourd'hui, par une espèce de reflux vers le passé, les bienfaits du christianisme; jamais les droits de l'homme, développés par l'intelligence sous l'inspiration des sentiments supérieurs, n'auraient suggéré les tortures de l'inquisition, n'auraient allumé des bûchers, n'auraient inventé le supplice de l'estrapade. Il fallait pour cela les droits d'un Dieu modelé sur des hommes puissants et cruels; il n'y avait que cette horrible représentation qui pût exalter l'orgueil au point d'imposer silence à tous les sentiments d'humanité.

De pareilles calamités ne sont plus à craindre,

s'appliquer les penchants et les sentiments avant que l'intelligence eût fait cette grande découverte?

nous dit-on ; le sentiment religieux est épuré ; il se conforme au progrès ; il ne peut plus faire que du bien ; il faut donc l'entretenir parmi le peuple, car il est la seule garantie de la moralité.

Nous soutenons sans hésiter la proposition contraire. La garantie de la moralité est dans la culture de l'intelligence, dans le travail et dans la possession d'objets qui correspondent à chacun de nos besoins. Le sentiment religieux de nos cultes ne cessera jamais de tendre à l'orgueil et à l'intolérance ; car son Dieu ne souffre aucun partage, et n'est pas moins jaloux qu'il le fut autrefois. Si ce sentiment ne réussit pas à reproduire tous les maux qu'il a causés, c'est que désormais il ne cessera jamais d'avoir en face les progrès de l'intelligence et les intérêts bien entendus qui se sont appliqué les penchants et les sentiments, et qui par conséquent l'empêcheront toujours de les détourner à son profit. Peu nous importe que cela semble un paradoxe. Nous savons bien, comme phrénologiste, que le sentiment religieux a besoin de se manifester, de s'exhaler chez quelques têtes de l'espèce humaine ; mais nous répéterons que, pour le bien général, il ne doit pas s'adresser à des êtres revêtus des attributs de la souveraineté humaine, à des êtres turgescents d'orgueil, avides de louanges et de possession, suggérant le mépris et la haine pour tout ce qui ne se prosterne pas à leurs pieds ; car de pareilles représentations ont pour effet nécessaire d'inspirer le goût du meurtre, ou, pour le moins, des vexations que suggère toujours la colère jointe au mépris. Voyez avec quelle audace les corporations religieuses enlèvent de jeunes filles à leurs familles éplorées ; pensez à la dureté du curé refusant la sépulture à ceux qui ont négligé les derniers sacrements ; voyez un prêtre furieux menacer des brasiers éternels le malade qui refuse de l'entendre au lit de la mort ; observez cette colère concentrée avec laquelle un officiant qui promène son Dieu dans la rue arrache le chapeau de l'impie qui refuse de se découvrir....... Ne multiplions pas trop ces exemples scandaleux qui se répètent chaque jour davantage ; en voilà bien assez pour démontrer que lorsque le sentiment religieux a pris pour objet de son culte un Dieu anthropomorphisé et modelé sur le monarque le plus despote, il n'est pas en son pouvoir de se contenir dans les bornes de la douceur et de la tolérance, par la raison fort simple d'ailleurs que nul ne peut empêcher les hommes enclins à l'orgueil et à la destruction de devenir les ministres de ce qu'on appelle le Dieu de paix et de miséricorde. Non, ce n'est pas ce Dieu qui rend le prêtre bon, tolérant, vraiment digne de respect ; c'est une heureuse combinaison de ses organes et l'application de son intelligence à la réalité.

On peut juger, par les développements dans lesquels nous sommes entré, du sens que nous attachons aux expressions *destruction, meurtre, colère, férocité*. La destruction rappelle l'acte dans sa plus grande extension, et n'implique point le sentiment de colère; le meurtre, qui ne s'applique qu'à l'homme, suppose la férocité, qui est l'habitude de détruire, alimentée par un certain plaisir à mal faire.

La colère est un mouvement violent qui pousse à faire du mal, et son terme est la destruction. Tous ces phénomènes sont bien de la même série, car le même organe leur correspond : c'est un fait incontestable. Il serait difficile de dire pourquoi les uns détruisent de sang-froid, et les autres avec colère, puisque c'est le même organe qui opère. Il y a, sans doute, dans les deux cas, des différences qui n'ont point encore été saisies par les phrénologistes; mais il est toujours certain que le penchant à la colère est, comme celui qui nous porte à la destruction, en raison du développement d'une circonvolution longitudinale qui se trouve placée chez nous immédiatement au-dessus de l'oreille. Nous avons dit que la bienveillance était opposée à la destruction. En effet, lorsqu'elle se trouve fort développée, la bienveillance entre en action immédiatement après la colère qui nous a surpris; et c'est elle qui nous calme et nous inspire le repentir. Toutes les têtes où ces deux organes sont simultanément très développés donneront la preuve de ce fait. Il s'agit des personnes qui s'emportent facilement, comme on s'exprime vulgairement, et qui s'apaisent aussitôt. Celles-là peuvent réussir à se corriger, si l'intellect est puissant, car il surveille la colère, et l'on contracte, avec le temps, l'habitude d'en réprimer les impulsions aussitôt qu'elles se manifestent. La justice, la vénération, l'estime de soi, interviennent ; mais c'est la bienveillance qui sert le plus efficacement l'intellect dans la répression de la colère.

Le suicide a besoin de l'impulsion vers la destruction pour être commis ; mais comme il suppose le concours d'autres penchants ou sentiments dont quelques uns n'ont pas encore passé sous nos yeux, nous remettons ce que nous nous proposons d'en dire à un autre instant.

Courage.

Le *courage* est-il un penchant aussi bien déterminé que celui qui nous pousse vers la destruction ? Les phrénologistes ont répondu affirmativement ; cependant examinons.

Peu de phénomènes entre ceux qui composent

notre moral ont été plus opiniâtrément abstraits de la matière que le courage; et cependant on confessait qu'il y a des courages de tempérament. Les naturalistes, les psychologues, se sont efforcés d'en faire, les premiers une qualité de l'âme, les seconds un des apanages de la personne exprimée dans le *moi*. Tous ayant également soustrait le moi à la matière du cerveau, plaçaient le courage dans le vague du supra-sensible ou dans le spirituel; et pourtant tous avaient connaissance des opinions de quelques anciens philosophes et des physiologistes modernes, qui plaçaient le courage dans le cœur; et, pourtant, malgré la banalité des doctrines spiritualistes qui revendiquaient le courage, les littérateurs, les poëtes, les orateurs, ne cessaient de dire d'un homme courageux qu'il avait du cœur, tandis que dans d'autres phrases inspirées par un diapason différent de leurs têtes mobiles, ils faisaient de ce même cœur le réceptacle unique des sentiments tendres, affectueux, compatissants. Leur langage est même devenu contagieux pour les psychologistes de nos jours; car, dans leurs déclamations figurées, tantôt on voit le courage planer dans les régions du supra-sensible, et tantôt descendre et se fixer dans le matériel avec certains sentiments qui, du reste, en sont extraits souvent pour être élevés à leur tour dans la région imaginaire de l'immatériel, et l'écrivain ne balance pas à donner le courage au lion, au coursier fougueux, qui refuse le *moi* à ces animaux. Mais, si l'on en prenait occasion de demander à ces philosophes comment le courage de ces *bêtes* peut être immatériel, ils répondraient, comme ils ont déjà fait, que rien n'empêche d'accorder des âmes aux animaux, sauf à les colloquer dans une sphère inférieure à celle des hommes, en leur refusant toutefois les chances du mal et du bien rémunératif dans une autre vie, attendu qu'ils sont privés du moi libre qui caractérise si bien l'homme. Beau subterfuge ! lumineuse inspiration ! Ils oublient bientôt qu'ils ont placé la vieille âme de la grossière antiquité dans le moi seul. Mais comme rien n'est capable de les embarrasser, attendons-nous à les voir concéder aux animaux un *moi* non libre, afin de leur ménager une dose honnête de spiritualité. Que leur en coûtera-t-il de soumettre cette âme abjecte aux coups de la mort?... La révélation qui les illumine peut aussi bien leur avoir appris cette mortalité que l'immortalité du moi humain persistant avec des représentations, et des impulsions que nous avons vues dépendantes de l'état de vie.

Deux difficultés se présentent toutefois : il faudrait pouvoir nous dire, 1° quel est celui des sentiments et des penchants instinctifs où se fait le départ des facultés que l'âme emporte avec elle dans l'empyrée, de celles qu'elle laisse se décomposer avec la matière; 2° à quel degré de dégradation du système nerveux cesse l'âme corruptible des animaux? S'ils ne résolvent pas la première de ces deux questions, nous leur dirons que rien ne prouve qu'ils ne fassent pas partir pour l'immortalité beaucoup d'impulsions qui ne sont pas dignes de cet honneur, *et vice versâ*. S'ils ne peuvent pas faire cesser l'âme à un échelon déterminé de la vie animale; s'ils la laissent descendre au-dessous du système nerveux, ils n'ont plus de raison pour la refuser aux plantes, et les voilà bien près de l'âme universelle des anciens. Mais s'ils vont se perdre dans une âme universelle faisant tout mouvoir, comment la distingueront-ils de la cause première? Les voilà donc absorbés par le panthéisme; et en effet, c'est le reproche que leur adressent déjà certains philosophes assez clairvoyants pour n'être pas complétement dupes de certaines professions de foi formulées par eux pour le vulgaire, mais soigneusement séparées de la substance de leurs doctrines.

Ces réflexions, que toutes les autres facultés de l'homme auraient pu d'ailleurs nous inspirer, n'ont pas seulement pour but de faire ressortir le vide de la moderne psychologie; elles nous donnent aussi l'occasion de rappeler, au sujet du courage, une dis-

tinction que nous avons établie en traitant de plusieurs autres facultés et surtout de la circonspection.
En effet, si l'on a vu des philosophes placer le courage parmi les sentiments, le faire même descendre
jusqu'aux instincts, pendant que d'autres le rapportaient à l'intellect, c'est parce que les actes auxquels
nous attachons l'idée du courage, actes qui, dans la
majorité des cas, sont inspirés par un penchant
instinctif que nous partageons avec plusieurs animaux; c'est, disons-nous, parce que ces actes peuvent être commandés par l'intellect, secondé par une
volonté puissante, alors même que l'impulsion qui a
coutume de les lui suggérer se trouve si faible
qu'elle laisse parler plus haut qu'elle ses antagonistes, tels que la circonspection, la ruse, et surtout
l'amour de la vie.

Eh bien! voilà une observation précieuse, une remarque que nul psychologo-idéologiste ne pouvait
faire en jugeant la multitude d'après ce qui se passait dans son intérieur; mais disons plus: c'est un
fait à larges conséquences que l'on n'eût jamais
constaté en interrogeant l'un après l'autre tous les
soldats d'une armée qui revient du combat; car l'é-
norme majorité, poussée par la ruse, l'approbativité et l'estime de soi, aurait menti. Il fallait un signe
sensible pour vérifier la sincérité ou dévoiler la
fausseté de leurs déclarations; et ce signe, tout phy-

sique, tout matériel, c'est Gall qui l'a trouvé en notant la conformation du cerveau chez les hommes les plus signalés par leur courage, et la mettant en opposition avec celle des personnes dont la poltronnerie, aperçue par tout le monde, était hautement avouée par elles-mêmes.

Cette observation a été depuis vérifiée par tous ceux qui ont eu assez d'amour de la vérité pour désirer de sortir du doute sur une question de cette importance, et aujourd'hui nous tenons comme autant de vérités démontrées : 1° qu'il existe chez l'homme un instinct tout physique qui le porte à braver les dangers ; 2° que cet instinct a pour antagonistes directs l'amour de la vie et la circonspection; 3° que la ruse peut suspendre son impulsion sans l'annuler, ce qui dépend de certaines combinaisons de facultés; 4° que cet instinct est aidé, renforcé par celui de la destruction, qui peut même suppléer seul à sa faiblesse dans bien des cas; 5° que l'estime de soi et le besoin de celle des autres peuvent aussi lui prêter secours dans une foule de circonstances ; 6° enfin, que l'intellect qui voit tous les mouvements de notre intérieur dans leurs rapports avec les représentations extérieures, peut, quand il est puissant, exciter cet instinct pour atteindre un but proposé, soit en agissant sur lui directement, soit en le faisant aider par ses adjuvants naturels qui viennent d'être exposés.

Ainsi se trouvent expliquées, autant qu'il est donné à l'homme d'expliquer, les nuances infinies de courage et de poltronnerie qui s'observent aussi parmi les hommes, étudiées soit dans les rapports particuliers, soit dans les rapports des masses; et du tout il ressort que cette impulsion est soumise, comme toutes les autres, à l'intelligence qui la modère, l'excite et même supplée, lorsqu'elle est au plus bas degré, par ceux de nos instincts ou de nos sentiments qu'elle a jugés les plus propres à produire les mêmes résultats.

Serait-il donc nécessaire, après ce résumé, d'entrer dans de longs détails pour démontrer aux personnes qui savent conclure, qu'un poltron peut s'aller battre par orgueil et pour ne pas se perdre dans l'opinion; que tel se bat pour sa femme, ses enfants, son ami, qui n'exposerait pas sa vie pour sa propre injure; que le sentiment de la force propre et celui de l'estime de soi, qui s'accroissent par le rassemblement dans les masses, peuvent donner du courage au plus poltron; que dès que l'homme peureux voit plier le corps auquel il appartient dans un combat, et qu'il sent sa terreur naissante justifiée par celle des autres, il s'abandonne sans honte à la fuite, mais peut encore, en ce moment d'hésitation, être ramené vers l'ennemi par un chef courageux qui fait appel aux sentiments coadjuteurs du courage; qu'il n'en est pas ainsi dans la déroute complète, où l'on voit la destruction, la colère, le courage lui-même et l'amour-propre surtout se tourner violemment contre tout ce qui vient mettre obstacle à la fuite ; enfin, l'on peut expliquer par ces différentes combinaisons comment des soldats, las de fuir et de souffrir, se raniment par ce qu'on appelle le courage du désespoir et redeviennent des héros après avoir paru des lâches dépourvus de tout sentiment supérieur? C'est qu'en effet ici, tous les excitateurs du courage, l'ennui de la souffrance physique et morale, la colère, la propre estime, l'approbativité, se sont réunis et ont prêté leur concours au sentiment personnel pour obtenir une mort glorieuse ou la fin d'une existence devenue intolérable à force de maux.

On a beaucoup parlé du courage civil. Il n'est pas uniquement fondé sur l'intrépidité, qui est le fond du courage pur et simple ou du courage instinctif; il exige souvent plus que la valeur qui affronte la mort, car dans bien des cas il est obligé de faire taire des sentiments auxquels on tient plus qu'à la vie même, telle est l'estime des autres pour certaines personnes : le peuple a eu quelquefois besoin, pour être tiré de certains pas difficiles, d'un homme assez dévoué pour s'exposer au blâme, au mépris et même à un supplice infamant, extrémité pénible à laquelle nul

ne se résout sans une forte dose de courage qui
vient au secours de la bienveillance, de la propre
estime et de la fermeté. Sans le courage, l'affectionivité, l'amour pour ce que nous avons de plus cher,
la bienveillance, la philanthropie pourront bien nous
faire applaudir aux actions qui exposent l'homme à
la désapprobation, au mépris, à l'ignominie, même
sans espoir d'une justice tardive; mais ces sentiments ne suffiront pas pour nous porter à l'exécution de ces actes d'un héroïsme qu'on regarde comme
surhumain ; le fanatisme lui-même n'y réussirait pas
sans le concours du courage.

Nous savons bien qu'on va nous objecter que les
preuves physiques de ces assertions sont difficiles à
donner, à cause de la rareté de ces conjonctures que
les progrès de la civilisation ont désormais rendues
rares. Nous n'avons pas perdu cela de vue; mais la
vie des personnages historiques qui ont fourni ces
exemples témoigne assez de leur courage; et ceux
qui, parmi les modernes et dans notre patrie même,
en ont le plus approché, ceux à qui la voix publique a décerné avec le moins d'opposition la palme
du courage civil; ceux que, pour notre compte, nous
avons jugés faits pour le genre d'héroïsme qui peut
braver l'opinion et même l'ignominie dans le but de
sauver leur patrie, leurs proches ou leurs amis, réu-
nissaient, sans exception, un fort organe du courage

à la fermeté, à la propre estime, les mieux exprimés sur ce crâne, et le moral en avait fourni bien des preuves.

L'espèce de culte qu'on est porté à rendre au courage fait qu'on répugne à l'accorder aux brigands, aux assassins, aux astucieux, aux hommes qu'on voit souvent dans l'attitude de la courbette auprès des grands, et même aux suicides en général. Rien n'est moins conforme à la vérité que cette manière de voir. Parmi les assassins de grands chemins, il s'en trouve souvent de très courageux ; on en voit quelquefois aussi parmi les voleurs assassins qui vivent confondus dans la société, malgré leur dissimulation et les ruses dont ils se servent pour surprendre et immoler leurs victimes ; et les uns et les autres ne perdent souvent leur courage et leur fermeté qu'avec leur tête, au lieu du supplice. Ni le parricide, ni la surprise, ni le meurtre par la plus odieuse trahison ne supposent nécessairement le défaut de courage pris dans le sens de *faculté instinctive d'affronter la mort*. La phrénologie, d'accord en ce point avec les faits débattus dans les procédures, prouve bien qu'en effet le scélérat, quand il est lâche et fort attaché à la vie, préfère la surprise ou le poison pour se défaire de ceux qu'il veut immoler dans un but de vol, de vengeance, ou pour tout autre motif quelconque ; mais elle n'a jamais démontré et ne démontrera jamais que le vol exclue absolument le courage.

Ce que nous disons des malfaiteurs s'applique à bien des hommes qui sont loin de mériter ce titre, quoiqu'ils soient qualifiés de fourbes, d'astucieux, de serviles, quoiqu'ils ne paraissent subsister que par les ressources de la plus basse flatterie, ou que, moins mésestimables, ils soient simplement qualifiés de mous, d'efféminés, etc. Nous appliquons aussi sans hésiter la même sentence à ce qu'on peut appeler des hypocrites, des cafards, des fanatiques, occupés de sourdes menées, et redoutant le grand jour en apparence par la plus insigne lâcheté. Oui, le courage peut s'allier avec tous les sentiments qui donnent ces impulsions diverses, et l'intellect le retrouve dès qu'il en a besoin, pour venir au secours de l'amour-propre offensé, ou pour servir les intérêts d'un autre besoin impérieux, soit du genre des affections, comme l'amour des siens, soit de l'ordre des sentiments, comme la vénération, excitée par l'idole que le merveilleux a su lui donner pour objet de culte. Certes, les dévots humbles, rampants, faisant profession de patience dans toute vexation, de résignation dans toute injure, se sont fréquemment montrés aussi propres au martyre que les fanatiques énergumènes qui, dans les élans de leur zèle, allaient braver les juges sur leur tribunal, et les rois jusque sur leurs trônes Or, pour braver de sang-froid les tortures du martyre, il faut une forte dose de courage que l'amour de Dieu seul, tant soit-il ardent, ne saurait donner. L'impulsion du courage existe toujours avec celle de la fermeté chez tous ces sujets.

Nous l'avons déjà dit, et nous le répétons, car il y a tant de préjugés à détruire, des milliers de combinaisons sont possibles dans nos facultés; et l'un des plus grands torts parmi les moralistes, après celui d'avoir tout soumis à la volonté, est de supposer le courage incompatible avec tous les sentiments qui jouissent de quelque défaveur dans l'opinion générale.

C'est ce qu'on a fait aussi pour le suicide, où les plus raffinés des moralistes ont voulu trouver de la lâcheté, pendant que d'autres n'y voient encore aujourd'hui qu'un acte démonstratif de démence. Ces opinions sont également erronées. Celui qui ne se tue ni par une véritable folie (et nous en chercherons les signes plus tard), ni dans un acte de violent désespoir, où figure toujours la colère, signe d'une destruction exaltée; celui qui s'immole de sang-froid et après de longues réflexions, quel que soit le motif qui l'y pousse, a toujours besoin, selon nous, d'un certain courage : s'il en a beaucoup, il brave la souffrance, et voit venir la mort sans terreur;

s'il en a peu, il choisit le genre de mort le plus doux, le plus propre à lui voiler l'approche du trépas. Mais n'allons pas plus loin, car cette question doit être reprise à l'occasion de l'amour de la vie.

Le courage nous paraît avoir beaucoup de rapport avec la fermeté des phrénologistes : les deux facultés réunies donnent toujours des actes dignes de l'admiration des masses, et qui inspirent le respect et la vénération; mais si la circonspection s'y associe, l'homme s'élève encore davantage au-dessus de ses pareils, car cette combinaison est assez rare. Toutefois ne négligeons pas ici une importante distinction : en général, ce n'est pas seulement la difficulté en nous sentie de faire ce que fait un autre, qui est la mesure de notre estime pour lui; c'est la nature de la faculté ou des facultés par lesquelles il se distingue. Il y a là des rapports naturels dont nous subissons la loi, et que l'arbitraire ne saurait changer. Braver la mort de sang-froid sans rien perdre de l'aptitude à tout calculer et tout disposer, soit pour résister, soit pour préparer sa revanche, sera toujours plus admiré, que détruire, qu'exterminer avec une grande puissance d'action; c'est que, dans le premier cas, il y a concours des hautes facultés, circonspection, fermeté, volonté forte, qui retient toutes les impulsions instinctives, ce qui n'existe pas dans le second. Si vous ajoutez à ces dons celui d'une intelligence plus qu'ordinaire, vous avez l'homme fait pour le commandement. C'est devant lui que la multitude s'incline dans le besoin commun; mais s'il ne s'estime pas assez lui-même, il perdra quelque chose de la vénération qu'il a inspirée à mesure que l'époque de ses triomphes s'éloignera. Chose singulière! le peuple veut que l'homme supérieur déploie une certaine mesure d'orgueil, et le héros trop familier, trop populaire, ou assez modeste pour atténuer lui-même ses hauts faits, perd toujours plus ou moins dans l'opinion du vulgaire. Aussi les dieux supérieurs des antiques religions et le Dieu unique des modernes sont-ils toujours représentés avec une fierté qui tient de l'orgueil. Les statuaires l'ont senti : Jupiter peut sourire, mais il ne rit pas; et nous ne sachions pas que le Dieu des chrétiens ait jamais souri. Aussi les deux éminences du front qui correspondent à la gaieté ne se voient-elles jamais sur la face de Jupiter, et nul statuaire, parmi les modernes, n'oserait représenter le Père Éternel, qui est la tradition artistique, mais perfectionnée, de Jupiter, avec le masque de Momus, chez qui ces deux bosses, toujours saillantes, attirent d'abord les regards. Les peintres les plus habiles ont eu bien soin de bannir ces protubérances de la face du Christ. Un modèle en ce genre est le fameux tableau de *la Cène*, où l'on voit une face de Christ dont le front n'a pour ainsi dire d'autre organe qu'une excessive comparaison, qui correspond au langage sententieux du moment, la bonté et le merveilleux ; mais on doit regretter que le courage dont le Christ devait être doué ne soit pas rendu par l'organe même ; ce n'est pas assez de le peindre sur la figure. Rien d'absurde comme de poser les deux saillies de la gaieté au milieu du front de Jésus, en donnant à ses traits une expression de gravité ou de tristesse. Le rire est le symbole de la familiarité ; il peut s'allier avec le courage dans la multitude qui se dispute impétueusement l'honneur de se faire égorger ; mais il ne va pas au chef qui la conduit, même dans le triomphe qui suit la victoire ; car à l'idée des grands succès obtenus par le courage s'associe l'idée de la puissance souveraine, et à cette dernière l'idée de la divinité, où disparaissent, avec les instincts, toutes les facultés théâtrales. L'attention est appelée vers les sentiments supérieurs, et ceux-ci semblent reposer des deux côtés sur le courage comme sur une large base qui donne à la tête un aspect formidable et imposant. Tel est le physique du monarque et du dieu qui règnent par la force, et le moral y correspond en tout point.

Ces développements nous ont paru nécessaires, afin que les expressions du langage dans la valeur desquelles le courage entre comme élément fussent rappelées, et afin que les mots *hardiesse*, *témérité*, *audace*, *intrépidité*, *bravoure* même, qui peignent l'action pure et simple de la faculté, ne fussent pas confondus avec le mot *courage* proprement dit et *valeur*, qui se prennent en bonne part dans le style élevé, et supposent toujours une coïncidence des hautes facultés que les autres expressions ne rappellent pas. Ajoutons que le courage des phrénologistes est la faculté organique qui sert de base à toutes ces dénominations.

Alimentation et biophilie.

D'après les considérations qui ont été développées plus haut (page 363 et suiv.) en traitant de la destruction, on doit admettre une affinité naturelle entre ce penchant, celui du courage et les deux instincts qui font le sujet de cet article. Tous ces instincts, car les penchants ne sont, comme nous l'avons dit plusieurs fois, que des instincts, appartiennent aux lobes moyens dans les animaux à sang chaud, dans les mammifères spécialement, et visent à la conservation individuelle.

Le besoin d'alimentation, que Spurzheim appelait *alimentivité*, se trouve sur la même ligne que la destruction et paraît résider dans la partie antérieure

de la même circonvolution; tandis que la biophilie,
dont nous allons parler ensuite, est rapportée aux
circonvolutions inférieures du lobe. Spurzheim disait que la tendance au raffinement dans la bonne
chère correspondait toujours au développement de
l'alimentivité. Nous pensons qu'on peut être plus
hardi, et considérer la portion de circonvolution
dont il s'agit comme destinée à la sensation de la
faim, de la soif, et même comme présidant à toutes
les sensations agréables qui sont rapportées à l'intérieur de la bouche dans l'action de sucer, dans
celles de mâcher, de fumer. Les phrénologistes ont
observé que les grands fumeurs avaient l'alimentivité très développée; mais sont-ils pour cela très gourmands? On ne saurait répondre affirmativement.
Nous ne pouvons pas affirmer non plus que ce sens
ne contribue pas à déterminer le castor, par exemple, à couper et à transporter des arbres; mais il
nous semble qu'il doit y rester étranger, et que, dans
ces cas et les analogues, l'organe de la destruction
devient un impulsif d'appréhension. Il nous paraît
que ce doit être le sens gustatif, dont le mobile est
dans notre organe, qui, parmi les nombreux objets
qu'un animal saisit, coupe, dilacère, transporte avec
ses mâchoires, désigne à la volonté ceux dont elle
doit effectuer la déglutition. Ce n'est ici qu'une conjecture, mais elle peut exciter à faire des recher-

ches, et d'ailleurs nous la donnons pour ce qu'elle est.

Ce qui n'est nullement douteux, c'est l'influence du besoin d'alimentation sur le moral. On sait que la faim dispose à l'impatience, à la colère, à l'intolérance ; qu'elle finit par annuler l'influence de la bienveillance et par empêcher la commisération. Ces phénomènes s'observent dans les grandes disettes, et souvent l'instinct de destruction est excité au point que l'affamé donne la mort à son semblable pour le dévorer. Toutefois, il faut convenir que tous les hommes qui sont dans la disette ne se portent pas à cette horrible extrémité. Si l'on a vu des mères se repaître de la chair de leurs enfants, il s'en est trouvé d'autres qui se sont laissées mourir de faim pour leur donner le dernier aliment qui leur restait ; ici la philogéniture et la bienveillance ont dû l'emporter sur la faim et la destruction. Quelques personnes aussi, sans être mues par un aussi puissant motif, ont mieux aimé mourir que de porter atteinte à la vie d'un esclave. C'est aux phrénologistes à recueillir ces faits, lorsqu'ils en trouveront l'occasion, et à reconnaître à quelles combinaisons d'organes appartiennent ces exceptions. Nous concevons *à priori* que plus l'organe de la destruction sera développé, plus il sera facile à la faim de le mettre en action pour se satisfaire ; mais c'est encore une présomption qu'il faut vérifier, comme il importe aussi de tâcher de s'assurer jusqu'à quel point une bienveillance extrême, l'amour de la progéniture des enfants en général, les autres affections de famille et l'amitié, dans ces applications particulières, peuvent réprimer cette férocité famélique qui, chez certains sujets, ne fait grâce à aucun individu de l'espèce humaine.

Nous pensons qu'on peut rencontrer assez facilement dans les classes indigentes des faits capables de préparer la solution de ces questions, car on y trouve des pères, des mères, des enfants, qui tantôt se dérobent ou s'arrachent avec fureur l'aliment, et tantôt, mais plus rarement, s'en font le sacrifice mutuel avec une jouissance incontestable. Nous nous dispenserons d'entrer dans tout détail sur cette question; mais le fait même vu en grand annonce déjà que l'intelligence peut modifier puissamment les actes demandés par le besoin d'alimentation. C'est en effet lui qui réprime la gourmandise pour motif de santé, de religion et pour bien d'autres encore. Il appelle à son aide des sentiments d'un ordre plus ou moins élevé, et parfois son influence est si puissante que les personnes se laissent mourir de faim, malgré les souffrances effroyables que le jeûne leur fait éprouver.

Si l'intellect peut donner à la volonté assez de force pour résister à ces tourments, on ne sera pas

surpris qu'il maîtrise la fureur que la faim tend à
produire. Il doit donc concourir, avec la bienveillance et les sentiments affectueux, à empêcher ces
actes dégoûtants de férocité dont les famines ont offert de hideux exemples.

C'est dans ces cas et dans tous ceux où il s'agit
de braver la douleur, que l'on peut distinguer la
volonté des sentiments qui lui donnent de l'intensité. En vain, un jeune homme de Lyon, coupable
d'assassinat avec tentative de viol et dont les journaux ont parlé il y a quelques jours, a-t-il voulu se
laisser mourir de faim; les souffrances du jeûne ont
triomphé de sa résolution. On peut même dire que
les exemples de renonciation à ce genre de suicide
sont beaucoup plus fréquents que ceux de persévérance jusqu'à la fin. Il en est ainsi pour les autres
douleurs. Les auxiliaires dont la volonté ou la *personne* a besoin pour persister dans ces cas, sont en
premier lieu la fermeté, ensuite l'estime de soi et le
courage; on peut encore accorder une influence à
l'amour-propre fondé sur le besoin de l'approbation,
mais il faut convenir que tout cela a besoin d'être
confirmé par de nouvelles observations empiriques.

Les observations de ce genre manquent aussi à
l'histoire de la biophilie. Est-ce la même impulsion
qui fait reconnaître un précipice à l'enfant et aux
jeunes animaux qui n'en ont jamais vu; qui leur

donne l'interprétation d'un geste menaçant, qui lance, dans les nerfs moteurs des muscles, un sentiment de brisement, lorsque l'on dirige ses yeux en bas, étant placé sur un point très élevé; qui porte l'animal en danger de se noyer à s'accrocher à tous les corps qu'il rencontre; qui nous sert de guide, quand nous perdons l'équilibre ou que notre corps est entraîné par une chute, pour exécuter les mouvements destinés à nous remettre en équilibre et nous saisir des corps qui peuvent nous retenir? Toutes ces questions ne sont pas résolues; cependant, comme il y a plusieurs circonvolutions à la base des lobes moyens, dont l'usage n'est pas déterminé, et comme celle de la biophilie sur laquelle bien des phrénologistes n'ont plus de doute, appartient au même groupe, il y a de fortes probabilités pour croire que les impulsions instinctives qui tendent, dans mille circonstances diverses, à nous préserver d'un danger imminent, proviennent de cette région. D'ailleurs cette portion de l'encéphale ne manque point chez les animaux mammifères et chez les oiseaux, tandis que les régions supérieures, siège évident des instincts relevés ou des sentiments, sont plus ou moins en défaut.

La question du *suicide* revient encore ici, après que tous les éléments dont elle se compose ont déjà paru. Quels que soient les motifs que l'homme puisse

avoir de se détruire, lorsqu'il n'est ni privé de raison, ni entraîné par un mouvement de désespoir où
la colère prend toujours part, il n'exécute jamais
ce projet s'il tient trop à l'existence. On en peut recueillir des exemples multipliés. Combien ne voit-on
pas de gens qui, malgré les plus grandes infortunes,
malgré l'impulsion des sentiments supérieurs qu'excitent la perte de l'honneur, l'aspect de l'ignominie,
ne peuvent se résoudre à mourir volontairement!
On a vu des hommes fort haut placés à qui leurs
amis offraient en vain le fer ou le poison pour se
soustraire au déshonneur. Ils n'ont pas, disent-ils,
le courage de se détruire; et pourtant on en trouve,
dans le nombre, à qui le courage d'affronter une
mort éventuelle ne manque pas. On les voit se battre et braver le danger, dans mille occasions, en donnant des preuves d'intrépidité, et rien ne peut les
résoudre à trancher eux-mêmes le fil de leurs jours.
Ces faits ne semblent-ils pas prouver la grande
puissance de l'instinct de conservation chez de pareils sujets?

D'autre part, il en est qui renoncent à la vie avec
une singulière facilité, et plusieurs d'entre eux paraissent dénués de courage : tels sont ceux qui se
donnent la mort pour se soustraire à un duel, redoutant également et l'aspect de leur ennemi et la honte
de refuser le combat. Si la mort volontaire devient

le seul refuge de ces malheureux, il faut croire qu'ils ne tiennent guère à la vie. Dans beaucoup d'autres circonstances on voit encore des personnes qui se tuent pour des causes extrêmement légères : pour une petite dette, pour se soustraire aux reproches de leurs femmes, de leurs maris, de leurs amis, à l'occasion de fautes très réparables ; quelques indigents, des ouvriers sans travail, se décident souvent à périr afin de ne pas entendre, à leur retour dans leurs maisons, les cris de leurs enfants qui leur demanderont inutilement le morceau de pain qu'ils n'ont pu se procurer ; beaucoup de jeunes gens des deux sexes s'immolent, de grand sang-froid, par le chagrin de ne pouvoir obtenir leur union de parents impitoyables (1). On voit de jeunes sujets, encore impubères, qui se tuent, soit par un mouvement de jalousie, à cause de la préférence accordée par leurs parents, à un frère, à une sœur ; il en est du même âge qui renoncent à la vie par le seul motif que leurs parents, qu'ils aiment beaucoup, ne leur témoignent que de l'indifférence ; enfin, et c'est là le comble de l'indifférence pour la vie, il se trouve des gens qui, sans souffrances physiques ou morales, sans emportement, sans désespoir, sans donner aucune preuve de déraison, se détruisent par le pur

(1) *Des maladies mentales*, par E. Esquirol. Paris, 1838, t. I, pag. 573.

et simple effet de l'ennui, soit qu'ils se voient privés de certaines jouissances habituelles, soit même sans ce prétexte, et par la seule raison que rien ne leur fait plaisir dans le présent et ne leur promet plus le bonheur dans l'avenir (1).

Ces organisations ont existé dans les anciennes civilisations, car Virgile a dit : *Sibi lethum insontes peperere manu, lucemque perosi, projecere animas.* Mais nous ne savons pas s'il en existe parmi les peuples sauvages.

(1) On dit qu'ils sont *blasés* sur toutes les jouissances pour les avoir épuisées. Que les gens du monde tiennent ce langage, on le pardonne à leur ignorance ; mais le fait est que la sensibilité n'est pas une collection emmagasinée qui s'épuise par la dépense ; la source en est infinie tant que les fonctions peuvent s'exécuter, car elle est dans les impondérables et les aliments. Ce n'est pas dans le jeune âge, qui d'ordinaire fournit les exemples de ces sortes de mélancolies, qu'on peut la voir se tarir. Ces spleens accusent plutôt l'extrême action de certains organes de l'encéphale, tels que la circonspection et la destruction, coïncidant avec la faiblesse relative de l'espérance, de la biophilie et de l'intelligence ; mais surtout ils accusent un vice radical dans l'éducation, qui n'a exercé l'intelligence ni à l'observation des faits curieux dont la nature est prodigue, ni au raisonnement, et qui n'a point eu pour objet de donner l'essor aux sentiments supérieurs. Ces malheureux ne savent ni observer, ni réfléchir, ni sentir au-delà de la sphère étroite dans laquelle a été circonscrite leur éducation : ils ne savent point chercher dans le trésor de leur encéphale le neutralisant du sentiment destructeur qui les domine.

Deux éléments moraux nous paraissent dominer dans les suicides de différents genres que nous venons de passer en revue ; ce sont la faiblesse de l'amour de la vie et la faiblesse de l'espérance. Sans doute qu'il en est beaucoup parmi ces malheureux chez qui l'on doit accuser le peu de portée de l'intelligence et surtout le défaut d'expérience touchant les ressources qu'ils pourraient se créer pour sortir de leur détresse ; sans doute aussi que l'exemple contribue à multiplier les faits de suicide (1). Nous accordons ce dernier point, car l'exemple est contagieux pour tous les phénomènes du moral humain, qui d'ailleurs ne s'est développé en grande partie que par l'influence de l'imitation ; mais ces deux ordres de faits ne sont pas incompatibles avec la double faiblesse organique qui nous paraît la base du dégoût de l'existence, ce qui se réduit à dire que le malheur et l'exemple n'ont d'influence dans ces deux cas qu'à raison des prédispositions organiques. Toutefois, comme la négation en toute chose ne peut rien produire d'énergique, nous admettons que les impulsions qui restent actives dans les actes de désespoir sont celles de la destruction avec celles du courage, et nous pensons que cette dernière n'a pas besoin d'une grande force pour décider un infor-

(1) Voyez Considérations sur les suicides de notre époque. (*Annales d'hygiène publique*. Paris, 1836, t. XVI, pag. 223).

tuné, privé d'espérance et sans amour de la vie, à s'arracher une existence qui lui pèse. Nous en jugeons par ceux qui préferent la mort à l'effort trop pénible pour leur courage d'affronter l'ennemi ou de s'exposer à un danger qui se présente avec un appareil formidable. Leur seule ressource est donc dans la destruction de soi-même, et c'est à consommer ce dernier sacrifice, qui leur coûte fort peu, que leur faible courage est employé. Au surplus, comme nous sommes esclave des faits, nous nous sentons prêt à abandonner l'idée que le courage soit pour quelque chose dans ces suicides, aujourd'hui si multipliés de personnages insignifiants, si les collections que pourront faire les phrénologistes établissent que, sans courage, la destruction peut conduire au suicide lorsque l'espérance et la biophilie se trouvent au minimum d'exténuation.

Assurément l'intellect est le plus puissant répressif de l'extrême biophilie; il ne faut pour s'en convaincre que jeter les yeux sur tous les peuples de l'orient. Certes ce n'est pas le climat qui leur rend la vie si facile à quitter lorsque la loi ou le despote l'ont ordonné; car les anciens barbares du nord se résignaient aussi facilement à la mort. La même docilité à se prêter au coup mortel ne se présente-t-elle pas encore aujourd'hui chez les serfs et les soldats de l'autocrate des Russies? On l'admire encore dans l'histoire des persécutions religieuses, soit qu'elles vinssent des païens martyrisant les premiers chrétiens, soit qu'elles fussent l'œuvre des catholiques du moyen âge, torturant à leur tour leurs anciens bourreaux vaincus que le bras séculier leur livrait, soit enfin que l'hérésie leur servît de prétexte pour achever d'assouvir leur vengeance sur tout ce qui refusait à leurs dieux ce même encens auquel ils devaient ce martyrologe fameux dont ils font encore tant de bruit. Dans tous ces cas c'est l'intellect qui comprend que toute résistance est vaine; qu'il faut imposer silence à l'amour de la vie, à toutes les affections qui la font chérir, comprimer le courage ou plutôt le faire servir, ainsi que l'orgueil et le besoin d'approbation, à l'acquisition de la seule gloire possible, celle de braver la mort et de la supporter sans aucun témoignage de lâcheté : tels sont aussi les mobiles du sauvage vaincu par ses ennemis et défiant les bourreaux qui le torturent avant de le dévorer.

On alléguera qu'à ce motif se joignait, pour les hommes vraiment religieux, la perspective des jouissances d'une autre vie; sans doute, et ce motif existe encore aujourd'hui pour les musulmans, mais il est également fourni par les représentations que l'intellect a pu associer aux sentiments divers; car les dieux anthropomorphisés par l'ignorance et les jouissances d'une vie future, calquées sur celles de la vie présente et transportées dans un monde idéal, n'ont pu entrer dans la tête que par les perceptions sensitives, source unique de toutes les acquisitions de l'intellect qui font la base de ce qu'on doit entendre par éducation.

Si l'intellect peut engendrer le mépris de la mort et de la douleur, ce qui est encore plus difficile, en faisant taire certaines impulsions pendant qu'il en excite d'autres, il n'a pas moins d'efficacité pour raviver l'amour de la vie; on le voit assez par les riches et les heureux de ce monde. Le moment de quitter la vie commence-t-il à s'approcher, l'intellect présente en foule à tous les sentiments, et surtout à l'imagination, tous ces objets de jouissance qui ont rendu la vie si douce à ces moribonds. Il est dur de voir finir des jours qui s'écoulaient dans une série régulière de jouissances de toute espèce; les sens étaient flattés par les représentations les plus riantes; la propre estime, l'approbativité, ne recueillaient qu'excitations agréables de la part des flatteurs et de tous les rusés qui avaient quelque espoir d'obtenir; l'affectionivité était rassasiée de stimulations appropriées à sa nature par les enfants, par les proches, par les héritiers, tous gens qui se gardent bien de ne pas paraître animés d'un attachement, d'un dévouement à toute épreuve pour l'homme puissant qui, d'un mot, peut effacer tout bonheur de leur avenir. Si la bienveillance existait chez ce fortuné mortel qui va quitter la vie, quels torrents de félicité n'a-t-elle pas versés sur leur existence, et que de larmes chez les heureux qu'il a faits viennent, au moment suprême, lui faire regretter la cessation de cette félicité, qui, en effet, est la plus douce de la vie !

On a dit que le malheureux n'avait à sa dernière heure d'autre consolation que la perspective d'une vie future qui le dédommage des injustices et de l'abandon dont il a tant souffert dans celle-ci. Combien cette assertion est éloignée de la vérité ! Hélas ! il serait plus vrai de dire qu'il n'a le plus souvent que la perspective de finir. Nous sommes bien loin de nier que l'espoir d'une meilleure vie ne devienne pour les vrais croyants des classes inférieures un grand moyen de compensation pour leurs souffrances passées, lorsque leur mort arrive dans des circonstances favorables; mais ces circonstances leur manquent bien plus souvent qu'aux riches. L'indigent est exposé à finir dans l'abandon et l'isolement, comme les animaux ; les consolateurs ne se pressent pas toujours à son chevet au milieu de cette société de laquelle il a si difficilement obtenu son pain quotidien. C'est le peuple, ou l'homme riche rabaissé fortuitement à son niveau, qui forment cette multitude de cadavres dont les routes sont jonchées, dont les rivages sont souillés ; c'est lui qui peuple la solitude des champs de bataille durant la nuit qui suit le combat, et tout ce qu'on y voit gisant n'est pas privé du souffle vital. Notre profession nous a procuré le triste avantage de comparer le pauvre mourant isolé sur son grabat avec le riche finissant dans sa chambre dorée au milieu des siens ; nous avons vu la mort dans les hôpitaux, dans les combats, dans les marches calamiteuses des armées ; nous savons, comme tout le monde, le résultat de la retraite de Moscou : eh bien ! nous sommes resté convaincu que le riche et l'heureux ont bien plus besoin que le pauvre et l'être accablé de souffrances des illusions consolatrices que la bienveillance, aidée des ressources du merveilleux, peut offrir à l'homme dans ses derniers moments. Le malheur et l'humiliation surtout ont effacé les chimères du merveilleux, ont flétri l'imagination et l'ont désillusionnée sur les promesses trop flatteuses de la bienveillance ; l'espérance elle-même a péri ; en un mot, la fin des maux qu'elles éprouvent paraît à ces victimes du sort ce qu'il y a pour elles de plus désirable, et on les entend l'implorer sans arrière-pensée.

Combien est différente la fin de l'homme puissant et heureux ! il a vécu de ces jouissances qui n'ont jamais été que des chimères pour l'infortuné ! Le moment arrive de les perdre pour jamais; hâtez-vous donc de lui en offrir d'autres pour le consoler; mais tâchez qu'elles surpassent celles qu'il va quitter, et qu'aucune exagération ne vous coûte pour émouvoir une forte représentation qui s'émousse, qui va difficilement au-delà du bonheur qu'elle a senti. Mais hélas! vous n'y parviendrez que chez certaines organisations éminemment faites pour le merveilleux et pour l'espérance. Des faits en foule prouvent qu'il faut trop souvent employer au chevet du riche le triste lieu commun du pauvre, et provoquer la résignation, pour voir mourir, au moins avec patience, celui qui devrait finir dans un élan de joie et de bonheur.

Le prêtre catholique, à qui ces observations ne peuvent être étrangères, sait exploiter la biophilie chez ses ouailles mourantes. Toute maladie tant soit peu grave lui fournit un texte pour faire pressentir la mort. La perte de ce qu'on chérit dans le monde est son premier texte; la sévérité d'un juge futur est le second; la miséricorde de ce juge est le dernier; encore l'espérance ne luit-elle qu'à côté des conditions qu'on impose. La mort n'est jamais gaie chez les catholiques; elle s'entoure constamment de lugubres représentations, car leur culte a toujours besoin de spectacles. Les ministres protestants sont plus adroits dans ce moment suprême : ils ne s'attachent guère qu'à en adoucir l'amertume. A l'amour de cette vie, ils s'efforcent de substituer, par l'espérance, l'amour d'une autre sans réveiller des sentiments de terreur. Mais notre tâche n'étant point de discuter sur les applications diverses de nos facultés, nous nous bornons à les indiquer pour aider ceux qui se croient appelés à les approfondir.

Nous croyons avoir travaillé, dans cet article, à donner un sens précis à bien des expressions du langage qui représentent les besoins de s'alimenter, de se soustraire à la souffrance et à la destruction. On voit assez que le mot *alimentivité* de Spurzheim exprime un besoin instinctif qui s'associe non seulement à d'autres instincts, mais encore à l'intellect et aux sentiments du premier ordre, puisqu'il devient un des principaux mobiles des actions des hommes qui ne sont pas nés dans l'opulence, et qu'il est, dans la disette, le promoteur d'actes violents qui ont besoin du secours des plus hautes facultés pour être réprimés. Quant à la *biophilie*, ou amour de la vie, le sens de ce mot prend une large extension lorsqu'on met le sentiment qui en est la base en rapport avec tous ceux qui peuvent, ainsi que lui, nous faire chérir l'existence, ou qui tendent, contrairement à son influence, à nous la rendre plus ou moins difficile à supporter; tant il est vrai qu'aucun des phénomènes de notre moral ne doit être considéré isolément par le philosophe.

On a pu se convaincre également que les impulsions ne peuvent se manifester que dans les rapports du sentiment personnel avec le concret par l'intermédiaire des cinq sens. Mais on a dû remarquer aussi que si l'intellect peut faire prendre le change à la biophilie en se reportant vers le concret spiritualisé pour substituer une autre vie à celle qui va nous échapper, il n'en est pas ainsi de l'alimentivité, qui ne saurait se repaître de chimères. En effet, l'intellect qui veut lui résister est forcé de faire taire ce besoin, ne pouvant lui offrir une pâture factice, et de se procurer d'autres objets de contemplation, jusqu'à ce que le besoin d'alimentation ait cessé de se faire sentir.

Des affections.

Nous avons à traiter présentement des affections, qui constituent un ordre particulier dans l'ensemble de nos phénomènes moraux. Elles se dirigent sur l'homme, sur les animaux dont l'organisation a de l'affinité avec la nôtre, et s'étend jusqu'aux objets inanimés. Nous aimons à différents degrés, mais il est difficile que nous n'aimions pas : il faudrait que notre encéphale fût bien imparfaitement développé pour que nous restassions indifférents à tout ce qui nous entoure dans la vie.

Il est encore évident que nos affections s'attachent à des représentations du concret qui ont été saisies par l'intellect, au moyen des sens, et que ce sont les sens qui les ont formulées; nous désirons jouir de ces objets, nous en avons le besoin, et si nous en sommes privés, nous souffrons.

Cette faculté générale d'aimer nous est commune avec les animaux dont l'encéphale est organisé sur le même plan que le nôtre; ils aiment aussi bien que nous, et leur affection s'étend jusqu'à notre espèce. Il y a donc des rapports entre nous et ces animaux, qui sont fondés sur la nature et que nous ne pouvons que difficilement faire taire, au moins d'une manière complète. Quant aux objets inanimés, nous contractons l'habitude de les voir, de les toucher, d'en disposer à notre gré; et si l'on nous en prive, nous éprouvons de la peine : cette peine est moins grande, en général, que celle que nous cause la perte des êtres animés auxquels nous sommes attachés, et surtout de nos pareils. Toutefois bien des personnes sont fort affectionnées pour les choses qui les entourent, surtout dans la jeunesse. Il y a des nuances très multipliées dans les affections en raison du développement des différents organes qui y sont affectés. Lorsque ces organes sont très forts, le bonheur et le malheur de la vie dépendent des affections. Si elles l'emportent de beaucoup sur

l'intellect, l'homme ne juge que d'après le sentiment; il croit ceux qu'il aime; il se méfie des indifférents; il ne se laisse jamais persuader par ceux
qui lui inspirent de la répugnance.

C'est ce qu'on observe surtout chez les enfants
dont l'intellect n'est pas encore développé et chez
les femmes; car d'ordinaire leurs affections sont
plus puissantes que leur jugement. Sur de pareils
sujets la démonstration a peu d'effet. La logique
n'est rien pour eux; et, comme l'a dit Burdach (1),
après avoir accordé la majeure et la mineure, ils ne
se sentent point convaincus par la conclusion, car
ils reproduisent l'objection dans les mêmes termes.

C'est un des malheurs de la condition humaine,
mais il n'en est pas moins réel: si la logique avait
le même empire sur tous les individus de notre espèce , on neverrait pas triompher l'erreur et succomber à chaque attaque la vérité. On a dit que le
faux raisonnement avait souvent plus d'empire sur
la multitude que le raisonnement juste; mais on n'en
a pas signalé la cause principale, on ne le pouvait pas, l'intellect étant sans cesse confondu avec
les autres phénomènes de notre moral. On sentait
bien que l'orateur soulevait les passions contre la
vérité, mais on ne croyait pas la chose aussi com-

____

(1) *Traité de physiologie.* Paris, 1838, t. III.

mune qu'elle fût en effet. Dans la plupart des cas
où cette séduction s'effectue, on ne la voyait pas,
parce qu'on n'avait pas de méthode pour la chercher et la découvrir; et quoique l'on se tînt sur ses
gardes, on était séduit. Par la phrénologie, l'artifice est bientôt découvert; en effet, la principale ressource du sophiste est de faire appel aux affections
pour les associer aux sentiments supérieurs, à la
haute moralité, et d'emporter l'assentiment de l'intelligence par l'émotion qui, dans les masses, trouve
toujours plus d'écho que la démonstration la plus
évidente. Vous sentez-vous convaincu par la démonstration d'un fait, vous qui avez assez de force
intellectuelle pour avoir pu suivre le raisonnement depuis la majeure jusqu'au donc; le sophiste élève la
voix, et, d'un ton d'enthousiaste, il en appelle à vos
sentiments, et surtout à vos affections; il ranime votre
espérance, et développe en vous des terreurs; il vous
enveloppe dans les replis d'un torrent de lieux communs qui sortent de la question, mais qui remuent
toute la masse cérébrale consacrée aux penchants,
aux sentiments, aux affections; et sans être convaincu, vous finissez par vous dire à vous-même,
dans une émotion qui empêche toute réaction intellectuelle: « Il faut que cet homme ait raison; car
il serait malheureux que les autres fussent autrement
qu'il ne les voit. » Alors, et par la simple raison qu'il

serait agréable, bon, utile que les choses se fussent passées, se passassent maintenant, et dussent toujours se passer comme il les présente, vous vous mettez à l'unisson avec ceux qui n'avaient pas, comme vous, la faculté de reconnaître la vérité, avec ceux chez qui la faculté logique est débile, avec ceux qui n'ont éprouvé que de l'émotion. C'est ainsi que vous devenez l'apôtre de l'erreur, moins par le vice de votre jugement que par la paresse d'en faire usage; moins par conviction de l'erreur que par défaut de courage et d'indépendance pour soutenir la vérité. Vous devenez sophiste à votre tour, et l'amour-propre vous maintiendra toute la vie dans les rangs des adversaires du progrès.

Il est bien entendu que toutes les vérités ne rencontrent pas ces obstacles. Ils ne s'élèvent guère aujourd'hui que contre les faits de physiologie cérébrale; mais comme c'est un point sur lequel nous aurons à revenir, il serait superflu de nous y arrêter en ce moment. La chimie, la physique, les mathématiques, la connaissance de tous les êtres muets, les classifications des êtres vivants, etc., ont bien parfois rencontré sur leur route les sophistes de sentiments et d'affections; mais ces temps sont déjà loin de nous: les hommes qui gouvernent ont goûté de ces belles sciences que l'antique barbarie aristocratique et religieuse, qui les persécuta, ne connais-

sait pas. Les potentats des religions, qui les cultivent
moins que les autres, en ont bien quelques terreurs;
mais la puissance séculière les a rassurés, et ils sa-
vourent en silence les doux fruits des sciences naturelles. Quant à l'autorité, telle que nous l'avons
aujourd'hui, elle n'a pas encore découvert de péril
imminent dans les progrès de ces connaissances, et
ses phalanges apostoliques n'ont pas encore été lan-
cées contre ceux qui les font prospérer. Peut-être
sondera-t-elle plus tard la profondeur du précipice;
mais ce n'est pas là la question que nous voulons
traiter ici. Ce que nous venons de dire avait pour
but de faire connaître d'une manière générale la nature des affections, de faire pressentir l'alliance possible de ces facultés avec les sentiments, avec les
penchants, et de montrer dans quels termes l'intellect se trouve placé vis-à-vis de tant d'impulsions
qui tendent naturellement à l'entraîner, et sans lesquelles, toutefois, il ne pourrait presque rien exécuter de beau et de grand. Entrons maintenant dans
les détails sur les affections.

Nous reprendrons ici l'ordre suivi par les phrénologistes, en débutant par l'affection la plus instinctive, celle qui nous pousse à la propagation et qui
nous est commune avec les animaux, et nous élevant
à celles qui viennent se rallier aux sentiments supérieurs et qui servent à compléter la morale humaine.

De l'Érotisme.

L'instinct de l'*érotisme* est un des plus grands mobiles dans l'état social ; mais ses influences varient suivant les mœurs et les religions. Lorsque la polygamie existe dans un État, que les femmes sont esclaves, moins les filles des souverains, qu'au lieu d'apporter des dots, elles s'achètent comme une marchandise et qu'il est facile au possesseur de s'en défaire, elles ne font mouvoir aucun des ressorts sociaux. Le besoin physique étant satisfait aussitôt qu'il est senti, il ne se forme pas de ces grandes passions capables de bouleverser un gouvernement. L'intérêt de l'amour n'entre pour rien dans les délibérations des hommes qui gouvernent ; il en est ainsi de l'intérêt des alliances entre les peuples, ce sont des entraves de moins pour les rouages de l'état social.

Lorsque les femmes jouissent de tous les droits de l'autre sexe, et que, loin d'être une marchandise coûteuse, elles peuvent enrichir ceux qui les obtiennent en mariage, l'amour prend un rôle beaucoup plus actif. Tel jeune homme qui aspire à une alliance capable de lui procurer des richesses et des protecteurs, fait mouvoir tous les ressorts de l'intrigue pour arriver à son but, et emploie la ruse, la circonspection ou la violence selon les circonstances ;

c'est-à-dire que l'intellect met à contribution la plupart des autres facultés, et que plus d'une passion
s'associe à celle de l'amour. Tel autre résiste à la volonté de ses parents qui jugent que l'alliance désirée lui est désavantageuse, et des actes violents, des
crimes même interviennent soit de la part des personnes qui veulent s'unir, soit de la part de leurs familles.

Dans un tel état de choses, le besoin ne devant
être légalement satisfait que par le mariage, et le
mariage tardant toujours à s'effectuer, les deux sexes
prennent le parti d'enfreindre les lois, ce qui produit le concubinage et le mérétricisme, deux fléaux
du bon ordre et de la décence des mœurs, que les
gouvernants sont obligés de tolérer. L'abjection, le
mépris, la privation des droits de possession en fait
d'héritages, en sont les conséquences matérielles, et
font le malheur d'un grand nombre des membres du
corps social sous le rapport civil, pendant que l'infanticide, les maladies syphilitiques et la folie constituent un autre genre de fléau qui en dérive également.

En effet, l'amour est pour la jeunesse une passion
impérieuse et tyrannique. Mais c'est ici que la phrénologie est d'un grand secours pour la solution d'un
grand nombre de problèmes. Chez les hommes
dont le cervelet l'emporte sur les sentiments supérieurs et sur l'affection ivité, base de l'amitié,

elle n'est qu'une passion brutale qui tend à se satisfaire par la jouissance. Si l'érotisme s'associe à la
ruse, cela constitue les séducteurs, et si la conscience et la bonté se trouvent faibles en même
temps, la perversité des hommes dans leurs rapports
avec les femmes est portée au dernier point. Si la
destruction le seconde, l'amour grossier ne répugne
point aux actes de férocité. Nous avons vu cette
coïncidence si marquée chez un jeune homme, d'ailleurs fort bien élevé et doué des sentiments supérieurs, qu'il n'avait jamais pu voir tuer un animal,
voir souffrir et se plaindre un malheureux, sans
éprouver les désirs les plus prononcés. S'il eût été
sans éducation, et surtout s'il eût manqué de justice
et de bienveillance, il eût été porté à infliger des tortures à l'objet de ses désirs pour en obtenir des plaisirs plus vifs; il en était lui-même bien convaincu.
Le merveilleux et l'idéalité exaltent la passion de
l'amour et répandent sur l'objet aimé un charme in-
dicible. C'est cette combinaison qui inspire les poëtes passionnés, comme le Tasse, Pétrarque, etc.;
mais une telle illusion se détruit facilement par la
possession de l'objet adoré, et se dirige bientôt sur
un autre. L'amour est tendre, respectueux et idolâ-
tre chez l'homme vénérant et bienveillant; mais si
l'érotisme se trouve faible chez de tels sujets et
qu'ils aient du merveilleux, la passion se tourne fa-

cilement vers les êtres factices anthropomorphisés.
C'est ce qu'on observe chez beaucoup de femmes
ascétiques et chez des religieuses qui apostrophent
le Christ dans les termes que les profanes ont coutume d'adresser à leurs amants. Sainte Thérèse,
sainte Catherine se rattachent à cette série.

L'influence du besoin de l'approbation sur l'impulsion érotique est très remarquable. La crainte de
déplaire à l'objet aimé empêche l'homme d'être en-
treprenant. Si la bienveillance et l'amitié s'y trouvent réunies, il en résulte des amants bien précieux
pour les femmes, car ils deviennent facilement leurs
esclaves. De tels hommes ne sont pas dangereux
pour les familles. Le défaut de la propre estime,
joint à une excessive approbativité, fournit des
hommes que les femmes déconcertent facilement
par leur résistance, et qu'elles sont obligées d'encourager si elles ont des désirs à satisfaire. Si le merveilleux coïncide avec un défaut de courage et de
propre estime chez l'amoureux, il croit facilement à
des sortiléges capables de paralyser ses moyens, et
en effet il les perd. On sent assez que la faiblesse de
l'intellect et le défaut d'instruction favorisent nota-
blement les projets des jeteurs de sort et des noueurs
d'aiguillette qui veulent mystifier les jeunes époux.
L'amour est sombre, concentré, chez ceux que domine la circonspection ; mais comme la ruse s'ajoute

assez souvent à cette faculté, de pareils sujets sont dangereux dans la société, surtout si la justice et la bienveillance sont en défaut ; ce qui n'est nullement rare, quand le cerveau a pris son accroissement prédominant dans les masses latérales.

Chez les femmes l'érotisme est moins intense, règle générale, que chez les hommes ; mais il y a des exceptions, surtout dans les pays chauds, où le cervelet se développe plus que dans les contrées tempérées et froides. Un préjugé proclame que les femmes sont plus ardentes en amour ; il vient de ce que la femme est toujours apte à la jouissance, mais il est certain que l'aiguillon du désir est plus vif chez l'homme avant les rapprochements. Aussi est-ce toujours lui qui attaque, et c'est constamment sur le sexe masculin que les tribunaux ont à instruire pour les détails de violences suggérées par la passion de l'érotisme. La femme n'est impulsionnée assez vivement pour employer la violence que dans certains cas pathologiques ; encore les physiologistes ont-ils remarqué que cette violence se réduisait à une séduction plus ou moins effrontée et dépourvue de toute retenue. Le bon sens dit qu'il n'en peut être autrement, la femme n'ayant jamais d'avance la certitude de trouver l'homme en état de satisfaire ses désirs, tandis que l'homme a toujours la certitude opposée.

La femme lascive se laisse quelquefois entraîner par un libertinage d'imagination et de calcul qui la pousse à exiger la répétition d'actes qui d'ailleurs lui coûtent fort peu. Alors il lui faut plusieurs hommes; mais cela ne prouve ni qu'elle éprouve un besoin réel plus pressant que celui de l'homme, ni que ses jouissances soient plus vives dans les rapports. Bien qu'elle jouisse moins, elle a plus de moyens de jouir, et son libertinage d'imagination et son égoïsme la poussent à multiplier à l'excès ces jouissances quelles qu'elles soient. Ces Messalines réunissent à un cervelet très développé, de l'idéalité, de l'amour-propre par orgueil et par désir de plaire, et d'ordinaire peu de bienveillance et d'affectionnivité : elles ne sont guère susceptibles de la véritable passion de l'amour.

Parmi ces femmes se distinguent les tribades (1), chez qui plusieurs caractères de l'autre sexe se trouvent souvent dans l'appareil encéphalique, dans les os, les muscles, et dans un organe annexé à l'appareil génital. Peut-être de pareils êtres, qui tiennent un peu du monstre, auraient-ils, ainsi que l'homme dont ils possèdent un attribut illusoire, l'aptitude au viol sur leur propre sexe; mais nous ne connais-

(1) Parent-Duchatelet a parlé avec quelques détails de ces femmes. (*De la prostitution dans la ville de Paris*, 2ᵉ édition, Paris, 1837, t. 1ᵉʳ, pag. 161.)

sons pas de faits qui puissent fixer notre opinion sur cette question qui mérite d'être approfondie dans l'intérêt de la phrénologie et de la médecine légale.

L'amour infâme éclate aussi chez les hommes, et parfois avec une extrême violence. Le cervelet ne nous paraît pas être seul responsable de ce genre d'excès : on y trouve un rôle actif de l'imagination, mais sans qu'on ait pu déterminer jusqu'à ce jour quelles en sont les conditions physiques. Nous pensons que la propre estime et la conscience ont peu d'influence sur la conduite de ces hommes singuliers. Quelques phrénologistes croient avoir assez de données pour soutenir que l'amour des enfants (philogéniture) peut inspirer ce genre d'aberration. Quant à nous, nous pensons que l'affection pour les enfants et les jeunes gens ne peut subir une semblable dépravation, ni par son propre excès, ni par celui de l'érotisme proprement dit ; car il est des contrées, telles que l'Egypte où l'opulence oisive de quelques Turcs, se souille dans ces rapports contre nature, avec des jeunes garçons, pour lesquels ces misérables ont si peu d'attachement qu'ils les vendent, les échangent ou les égorgent, selon leur bon plaisir ; ils en agissent ainsi avec les femmes. On ne doit jamais confondre ces deux affections : l'érotisme peut s'associer avec la philogéniture et avec l'amitié ;

mais il n'implique l'existence nécessaire ni de l'une
ni de l'autre de ces affections. Nous présumons, outre les vices du sentiment de justice et de dignité,
une déviation de l'idéalité et de l'intellect, sur laquelle nous désirons que des recherches soient diri-
gées. Ce qui nous porte à soupçonner l'intelligence
d'y prendre une grande part, c'est la fréquence
beaucoup plus grande des passions homœo-sexuelles
dans l'ancienne civilisation de la Grèce, que dans
notre civilisation actuelle. Il doit y avoir, selon
nous, dans la constitution des organes de la comparaison et de la causalité, un côté faible par lequel
les représentations du même sens prennent crédit
sur les instincts et les sentiments, et cette débilité
doit être correctible par l'éducation. Au surplus,
nous le répétons, sur tout cela nous ne parlons encore que par conjectures plus ou moins probables;
mais ces conjectures nous semblent faites pour inspirer de sérieuses recherches.

Dans une vie succulente, somptueuse, oisive, l'i-
gnorance ou le défaut des représentations réelles de
la nature réduit l'intellect à chercher de toutes parts
des représentations factices, extraordinaires qu'il
puisse associer à cette foule d'impulsions instinctives et sentimentales qui pullulent dans l'encéphale.
C'est ainsi que le sentiment personnel s'associe à des
légions d'idoles plus ou moins bizarres, dont l'idéa-

lité et le merveilleux lui fournissent les éléments, et si l'intelligence est faible et boiteuse, tous les genres d'observation sont possibles.

Il est encore d'autres observations de l'impulsion érotique qui nous paraissent accuser l'imperfection de l'intelligence et la faiblesse des sentiments supérieurs, sans en excepter la probité : il s'agit de ces hommes qui se plaisent à surprendre des femmes qu'ils ne connaissent pas, c'est là le point, dans les rues et les chemins écartés, et jusque dans les églises, pour se montrer à elles dans des attitudes indécentes, les rendre subitement témoins de leurs turpitudes solitaires, ou les forcer par surprise à exercer sur eux des attouchements. On les voit tout-à-coup prendre la fuite après ces ignobles exploits. Une telle conduite suppose en effet l'absence de toute dignité personnelle, la bassesse, la lâcheté, avec une courte intelligence et une imagination dépravée. Mais ce qui déprave l'imagination, c'est, selon nous, la pauvreté et le défaut de culture de l'intelligence.

Le goût de certains hommes pour les jeunes filles encore impubères est une autre dépravation qui nous semble impliquer, avec les vices que nous venons de signaler, une férocité, un égoïsme et un défaut de conscience morale dignes du plus profond mépris et de toute l'animadversion des lois.

Il est des hommes tellement avides de sensations

érotiques, qu'ils se déchirent et se mutilent les organes sexuels lorsqu'ils n'en obtiennent plus rien par les stimulations ordinaires. Ce sont l'ignorance, la vie solitaire, l'ennui qui résulte du défaut de représentations intellectuelles appropriées aux besoins moraux, soit par le défaut d'instruction, soit par une faiblesse intellectuelle voisine de la stupidité, et la mauvaise constitution des sentiments supérieurs, qui produisent ces genres de dépravations.

Nous invitons les phrénologistes à explorer toutes ces têtes lorsqu'ils en trouveront l'occasion, afin qu'on puisse arriver un jour à mettre la conduite des hommes en accord avec leur constitution physique et leur éducation.

Le célibat que s'est opiniâtrement imposé le clergé catholique est une autre plaie de l'état social dans plusieurs gouvernements. Cette manie du célibat tire son origine du spiritualisme raffiné dont le clergé fait profession ; c'est-à-dire, en dernier lieu, de cet anthropomorphisme sacré dont nous avons dévoilé le mécanisme. Le pape affecte de n'être pas moins au-dessus des besoins charnels que Dieu lui-même. Les prêtres subalternes veulent ressembler aux anges, et même les surpasser en abnégation sensitive ; ils espèrent se rendre plus vénérables aux yeux du peuple en s'attribuant la force morale de faire taire le besoin le plus immonde de la chair. Mariés et pères de famille, ils ne seraient, comme on l'a dit, que des citoyens plus ou moins vertueux ; célibataires et affranchis du sale tribut de la conjonction sexuelle, ils se trouvent au dessus des anges. Nous disons au-dessus des anges, car l'histoire sainte nous apprend que dans les premiers siècles du monde les anges eurent commerce avec les filles des hommes, et qu'il en résulta des géants d'une nature extrêmement perverse. Le clergé doit bien se repentir aujourd'hui de n'avoir pas rayé de ses écritures cette tradition, évidemment empruntée à la mythologie ; rien n'était plus facile à cette époque où les conciles faisaient et défaisaient à leur gré les articles de foi, tant dans l'histoire que dans les dogmes sacrés ; mais ces temps sont passés, et l'on ne peut plus y revenir.

L'incarnation d'un Dieu fait homme sans l'intervention des organes sexuels est une invention moins ancienne et sentant bien plus son spirituel que ces antiques débordements des anges libertins ; mais elle suppose un miracle, et les prêtres actuels n'ont plus la prétention d'en faire. Ils ne peuvent donc pas communiquer avec les femmes à la manière du Saint-Esprit, et d'autre part ils ne peuvent pas non plus s'assimiler sans humiliation à d'anciens anges lubriques dont le type n'existe plus dans la hiérarchie céleste. S'ils voulaient les imiter, ils s'assimile-

raient aux démons, parmi lesquels ces anges grossiers ont sans doute été précipités. En effet, on sait
que les démons jouissent encore de la faculté de se
conjoindre et même d'engendrer avec les femmes ;
cette faculté leur est si bien accordée, que des
femmes ont été condamnées au dernier supplice
pour avoir eu commerce avec le diable. Il est encore question de ces immondes conjonctions dans
le procès d'Urbain Grandier, sous l'influence du
cardinal de Richelieu.

Il est difficile de croire aujourd'hui qu'un motif
de conviction maintienne encore les prêtres catholiques dans le célibat. Ils savent sans doute fort bien
qu'ils seraient plus purs et plus saints dans les liens
du mariage ; mais ils n'ignorent pas qu'ils seraient
moins riches et moins influents sur les femmes, par
lesquelles ils réagissent si puissamment sur l'état
social. Ils n'ignorent pas que la famille d'un pauvre
pasteur protestant vit dans un état de malaise qui
rapproche trop son chef de la condition humaine.
Une certaine illusion venant des suggestions de
l'organe du merveilleux entoure le jeune prêtre
d'une auréole de tendre sainteté qui pénètre profondément l'âme des dévotes qui l'entourent, et qui
ne perd rien de sa suavité pour se réfléchir sur un
grand nombre. Elles aiment à lui faire de douces
confidences dans la confession ; toutes peuvent se

flatter d'obtenir le premier rang dans sa spirituelle
bienveillance ; tout ce charme serait rompu du moment qu'une chaste épouse partagerait la couche
du saint homme. On n'aurait plus pour lui ni cet
empressement ni ces petits soins qui sont aussi doux
à rendre qu'à recevoir, et qui font de ce commerce
innocent une chaîne de jouissances réciproques qui
constitue le bonheur de la vie. La parole du saint
homme n'aurait plus dans la chaire cette onction
magique qui fait soupirer et laisse des émotions
profondes et durables.

Le prêtre est-il devenu vieux, autre charme :
c'est un saint ; les vieilles l'entourent d'une espèce
d'adoration qui l'élève bien au-dessus des mortels ;
elles lui remettent leurs jeunes filles avec une confiance qu'elles n'auraient pas pour un prêtre père
de famille ; car il est pur, il n'a jamais été souillé
par le contact de la femme, et désormais il ne peut
plus l'être. Mais aussitôt que les jeunes vierges ont
été transformées en jeunes femmes, elles quittent les
vieux directeurs ; un doux instinct les rapproche de
ceux qui sont encore verts ; et la vie tout entière se
passe dans une série d'illusions où chacun trouve
son compte, les femmes pour exhaler des sentiments
indéfinis qui font leur félicité, les prêtres pour se
procurer un agréable superflu, et pour se ménager
dans la société des influences puissantes de la part

des pères, des maris, qui n'ont garde de s'effaroucher d'aussi pures et d'aussi saintes relations. L'adresse des femmes les tranquillise, et l'amour-propre ne leur permet pas d'avoir des soupçons.

Mais quel est donc ce charme qui fait le bonheur des unes et la fortune des autres? C'est l'instinct de propagation qui attire dans sa sphère d'action toutes les autres impulsions affectives, qui s'associe les sentiments supérieurs, et qui séduit les facultés de l'intelligence. Le fait est si certain, que le prêtre protestant n'est point poursuivi par les dévotes dans tous les lieux où il se produit, et jusque dans son alcove; il ne séduit que dans la chaire, et l'on ne voit pas arriver dans son domicile tous ces cadeaux qui procurent au prêtre catholique une vie commode, opulente. Le temple de la réforme ne regorge point de ces riches dons qui font à la vérité de la maison du Seigneur, chez les catholiques, un palais somptueux, et qui rappellent au bienheureux prêtre les tendres sentiments de ses pénitentes. Les femmes n'ont garde d'apporter au ministre marié des présents dont madame ferait son profit. Le temple où l'on ne prêche qu'une morale sévère n'a pas besoin d'un luxe qui l'assimilerait à un palais mondain ou à une salle d'opéra, destinée à l'explosion des sentiments affectueux les plus expansifs, parmi lesquels figure l'amour, l'amour en propre terme, à chaque instant répété, et si habilement spiritualisé.

Quel est cet amour cependant? Est-il indépendant de toute matérialité? Non, certes, car l'amour, quel qu'il soit, ne peut s'exhaler qu'adhérent à des représentations sensitives : celles qu'il entraîne avec lui dans le catholicisme, comme dans toute religion, ne sont formulées que par la vue, l'ouïe et le toucher en rapport avec des objets matériels. Les émotions que les chants divins font éprouver en donnent la preuve, car elles se passent dans le système nerveux et dans la circulation. Si l'appareil génital intra et extra-crânien est très développé, il y prend une part fort active, qui rend le célibat très difficile à supporter ; s'il l'est peu, ou si son temps d'action extérieure est expiré, il donne toujours du plus au moins son empreinte à ces émotions, et répand un charme sur celles qui proviennent d'autres sources. Il est partout, cet instinct, dans les rapports de l'état social où les femmes prennent part ; il se prononce entre les sexes à tous les âges de la vie; il y répand un charme qui contribue à la douceur du caractère, à la politesse, à la réserve dans les discours, à l'élégance dans les manières, à l'aménité dans les mœurs.

Tous ces faits ont été si bien exprimés par des écrivains éloquents, que nous n'y serions pas revenu si nous n'avions pas eu pour but de démontrer que la vie du prêtre catholique est une vie excessivement mondaine, une vie qui tend incessamment à l'excitation du sens érotique, une vie, par conséquent, dans laquelle le célibat serait un contre-sens des plus choquants s'il n'était un moyen coupable de conserver au clergé catholique un empire dont il tend nécessairement et continuellement à abuser. Nous en avons donné plus haut la raison, et nous n'y reviendrons pas; nous ferons seulement remarquer cette coupable conspiration du haut clergé pour dissimuler les écarts d'incontinence nécessairement très fréquents des jeunes prêtres qui n'ont pu résister aux piéges que l'on s'attache à multiplier sous leurs pas. La métaphysique sainte a des principes dont elle ne s'est jamais départie ; un des plus chers à la caste est de soutenir que les ordres sacrés confèrent la force nécessaire pour résister à la tentation. Le supérieur ecclésiastique ne punira donc le prêtre délinquant que lorsque le scandale sera trop fort : il l'admonestera dans le secret, mais il le soutiendra en public et même devant la justice, sous prétexte qu'il a été calomnié, que les ecclésiastiques ont bien des ennemis, etc. On ne le verra jamais proclamer sa culpabilité, et le traiter comme un homme qui s'est rendu indigne du corps, alors même qu'en secret il juge utile de lui infliger des peines sévères.

Qu'on y prenne garde, cette conduite, qui se reproduit à l'occasion de toutes les autres fautes, de tous les crimes possibles de la caste prêtre, est d'une grande immoralité ; elle montre toute la force de cohérence de ce corps puissant, et combien il importe de le réduire par la physiologie à ce qu'il a de réel. Toutefois il faut convenir que ce désenchantement n'est pas facile, à cause de l'immense multitude des ignorants. Tant que la morale restera adhérente aux cultes, cet obstacle ne disparaîtra pas ; car, pour rendre la morale fructueuse, il faut la fonder sur les besoins réels de l'homme, qui sont ses véritables droits. Mais les prêtres s'étudient à substituer aux besoins réels des besoins factices qui sont fondés sur leurs intérêts. Au surplus, nous reviendrons sur cette question.

Les influences de l'intellect sur l'érotisme sont extrêmes. Il est d'abord très évident que c'est lui qui fournit les représentations auxquelles s'attache la passion de l'amour ; c'est encore lui qui calcule si l'obtention d'un objet qui plaît est possible, et quels avantages ou quels inconvénients peuvent y être attachés. Si l'intellect constate l'impossibilité, la passion ne se développe pas, et si elle est naissante, elle se trouve comprimée et pour ainsi dire étouffée dans son berceau : il n'y a qu'un fou qui puisse se prendre d'une passion sérieuse pour la fille d'un prince ou d'un roi, s'il n'est né dans une condition qui lui permette d'aspirer à sa possession. On voit souvent des jeunes gens des deux sexes se fréquenter dans les sociétés décentes, sans qu'il en résulte des sentiments d'amour ; mais du moment qu'on leur déclare qu'ils sont destinés l'un à l'autre, la passion naît et fait des progrès proportionnés à leurs dispositions organiques. Un jeune homme verra plusieurs sœurs en société dans les termes de la plus grande réserve, et quoique l'une lui plaise plus que les autres, il ne se prendra point de passion ; mais aussitôt qu'on lui aura désigné celle qu'on lui accorde, il se passionnera pour elle, alors même que ce ne serait pas celle qu'il aurait le plus désirée. Il en est ainsi des jeunes filles par rapport aux jeunes gens qui aspirent à leur main. Dès qu'elles connaissent celui qu'on doit leur donner pour époux, elles le voient d'un autre œil que ses rivaux, et si d'autres passions n'existent pas, bientôt il s'en formera une en faveur du prétendu.

Nous savons qu'il y a des exceptions à cette règle ; toutefois elle se vérifie tous les jours dans la société décente, lorsque les filles sont élevées dans des habitudes de réserve et préservées de toute fréquentation familière avec les jeunes gens, et ce fait nous suffit pour constater la grande influence de l'intelligence et de la volonté sur l'érotisme.

Ce qui s'observe en ce genre, relativement aux mariages, se réalise également dans les rapports sociaux entre les sexes, sans projet ni même sans possibilité d'union conjugale. Un homme fréquentera depuis plus ou moins long-temps une femme sans aucun désir déterminé; que tout-à-coup cette femme lui fasse des avances, la possibilité de l'obtenir est sentie par son intellect, et aussitôt cette femme, qui lui était à peu près indifférente, qui peut-être même lui inspirait quelque répugnance, est vue d'un tout autre œil. L'action de l'organe érotique s'associe à sa représentation, et bientôt les désirs sont à leur comble. Il en est ainsi des femmes dans leurs fréquentations avec les hommes. Aussitôt que l'un des sexes s'est présenté à l'autre comme aspirant à obtenir ses bonnes grâces, il apparaît à l'intellect sous un aspect différent; car l'organe de l'amour physique est consulté, et toutes les fois qu'il n'y a ni antipathie, ni préoccupation en faveur d'un autre objet, soit réel, soit des abstractions anthropomorphisées, ni influence neutralisante du sentiment supérieur, la passion germe et s'accroît plus ou moins vite, suivant les particularités, les combinaisons des organisations diverses.

Telles sont les lois communes, les lois qu'on voit le plus fréquemment en exécution dans un certain monde. Mais si vous vous transportez au village;

dans les petites villes, dans les campagnes éloignées des grandes villes, où beaucoup de familles à fortunes médiocres sont forcées de se fréquenter librement (car il faut en excepter les châteaux des riches), vous y observerez les deux sexes vivant dans des rapports non réprimés, dans une familiarité sans entraves, et vous ferez d'autres remarques. Vous verrez les sympathies se développer dans cette foule de jeunes gens des deux sexes; chacun d'eux se rapprochera suivant les affinités qui les attireront, et il se formera des passions long-temps avant l'époque du mariage : c'est cet ordre de choses qu'ont représenté, avec plus ou moins de vérité, d'ornements et de fictions, les poëtes et les romanciers qui ont décrit la vie pastorale. Ces choix anticipés sont inévitables à cause des variétés des combinaisons organiques et du défaut d'opposition de l'intellect pour les empêcher. Aussi les exemples en ont-ils été d'autant plus multipliés que la civilisation était moins avancée; mais l'intelligence en a senti tous les inconvénients, et à mesure que les familles ont acquis plus d'aisance, plus de moyens d'isoler leurs filles du commerce des jeunes hommes, elles l'ont fait avec un soin de plus en plus remarquable, ce qui a singulièrement étendu l'empire de l'intelligence sur l'érotisme, et nous a donné l'idée des triomphes que l'homme peut obtenir sur lui-même dans la lutte de la raison avec un des instincts les plus puissants et les plus faits pour agir d'une manière perturbatrice sur l'ordre social.

C'est toujours, hors certains cas d'exception qui sont étrangers à notre sujet, c'est toujours dans l'intérêt des jeunes gens des deux sexes qui se recherchent en mariage que les parents s'opposent à leur union : instruits par l'expérience, ils savent que l'illusion qui les empêche de voir tous les inconvénients et les désavantages de la position que leurs enfants veulent se donner, doit se dissiper au bout d'un certain temps, et que la détresse, des reproches réciproques, l'humiliation ou la honte les attendent. Mais c'est en vain que cet avenir est clairement dévoilé aux amants possédés par la manie du mariage; ils ne peuvent pas le comprendre; ils pensent qu'ils feront exception à la règle, et on les voit s'engager dans un lien dangereux, malgré la résistance formelle, légale même, de leurs parents.

Nous n'avons pas ici à disserter sur les conséquences probables de ces mariages, qui le plus souvent sont malheureux, si les prévisions des parents ont été justes; nous ne voulons qu'en expliquer le mécanisme : or tantôt c'est l'excès de la passion érotique qui efface, chez les jeunes gens entêtés du mariage, l'impression des jugements de prévision qu'on leur fait porter, en reproduisant sans cesse l'image

de l'objet aimé avec les émotions qui y sont attachées, et leur persuadant qu'ils ne pourront jamais
aimer une autre personne et être heureux avec elle ;
tantôt c'est la propre estime et une confiance sans
limite dans leurs ressources pour l'avenir ; enfin dans
quelques cas c'est un excès de bienveillance pour la
personne à laquelle ils ont fait des promesses, pour
ses parents, ses proches, et la honte de manquer
à des engagements qu'ils regardent comme sacrés.

Il est curieux de se faire une idée juste du rôle
que joue l'intelligence dans cette nouvelle série de
faits. Nous pensons que chez les uns elle n'obéit
qu'aux impulsions de l'érotisme ; que chez les autres
elle cède à d'autres sentiments ; que chez tous enfin,
elle est privée d'une force suffisante pour se représenter vivement les événements fâcheux avant d'en
avoir eu l'expérience. Ce mécanisme est d'autant
plus important à remarquer qu'il se reproduit dans
la conduite des jeunes gens, à l'occasion de presque
toutes les entreprises graves auxquelles ils se livrent ;
d'où nous devons conclure qu'il est en effet très difficile à l'intellect de se représenter assez vivement,
par le récit ou la lecture, les événements dont il n'a
point eu l'expérience, pour que les sentiments capables de prévenir les imprudences l'aident à renoncer à ses projets. Or, nous pensons que la faculté
qui peut lui porter le plus de secours dans ces sortes

de cas, c'est la circonspection; car c'est elle qui arrête les représentations et les tient assez long-temps soumises à l'observation du sentiment personnel, pour que les impulsions que les conseils peuvent provoquer aient la possibilité de se développer. En effet, lorsque cette faculté manque, les représentations des conseils que l'on donne aux inexpérimentés n'étant pas assez retenues, s'échappent de suite, et les impulsions qui président à leurs projets ne perdent rien de leur influence habituelle.

Nous pensons donc que si les phrénologistes s'attachent à faire des collections de ces inexpérimentés opiniâtres, ils trouveront beaucoup d'orgueil, de fermeté, et peu de circonspection, comme caractères les plus généraux; plus, l'impulsion capable d'encourager les entêtés, chacun dans son projet; et, pour la faculté qui nous occupe, ce sera le plus souvent l'érotisme.

Nous avons aussi remarqué que les hommes dominés par le besoin de posséder ne sont point ceux qui s'acharnent à des alliances désapprouvées par leurs parents; à moins que l'avarice n'y trouve son compte, et que l'opposition des parents ne vienne de ce qu'ils croient avoir à rougir de l'union projetée; mais dans ces cas, ce n'est pas l'érotisme qui joue le principal rôle.

Quelle que soit la force de l'intellect et de la volonté, tous les hommes, toutes les femmes ne peuvent pas imposer silence au besoin de propagation. Une victoire aisée en ce genre ne pouvait entrer dans le plan de la nature. Tout animal est pressé de se reproduire aussitôt qu'il en a reçu les moyens, comme s'il prévoyait combien de causes peuvent abréger la durée de son existence. Ce n'est pas l'animal cependant, ce n'est pas l'homme lui-même qui a cette prévoyance; c'est la cause suprême, ordonnatrice et conservatrice que nous ne pouvons définir. Il nous est seulement donné de nous en apercevoir, lorsque notre intelligence a beaucoup recueilli, rapproché, pondéré, jugé; mais auparavant nous avons tous commencé par obéir à cette loi, comme à celle de tous les autres instincts, et la liberté de notre *moi* a d'abord été bien restreinte; car lorsque nous croyons agir librement en ce qui concerne l'amour, nous sommes ordinairement de pauvres esclaves honteusement enchaînés et tyrannisés.

C'est précisément pour cette raison que, lorsque notre intelligence a acquis assez de force, conquis assez d'expérience pour bien juger cette passion, elle doit s'armer contre elle d'une sévérité inflexible. C'est d'abord par la sobriété et l'exercice musculaire qu'il faut la combattre : on ne voit guère d'exemples de lubricité chez les hommes qui vivent péniblement du travail de leurs bras. Mais l'érotisme peut résister aux fatigues et au jeûne, aussi bien qu'au travail intellectuel le plus éloigné de son objet. Dans ce cas, s'il est obligé de céder à ses impulsions, l'homme sage ne doit rien accorder que ce qui est rigoureusement nécessaire au maintien de la santé et de l'harmonie des fonctions; mais cela doit s'exécuter sans porter atteinte aux droits de chacun, sans blesser les convenances, ni donner des exemples dangereux. Nous concevons que c'est chose difficile avant l'époque du mariage, dans notre civilisation européenne, où les lois proscrivent jusqu'à un certain point, et dévouent toujours au malheur les produits du concubinage. Nous sommes affligé de voir que la morale vulgaire suppose dans l'intellect et la volonté une puissance de répression complète qui n'y est pas; mais comme nous ne nous sommes pas chargé de fournir un traité de morale, nous n'aborderons pas la recherche des moyens dont pourraient disposer les célibataires, avant qu'un concours de circonstances favorables les ait amenés à la possession d'une femme légitime. Il faut d'autres mœurs, d'autres lois, un autre siècle pour que l'on puisse discuter librement une telle question. Nous ne terminerons pas toutefois sans témoigner de nouveau notre chagrin de voir que le mariage, seul secours que nous laisse le monde de notre temps contre les impulsions tyranniques du besoin d'aimer, soit interdit aux prêtres de la religion catholique. Nous y voyons un mélange de barbarie et d'immoralité qui n'a point d'excuse et dont tout philosophe doit gémir.

Le sens des expressions qui sont dans les langues relativement au besoin qui nous occupe se trouve assez éclairé par les développements dans lesquels nous venons d'entrer; toutefois résumons - nous. *Amour* est le mot générique; seul et sans associations morales d'un ordre élevé, c'est un *besoin animal* instinctif, une *passion brutale;* c'est l'*érotisme pur* et *grossier*. Agissant de concert avec une imagination ardente, avec la ruse et sans haute moralité, c'est le *libertinage*. Réuni aux sentiments supérieurs, sous l'influence d'une forte et riche intelligence, c'est la plus noble et la plus belle des passions; c'est celle qui enfante le plus de prodiges; ce sera, si l'on veut, l'*amour épuré*, l'*amour héroïque*, l'*amour chevaleresque*. Avec peu d'intelligence, beaucoup d'imagination, de merveilleux, de vénération, c'est une collection, une série non interrompue de représentations chimériques et d'impulsions désordonnées qui prend facilement la direction de l'ascétisme, soit après l'affaiblissement de l'instinct, comme on l'observe souvent chez de vieilles dévotes, jadis femmes galantes ou libertines, soit même dans la jeunesse, lorsque le besoin de conjonction est fortement dominé par les sentiments ascétiques : c'est l'*amour platonique*, l'*amour divin*, le *pur amour des esprits*, etc., etc. Quant aux expressions qui correspondent aux aberrations et aux dépravations du sens érotique, comme elles ne peuvent donner lieu à des équivoques dangereuses en philosophie et en morale, nous nous dispenserons d'en préciser ici la valeur.

Philogéniture.

La *philogéniture* est affectée à un organe bien déterminé dans l'espèce humaine, et désormais aucun observateur attentif et de bonne foi ne peut la révoquer en doute. Cette faculté explique la tendre sollicitude des mères pour leurs enfants, et la patience avec laquelle elles supportent les dégoûts, les contrariétés, les fatigues, les veilles, les privations que leur impose le soin d'un nourrisson. L'homme partage ce sentiment avec sa compagne, mais chez lui il est sujet à beaucoup de nuances ; en général cette impulsion n'est puissante que chez un petit nombre d'hommes, encore s'étend-elle bien rarement aux petits soins qu'exige un nouveau-né. Les hommes aiment les enfants lorsqu'ils commencent à parler et que les grâces de leur âge commencent à les parer ; mais la femme semble les chérir d'autant plus qu'ils sont plus faibles, plus fragiles et plus difficiles à soigner ; ce sentiment, qui brave toutes les fatigues, tous les dégoûts, manque rarement chez elles. Toutefois il est certain qu'elles peuvent en être dépourvues, et les phrénologistes l'ont trop bien constaté pour qu'il soit nécessaire de nous arrêter sur ce point.

Mais ce qu'il nous importe de noter en ce moment, c'est la différence que présente la philogéniture chez la femme et chez les femelles des animaux. Chez la femme, c'est une impulsion générale d'amour qui, pour se satisfaire, met à contribution toutes les autres facultés et surtout l'intelligence. Sous l'influence de la philogéniture, la femme ne fait pas d'actes nouveaux, si l'on excepte l'allaitement ; nettoyer son enfant, le surveiller, lui épargner des souffrances, lui procurer les jouissances qui sont à sa portée, interpréter ses pleurs, ses cris, deviner ses besoins, etc., sont choses que tout individu de l'espèce peut faire aussi bien qu'elle s'il est poussé par l'amour des enfants. Il n'en est pas ainsi chez les femelles des animaux et chez les mâles pour ceux qui vivent en état de mariage. L'instinct se met en action aussitôt que l'époque de la portée ou du part s'approche, et l'on remarque une multitude d'actes qui ne ressemblent en rien à ceux qui sont ordinaires à ces animaux. Il faut dresser un gîte, construire un nid, choisir un local retiré qui puisse soustraire la progéniture aux recherches de l'animal carnassier. Plusieurs femelles s'arrachent des poils ou des plumes afin que leurs petits reposent plus mollement; d'autres, qui ne sont pas chargées de l'incubation de leurs œufs, les cachent dans le sable à une profondeur telle, que le soleil peut les échauffer assez pour les faire éclore. Celles qui les couvent ont soin de maintenir la propreté dans leur nid, et ne rendent leurs excréments que lorsqu'elles se lèvent pour prendre de la nourriture. Certains insectes creusent en terre une fosse où leurs œufs sont déposés, et la mère a eu soin de placer à côté d'eux une larve ou tout autre objet qui suffira pour pourvoir à la nourriture de ses petits jusqu'à l'époque où ils pourront sortir de leur prison; d'autres insectes sont pourvus d'un dard creux qu'ils enfoncent dans le corps d'un autre insecte et qui sert de conducteur à leurs œufs, afin qu'ils y éclosent et que plus tard les petits y trouvent leur pâture; d'autres les déposent dans des fruits, sous des feuilles, etc. Lorsque les femelles des herbivores, des frugivores, ont mis bas, vous les voyez dévorer les membranes et le placenta, quoique, dans tout autre temps, elles répugnent à la nourriture animale. Les chiennes, les chattes, sollicitent par le lèchement l'excrétion des féces et de l'urine chez leurs petits; elles ingèrent ces produits et ne laissent jamais souiller leur gîte.

Plus de détails seraient superflus pour prouver que l'instinct qui veille à la naissance et à la conservation des petits, produit chez les animaux des actes qu'il ne produit pas chez la femme. Ces faits démontrent en même temps que moins il y a d'intellect chez un animal, plus les instincts ont une influence directe sur les actes. Cette loi doit trouver son application dans la plupart des actes des animaux, mais aucuns ne peuvent la rendre plus sensible que ceux qui sont relatifs à la génération. La femme possède une vaste intelligence; la nature se contente de lui inspirer l'amour de son enfant, et pour les soins qu'il s'agit de lui prodiguer elle s'en rapporte à cette intelligence. La femelle des animaux en a peu; eh bien! ce sont les instincts qui détermineront tous les actes, et les sens ne serviront qu'à montrer à une faible intelligence, qui leur obéit en esclave, les objets extérieurs sur lesquels il faut agir. C'est maintenant à la phrénologie comparée qu'incombe le soin de signaler les organes où résident les instincts qui inspirent et font exécuter des actes si variés, si disparates. Certes la difficulté doit être plus grande pour les animaux que pour la femme, chez qui l'instinct est infiniment moins compliqué. C'est une étude qui n'a point encore été entreprise.

L'instinct de l'amour des enfants ayant quelque chose de relevé, a été considéré dans l'espèce humaine comme un sentiment moral, comme une vertu. Cette opinion, quoique peu juste, est respectable, et n'a jamais pu nuire à la société; mais le naturaliste doit envisager cette impulsion d'une manière différente. Ce qui ennoblit la philogéniture, c'est son association avec les sentiments supérieurs, association qui ne peut pas s'effectuer chez les animaux. L'amitié d'abord, ensuite la bienveillance, le désir de plaire à l'objet chéri, d'en être aimé, de le rendre heureux et de cultiver ses facultés afin qu'il soit digne de soi et de l'espèce humaine à laquelle il appartient, tels sont les principaux sentiments qui s'associent avec la philogéniture dans les deux sexes. Les instincts s'y ajoutent; car on sent la nécessité de nourrir l'enfant, de le défendre, de lui procurer les moyens d'existence, etc.; et les parents finissent par se trouver liés avec lui par tous les sentiments moraux qui se substituent insensiblement à l'impulsion toute physique de la philogéniture.

Ces différences sont faciles à saisir si l'on veut observer les pères et les mères à nombreuse progéniture: on remarque que l'instinct sert de principal guide pour les soins qui sont prodigués aux plus jeunes, et l'on verra cet instinct moins actif et dominé par l'intelligence et par les sentiments dans les rapports avec les plus âgés. Les enfants sont-ils devenus pères de famille à leur tour, ils ne sont plus que les amis de leurs vieux parents, et c'est sur leurs enfants que se porte l'instinct de la philogéniture de ceux-ci; de là le proverbe, qui dit que les grands parents ont plus de tendresse pour leurs petits-fils que pour leurs fils. Assurément si les grands-pères et les grand'mères sont doués de sentiments supérieurs, éclairés par une haute intelligence, ils n'auront pas cessé d'aimer leurs enfants; mais ils ne les aimeront pas de la même manière que leurs petits-enfants. Les sentiments moraux prédomineront dans l'attachement qu'ils auront pour leurs enfants, l'instinct dans ceux qui les attacheront à leurs petits-enfants. Toutefois, dans cette explication, il faut tenir compte de la conduite des enfants envers leurs parents; car ceux-ci ont souvent à s'en plaindre, tandis qu'ils n'ont aucun reproche à faire à leurs petits-enfants encore jeunes, vers lesquels se dirige alors l'instinct de la philogéniture avec tous les charmes de l'illusion, sans être retenu par des souvenirs amers, tels que peuvent en réveiller la vue et les discours des pères de ces tendres créatures.

On voit assez maintenant pourquoi les animaux cessent d'aimer leurs petits dès que ceux-ci peuvent se passer de leurs soins : il est trop clair que ce fait doit être expliqué autant par le déficit des sentiments

supérieurs qui ne peuvent se substituer à la philogéniture, que par la débilité de l'intelligence. En
effet, les instincts individuels parlent chez l'animal
après que la philogéniture a cessé de faire sentir
son impulsion, et ni la haute intelligence, ni les
sentiments sociaux ne sont là pour imposer silence
à leur égoïsme.

Si l'on étudie l'instinct pur et simple dans notre
espèce, on voit que lorsqu'il est très développé, il
ne se borne pas aux enfants; il s'étend aux petits
des animaux les plus rapprochés de nous, auxquels
on trouve des grâces, de la gentillesse, et qui nous
inspirent un tendre intérêt que nous n'éprouvons
pas pour les animaux adultes. On se résout plus
difficilement à immoler un jeune animal qu'un vieux;
on est, du moins, obligé d'emprunter à la raison,
dans bien des cas, des motifs puissants pour le faire
souffrir et le soumettre à des expériences, etc.,
surtout lorsqu'il s'agit des animaux pour lesquels
nous avons coutume de prendre des sentiments
d'amitié, comme le chien, le chat; si l'on veut s'en
défaire, on se hâte ordinairement, afin de ne pas
laisser se développer en eux les grâces du jeune âge
qui pourraient nous y attacher.

Les phrénologistes ont assez parlé du goût des petites filles pour les poupées qu'elles caressent,
qu'elles habillent et auxquelles elles adressent des

discours, le tout à l'imitation de ce qu'elles voient faire pour les enfants : ils ont regardé cet innocent manége comme inspiré par l'instinct de la philogéniture ; ils ont noté qu'il était d'autant plus prononcé, que l'organe qui correspond à l'instinct avait plus de développement, et qu'on ne l'observait pas chez celles qui n'ont cet instinct qu'au minimum. Nous ne pouvons que nous ranger à cette opinion sur la justesse de laquelle l'observation ne nous a point laissé de doute.

Considérée dans les masses, dans les associations de femmes, on voit la philogéniture inspirer à des religieuses du goût pour l'éducation des jeunes filles. Le sentiment religieux s'y associe, mais n'en est pas le premier mobile. Agissant chez Vincent de Paule, cet instinct, toujours secondé par des sentiments plus élevés, fonde des asiles et des maisons de refuge, invente le bienfait des tours pour les jeunes enfants. Mais cet heureux mobile a ses antagonistes : il ne faut qu'un magistrat ou un administrateur supérieur chez qui l'instinct trop faible se trouve dominé par d'autres facultés, soit, par exemple, l'instinct de propriété, le désir des économies, soit la ruse et le projet de plaire à des gouvernants, etc., avec défaut de bienveillance, pour que l'on voie gâter l'œuvre de la plus touchante philanthropie (1) :

(1) Voy. *Annales d'hygiène publique et de médecine légale.* Paris, 1838, t. XIX, pag. 65.

c'est ainsi qu'en exigeant une déclaration qui fasse connaître les mères des nouveau-nés et un certificat authentique de leur indigence, pour admettre leurs enfants dans les établissements publics, on vient de renouveler sous nos yeux l'ancien vice de l'exposition dans les rues, les places publiques, les chemins, et de soumettre d'innocentes victimes de la séduction ou de la surprise à la tentation de l'infanticide. Ils ne connaissent pas la tête humaine, ils auraient bien besoin des lumières de cette phrénologie qu'ils repoussent et calomnient par une stupide imitation, tous ces agents du pouvoir qui ne craignent pas de mettre les sentiments supérieurs et les affections en opposition avec les instincts d'égoïsme.

On sait que Gall, et depuis lui beaucoup de phrénologistes, ont constaté que l'organe de la philogéniture se trouvait fort affaissé chez les femmes qui se rendent coupables d'infanticide. Toutefois il ne faut jamais perdre de vue les effets des combinaisons des instincts et des sentiments : il se pourrait que le concours des impulsions de la propre estime, de l'approbativité et de la destruction amenât une malheureuse mère, soit fille, soit mariée, mais infidèle, à porter atteinte aux jours de son enfant, bien que l'instinct de l'amour maternel eût un organe assez développé dans son encéphale. Il ne faut pour cela qu'un instant d'exaltation et de désespoir, préparé par des circonstances fatales : le mot *honneur*, dont l'amour-propre, enfant de la propre estime et de l'approbativité, est le générateur, remue subitement et violemment tout l'appareil instinctif-sentimental ; et si la justice, la bienveillance, l'affectionivité ne prêtent leur secours à l'intelligence dans cette perturbation, la raison s'égare ; une folie momentanée éclate, et sous cette influence une malheureuse mère peut commettre un crime dont elle a horreur l'instant d'après. Il en est ainsi pour beaucoup d'autres cas de meurtre : une seule faculté, quelque douce, bienveillante, affectueuse qu'on la suppose, ne suffit pas toujours pour nous préserver d'une action condamnable que plusieurs impulsions réunies nous inspirent ; le jugement succombe dans le conflit, et nous agissons d'après une volonté dépravée : ce sont des folies momentanées.

En méditant sur les faits dont nous venons de donner l'exposition, on sentira la valeur des expressions *philogéniture* appliquée à toute l'échelle animale, *amour des enfants, sollicitude* et *tendresse paternelle, maternelle*, etc., chez la femme, chez l'homme, dans les applications de ces mots aux différents âges et aux divers degrés de la parenté génératrice directe. Qui peut douter que les signes du langage n'expriment tantôt l'instinct considéré isolément, tantôt le même instinct dans ses combinaisons avec d'autres et avec les sentiments dont se compose le moral?

Affectionivité, association, amitié.

Nous voici arrivés à une faculté qui n'est pas la moins importante des affectives : il s'agit de l'amitié selon Gall; mais Spurzheim, considérant cet instinct comme la base de toute sociabilité, lui a donné le nom d'*affectionivité*. Les phrénologistes se sont rangés à cette opinion, ayant remarqué que la tendance des hommes aux rapprochements sociaux se trouve toujours en raison du développement de l'organe signalé par le fondateur (1). Nos observations propres nous rallient également à cette manière de voir; car nous avons vérifié que ceux chez qui l'organe est peu prononcé ont en général peu d'amis, et se passent volontiers de la société, tandis que le contraire peut être observé chez tous ceux qui l'ont très développé.

Nous n'avons pas assez de données propres sur la position de cet organe chez les animaux pour en parler; mais il est certain que le même instinct existe chez eux, car on en voit plusieurs espèces qui vivent en société. Il est digne de remarque que

(1) *Cours de phrénologie*. Paris, 1836, pag. 208, in-8°.

bien des animaux qui s'associent pour rechercher leur nourriture et leur abri en hiver, se quittent au printemps pour s'accoupler, vivre en état de mariage pendant la belle saison, et ne se réunissent de nouveau que lorsque leurs petits sont élevés. Cela s'observe chez un grand nombre d'oiseaux. Quant à ceux qui ne s'isolent pas par couples, comme les gallinacés, la femelle se retire lorsque l'époque de l'incubation est arrivée ; ses petits forment sa société lorsqu'ils sont devenus grands, et elle ne s'en sépare que l'année d'après pour une nouvelle couvée.

On ne connaît point l'organe de l'association chez les abeilles, chez les fourmis et autres insectes qui vivent dans une société perpétuelle, et se prêtent des secours mutuels au lieu de s'abandonner pour la ponte des œufs et l'éducation des petits ; c'est une étude à faire, étude d'autant plus importante que plusieurs autres espèces, en apparence semblables, ont l'habitude de vivre isolément. On voit les mâles des abeilles et ceux des fourmis, qui sont ailés, disparaître après la fécondation. Les abeilles neutres les exterminent elles-mêmes lorsqu'ils ont rempli leur mission. On remarque chez les oiseaux carnassiers le soin qu'ils prennent d'écarter et de repousser à une certaine distance leurs pareils, afin qu'ils ne dévastent pas leurs domaines, et leurs petits, avec lesquels ils restent associés tant que leur secours leur est nécessaire, être repoussés aussitôt qu'ils peuvent se suffire à eux-mêmes.

Tous ces faits sont autant d'objets d'étude pour les phrénologistes. En attendant qu'on les rattache à divers organes, nous y voyons l'influence successive de divers instincts dont chacun se fait obéir pour un but déterminé, à des époques variées, et cela implique l'existence d'autant d'organes nerveux différents.

De pareilles observations peuvent être faites sur l'homme avec les modifications que doivent nécessairement y apporter l'intelligence et les nombreuses facultés instinctives et sentimentales dont il est doué. Ainsi, dans l'ordre du développement humanitaire, les hommes se rassemblent pour s'aider mutuellement dans les soins qu'exigent leur subsistance, leurs abris, leurs défenses ou leurs attaques ; chacun ensuite s'associant à une ou plusieurs femmes, se retire dans un domicile particulier pour se livrer à la procréation et à l'éducation physique des enfants. On le voit bientôt entouré de ceux-ci devenus grands et formant une famille, qu'on a jadis appelée tribu, et de laquelle se détachent successivement les plus âgés pour aller fonder une nouvelle famille ou tribu.

Voilà l'état de nature primitif ; mais il est bientôt modifié par de puissantes influences : c'est à l'intellect surtout qu'elles sont dues. L'expérience apprend aux individus les plus observateurs, les plus réflectifs, qui sont presque toujours les plus âgés des familles, qu'ils ont beaucoup à gagner en se réunissant à d'autres familles, à d'autres tribus pour former des nations. La communauté de langage est, après la parenté, le principal lien qui les rassemble; et le besoin de l'association devient d'autant plus impérieux, que les objets de jouissances, conquêtes faites incessamment sur la nature extérieure par l'observation, se multiplient davantage. Chacun, en effet, s'exerce selon son aptitude; il invente, il produit des choses dont ses pareils, qui de leur côté ont fait d'autres découvertes, sentent l'utilité, et les échanges s'établissent d'abord entre les particuliers, ensuite entre les nations elles-mêmes.

Les philosophes, les moralistes, les économistes, ont fait honneur de ce progrès à l'intelligence seule; mais c'est une erreur qui vient du défaut d'observation. Si les hommes ne trouvaient pas de plaisir à se réunir, à vivre en société, ils se fuiraient comme le font les animaux qui vivent solitaires, et toutes les facultés qu'ils ont de se procurer mutuellement des jouissances deviendraient stériles. On le voit par l'exemple des hommes naturellement sauvages et ennemis de toute société; on l'a vu par la vie solitaire et purement contemplative inspirée par le fanatisme à certains personnages bizarres dont plusieurs ont été qualifiés de saints. Ces anachorètes isolés ont offert, nous le savons, beaucoup de variétés; mais il n'en est pas moins certain que, pour pourvoir à leur subsistance, ils ont été réduits, les uns à vivre des animaux qu'ils pouvaient saisir et des plantes sauvages, les autres à emprunter à leurs semblables l'art et les moyens de cultiver la terre dans leurs retraites, les autres enfin à se présenter de temps en temps à cette société, qui leur inspirait tant d'horreur, pour en obtenir le pain de l'aumône. Eh bien! concevez ce genre de vie comme impérieusement voulu et imposé par la nature à chaque individu de l'espèce, et dites-nous si l'ordre social que nous observons existerait, s'il y en aurait la moindre trace.

Il est donc clair que l'état de société suppose, implique la nécessité d'un plaisir que l'homme goûte à se rapprocher de son semblable, à le voir, à l'entendre, à échanger avec lui des pensées. Or, c'est de ce commerce que naît l'amitié, phénomène qui nous montre la concentration des sentiments affectueux sur un individu en particulier dont l'aspect, les manières, les discours, certaines conformités de goûts et de penchants, nous font éprouver des jouissances que les autres ne peuvent nous procurer. C'est là que le sentiment d'affection, qui paraît assez tiède dans nos rapports avec les masses, acquiert souvent un degré d'exaltation qui le fait ressortir de manière à ce qu'il ne reste pas plus de doute sur son existence que sur celle de l'amour sexuel et de l'amour de la progéniture. Eh bien! ce sentiment, qui souvent a produit des actes d'héroïsme, ne paraît pas chez le solitaire misanthrope, soit naturel, soit factice ou par inspiration religieuse. Il faut aimer les hommes en général pour être capable de chérir l'un d'entre eux au point d'y trouver un ami dont la société soit un besoin impérieux, et dont la privation soit une souffrance et un malheur.

Il se présente de grandes différences dans la sociabilité des hommes; on en voit qui ont toujours beaucoup d'amis, qui, dans peu d'instants, se lient avec le premier venu, pour peu qu'ils se trouvent avec lui quelques affinités; d'autres sont réservés sur les liaisons qu'on nomme amitié; on ne leur voit qu'un petit nombre de ces amis intimes qu'on nomme *amis de cœur*, et l'affectionivité se borne à établir ce qu'on appelle des *liaisons* avec les autres personnes que l'on qualifie seulement du nom de *connaissance*. Cette espèce de liaison s'établit aussi à différents degrés entre ceux qui sont obligés, vu les similitudes d'emplois, de professions, etc., d'avoir des rapports journaliers. Chacun s'observe, s'étudie dans ces relations diverses, et lorsque le sentiment

a trouvé chez quelqu'un l'affinité qu'il semble chercher de toutes parts, l'amitié se forme, se cimente,
prend plus ou moins de force et de durée, suivant
la nature des combinaisons organiques. En général,
l'amitié est pour les hommes une des sources les plus
fécondes du bonheur. Outre le charme qui s'attache
aux rapports actuels, elle procure, par la correspondance des consolations dans l'éloignement, à
l'ami que le malheur accablerait sans cela, des secours dans les besoins pressants qui nous poursui-
vent pendant toute notre vie, des compensations
bien douces dans les pertes cruelles, irréparables,
que nous faisons journellement. Ce n'est pas seulement un bonheur d'être consolé, soulagé par son
ami ; c'en est un plus grand encore d'aller au-devant
de ses besoins, de ses désirs, et d'en savourer le souvenir. On sent que tous les sentiments supérieurs
élèvent, épurent, ennoblissent le sentiment d'amitié, et qu'une forte intelligence, loin de lui nuire,
ne peut qu'ajouter aux jouissances qu'il procure.
C'est l'amitié qui vient se substituer à l'amour et à
la philogéniture lorsque ces instincts sont arrivés à
leur terme. Nous l'avons déjà vu plus haut ; qu'on
juge donc combien l'affectionivité influe sur le
sort de l'homme, et combien sont à plaindre ceux
qui sont nés assez disgraciés de la nature pour ne
pas en connaître les charmes !

Il importe maintenant d'établir une distinction entre les personnes qui mènent une vie solitaire. Ceux à qui ce mode d'existence est inspiré par leur organisation, sans aucune influence religieuse, ont presque toujours eu à se plaindre des hommes; ils les ont trouvés injustes, fourbes, méchants, comme ils le sont en majorité, si on ne les considère que sous certains rapports, et ils ne leur ont rien pardonné. Mais pourquoi cela? c'est parce qu'ils ne les aimaient pas; car les hommes affectueux et bons pardonnent à leurs semblables sans se faire illusion sur leur méchanceté, et les plaignent plutôt qu'ils ne les haïssent. Ainsi la bienveillance se trouve pour l'ordinaire faible, comme l'affectionivité, chez les misanthropes par tempérament, c'est-à-dire par la constitution de l'encéphale; car le tempérament bilieux et mélancolique des anciens n'a rien à faire ici. On voit tous les jours des hommes organisés par rapport aux viscères de l'abdomen et au reste du corps, comme les ont dépeints les physiologistes et pathologistes des écoles, qui sont doux, aimants, bienveillants, malgré leur teint bilieux, leur foie supersécrétant, leur épigastre douloureux, leur corps sec et décharné, etc. Il ne s'agit donc, nous le répétons, que du tempérament de l'encéphale, où l'on observe d'ordinaire : 1° en moins la bienveillance et l'affectionivité, ce qui les empêche d'aimer et de faire du bien ; 2° en plus la circonspection et la destruction, qui les rendent moroses, chagrins et grondeurs. De pareils sujets sont incorrigibles ; mais on en trouve de degrés fort différents, suivant les influences des autres facultés, les temps, les mœurs, les moyens d'existence. Ainsi les plus farouches et les moins intellectuels pourront, même dans notre civilisation actuelle, vivre absolument seuls dans une retraite champêtre ; les autres s'isoleront au milieu de la société, et ne frayeront que momentanément avec les hommes pour satisfaire certains besoins. Quoi qu'il en soit, il faut qu'on avoue que de pareils individus ne sont point nés pour former une société, quoique souvent ils soient doués d'une parfaite intelligence, et que, si tout le monde leur ressemblait, il n'y en aurait vraiment pas.

La politesse, qu'on accuse si souvent d'être trompeuse, perfide, et même quelquefois d'être plus nuisible qu'utile à l'ordre social, la politesse n'existerait pas entre des personnages ainsi conformés. Mais c'est à tort que l'on calomnie la politesse ; c'est un hommage public rendu aux sentiments de bienveillance et d'affectionivité, et tout hommage est un culte qui tend à propager l'empire de l'idole qui en est l'objet. Or, si l'idole de la politesse se compose des sentiments d'amitié, de bienveillance et

même de vénération, elle ne peut qu'être respectée
par l'homme sensé et philanthrope. C'est donc à tort
que des hommes appartenant jusqu'à un certain
point à cette première série de nos misanthropes,
ont affecté de la proscrire; elle doit être recomman-
dée aux jeunes sujets comme un des moyens de leur
inspirer le goût des affections douces, et chacun doit
être pénétré d'une grande vérité: c'est qu'il n'y a
que le méchant, doué de la ruse, qui se serve dela
politesse comme d'un moyen de faire le mal avec
plus de facilité et de succès. La politesse nous prépare à faire le bien et nous y amène souvent à notre
insu, ce qui tend pour le moins à nous en faire prendre l'habitude.

Les anachorètes par influence religieuse sont d'un
ordre tout différent. Certes, il peut s'en trouver,
dans le nombre, quelques uns qui se rapprochent de
la catégorie précédente; mais nous devons en faire
exception. Le grand nombre en effet ne hait et ne fuit
les hommes de la société ordinaire que parce qu'il la
considère comme un obstacle au salut de son âme. Mais
si ces gens n'aiment pas l'homme réel, ils aiment, ils
honorent, ils adorent un homme ou des hommes
factices, et les représentations de ces êtres chéris et
vénérés absorbent, avec leurs sentiments affectueux,
leur vénération et leur bienveillance s'ils en ont; ce qui
n'est pas de rigueur, car la bienveillance milite con-

tre le penchant à l'isolement : mais enfin cette faculté ne leur manque pas toujours, car ce n'est pas toujours leur volonté qui les a isolés. Nous allons voir ce qui en résulte.

Les anachorètes religieux vivent donc dans une société plus ou moins nombreuse : en effet quelquefois c'est uniquement avec la représentation de la cause suprême anthropomorphisée, ce qui ne peut avoir lieu que dans les religions où Dieu est représenté dans une existence isolée, sans cortége et sans satellites, tel qu'il le fut chez d'anciennes castes du Levant, tantôt sous le nom de l'Un, tantôt sous tel autre plus ou moins bizarre. Mais nous ne pouvons pas dire s'il existe encore dans ces régions des sectes qui n'aient qu'un seul Dieu pour tout objet de culte et de contemplation ascétique. D'autres fois, et c'est le cas le plus ordinaire, à côté de la représentation anthropomorphique d'un Dieu Un, se trouve, pour les anachorètes, celle du même Dieu multiple, père, fils, esprit, et au-dessous une foule d'autres représentations de puissances intermédiaires de différents degrés, depuis celle de la mère du fils de Dieu, jusqu'à celle du dernier des saints, en passant par toute la hiérarchie angélique. Le mahométan contemplatif n'a pas seulement pour société, dans ses extases, un Dieu indivise avec son prophète ; il a des anges aussi, et son imagination ne manque guère de lui représenter cette population de bienheureux et de houris dont regorge son paradis.

Il faut convenir qu'au moyen d'une grande force représentative telle qu'elle existe en effet chez tous les hommes qui ont l'organe du merveilleux très développé et très exercé, l'anachorète n'est pas seul, représentativement parlant. On concevra aussi qu'il n'y a pas nécessité qu'il soit misanthrope, car il peut avoir une forte dose d'affectionivité; mais par cette société qu'il s'est créée lui-même, factice, illusoire tant qu'on voudra, son affectionivité est déviée en grande partie des hommes réels, et dirigée vers des hommes purement imaginaires.

Il n'en résulte pas moins que le concours de ces facultés est perdu pour la société réelle, dira-t-on; sans doute, mais il en résulte aussi que de pareils anachorètes, ayant encore une assez bonne dose d'affectionivité réelle, tendent à se rapprocher de ceux qui ont les mêmes sentiments, et sont attachés aux mêmes représentations, et il en résulte enfin la vie de communauté ou de couvent dont le misanthrope par tempérament n'offre pas d'exemple.

L'instinct d'association et d'affection n'étant que dévié et ne manquant pas nécessairement dans les communautés religieuses, les amitiés peuvent s'y former entre deux ou plusieurs personnes, dans un but commun de contemplation et d'adoration; et la bienveillance, que rien n'exclut, peut, quand elle existe, se déployer et s'exercer avec plus ou moins d'énergie entre les coadorateurs, et par extension, mais très secondairement, jusque sur les profanes.

Nous disons secondairement, et ce n'est pas sans dessein : en général il est d'observation que les dévots sont égoïstes ; eh bien ! la source première de cet égoïsme vient de ce que toutes leurs affections sont absorbées par leurs représentations anthropomorphiques. Les plus fervents sont prêts à sacrifier pères, mères, enfants, à ce qui leur paraît être les intérêts du ciel. Quant aux amis, ils n'en ont, avons-nous dit, que parmi leurs coadorateurs ; mais comme Dieu, les anges et les saints sur l'intercession desquels ils croient pouvoir compter pour leur salut, tiennent la première place dans leurs affections, ils se brouillent très facilement avec ce qu'ils appellent leurs amis ; et comme, d'une autre part, les autres sentiments et les instincts d'égoïsme ne sont pas muets chez eux, on voit surgir une foule de petites passions, des jalousies, des révoltes d'amour-propre, des prétentions à certaines jouissances sensuelles auxquelles on n'a pas renoncé, les regardant comme innocentes. Toutes ces impulsions réunies font des couvents des séjours de sociétaires mal assortis, vivant en proie aux sentiments les plus désaffectueux, et même aux mouvements haineux les plus propres à faire le malheur de la vie pour le commun des hommes du moins.

Cette privation des jouissances affectueuses réelles ne serait rien toutefois, si les représentations anthropomorphiques, qui les ont confisquées à leur profit, pouvaient chez tous conserver leur force pendant toute la vie. Il en est un certain nombre qui ont ce bonheur et qui finissent dans les jouissances anticipées d'une béatitude bien capable de les dédommager de leurs soucis passés. Heureux et trois fois heureux ces cénobites, d'être nés avec une merveillosité assez robuste pour tenir jusqu'au dernier moment contre les représentations incessantes de la réalité! Mais, hélas! il se trouve des hommes, et même des femmes, quoique plus rarement, chez lesquels une forte intelligence parvient, à la lueur de l'observation réelle, à rompre le charme de l'illusion. Malgré tous leurs efforts, ces infortunés arrivent au point de ne plus voir que du factice et du faux dans les représentations anthropomorphiques qui les avaient séduits durant leur jeunesse. C'est en vain qu'ils se tourmentent pour ranimer une ferveur qui s'éteint, c'est sans résultat qu'ils invoquent la grâce pour leur montrer, comme voisin d'eux, un Dieu qui s'éloigne, s'efface et devient inactif, ininfluent sur leur sort actuel. Ils s'aperçoivent que ce Dieu n'a plus de puissance providentielle pour

venir apporter aux hommes des consolations mira-
culeuses que dans l'histoire; que son omnipotence
générale ne se distingue plus que dans le grand
mouvement de la nature. Ils ne peuvent plus compter sur son secours immédiat, sur sa visite, pour
les délivrer des soucis cuisants qui les dévorent, pour
dissiper l'ennui qui les dessèche. Tout ce qui les entoure, leur devient odieux, et l'amitié réelle n'est
plus là pour les consoler; le monde les a oubliés;
l'habitude de lui demander des consolations est perdue, et désormais elle ne peut plus renaître. Ils finissent misérablement en maudissant leurs vœux et ac-
cusant, dans le secret de leur conscience, un Dieu
qui les abandonne au doute dans le moment suprême et les laisse périr dans l'aridité de l'inaf-
fection.

On sait que le commerce du monde n'est pas interdit à toutes les corporations religieuses; mais
comme les moines qui communiquent librement avec
la société, en partagent jusqu'à un certain point les
affections, leur situation se rattache plus ou moins
à celle des gens du monde sur lesquels nous avons
donné plus haut des explications.

Cela nous conduit à considérer le célibat et le
mariage dans leurs rapports avec l'instinct d'association. Si nous considérons le célibat chez les
moines, nous trouvons, dans le motif qui l'inspire,

une cause d'association avec le corps ecclésiastique
et une cause de dissociation par rapport à la société
civile. Parmi les jésuites, par exemple, ceux qui
ont été reconnus propres à l'intrigue, c'est-à-dire
spirituels et rusés, fréquentent le monde librement;
mais c'est avec une mission de conquête et de domination au profit de leur société. Aussi le mariage,
qui pourrait trop resserrer leur association avec les
citoyens, leur est-il interdit, ce motif étant ajouté
à ceux que les prêtres ont de s'abstenir du lien conjugal, et dont nous avons parlé plus haut. Il est donc
évident que, chez tout le clergé, l'instinct d'association est dirigé par l'intellect vers l'intérêt du corps
ecclésiastique, et contre celui de la société citoyenne.
Toutefois nulle part cette double direction n'est
aussi évidente que dans l'ordre des jésuites; car les
autres moines communiquent trop peu avec le
monde pour exercer sur lui beaucoup d'action, et
les prêtres séculiers vivent trop familièrement avec
les citoyens pour ne pas être emportés, jusqu'à un
certain point, par la direction de l'esprit social avec
lequel ils se mettent à l'unisson, quelque temps
après qu'ils ont quitté le séminaire, ainsi que nous
l'avons expliqué précédemment. Mais combien est
différente la position du jésuite! S'il fréquente librement le monde, il rentre chaque soir dans son
couvent, et va y déposer ses observations et s'y pé-

nétrer de plus en plus des principes de séduction et d'envahissement qu'il y a puisés. Il ne peut donc les perdre de vue, ces principes, comme le prêtre séculier, et définitivement il ne se fond jamais dans dans la société civile. Il reste en hostilité avec elle pendant toute sa vie : de tous les points du monde où ce corps peut pénétrer, convergent vers la capitale de la chrétienté des renseignements qui mettent l'autorité ecclésiastique à même de profiter de toutes les circonstances favorables pour étendre ses conquêtes et resserrer son association. Certes il faut que les gouvernants soient bien aveugles pour ne pas voir les conséquences de pareilles associations, et pour les tolérer comme ils le font. Heureusement que les découvertes des sciences naturelles, les arts, les industries qui en sont la conséquence, fournissent aux instincts, aux sentiments, aux affections, des objets d'adhésion qui empêchent ces moines de les diriger dans leurs intérêts ; heureusement aussi que l'amour-propre des autorités civiles et des suppôts de la justice s'offense des prétentions du corps ecclésiastique, lui interdit l'accès au pouvoir, et relègue son influence sur les personnes faibles, ignorantes, insignifiantes, et plus spécialement sur les femmes, qui forment avec lui des associations bien réelles, mais sans influence redoutable sur les gouvernements. Nous avons rendu compte précédemment des avantages qui en résultent pour le prêtre en particulier.

On voit, par ces considérations, que si l'instinct d'association vient à prendre une direction vicieuse et nuisible au progrès, c'est encore à l'intelligence qu'il faut en demander le remède, afin qu'elle soulève contre lui de puissantes facultés.

Le mariage doit avoir son premier mobile dans l'affectionivité ; car, dans l'ordre de la nature, l'homme, jeune encore et sans expérience des femmes, déifie celle qui fait naître en lui les premiers désirs, qui lui procure un bonheur qu'il ignorait. L'amitié s'ajoute à l'amour ; il lui semble que nulle autre femme ne pourrait remplacer la sienne, et pendant la durée de cette illusion naissent des enfants qui de plus en plus resserrent leur lien. Plus tard sans doute l'appétit sexuel porte l'homme marié à de nouvelles amours ; mais les enfants ont grandi, on les aime d'amitié, et de leur côté ils tiennent à leur mère. Le lien conjugal se trouve ainsi consolidé, et difficilement dissoluble.

Telle nous paraît être l'origine première du mariage dans l'espèce humaine ; mais cette association a dû subir par la suite une foule d'influences qui l'ont rendue plus étroite et plus difficile à rompre. La première de ces influences est celle de la propriété. La femme peut enrichir le mari, et les enfants seuls lui assurent le plus souvent la jouissance de sa fortune. Le divorce entraîne des procès qui n'ont point de terme, et produit la désunion dans les familles; aussi les grandes maisons, qui ne s'allient qu'après avoir calculé les avantages qui résulteront des agglomérations de leurs fortunes, aussi bien que les priviléges attachés aux noms et aux titres de leurs enfants, répugnent-elles à la loi du divorce, pendant qu'elle fait l'objet des vœux des gens à petites fortunes, et surtout des prolétaires. N'avons-nous pas vu cette loi, deux fois accueillie par notre Chambre des députés, être deux fois rejetée par celle des pairs? Le divorce est pourtant dans l'intérêt de l'ordre social, et doit être prononcé, non seulement pour cause d'adultère, mais aussi pour incompatibilité de caractère; car le caractère est l'ensemble des facultés cérébrales, et cet ensemble est à jamais immutable. Mais qu'importe à l'opulent titré l'inconduite de sa femme? il ne la voit que de loin, et s'en dédommage facilement par des liaisons passagères plus ou moins multipliées. Que lui importe même l'illégitimité de ses enfants? il n'a en vue que les titres et les droits attachés au nom des deux familles. Il n'en est pas ainsi du pauvre et de l'homme à fortune médiocre; il voit de près son déshonneur, qui pèse sur lui et l'opprime du matin au soir, qui lui est rappelé par tous les visages qu'il rencontre. Il ne peut pas, comme le grand seigneur, se soustraire aux tracasseries, à la domination d'une méchante femme en lui abandonnant un appartement, une maison tout entière. Il faut qu'il souffre et qu'il soit humilié toute la journée devant témoins, ou qu'il dévore ses peines en cherchant des distractions scandaleuses et immorales. Le sort de la femme opprimée journellement par un mari libertin, ivrogne, impérieux, tyran, est encore plus déplorable. Mais le riche reste indifférent à tous ces maux qu'il ne sent pas; il avale bénévolement son déshonneur sans que personne le lui reproche, à cause de la vénération intéressée qui l'entoure, et la loi du divorce ne trouvera jamais grâce à ses yeux.

Le clergé s'est habilement emparé du mariage en l'érigeant en sacrement, et le déclarant indissoluble; c'est une de ses plus utiles conquêtes. Ce corps devient ainsi le refuge des époux malheureux. La zizanie qui s'établit entre eux tourne toujours à son profit, et assure son empire dans l'ordre civil. Le lien conjugal n'est dissoluble aux yeux du pape que par des raisons d'état, c'est-à-dire à force d'or ou par des concessions de nature à rehausser son pouvoir, à moins qu'un refus hautain ne compromette sa puissance. Aussi les temps modernes ne nous ont-ils offert qu'un exemple de divorce autorisé par le Saint-Siége, mais il était au profit d'un conquérant qui faisait trembler tous les rois, et dont le chef de l'Église était devenu l'humble valet. La raison d'état en fut, dit-on, le motif, comme s'il pouvait exister une morale particulière pour les souverains!... Quant au citoyen, qu'il souffre! c'est son lot; qu'il trouve l'enfer chez lui, afin qu'il vienne humblement solliciter de son curé et payer à tout prix l'espoir d'obtenir un jour une petite place dans le paradis! Voilà les hommes; voilà les bienfaits de l'anthropomorphisme sacré: c'est, relativement à notre faculté, une guerre impitoyable habilement organisée et perpétuellement entretenue contre le bonheur dont ce doux instinct flatte en vain notre espoir déçu; et cela dans l'ordre social le plus parfait, nous disent quelques castes isolées, qui savent l'exploiter à leur profit.

Les moralistes, tous les philosophes, ont déjà fait remarquer combien il est absurde que le crime des alliances à certains degrés de consanguinité disparaisse à la cour de Rome au bruit des écus. Nous n'insistons pas sur ce point, car il est trop évident que ces alliances sont proscrites par la loi pour prévenir les conséquences du rapprochement des deux sexes, inévitable dans l'intérieur des familles. Il n'est pas bon, en effet, que le frère et la sœur conçoivent l'idée qu'ils pourront s'appartenir un jour par les liens du mariage. Nous en avons vu la raison en traitant de l'influence de l'intellect sur l'érotisme ; elle vaut mieux que la prohibition d'une pagode anthropomorphisée dont bien des libertins peuvent se rire.

Nous n'avons rien dit du mariage chez les animaux, car nous ignorons, absolument parlant, pourquoi les autres femelles n'excitent pas chez le mâle les mêmes désirs que la compagne qu'il s'est choisie, qu'il a préférée, ou avec laquelle l'homme l'a forcé de vivre exclusivement. Nous présumons que c'est parce qu'il est tout occupé à partager avec elle les soins du nid, l'incubation, la recherche de la nourriture et l'alimentation des petits, c'est-à-dire parce que la philogéniture lui prend tous les instants qu'il ne consacre pas à l'amour. Ce qui nous a suggéré cette présomption, c'est l'observation des pigeons, car s'ils sont bien nourris et bien hébergés dans la volière, ils ne manquent pas de convoiter et de séduire les femelles de leurs voisins, ce qu'ils ne feraient peut-être pas s'ils étaient sauvages, fort occupés de la recherche du grain et libres d'établir leurs domiciles à une certaine distance des autres, ce qu'ils tendent toujours à faire en captivité ; car ils repoussent les nouveaux arrivés le plus loin qu'ils peuvent. Nous soupçonnons qu'il en doit être ainsi de bien d'autres oiseaux et même des quadrupèdes qui vivent en état de mariage, comme le renard, et que l'occasion pourrait les rendre infidèles, si les soins de la philogéniture étaient à la charge de l'homme, comme dans nos volières.

Quant à l'homme lui-même, chacun peut remarquer que l'indigent laborieux qui s'occupe incessamment des travaux propres à soutenir sa famille, ne songe point à faire à sa femme des infidélités. Cette infraction ne s'observe que chez ceux dont l'érotisme est développé d'une manière extraordinaire; mais ce n'est point la règle, c'est l'exception, telle qu'on l'observe aussi chez les animaux accouplés, tandis que chez les riches la règle est dans l'infidélité et l'exception dans l'accomplissement rigoureux du devoir de chasteté qu'on s'est imposé. On doit noter aussi que dans les pays où la polygamie est permise, elle n'existe réellement qu'au profit des riches : le pauvre, qui doit travailler, se contente d'une épouse et lui est souvent très fidèle. Ainsi, sous ce double rapport, la dissemblance de nos mœurs avec celles des Musulmans, qui d'ailleurs n'épousent qu'une femme, n'est pas si grande qu'on pourrait le croire.

C'est donc par la coexistence de la philogéniture avec l'érotisme et l'amitié que nous sommes tenté de donner l'explication de la vie matrimoniale. Nous savons que certains phrénologistes ont cru pouvoir l'attribuer à l'influence d'un organe spécial ; ils ne nous ont point convaincu ; mais nous serions content de voir que l'on continuât les recherches déjà commencées , et nous ne présentons notre opinion que comme une probabilité à laquelle nous tiendrons tant qu'elle n'aura pas été réfutée par des observations répétées et vérifiées par des hommes véraces et sans préjugés.

On jugera facilement, par ce qui vient d'être dit, du sens des mots *affectionivité* , *penchant à l'association* ou *esprit d'association* , comme on s'exprime vulgairement ; *liaisons , connaissances , sentiments de famille* , de *consanguinité, esprit de parenté , népotisme , amitié* enfin, la plus significative de toutes les expressions relatives au sentiment instinctif qui nous occupe. Le sens des mots *philanthropie , misanthropie* , se trouve aussi éclairci par ces documents. On a dû comprendre comment le penchant qui nous porte à aimer nos semblables s'associe avec tous les instincts et tous les sentiments ; comment avec l'érotisme il produit *l'amour conjugal* ; comment avec la vénération, la justice, la bienveillance, il concourt à *l'amour filial* ; comment il prolonge la durée de la philogéniture ; comment toutes les autres facultés sont mises par lui à contribution pour assurer le bonheur de ceux que nous aimons. On a remarqué les déviations diverses qu'il prend dans l'état social en raison des circonstances, des mœurs, des religions; comment enfin l'intelligence le soumet, jusqu'à un certain point, en l'excitant ou l'atténuant, ainsi qu'elle fait pour toutes les autres facultés dont elle a la surveillance et dont elle doit saisir la direction, lorsque la tête de l'homme est organisée complétement et que l'expérience l'a bien instruite.

Habitativité.

On a pu assigner un siége au penchant qui porte l'homme à se fixer dans un domicile, ou plutôt à l'espèce d'affection qu'il contracte pour le lieu qu'il habite; car il ne dépend jamais de lui de choisir sa première habitation. Il y naît, et dans son enfance il reçoit les impressions des objets muets qui l'entourent, avec celles des personnes qui lui donnent des soins. Alors et peu à peu se développe en lui l'attachement pour les lieux; mais plus tard l'intellect acquiert de la prédominance sur ce penchant; il compare les différents lieux que les circonstances lui font habiter, et donne la préférence à ceux qui lui offrent en même temps les impressions sensitives les plus agréables ou le plus d'utilité.

Il nous paraît que l'organe des localités doit entrer pour beaucoup dans la détermination de l'in-

telligence pour le choix de l'habitation, car il retrace à la personne les ensembles ou tableaux des
lieux, et l'on doit croire que l'affection tend à se
diriger vers ceux qui ont paru les plus agréables.
Mais il faut distinguer, si l'organe des localités prédomine; s'il procure beaucoup de jouissances, on
aime à les multiplier, et le goût des voyages l'emporte sur celui de la vie sédentaire passée dans un
lieu toujours le même : telles sont du moins les observations des phrénologistes. On peut donc voir,
dans l'*habitativité* de Spurzheim, une impulsion générale qui nous fait chérir les lieux, soit que le hasard ou des circonstances indépendantes de notre
volonté nous y aient fixés, soit que nous les ayons
choisis librement d'après des considérations de plaisir et d'agréments divers ou d'utilité.

Quoi qu'il en soit, l'affection pour les lieux est
une chose réelle; on l'observe chez les animaux
aussi bien que chez l'homme. Sans parler de ceux
des derniers rangs de l'animalité, qui ne peuvent
vivre que dans des lieux déterminés, nous voyons
presque tous les mammifères et les oiseaux choisir
un local pour leur habitation, un site pour la recherche de leurs aliments, ou s'attacher à ceux
que l'homme juge à propos de leur assigner; ils y
tiennent beaucoup, et plusieurs ne souffrent pas
que d'autres s'y établissent. Les tentatives d'usur-

pation en ce genre sont une des causes les plus puissantes des combats que se livrent entre eux les individus des mêmes espèces. Plusieurs oiseaux chasseurs ont le sentiment de l'étendue de terrain nécessaire pour leurs besoins, et après quelques combats avec leurs rivaux, chacun reste librement dans ses domaines. L'instinct de propriété doit ici jouer un grand rôle; mais l'attachement pour les lieux se prononce assez fortement chez tous nos animaux domestiques pour que nous ne puissions pas le révoquer en doute. Tous connaissent leur habitation, et tous la recherchent d'eux-mêmes et s'y retirent à des heures déterminées. Notre dessein n'est pas de pousser plus loin les recherches sur les animaux; nous ne voulons désormais nous occuper que de l'homme.

L'affection pour les lieux est susceptible de grandes variétés qui, le plus souvent, sont subordonnées au genre de vie. Les paysans, et surtout les habitants des montagnes, tiennent beaucoup aux lieux où s'est écoulée leur enfance; ils les regrettent, si des circonstances les en éloignent, et conservent longtemps le désir de les revoir. Les hommes élevés dans les villes n'y tiennent pas autant, à beaucoup près, et s'habituent plus facilement aux changements d'habitation. Ce double fait démontre deux choses : 1° La grande influence des sites champêtres, et principalement des paysages accidentés comme ceux des montagnes, sur l'instinct de l'habitation; 2° l'influence de l'intellect sur cet instinct; car ce sont d'autres passions, produit des perceptions d'un autre genre, qui ont empêché l'affection des lieux de prendre chez les jeunes gens des villes le même empire sur l'ensemble moral qu'elle a pu conquérir chez les jeunes gens des campagnes.

Malgré ces différences que nous n'avons examinées que d'une manière générale, il est d'observation que dans tous les lieux où l'homme peut résider, l'amour du lieu qu'il habite se développe toujours du plus au moins. On aime sa maison, ses appartements, sa chambre, son cabinet, et lorsqu'on les revoit après une absence, on trouve un plaisir réel à s'y replacer, à s'y installer. Chacun répète : *On n'est bien que chez soi*; et en effet, l'influence d'un local étranger, quoiqu'agréable, nous distrait, rompt la série de nos idées; il faut s'y habituer pour y être à son aise, et que le sentiment de la possession s'associe au moins jusqu'à un certain point à cette habitude pour que nous éprouvions cette douce jouissance qui s'attache aux objets qui nous entourent, et nous met en quelque sorte à l'unisson avec ces corps muets. Ils semblent s'animer et parler à nos sentiments; nous y sommes bien, et nos facultés s'y développent avec liberté.

Pour mieux comprendre cette influence des lieux, il est bon de jeter un coup d'œil sur ce qui se passe en nous lorsque n ous quittons la ville pour aller passer quelque temps à la campagne, parce que cette influence y est plus prononcée que partout ailleurs. Dans la ville on cherche de toutes parts des impressions; car celles des rues, des édifices, des jardins parés et compassés, ont perdu sur nous tout leur effet. Il nous faut des visites, des conversations, des tableaux, des théâtres, des scènes un peu vives, inattendues, qui rompent la monotonie du spectacle habituel, et qui éveillent en nous des goûts, des affections, des passions capables de nous faire vivement sentir notre existence; mais si nous ne sommes retenuspar des motifs d'affaires, d'intérêt, d'instruction, par des fêtes, des cérémonies extraordinaires, nous soupirons après les spectacles de la nature aussitôt que le retour de la belle saison nous en promet la jouissance. Sommes-nous au milieu de la campagne, nous n'avons plus besoin de courir après les impressions; elles viennent nous chercher, et se multiplient d'autant plus que le paysage est plus varié. Tous nos sens sont flattés à la fois : la vue est réjouie par des perspectives qui forment des oppositions diversifiées avec le ciel et les eaux, par la couleur verte mêlée de jaune et diversement nuancée de la végétation, par la vue des animaux qui s'y agitent en liberté. L'ouïe est flattée par les chants des oiseaux et même par leurs cris, car ils ont quelque chose qui sympathise avec nos instincts; par le bruit du vent, s'il n'est pas impétueux; ce sens et celui de la vue sont toujours simultanément émus, et souvent d'une manière plus agréable que pénible; par les orages et les pluies, qui forment dans la campagne un spectacle tout différent de celui qu'ils donnent dans les villes. Le sens olfactif est doucement affecté par les odeurs confondues des fleurs et de la verdure. L'odeur de la forêt a ses charmes; celle de la prairie et des moissons nous flatte d'une autre manière; toutes ces sensations, nous le répétons, viennent nous chercher; nous n'avons d'autres frais à faire pour les diversifier que ceux d'un exercice qui a bien aussi ses agréments; car l'exercice en plein air est un besoin. La poitrine s'y dilate avec volupté, et tout le corps en reçoit une impression vivifiante. Il est des sites où nous sommes tellement remplis, tellement inondés de sensations, que dans l'immobilité la plus complète nous jouissons agréablement, quoique d'une manière confuse, sans avoir besoin d'aucun travail d'attention. Combien de poëtes, d'écrivains de tout genre, d'artistes célèbres, n'ont-ils pas puisé là les plus sublimes inspirations! Ils en ont fait l'aveu, et ce n'est point une exagération poétique.

Il est un âge où l'amour ajoute ses enchantements à ceux que nous procure la campagne; et lorsque cette illusion est dissipée, lorsque le rire de bonheur qu'elle nous donnait est évanoui, les autres jouissances nous restent; de sorte que le séjour des champs devient souvent la passion dominante des hommes qui sont sur le retour de l'âge, et même des vieillards, car nous ne perdons jamais l'aptitude à jouir des bienfaits de la nature. Aussi voit-on constamment les riches, dont la vie s'est en grande partie écoulée dans le tumulte et le fracas factices des villes, venir chercher un bonheur tranquille à la campagne, aussitôt que le retour de la belle saison leur en procure la possibilité.

Et qu'on n'allègue pas que la campagne est trop monotone: tout y est en mouvement; tout y change depuis les premiers jours du printemps jusqu'à la fin de l'automne. Pour peu que l'homme prenne du goût pour faire intervenir son influence sur ces changements, cultiver la terre, diriger la brillante végétation des jardins, élever des animaux et en perfectionner les races, agrandir, embellir son habitation, il trouve abondamment des sources d'activité qu'il n'avait pas soupçonnées. Il est tenu vivement en haleine; il se passionne pour un travail dont il voit les résultats se développer spontanément, flatter son amour-propre, élever de plus en plus ses espérances. Sa vie entière s'écoule avec rapidité, tantôt dans l'espérance, quelquefois dans l'illusion, souvent dans des jouissances qui flattent en même temps la propriété, la propre estime, la vanité, et l'attachent de plus en plus à son genre de vie.

Eh bien! la voie par laquelle toutes ces jouissances pénètrent dans notre moral, c'est précisément l'organe auquel tient la faculté qui nous occupe; car, d'après les observations des phrénologistes d'une part, ceux chez qui cet organe est fort déprimé en sont peu susceptibles, ou s'y prêtent sans enthousiasme et n'en prennent point la passion; et d'autre part, ceux chez qui l'organe des localités l'emporte sur celui de l'habitativité, trouvent à changer souvent de lieu un plaisir qui les rend peu sensibles à ceux de l'habitation continue. Mais il n'est pas moins vrai qu'on peut avoir les deux organes bien développés, et se plaire successivement, comme certains animaux, à voyager et à se fixer dans une habitation convenable.

Qu'on se garde aussi d'objecter que le bonheur de la campagne n'offre ces charmes séduisants qu'à ceux qui sont rassasiés de la vie des citadins. L'expérience déposerait contre cette assertion. Les jeunes villageois qui n'ont point fréquenté les villes sont ceux qui sentent le plus de regret en quittant les campagnes où ils ont passé leurs premières an-

nées. C'est parmi ces jeunes gens que se développe
la nostalgie, ainsi que peuvent l'attester les médecins des hôpitaux militaires , tous les officiers supérieurs qui sont à la tête des corps armés ; et plus les
lieux dont ces jeunes soldats proviennent sont agres-
tes, sauvages , montueux , plus cette maladie est te-
nace et dangereuse. On doit convenir toutefois que
les privations imposées par l'absence à l'instinct de
l'affectionivité y contribuent ; mais ce sont les tableaux des localités, si puissants sur l'intellect,
parce qu'ils adhèrent fortement à la représentation
personnelle, toujours présents d'ailleurs, parce qu'ils
n'est besoin d'aucun effort pour être reproduits ; ce
sont bien ces tableaux , disons-nous , qui tiennent
en éveil l'amour des parents, des proches, des amis,
avec l'amour des lieux , et qui produisent le chagrin, si l'on n'est pas naturellement gai, et si l'espérance ne nous soutient pas.

Depuis dix ans que nous cultivons la phrénologie,
nous avons donné une attention particulière aux
têtes des nostalgiques : nous y avons toujours trouvé
le développement simultané des organes perceptifs,
des localités et de l'affectionivité. Souvent aussi la
circonspection est chez eux très prononcée, pendant
que l'espérance l'est fort peu ; et la faiblesse des
organes de la haute intelligence, qui n'a point été
cultivée, explique assez, dans la plupart des cas ,

pourquoi la réflexion n'a pas trouvé de ressource contre les affections prédominantes.

Lorsque la faculté de l'habitativité forme une prédominance comparée avec celle de l'affectionivité, les habitants des villes sont aussi fort attachés aux lieux qui les ont vus naître; mais nous sommes tentés de croire que les affections pour les personnes contribuent plus que celles pour les lieux aux regrets que peuvent éprouver de pareils sujets par l'éloignement du pays natal. Au reste, rien n'empêche qu'on ne vérifie cette conjecture (car nous convenons que c'en est une) en explorant bien les têtes nostalgiques fournies par les villes.

Malgré tous ces faits, on est obligé de convenir que l'attachement pour l'habitation est un de ces penchants sur lesquels l'intellect a le plus d'empire. Aussi voit-on dans l'histoire les peuples des pays froids et stériles tenter sans cesse l'invasion des contrées fertiles, des climats plus doux et plus beaux. Nous n'avons nul besoin d'en accumuler des exemples; nous nous bornerons à faire observer que l'amour des lieux, presque toujours assez prononcé dans l'enfance et dans la jeunesse, s'affaiblit dans l'âge viril. L'homme ayant tout pondéré dans son intelligence, finit souvent par adopter la devise : *Ubi benè, ibi patria.* Si celui qui a quitté sa patrie pour faire sa fortune est souvent tenté d'y revenir après avoir atteint son but, ce n'est pas toujours l'amour des lieux qui le rappelle : ce sont les personnes, les usages, les mœurs, certains passe-temps, qu'il regrette, et qu'il veut retrouver avant de terminer sa carrière. Si nous voyons l'Auvergnat ou le Savoyard, qui a péniblement amassé dans nos capitales un médiocre pécule, retourner dans les montagnes pour y placer sa petite fortune en fonds de terre, c'est moins par l'amour des lieux que parce qu'il a besoin de repos, et parce qu'il a pensé qu'avec une médiocre fortune il trouvera plus de jouissances dans son pays qu'il n'en pourrait espérer dans une grande ville. En effet, il y vivra dans une certaine gêne et ne figurera jamais dans les classes un peu élevées de la société, tandis qu'il peut, avec sa médiocre somme d'argent, vivre à son aise dans son pays, et devenir un des premiers personnages de son village. Le calcul de l'intelligence a donc plus de part dans ce retour que l'instinct d'habitation. On en voit une nouvelle preuve chez ceux de ces émigrants qui arrivent à faire une grande fortune : presque tous ceux-là nous restent, et prennent un train de vie qui les place dans l'ordre social à peu près au rang qu'ils ambitionnaient.

L'organe qu'on assigne à l'affection pour les lieux a été chargé par quelques phrénologistes d'une autre fonction. Ils ont prétendu qu'il servait à fixer

l'attention, et donnait la faculté de travailler au milieu du bruit, sans éprouver de distraction. Ils assurent avoir remarqué que les personnes qui peuvent s'occuper fortement de leur objet, composer,
écrire dans une assemblée nombreuse et bruyante,
sans être dérangées le moins du monde, ont toutes
cette partie de l'encéphale qui correspond à la région supérieure de l'os occipital très développée, ce
qui les a portées à lui donner le nom d'*adhésivité*.
Si cette observation se vérifie, il s'agira de déterminer si les mêmes circonvolutions remplissent les
deux rôles, celui d'adhérer aux lieux et celui d'adhérer à la série d'idées qui nous occupe, ou s'il n'y
a pas de subdivision à y établir. Nous avouons que
nous n'avons aucune observation qui nous soit propre tendant à la solution de cette difficulté. Nous
voyons bien quelque rapport entre le fait de fixer
fortement son attention sur les représentations des
lieux, des choses, des personnes que nous voyons,
que nous entendons, que nous palpons actuellement,
et la fixer fortement sur les idées présentes à la mémoire que nous voulons développer par la composition, puisque ces idées ne sont elles-mêmes que des
représentations mémoriales; mais nous n'aperce-
vons là aucun sentiment affectueux, et pourtant il
y en a dans l'attachement de l'homme pour les lieux
qu'il habite. Il y en a, puisque l'éloignement de ces

objets cause du chagrin, produit le soupir, la tristesse, et que la joie remplace cette manière d'être lorsque l'homme revoit les lieux qu'il habita, surtout dans son enfance, et dont la représentation s'attache à ses premiers plaisirs, au développement, à l'explosion, aux vicissitudes des sentiments qui ont marqué les différentes phases de sa vie. Au surplus, nous aimons beaucoup mieux briser sur cette question, que de la traiter d'une manière conjecturale. Nous attendons les résultats de l'observation empirique, principe de toute connaissance. La valeur des expressions destinées à retracer l'attachement de l'homme pour les lieux qu'il a longtemps habités, fréquentés, ne peut offrir de grandes difficultés : il s'agit d'un sentiment affectueux qui s'est développé en nous et qui s'est attaché à la représentation des objets qui nous ont entourés, de telle sorte qu'il se reproduit au souvenir de ces objets, aussi bien qu'à leur aspect, et que le souvenir nous cause de la peine lorsque nous n'avons pas l'espoir de nous voir prochainement replacés au milieu de ces mêmes objets.

Tel est le sens des mots *attachement* ou *affection pour les lieux*, ou, comme on dit figurément, *pour les pénates, goûts casaniers*, etc. L'*amour de la patrie* a pour base ce doux sentiment, mais celui d'attachement pour les personnes s'y associe ; car, lorsqu'on est éloigné de la patrie, on ne peut séparer le souvenir des personnes de celui des choses. La représentation de ceux qui nous ont donné des soins, qui nous ont aimés, que nous avons chéris, qui ont interprété nos besoins, qui les ont satisfaits, qui parlent le même langage que nous, ne peut manquer de nous causer de douces émotions, des regrets plus ou moins vifs, lorsque nous en sommes privés, lorsque surtout nous n'avons plus l'espoir d'en jouir. Or ces deux sentiments affectueux, l'attachement aux lieux et aux personnes, et même aux animaux, se tiennent de près et sont rapportés par les phrénologistes à deux régions du cerveau qui sont très voisines.

Espérance.

L'espérance s'associe à toutes les représentations dont les instincts et les sentiments développés en nous ont rendu la possession ou le contact agréable ; car de là naît l'idée que, du rapprochement de ces représentations avec notre personne, il peut résulter encore du plaisir. C'est à cause de ces applications si multipliées du sentiment d'espérance que nous avons résolu de n'en traiter qu'après avoir parlé de toutes les autres facultés.

L'espérance exerce une grande influence sur la destinée de l'homme, car lorsqu'elle est puissante, elle agit comme déterminatif de presque toutes ses actions. Cependant qu'en faisait-on dans l'ancienne philosophie ?... On rangeait ce sentiment parmi ceux que l'on plaçait dans le cœur avant de les faire entrer dans l'âme, sans se douter le moins du monde où l'on avait puisé cette figure. Mais nous ne l'avons pas dit encore, et il est temps de nous expliquer là-dessus.

Les psychologistes modernes ont fortement critiqué Cabanis d'avoir établi les passions dans les viscères ; ils les ont, eux, arbitrairement placées, les unes dans cette âme, à laquelle ils n'ont jamais pu donner des attributs ni un siége positifs, les autres dans la chair, envisagée d'une manière si vague, que personne n'a pu les comprendre ; car il résulte plutôt de leurs dissertations que les passions sont des entités indéfinies et indéfinissables qui siégent on ne sait où, et qui viennent faire le siége de l'âme pour s'en emparer. La belle psychologie! et comme elle devait engendrer une belle morale! Mais à leurs yeux, ou les passions sont dans la chair, dans le sang, dans les nerfs, ou elles n'y sont pas. Si elles y sont, voilà nos philosophes du parti de Cabanis; car il faudra bien que l'âme soit dans la tête avec l'intelligence, ainsi qu'il l'y plaçait après plusieurs anciens, à moins de la faire aussi placer ou s'agiter on ne sait où; si les passions n'y sont pas, si elles voltigent dans le vague jusqu'à ce que l'âme consente à leur donner un asile, pourquoi ce langage alors insignifiant qui les place dans le cœur? On répondra : C'est un cœur figuré; mais qu'est-ce qu'un cœur figuré? C'est, diront-ils peut-être, une collection composée de certaines passions, de certains désirs qui sont dans la nature humaine, mais dont l'âme peut s'affranchir. Eh bien, alors, demandons-leur quelle est cette nature humaine infime, abjecte, et qui ne peut jamais être que l'ennemie de l'âme et l'objet constant de ses mépris et de ses répulsions. Cette question est importante; car si cette nature était la chair et le sang, il faudrait bien arriver, en nommant les choses par leurs noms, à dire qu'elle est dans le cœur, les poumons, l'estomac, les intestins, malgré leur ignoble usage, et même les organes sexuels, dont le nom seul offense le spiritualisme raffiné des christianistes, et l'on retomberait encore une fois dans le Cabanisme. Mais de toutes ces expressions, il n'y a que celle de cœur qui ait trouvé place dans le beau langage, et voilà pourquoi l'espérance a pu s'y placer avec le désir et beaucoup d'autres mouvements de la chair.

Il faut avouer que l'intelligence humaine n'a pas été difficile, et s'est contentée de bien peu de chose en anthropologie jusqu'à nos jours.

Mais voici bien une autre affaire; lorsque l'espé-

rance s'adresse aux choses célestes, c'est une vertu
pour les théologiens, et même une des théologales,
tandis qu'elle est un sentiment dépravé toutes les
fois qu'elle se dirige vers la possession des biens pé-
rissables de ce bas monde, à moins qu'on n'ait le
projet d'en faire hommage aux ministres du Très-
Haut, faute de pouvoir parvenir jusqu'à lui-même
pour les lui offrir.

Le cœur peut donc être vertueux? Sans doute,
puisqu'il a trouvé place dans le beau langage; puisque l'on déifie, par des représentations très correc-
tes et même très anatomiques, les cœurs de Jésus et
de Marie. Quant à l'estomac, aux intestins, etc.,
ils n'ont pas ce droit. Mais le cœur peut être aussi
corrompu, dépravé, endurci, pourri, vermoulu, etc.
Alors il n'est métaphysicien, soit sacré, soit
profane, qui consentît à y placer la foi, l'espérance et la charité. Il doit résulter de là que ces
vertus ne sont pas nécessairement dans le cœur, et
que lorsqu'elles y descendent, du ciel sans doute,
le cœur a été purifié, béni, sanctifié comme un édifice que l'on prépare pour le culte, afin qu'elles y
soient reçues dignement.

Messieurs les théologiens se fâchent lorsqu'on critique leur langage figuré. Nous sommes possesseurs
d'une lettre inédite qui en offre un bel exemple;
mais la colère, lui donnât-on le titre de sainte indi-

gnation, ne prouve rien. La colère n'est qu'une impulsion organique, comme le merveilleux et la vénération, et les impulsions instinctives et sentimentales n'ont de valeur que pour ceux chez lesquels on peut les développer imitativement au moyen du langage. Donc si les hommes merveillosistes et vénérants de la chimère se fâchent de nos discours, il n'y a pas de raison pour qu'il en soit ainsi de ceux pour qui la chimère n'est rien, et qui n'accordent leur vénération qu'aux représentations qu'une intelligence forte et cultivée a reconnues pour réelles. Or, c'est à ces hommes-là que nous nous adressons, avec la persuasion qu'ils ne trouveront ni injustice ni mauvais goût dans les réflexions qui nous sont suggérées par les manières fausses et absurdes dont, jusqu'aux phrénologistes, on a envisagé la faculté qui nous occupe.

Allons au fait, et disons franchement la vérité; c'est parce que les instincts, les sentiments, les impulsions, en un mot, de l'amour, de la haine, de la colère, du courage, de la crainte, de l'espérance, de la charité, de la philanthropie, etc., rendent le cœur palpitant et font éprouver des sensations à la région qu'occupe cet organe, qu'on a conçu l'idée de les y placer. On a senti depuis les conséquences trop matérialistes de cette localisation; alors on a prévenu le bon public qu'il ne s'agissait pas d'un cœur réel, mais d'un cœur figuré. Il a compris cela comme il a pu, et le mot cœur est resté dans le style choisi, et même élevé ou sublime. C'est parce que les sensations que ces impulsions font éprouver sont partagées par la région épigastrique et se propagent plus ou moins dans le ventre que le mot *entrailles* a trouvé grâce dans le beau style à côté de l'expression cœur, et cela au point que Dieu lui-même peut avoir pour le pécheur repentant des *entrailles de père*. Voilà tout le mystère du jargon des métaphysiciens tant sacrés que profanes. Les *lombes* de David, malgré la respectabilité du personnage, n'ont pas réussi. Personne n'oserait écrire désormais que ses *lombes* ou ses *reins* sont *remplis d'illusions*; mais en transportant dans le figuré, avec quelques altérations de mots, tout le littéral des anciens textes hébreux et grecs des philosophes et des théologiens des premiers siècles, gens trop souvent grossiers et sensualistes, malgré la sainteté bien reconnue de plusieurs d'entre eux, on se tire d'affaire. Aujourd'hui la déclamation vague va son train; c'est une semence qui trouve toujours dans la foule assez de têtes disposées à la création et à l'adoration de la chimère pour ne jamais tomber sans produire de fruit.

L'espérance a, dans la tête humaine, un organe qui ne fut point avoué par Gall; mais désormais cette localisation est admise par tous les phrénologistes. Nous nous sommes aussi attaché à la vérifier, et nous n'y avons jamais trouvé de mécompte. Nous ne doutons donc point que ce ne soit vraiment un sentiment primitif.

Mais est-ce un sentiment exclusif à l'homme? Cette question serait mieux placée sans doute dans un traité spécial de phrénologie; toutefois il peut être utile de la toucher en passant dans cet ouvrage. Les actes qui manifestent le sentiment d'espérance, lorsque les circonstances lui permettent d'en produire, par exemple lorsque nous attendons un objet vivement désiré et qui doit prochainement nous arriver, ces actes, disons-nous, sont ceux qui se rapportent à l'attente; nous exprimons notre espoir par un signe parlé, alors il ne reste plus de doute sur le motif de l'attente, et le physiologiste peut observer. Eh bien! dans cet état, nous nous tenons en éveil, l'œil ouvert et dirigé vers le lieu d'où doit venir l'objet désiré, le cou tendu et tout le corps disposé à l'action. Cet état dure autant de temps que l'espérance nous stimule vivement; mais la nature a besoin de repos. Nous en prenons, et l'espérance nous poursuit souvent dans nos rêves. Elle se ranime dès que nos forces sont réparées, et nous tient encore en haleine. Fréquemment le soupir témoigne de nos désirs, et dans certains moments d'illusion, nous interpellons, nous appelons à haute voix l'objet désiré. Tels sont les seuls faits dont nous pouvons faire l'application aux animaux; car lorsque l'espérance est renfermée en nous-même ou porte sur une obtention éloignée ou très difficile, sa mimique n'est pas la même; elle n'est pas continue; elle se prononce de temps en temps à l'occasion de quelques discours, lectures, événements, et dans la solitude en certains moments de loisir. Mais ce n'est pas dans cette nuance que nous pouvons l'observer chez les animaux, il y en a mille raisons qu'il est inutile de déduire.

Eh bien! si nous nous bornons à chercher chez eux les signes de l'espérance de la possession prochaine, nous y trouvons les mêmes qui apparaissent chez nous. Le chien qui a perdu son maître regarde, cherche, flaire, écoute, a tout le corps en arrêt et fait entendre des hurlemens plaintifs. Il en est ainsi dans les cas où le mâle attend sa femelle, où la mère exprime le désir de recouvrer ses petits qu'on vient de lui ravir. Le chat a-t-il vu rentrer une souris dans son trou, il la guette tout exprès et l'attend avec une patience infatigable; il espère donc la voir sortir à la fin. Le cheval attend à la barrière du champ où il a contume de paître, à la porte de son écurie, et quelques hennissemens poussés parfois témoignent son espérance avec son impatience de la voir ouvrir. Ne nous arrêtons plus sur ces détails; il est certain que tous les mammifères et la plupart des oiseaux sont susceptibles de l'attente, et qu'à l'attente se joignent toujours le désir et surtout l'espérance.

Ce sentiment est donc dans la nature nerveuse des animaux, et d'autant plus prononcé que leur organisation est plus élevée dans l'échelle; car la patience des mollusques et d'autres animaux de bas étage ne représente point assez notre espérance, pour que nous puissions la faire entrer dans le compte.

Peu importe le siége de l'organe chez les animaux où nous distinguons la faculté; ce n'est pas la question que nous traitons maintenant. Il nous suffit d'avoir établi le sens du mot espérance par la représentation des faits dont il donne le souvenir. Entrons maintenant dans quelques recherches sur le rôle que joue l'espérance dans la vie des hommes.

On répète proverbialement que l'espérance ne nous abandonne jamais; cette sentence a été avancée par des personnes qui avaient cette faculté bien prononcée. Il est vrai qu'elle s'applique à la grande majorité; mais il est faux qu'elle puisse être dite d'une foule de malheureux, soit riches, soit pauvres, auxquels le lendemain n'a jamais souri, et dont plusieurs se donnent la mort du plus grand sang-froid du monde, si la biophilie ne les fait pas trop adhérer à l'existence. Certes, il est des hommes qui n'espèrent rien, qui désespèrent plutôt de tout ce qui peut exercer une influence favorable sur leur avenir. Ce n'est pas dans l'enfance que la faiblesse de l'espérance produit de grands résultats; toujours cet organe existe, comme tous les autres, et ses fonctions s'exécutent du plus au moins, jusqu'à ce que l'intellect ait constaté par l'observation que l'espoir de l'homme est malheureusement sujet à être cruellement déçu. Alors commencent d'entrer en action prédominante des sentiments que la nature a faits plus puissants chez le sujet que celui qui correspond à l'espérance. Une représentation vient-elle offrir un objet de désir sur la possession probable duquel l'intellect interroge l'ensemble de l'appareil impulsif, tous les sentiments s'ébranlent, et si la circonspection est forte, en même temps que l'espérance se trouve faible, c'est la circonspection qui répond; elle représente vivement, elle multiplie, elle exagère tous les obstacles; elle fait les difficultés si grandes que l'intellect entre en doute. Tant qu'il hésite, le mal n'est pas sans remède; mais si des faits précurseurs et garants de l'obtention ne lui apparaissent promptement pour qu'il ranime l'espérance, celle-ci reste muette, car son antagoniste absorbe presque seule l'action vitale dans le travail que suscite la question, et le désespoir se formule. Alors

tout est perdu : l'intellect n'appelle plus à son secours que les sinistres instincts ; la destruction, le
courage se tournent contre l'individu, et s'ils sont
assez actifs pour le porter au suicide, force est qu'il
y succombe, à moins que la biophilie n'y mette son
veto. Il est vrai que l'exemple peut contribuer au désespoir ; mais qu'importe ? il n'a d'effet que sur les
prédisposés. Nous renvoyons, pour plus amples
détails, à ce qui a été dit plus haut du suicide
(page 4o2 et suiv.).

Cette explication n'est point un roman ; on en
constatera la justesse si l'on a l'occasion d'observer
de près les hommes qui, après de longs combats intérieurs, ont fini par se donner la mort, pourvu
qu'on ait assez de connaissances phrénologiques pour
comparer toutes leurs réflexions, tous les sentiments
qu'ils ont coutume d'exprimer, avec les régions pro-
éminentes et les régions déprimées de leur encéphale.

Après avoir constaté que l'espérance manque à
un petit nombre de malheureux, nous avouerons
volontiers qu'elle prédomine parmi les masses. Elle
soutient l'homme dans toutes ses entreprises ; elle ne
l'abandonne pas dans l'isolement ; elle le ranime après
un naufrage, sur un rocher aride et sur la planche
à laquelle il s'est accroché. Faire des phrases sur
tout cela serait inutile ; dans tous ces cas elle nous

rend service en soutenant notre courage et nous
prêtant des forces pour attendre le secours dont elle
nous flatte. Voyons les cas où elle nous est trop
souvent nuisible.

Ces cas sont ceux où l'espérance se trouve associée avec le merveilleux et l'idéalité, source principale et féconde des illusions; c'est cette fatale combinaison qui encourage l'homme aux jeux de hasard,
et l'on pense avec raison que l'instinct de la propriété s'y trouve pour beaucoup.

On retrouve encore l'espérance en action avec
plus ou moins de merveilleux et d'idéalité chez
cette foule de spéculateurs dont la société abonde, et
qui se livrent les uns à la construction, les autres à
la mécanique, plusieurs à des entreprises hasardeu-
ses de divers genres fondées sur l'exploitation de l'industrie. Une imagination vive et souple, composée
des actions réunies de l'idéalité et du merveilleux,
aplanit tous les obstacles et leur fait voir le succès
en perspective prochaine; mais cela ne suffirait pas
pour les mettre à l'œuvre si l'espérance n'y ajoutait
son impulsion. Alors si la fermeté, l'estime de soi,
contribuent à les encourager, rien ne peut plus les
arrêter qu'un intellect extraordinairement puissant;
mais si malheureusement il est médiocre, les facultés exagératrices, soutenues par l'espérance, en-
traînent cet intellect, et l'homme court à sa ruine.

En somme, avec beaucoup d'espérance, d'idéalité et de merveilleux, il faut être d'un mérite supérieur pour ne pas succomber dans toutes les entreprises importantes.

Lorsque le merveilleux l'emporte sur le réel et qu'il y a de la vénération, le désir se dirige vers la possession des biens d'une autre vie, parce qu'il est conduit dans cette direction par les dogmes et les traditions des sectes religieuses. Sans ces représentations, il serait vague, et l'espérance ne saurait sur quoi porter. Tels étaient à peu de chose près certains contemplatifs de l'antique orientalisme, qui bornaient leur espérance à dégager leur esprit des choses concrètes, réelles, secondaires, contingentes, pour le confondre avec la cause suprême, unique, simple par excellence, et pour cela désignée par le mot *un*. La chimère que l'intellect cherchait là, sous la conduite du sentiment du merveilleux, ne devait avoir aucun des attributs qui frappent nos sens dans les corps ; il fallait donc chasser toutes les représentations pour fixer l'attention de l'intellect sur quelque chose de supérieur. Mais ce supérieur, qui n'était que le simple et l'un, a bien peu de formes. Ses représentations devaient donc manquer aux contemplatifs, dira-t-on.

Il n'en est rien cependant : l'intellect ne saurait agir sans cela. Aussi si l'un, le simple, Dieu en un

mot, n'avait ni figure humaine ni aucun accoutre-
ment qui pût la rappeler, il avait, comme cause,
créateur, producteur, Dieu en un mot, il avait des
émanations. Rien de plus sublime dans le sensible,
de plus merveilleux, de moins compréhensible que la
lumière... Eh bien ! il lançait de la lumière. C'était
au moins une représentation sensitive. Cette lumière
immédiatement émanée de Dieu n'était pas de la lumière ordinaire : elle était productive, créatrice, etc.
mais comme Dieu se fût souillé en employant des
rayons directs au maniement de la matière (attendu que les rois ne mettent pas la main à la pâte),
elle produisait une lumière des lumières, ou si cela
vous paraît encore trop grossier, des émanations
secondaires qui prenaient ce soin. Des superpuristes,
des supervénérants, des archi-merveillosistes trou-
vaient-ils qu'il y avait profanation à mettre un second degré de l'émanation divine en contact avec la
boue, ils en créaient un troisième, un quatrième.
Ces sortes de créations ne coûtent rien. Or, si
ces émanations, soit lumineuses, soit superlumi-
neuses (vous vous les figurerez comme vous pourrez) n'étaient pas des hommes par la figure, elles
l'étaient par les œuvres; car elles ajoutaient, elles
construisaient, elles démolissaient, etc., comme font
les hommes; elles y mettaient du projet, de l'intention, de la volonté, comme font encore les hommes;

et ces actes intellectuels émanaient de l'*un* lui-même, puisque rien ne pouvait provenir que de lui. Maintenant tâchez, lecteur, de vous représenter toutes ces actions, en dégageant l'idée de l'homme auquel seul vous les avez vu faire, et dites-nous quelles représentations ou quelles idées il vous restera. Ne reconnaissez-vous pas là un travail continuel des facultés de comparaison et de causalité qui s'exercent à comparer, à juger, à découvrir les rapports de causation ; non plus tels que les sens, vérificateurs, contrôleurs-nés du réel, ont coutume de les offrir, mais tels que les fait le merveilleux, en offrant sans cesse à l'intellect son brillant microscope.

Eh bien ! oui, le voilà, ce spectacle éclatant de merveilles qui varient à chaque secousse que leur donne un nouvel accès de ferveur, comme les objets placés dans le caléidoscope. Le voilà, cet étalage de prodiges dont la contemplation désirée flattait l'espoir des mystiques rêveurs, de tous les ascétiques orientalistes qui ont précédé et produit les ascétiques chrétiens. Leur goût prédominant était celui des visions fantastiques créées par le merveilleux avec les représentations des sens ; vénérées, adorées par une autre faculté en proportion de son développement, et c'était vers la jouissance définitive, toujours renaissante, sans terme dans sa durée, infinie, éternelle, pour tout dire en un mot, de ces visions ou intuitions que se dirigeait, avec un effort soutenu, le sentiment de l'espérance.

Éternelle !... Attendons cependant... Les premiers adorateurs de la chimère n'osèrent d'abord se faire eux-mêmes éternels, pour ne jamais cesser d'en jouir ; ils se contentèrent de se faire absorber par l'*un*, par le suprême après leur mort. Les justes du Vieux Testament n'élevaient pas leurs vœux jusqu'à l'immortalité spirituelle : il n'y avait qu'un petit nombre de leurs inspirés qui se crût le droit de rentrer dans le sein de Dieu ; ce n'était pas le texte de la loi. Mais l'audace vient même envers les choses les plus respectées, à force de les contempler et d'y réfléchir. On découvrit, dans quelques vieilles traditions, que les dieux de certains peuples indous n'avaient été que des hommes ou des rois. Les Grecs et les Romains firent des dieux de leurs héros, de leurs empereurs. Les ascétiques se dirent à leur tour : Nous valons bien les rois ; ils se déifient, faisons-nous esprits éternels ; et peu à peu cette sainte ambition pénétrant dans le christianisme, procura aux ascétiques des jouissances que leurs ancêtres, trop timides ou trop raffinés, n'avaient pas osé s'accorder. L'anthropomorphisme entra dans un monde prétendu ultra-sensible ; tout y devint matériel, sensualiste, comme nous l'avons fait voir, et l'espérance trouva, dans cette concession, une ample pâture. C'est donc après la contemplation des objets sensibles, microscopisés par le merveilleux dans le paradis, que soupirent maintenant tous les espérants du christianisme.

Le désir ayant été souvent nommé dans nos dissertations sur l'espérance, il importe d'en parler, en cherchant la valeur des signes qui expriment ou impliquent le sentiment de l'espérance. Le désir n'est point l'espérance; aussi ces deux sentiments sont-ils désignés dans les langues parfaites par deux mots différents. Nous conviendrons cependant que le peuple ne fait pas toujours cette distinction, puisqu'il prend souvent l'espérance pour le désir. Dans presque toute la Bretagne il dit : *espérez-moi*, au lieu d'*attendez-moi*. Nous ne savons pas bien jusqu'à quel point cette confusion a lieu dans les autres provinces de la France, quoique nous en ayons habité plusieurs; mais nous avons remarqué que le peuple Espagnol emploie comme les Bretons le verbe espérer pour le verbe attendre. C'est que dans l'attente se trouvent souvent le désir et l'espérance. Or on suppose qu'ils y sont toujours, que le désir est sous-entendu, et que l'espérance l'implique assez clairement pour qu'il soit inutile de l'exprimer. On a tort toutefois; car le désir n'est pas toujours avec l'attente, ni l'espérance avec le désir. *Attendez-moi à telle heure*, vous dira l'huissier qui doit venir vous exécuter ; vous l'attendez, c'est-à-dire que vous restez en place, et que vous vous le représentez arrivant avec ses agents pour vous dépouiller, mais vous ne le désirez pas ; d'une autre part, nous désirons tous les jours des biens que nous n'osons pas espérer ; car le désir s'attache, comme sentiment général, à toutes les impulsions, soit instinctives, soit sentimentales, qui nous promettent de la jouissance, et sous cet autre rapport, espérer n'est synonyme ni d'attendre ni de désirer. C'est donc fort mal à propos que le peuple les suppose tels dans son langage incorrect. Toutefois, s'il ne veut exprimer que son désir, il ne dit pas qu'il espère, ce qui voudrait dire qu'il attend, et cela devrait lui faire comprendre, s'il avait l'habitude du raisonnement, que puisque le désir peut exister sans l'attente, l'espérance n'est pas le synonyme de l'attente.

La signification des mots *espérance*, *espoir*, est assez déterminée par ce qui précède. Dans le *désespoir* il y a plus que défaut du sentiment de l'espérance ; il s'y trouve des impulsions capables de pousser l'homme à des actes violents et destructeurs, soit contre lui, soit contre les autres. Ainsi la destruction et le courage sont excités, et tous les sentiments élevés restent muets : tels que l'estime de soi, l'approbativité, la vénération, la justice, la conscience morale, et quelquefois même la bienveillance. La circonspection n'est plus écoutée. Au surplus, cet état convulsif de l'organisme cérébral peut se développer, soit pour la propre défense, soit dans l'intérêt d'une affection personnelle, suivant la direction que lui donne l'intellect. L'homme alors impose silence à la biophilie, et s'expose à une mort qui paraît certaine. *Una salus victis, nullam sperare salutem.* Mais c'est le plus ordinairement contre l'individu qu'il agit, ce qui se rapporte aux cas où de grandes infortunes, la honte, le déshonneur, ont empoisonné notre existence. Alors il y a tendance au suicide. Dans certains états de notre moral, il y a alternative d'espoir et de désespoir ; on représente souvent ces états par l'expression inquiétude ; il y a agitation, malaise extrême. Plusieurs sentiments et plusieurs instincts deviennent successivement prédominants dans leur influence sur la personne, et lui font voir les choses différemment. Il arrive aussi que l'intellect est le mobile de ces variations en sens contraire, en s'attachant volontairement et spontanément à certaines représentations sur lesquelles les sentiments n'appellent pas son attention ; mais bientôt les sentiments prédominants le ramènent dans leur sens, et d'ordinaire l'homme, après de longues incertitudes, anxiétés, contradictions, etc., finit par agir dans le sens de l'impulsion naturellement prédominante que la volonté n'a pu subjuguer. Quelquefois cependant cela n'arrive pas, et c'est une impulsion secondaire qui l'emporte, lorsque la volonté lui prête tout-à-coup des forces qu'elle n'avait pas. Ainsi une personne fort attachée à la vie peut attenter à ses jours dans un moment d'anxiété par un mouvement subit d'amour-propre, mais il est suivi bientôt du repentir si elle n'a pas réussi à se détruire du premier coup. Cet amour-propre, soit qu'il ait son mobile dans la propre estime, soit qu'il dépende du désir de l'approbation, nous porte fréquemment, dans nos agitations et nos controverses intérieures, à commettre des actes qui sont en opposition directe avec notre caractère, c'est-à-dire avec ce que nos impulsions prédominantes ont coutume d'inspirer à notre intellect. C'est ainsi qu'un riche avare peut, sous certaines influences, devenir généreux, et qu'un père gonflé d'orgueil peut donner à son fils l'épouse qu'il avait toujours refusé de lui accorder. Le théâtre et le roman ont beaucoup tiré parti de ces situations extraordinaires.

En résumé, le sens de toutes les expressions que nous venons de passer en revue dans cette quatrième section, prend une valeur déterminée. On reconnaît toujours dans ces phénomènes de notre moral les représentations sensitives auxquelles s'associe un sentiment, et l'impulsion qui porte le moi à diriger les actions dans le but de la satisfaction du sentiment; s'il en était autrement, il n'y aurait pas tendance innée et continue au même genre d'action.

« Avant de passer à la cinquième section, qui est la suite et la fin de l'*Essai d'un tableau des phénomènes cérébraux*, je placerai ici quelques mots pour servir à reprendre le fil des idées développées par l'auteur dans ces trois sections entièrement nouvelles de cette deuxième édition.

» On se rappelle qu'il a divisé les phénomènes cérébraux en trois catégories comprenant : la première, les stimulations convergentes, arrivant de l'extérieur sur les extrémités nerveuses, et se dirigeant, suivant le trajet des cordons nerveux, vers l'encéphale ; la deuxième, les stimulations divergentes partant du centre encéphalique, et se portant, suivant ces mêmes cordons nerveux, vers les viscères et vers l'appareil locomoteur, d'où des modifications dans les fonctions viscérales, des mouvements des membres et l'émission de la voix ; la troisième, les stimulations intermédiaires qui se passent dans l'encéphale, et produisent les phénomènes de l'instinct, des sentiments et de l'intelligence.

» On se souvient encore que, prenant à part cette troisième catégorie, il en a emprunté l'analyse sommaire à la phrénologie, après quoi il s'est demandé si tous ces phénomènes d'instincts, de sentiments et d'intelligence se trouvaient bien compris dans cette analyse. Tel était le sujet du commencement de l'*Essai d'un tableau des phénomènes cérébraux*.

» Dans la section de la *Valeur des signes*, il a groupé autour d'un certain nombre d'expressions du langage adoptées par la phrénologie, tous les faits du moral humain, s'attachant surtout à faire la part du sentiment avec ses émotions, et celle de l'intelligence avec ses représentations.

T. I.   33

» Cet inventaire une fois terminé, il va poursuivre l'intelligence dans son travail ultérieur, et chercher ce qu'elle fait de ces richesses accumulées, ce qu'elle en déduit, quelle science elle parvient à en extraire, et surtout le rôle que joue ici la causalité, appliquée aux phénomènes du moi et à ceux de l'univers, dernier terme de sa puissance. Tel est le sujet de la section qui suit. »

C. B.

SECTION V.

Essai d'un tableau des phénomènes cérébraux.
(Suite et fin.)

Nous avons vu (p. 205-206) que le classement des signes du langage ne nous offrait, en dernière analyse, d'un côté que des substantifs concrets et des adjectifs du concret, et de l'autre que des substantifs abstraits tirés du concret; que les premiers, ou les substantifs concrets, se rapportaient aux objets extérieurs inorganiques ou organisés; que les seconds, ou adjectifs du concret, signalaient les attributs de ces objets; enfin que les troisièmes ne désignaient et ne pouvaient désigner autre chose que ces mêmes attributs, considérés comme existant indépendamment de tel ou tel corps en particulier, attendu qu'ils sont communs à un grand nombre.

Ici de grandes questions se présentent :

1° Qui préexiste des corps et de leurs attributs, qui sont la même chose que leurs adjectifs? Les corps.

2° Les substantifs abstraits que l'on place en eux, comme forme, grandeur, odeur, saveur et autres qui rappellent leurs attributs, sont-ils des choses de même nature que leur substance, leur matière, que les chimistes ont tant divisée? Ils en dépendent.

3° Les sensations, sentiments, affections et impulsions qu'ils produisent en nous et que nous plaçons en eux par certains attributs, ne se réduisent-ils pas à nous modifiés? (Voy. *Valeur des signes*.)

4° Quand nous étudions l'action dans les corps, nous arrivons à les subdiviser en vivants et bruts. Cette distinction est-elle en nous ou en eux? Notre conviction nous persuade qu'elle est en eux. Les sceptiques ont dit qu'elle était en nous; on ne peut le croire; car tout se réduirait à nous, et notre bon sens répugne à ce que nous soyons seuls dans la nature, car chacun pourrait se croire seul, et l'absurdité est au bout.

5° L'observation nous apprend que ces différences entre les corps tiennent à leurs atomes, qui ne se comportent pas de la même manière dans les corps animés et dans les corps bruts; cependant ces atomes y sont les mêmes, puisque les corps animés les reçoivent des corps bruts et les leur rendent. Notre conviction ne tarde pas à être acquise sur ce point.

6° Mais notre faculté de causalité saisit quelque chose qui fait mouvoir ces atomes, et cette chose nous l'appelons une force; puis, comme il y en a plusieurs, des forces; puis, comme ces causes nous paraissent agir de concert, nous les réduisons toutes à une grande force qui se subdivise en forces de second et de troisième ordre, etc.

Eh bien, que sont ces forces?

7° La représentation *force* est empruntée de nous, chez qui nous voyons une force, des forces, comme une cause, des causes; et nos forces et celles des autres corps se soumettent également à une force et cause unique, diversifiée; et à la fin les atomes des corps sont, dans notre conviction, séparés de ces forces? Cela est-il bien exact?

Nous n'avons pas d'autre manière de rendre à autrui ce que nous percevons et sentons, à moins de dire que les atomes sont actifs et chacun diversement affectible par les autres, ce qui les fait se mouvoir diversement dans leurs rapports entre eux (comme nous avec tout le reste), et détermine les composés bruts et vivants qu'ils peuvent former.

8° En effet, ces composés ne restent jamais intacts par les points où ils sont en contact avec l'air, l'eau, les gaz, la lumière, la chaleur, et ce que nous nommons électricité et magnétisme terrestre polaire. Les atomes actifs de ces choses, si elles en ont, tendent toujours à se combiner, à s'échanger avec tous les corps, et sont les excitateurs de toutes les scènes mobiles que nous pouvons saisir par nos facultés diverses.

Il n'y a donc pas nécessité de supposer des forces séparées des atomes et les gouvernant. Cette explication n'est qu'un anthropomorphisme.

9° Soit ; mais comme il est vrai que tous les atomes concourent et contribuent, chacun pour sa part, à un but de reproduction, d'ordre et de maintien, nous supposons toujours une force ordonnatrice suprême qui les a unis et les maintient dans ces conditions.

Oui, certes, nous supposons, car nous ne pouvons rien prouver dans cette question ; ce qui l'est seulement, c'est l'activité mobile des atomes. Nous ne pouvons les concevoir autrement, et nous avons droit de conclure que les buts de leurs divers mouvements sont naturellement les phénomènes que nous voyons, ceux qui les ont amenés et que nous ne connaissons pas, ceux enfin qui doivent arriver et qu'il nous est impossible de prévoir, faute de données puisées dans l'observation du passé.

Quant à la force productive, directrice, conservatrice, etc., c'est un pur anthropomorphisme, et l'on n'en peut parler qu'en marchant de suppositions en suppositions, et nous prenant pour modèles, nous disant : J'aurais fait ceci , cela , etc. Car que savons-nous s'il y a eu production , et pourquoi mettons-nous un but réfléchi dans les conservations en particulier lorsque les destructions les égalent sans doute , ce qui doit être, quels que soient les êtres sentants au détriment desquels cela se passe? Mais les philosophes commencent à sentir cela pour les animaux. Que ne le sentent-ils pour les corps!

10° Les impondérables passent pour des forces que les spiritualistes veulent réduire en esprits , et que les dynamistes immatérialisent pour les faire agir sur ce qu'ils considèrent comme uniquement matériel (atomes).

Ces phénomènes nous apparaissent dans deux circonstances en général : (A) dans les mouvements des atomes comme en étant une condition; (B) en masse ou libres, et pouvant alors recevoir des directions déterminées que nous faisons varier à volonté. C'est là que nous les voyons se comporter comme des corps , pouvoir être arrêtés , isolés , dirigés en plus ou moins grande quantité sur des corps dont ils altèrent à l'instant la composition et la manière d'être, comme agissant à la façon des atomes en général.

11° Enfin parmi tous ces corps nous apparaît celui de l'homme à la tête de tous ceux qui sont animés. Comme il s'agit de nous, et que c'est nous qui observons, nous pouvons nous observer nous-mêmes et dans les autres hommes, ce qui constitue deux genres d'observation donnant chacun des résultats différents.

Si nous nous observons nous-mêmes, nous trouvons deux ordres de faits : (A) ce que nos sens distinguent en nous, (B) ce que nous sentons dans notre intérieur.

(A) Par nos sens, nous constatons l'extérieur de notre corps, et nous le trouvons en rapport avec tous ceux de la nature. Nous aurions bientôt acquis la preuve que nous ne vivons que par ces rapports, et que tout ce que nous sentons vient d'eux. (B) Mais notre observation intérieure semble nous dire le contraire, nous affirmant que notre sentiment personnel (fondé sur le sentir) n'est pas sur la même ligne que les corps que nous percevons par les sens, et qu'il est une substance immatérielle par cette raison. Nous ne voyons en effet aucune matière dans notre sentir et notre vouloir, et nous les voyons agir sur la matière de notre corps.

Il en est ainsi pour tous nos phénomènes dits moraux, où reparaît toujours le sentiment personnel ; nous n'en avons pas un où il ne figure ; donc, partant de ces données, on les lui subordonne, on les lui attribue, ou bien on l'y prépose, et l'on crée ainsi un monde de substances immatérielles auxquelles on refuse le nom de phénomènes, parce que, dit-on, nous n'en devons pas la connaissance à nos sens, qui ne peuvent nous montrer que des substances matérielles.

Cependant nous avons la conviction que les hommes sont semblables à nous, que les animaux ont des rapports avec nous, et nous pouvons, fondés sur cette certitude, vérifier s'il est quelque chose en nous indépendant des corps extérieurs.

La première chose que nous observons par cette voie, c'est que la perte de la tête équivaut à celle de la vie et de tout le moral. Conclusion : la vie et le moral tiennent donc à la tête et non aux membres.

La seconde, c'est que l'état maladif du cerveau nous ôte nos facultés morales sans nous ôter la vie. Les facultés morales tiennent donc à la tête, et, dans la tête, au cerveau.

La troisième, c'est que les facultés morales se développent avec le cerveau depuis la naissance et dans les mêmes proportions. Le développement de ces facultés est donc en raison de celui du cerveau.

La quatrième, que nous fournit la phrénologie, est que le développement de chacune de nos facultés morales est en rapport direct avec le développement et l'exercice d'autant de régions correspondantes de notre cerveau. Les différences de nos facultés viennent donc des différences de nos cerveaux.

N. B. Voilà donc des données que nous ne pouvions pas trouver dans l'observation faite sur nous-même. Mais ce ne sont pas les seules que fournit l'observation extérieure.

L'anatomie nous montre les organes par où les sensations arrivent au cerveau, et ceux par lesquels le cerveau agit sur nos muscles pour l'exécution de tous nos actes.

Elle nous fait voir en cela la plus parfaite conformité entre nous et les animaux, et nous fait constater qu'une forme déterminée de la matière animale est destinée à cet usage.

Voilà donc un pas de plus dans la connaissance du sentiment et du mouvement. Le miracle d'une volonté agissant sans matière diminue. Nous reconnaissons que la volonté est, avec le sentir, dans le cerveau (puisque s'il est malade l'un et l'autre cessent); nous voyons la route du sentir de l'extérieur au cerveau, le siége du sentir et le développement du vouloir en conséquence dans le cerveau; la route matérielle de l'exécution quand le vouloir agit sur l'extérieur.

Mais nous sentons avec des nuances différentes; nous voulons des choses différentes; nous exécutons des actes différents.

D'après ce, on a supposé que cela dépendait de certaines différences inexplicables ou produit de l'éducation, qui sont dans la substance immatérielle habitant le cerveau, à laquelle tient, assure-t-on, tout notre moral. C'est-à-dire que l'on a fait dépendre les différences morales des hommes d'une substance immatérielle que l'on a placée dans la matière de son cerveau.

Eh bien! la phrénologie répond en montrant que ces différences tiennent aux développements divers des différentes régions du cerveau, les moyens de sentir et les moyens d'agir étant d'ailleurs égaux.

Voilà donc un nouveau pas qui tend à reculer les miracles de notre moral; et d'autant plus que l'analogie avec les animaux arrive en confirmation.

Vaincus dans la question du fait, les psychologistes, restes des temps d'ignorance, se sont retranchés dans la question du *comment*, et ils ont fait les objections suivantes :

Le sentir est un fait simple, ainsi que le vouloir et le sentiment personnel qui veut; or, il n'est pas possible que le fait, qui est une substance, soit placé dans les molécules du cerveau, car quelle serait celle qui le contiendrait, et quel moyen de le prouver?

Le *sentir*, le *se sentir*, en rapport avec autre chose et le *vouloir*, sont des faits différents, car ils sont diversement observables dans l'échelle zoologique, et en rapport avec certaines régions de l'encéphale qui existent ou manquent, et chez l'homme même particularité prouvée par les développements divers et les maladies à siéges divers.

Le vouloir est influencé par un grand nombre d'impulsions affectives qui tiennent au développement et à l'exercice de certaines régions du cerveau.

Ces impulsions sont vagues et sans causes matérielles ; elles sont éventuelles, et jusqu'à un certain point soumises au hasard ou au caprice de l'entité immatérielle chez les psychologistes ; les Écossais, qui les reconnaissent, ne savent eux-mêmes qu'en faire. Eh bien! l'observation phrénologique les localise dans le système nerveux, aussi bien que le sentiment personnel et toutes les autres représentations, c'est-à-dire celles de l'extérieur.

Les faits intellectuels ainsi divisés cessent donc d'être un fait simple, comme le veulent les psychologistes ; ce n'est point une substance indépendante du cerveau qui les produit ; c'est le cerveau lui-même, par ses différentes régions, qui leur sert de moyen de manifestation.

L'objection de simplicité répugnant avec un assemblage de molécules, pourrait être faite sur chacune des régions si l'on admettait les données des phrénologistes. Mais sur quoi reposerait-elle lorsque chacune des facultés de ceux-ci se compose d'une réunion d'autres facultés, et que le terme de cette subdivision est inassignable, tant chez l'homme que dans la longue série des animaux?

Elle n'en subsiste pas moins, diront-ils; et cela est si vrai qu'un système nerveux qui n'a reçu aucune altération dans sa texture ne peut plus manifester de phénomènes moraux, après la mort soit par hémorrhagie, soit par toute autre cause qui n'a pu en altérer la texture.

Cela prouve bien que la matière nerveuse ne suffit pas seule; il lui faut la vie qui lui arrive avec le sang; plus, il faut au sang de l'oxigène; plus, il faut au sang et à toute l'économie nerveuse du calorique libre, car les fonctions n'en produisent pas assez; plus enfin, pour que la vie dure, il faut que d'autres matériaux de nutrition, ou si l'on veut d'autres atomes, arrivent incessamment dans les laboratoires du corps; plus aussi peut-être, il faut que l'électricité libre et le magnétisme polaire aient accès dans cette économie vivante. A ces conditions, le système nerveux agit, et les actes moraux se manifestent. Voilà ce que nous apprend l'observation de l'extérieur faite par les sens, et ce que l'observation isolée de nous-même ne saurait nous apprendre.

Ils répondent que tout cela ne peut expliquer le sentiment et l'intelligence, et que tous ces matériaux étant donnés, on ne peut créer un être sentant et intelligent.

Cela est vrai; mais d'où vous vient, à vous homme, produit du concours de toutes ces puissances, la prétention d'avoir besoin de créer avec elles un être semblable à vous pour pouvoir être convaincu que c'est ainsi qu'il est constitué? Cette objection rentre dans l'absurde.

Ils ajoutent : Si tout cela n'est que matière, cela ne saurait faire un être sentant, pensant, voulant; et si ce sont des forces qui arrangent tous ces atomes pour en faire un homme, ces forces n'ayant point ces facultés, ne peuvent les lui donner; donc ce qui le leur donne ne consiste ni en molécules ni en forces physiques et chimiques; c'est un inconnu à nos sens, et que nous nommons un *être immatériel*, une *âme*, un *esprit*.

On leur répond : Si vous ne le connaissez point par vos sens, par où le connaissez-vous?

Ils répliquent : Par notre conscience, qui nous commande la conviction et nous y force sur ce point de doctrine; c'est un sentiment pour nous plus fort que le témoignage de nos sens, et nous lui cédons pour notre satisfaction, car nous avons de nombreux motifs pour lui céder. Telle est leur dernière et leur plus forte objection, dont les nombreux motifs dont ils parlent ne sont que des accessoires faciles à réfuter, comme on le verra.

Puisque vous convenez que c'est un sentiment qui vous persuade, nous devons rechercher ce que c'est qu'un sentiment, et si un sentiment démontre autre chose que sa propre existence comme sentiment.

Un sentiment n'a d'objet et de valeur que par la représentation à laquelle il s'attache; car il y en a toujours une principale à laquelle les autres sont subordonnées, quoique se rapportant à ce même sentiment.

Or, les représentations ne viennent que par les sens, et ne sont modelées que par nos facultés de rapport; nous n'en avons pas plus que nous ne possédons de ces facultés. Ainsi nous avons:

(*a*) Les représentations des corps visibles et de la lumière qui les fait voir;

(*b*) Les représentations des bruits et des sons quelconques; or les représentations venues par les trois sens de la vue, du toucher et de l'ouïe, nous les reproduisons;

(*c*) Les représentations de l'odorat et du goût, que nous n'avons pas le pouvoir de nous retracer exactement et de reproduire comme celles des trois premiers sens. Elles sont confuses dans l'absence des corps, et nous nous rappelons seulement que notre représentation personnelle en a été affectée agréablement ou péniblement; mais nous les reconnaissons lorsque les corps qui les ont occasionnées se présentent de nouveau sur les deux sens.

(*d*) Les représentations de l'individualité ne nous retracent que les corps modelés par les sens; l'individualité n'est qu'une tendance à diviser et à considérer chaque représentation en particulier, souvent dans le but d'y trouver encore des différences; ce qui n'a pas de terme. L'objet représenté est confus quand il ne se rattache pas à une formule fournie par nos sens.

(*e*) Les représentations de la pesanteur ne se reconnaissent que lorsque les corps viennent agir sur nous. Il en est ainsi de celles de la pression et de l'effort. Nous ne pouvons les reproduire à volonté; la mémoire en est confuse, car il n'y a point de sens pour elles.

(*f*) Les représentations de l'ordre sont claires, et nous les reproduisons, car il s'agit d'objets que les cinq sens ont mnémonisés.

(*g*) Les représentations des nombres sont dans le même cas; nous les avons d'abord d'objets mnémonisés par les cinq sens.

(*h*) Les représentations des ligues et de la symétrie rentrent dans celles de l'ordre et des formes; le sens de la construction ne peut être considéré que comme la faculté d'imiter et la tendance à le faire en vertu d'un plaisir.

(*i*) Les représentations des tons sont formulées et mnémonisées par l'ouïe. L'organe phrénologique sert à la production ou à la reproduction, et y donne la tendance et sans doute l'aptitude. Ces représentations s'associent avec celles du temps.

(*k*) Les représentations du temps sont modelées sur celles de l'espace et du nombre. L'organe phrénologique du temps ne peut être qu'une faculté qui nous fait distinguer les unes des autres et mettre dans un ordre de succession les modifications que notre représentation personnelle reçoit dans ses rapports avec les représentations diverses; mais pour rendre ce phénomène qui se passe en nous sensible pour les autres, nous avons recours au nombre et à l'étendue que nous pouvons reproduire, tandis que la succession de nos impressions ne saurait l'être seule, notre représentation personnelle ne pouvant passer chez les autres; car il faudrait qu'elle y passât modifiée par l'extérieur représenté, ce qui est impossible. Mais nous en appelons à l'expérience des autres, dont les représentations personnelles ont pu être modifiées comme la nôtre, et, par ce moyen, nous les faisons sentir dans l'espace un nombre de modifications personnelles plus ou moins analogues, selon leur expérience, avec celles que nous avons éprouvées.

(*l*) Les représentations des événements ont pour

objet des corps en état de changement de différentes manières; mais ce sont toujours les représentations modelées par les trois premiers sens qui sont en état de changement. L'organe phrénologique doit donc avoir pour fonction de nous faire sentir les changements qui surviennent dans ces corps et de nous les représenter en les mnémonisant.

(*m*) Les représentations de la comparaison se font en mettant en rapport toutes nos représentations par l'extérieur, et toutes les modifications que notre représentation personnelle en a éprouvées. Cette faculté peut faire reparaître et transmettre minutieusement tout ce qui concerne les représentations formulées et mnémonisées par les trois premiers sens; mais elle ne saurait reproduire et transmettre les modifications de notre représentation personnelle faites par les instincts et les sentiments, à moins que ceux-ci ne se remettent dans l'état où les représentations des trois sens les avaient mis. Cette faculté ne transmet donc aux autres que les sentiments et les instincts qu'ils ont éprouvés, et dans le degré où ils peuvent les éprouver.

Ainsi, si le sentiment d'un être immatériel qui est étranger aux trois sens primitifs est faible chez Pierre et fort chez Paul, chacun d'eux l'éprouvera quand le langage en reproduira le signe dans le degré qui lui est propre, et en sera par conséquent

plus ou moins modifié dans sa représentation personnelle.

Les fonctions de l'organe phrénologique sont
donc de faire saisir les différences entre les représentations des objets extérieurs formulés et mnémonisés par les trois premiers sens, et de les présenter toujours en rapport avec notre représentation
personnelle et la modifiant à différents degrés.

On voit par là pourquoi cette faculté, qui nous
fait toujours nettement sentir l'extérieur modifié et
mnémonisé par les deux premiers sens, ne nous fait
sentir nos modifications personnelles produites par
les instincts et les sentiments, qu'au degré où il nous
est donné de les éprouver. En effet, il y a, dans le
sentir des instincts et des sentiments, des degrés
très multipliés ; de là les différences infinies de
notre moral sous le rapport affectif, pendant
qu'il y a uniformité ou à peu près sous le rapport
sensitif.

N. B. La représentation personnelle suivant toujours dans son intensité et sa netteté le développement de l'organe phrénologique de la comparaison,
on est conduit à rattacher cette représentation à
cet organe.

(*n*) Les représentations de la causalité ne peuvent
nous faire voir que celles des trois premiers sens
agissant les unes sur les autres sous le rapport de

la production. Il paraît donc que nous devons cette notion à l'organe phrénologique.

Mais cette notion elle-même doit être une représentation qui nous figure un corps agissant sur un autre, ou, si ce n'est pas un corps, c'est toujours quelque chose modelé sur les représentations qu'ont formulées les trois premiers sens.

Dissertation.

Il est certain que la haute intelligence tient aux organes phrénologiques de la comparaison et de la causalité, puisqu'elle est toujours en raison du développement simultané de ces deux organes; mais cherchons par quoi elle se manifeste.

Évidemment c'est par le langage, soit parlé, soit écrit; il s'agit donc de chercher comment cela doit se faire, et nous allons y procéder en revenant sur le langage; car il est inutile de répéter ce que nous avons dit des sentiments, puisqu'ils se bornent à des impulsions qui font aimer ou haïr en conséquence des représentations et portent à l'action; s'ils ne font pas aimer ou haïr constamment en prenant les expressions à la lettre, du moins il y a toujours plaisir à obéir à leurs impulsions, peine à y résister.

Nous avons la faculté, 1° de représenter aux autres hommes, par des signes, un objet qui a frappé un de leurs sens; 2° de leur faire comprendre et éprouver ce que nous avons senti quand cet objet a frappé nos sens, et certes nous avons pu sentir bien diversement.

Voilà les deux phénomènes fondamentaux du langage. Il y a donc deux ordres de signes : 1° les uns qui représentent les objets extérieurs; 2° les autres qui représentent notre sentiment personnel modifié par les objets.

Indépendamment de cette première division des signes, il s'en présente une seconde. Les deux ordres de signes qui viennent d'être distingués sont exprimés : 1° par la voix; 2° par l'écriture ou tout objet visible ou tangible. Le geste, pour les muets qui ne savent pas écrire, a toujours pour objet de représenter l'impression que nous avons éprouvée lorsqu'un objet nous a frappés, en représentant, imitant l'émotion que nous avons reçue, en imitant l'action de cet objet quand cela est possible, comme le train d'un cheval, la chute d'un corps, l'élèvement d'un autre, etc. Mais ce langage est toujours très borné; il ne peut s'étendre à tous les objets et à tous les sujets que par le concours des signes écrits que la vue saisit; alors l'éducation peut être à peu près complète.

Si la vue manque, l'audition y supplée aussi bien

que le tact. Il y a deux moyens d'apprendre l'audition et la lecture par les doigts avec des caractères en relief que l'on met d'accord avec les sons. Ici le geste ne sert plus à rien.

Il résulte de là : 1° que ce qu'il y a d'essentiel à l'intelligence du monde extérieur qui modifie notre représentation personnelle est la connaissance des corps telle que la donnent les sens de la vue, de l'ouïe, du toucher ; 2° que la vue seule, aidée du toucher, et l'ouïe seule, aidée du toucher, suffisent dans la rigueur à cette connaissance ; 3° que le toucher seul la donne fort incomplète, comme il résulte d'une observation rapportée par Spurzheim.

En effet, aucune notion de l'abstrait n'a pu se manifester chez l'aveugle-sourd de cet auteur ; il n'a manifesté aucune notion du spirituel, et c'est là le point important pour la question qui nous occupe.

Il avait pourtant la représentation personnelle, et ne se confondait point avec les autres. Cette représentation ne saurait donc donner, même avec le toucher, celle du spirituel. La représentation du spirituel vient donc par le moyen des sens de la vue ou de l'ouïe, et comme les deux la donnent, elle tient à quelque chose qu'ils ont de commun.

Or ce commun ne peut se trouver que dans les corps dont ces deux sens donnent la représentation, et les signes : (a) l'ouïe, par des sons dont le sens auditif est le formuliste ; (*b*) la *vue* par des signes tracés que saisit le sens de la vision, et à son défaut celui du toucher. Mais notez que le toucher ne peut y attacher clairement les différents corps si le sens de l'ouïe n'y associe un son (ce qui est possible chez les aveugles), tandis que le sens de la vue peut y attacher un corps sans le secours de l'ouïe si on lui montre les corps qui leur correspondent ; il pourrait même seul établir une association.

Résumons ces faits de si haute importance :

1° Le sens de la vue seul suffit pour attacher des signes aux corps, car il compare le signe au corps.

2° Le sens de l'ouïe seul ne suffit pas, car tous les corps n'étant pas sonores, il ne peut que rarement comparer les signes aux corps. Mais l'intermédiaire du toucher lui sert à établir cette comparaison, car on peut faire toucher à l'aveugle le corps dont on lui montre le signe en relief ou dont on lui prononce le nom. Il le connaît sous les rapports de la consistance, de la forme, des dimensions (autant qu'il le peut), de la température, de la surface, du poids, de la résistance, et par l'odorat et le goût, s'il y a lieu. Il mesure même jusqu'à un certain point la distance, et la faculté de comparaison et de causalité a des matériaux pour agir, mais il lui manque la représentation des couleurs qui rectifient et étendent les précédentes.

3° Le sens du toucher seul ne donne rien que de confus, car il n'y a point de comparaison à établir entre ses rapports et ses représentations, et celles du son et de la vue. Les organes de comparaison et de causalité n'ont pas assez de matériaux à mettre en rapport; ils ne peuvent agir que sur les différences que le toucher présente dans diverses régions; ainsi entre la consistance et la température d'un corps d'une part, et l'odeur et la saveur de l'autre;—entre ces perceptions et celles que le corps qui les a données peut développer par la déglutition, par l'incubation, quand on se couche dessus ou dedans, etc.

En voilà bien assez pour que la plupart des facultés supérieures, des sentiments et des instincts ne soient pas oisives, mais non assez pour former des signes qui s'isolent des corps, et sur lesquels puissent travailler efficacement la comparaison et la causalité, la gaieté, l'idéalité, le merveilleux, etc., etc., etc.

Le travail de toutes les facultés tend sans doute à se faire; mais il reste toujours imparfait et confus, et ne saurait se perfectionner par le rapport avec les semblables dont la monnaie courante ou les signes ordinaires n'ont aucune valeur pour l'individu réduit au toucher.

4° Il faut au moins un des deux premiers sens, la vue et l'ouïe, avec le toucher, pour que l'homme possède les signes des corps.

5° Sans les signes des corps, la représentation personnelle n'a pas assez de moyens de comparaison pour se bien distinguer et se bien abstraire de tous les corps extérieurs, puisqu'elle n'a pu être mise en rapport avec tous leurs attributs.

6° Dès que la représentation personnelle ne peut s'abstraire en se désignant par un signe que tous les hommes puissent saisir, *la métaphysique est impossible.* — La métaphysique n'est donc pas une chose essentielle à l'homme, car tout homme réduit au toucher est bien un homme.

7° La représentation personnelle est donc fondée sur la perception claire des corps. Elle n'existe bien distincte que par cette perception, et est d'autant plus nette que plus de sens concourent ou contribuent à faire connaître tous les attributs des corps; mais elle a un élément intérieur avec l'élément extérieur ou la perception; car

8° La représentation personnelle suppose un organe *ad hoc* pour être bien claire; en effet on a vu que l'homme borné au toucher l'a confuse, non faute de l'organe, mais faute de l'élément extérieur qui est incomplet. Eh bien! d'un autre côté, les animaux les plus rapprochés de nous et dont plusieurs ont des sens plus parfaits, plus capables que les nôtres de saisir les attributs des corps, n'isolent pas leur représentation comme nous isolons la nôtre,

parce que l'organe de la représentation personnelle
est imparfait chez eux.

9° Ce n'est pas assez d'un organe bien développé
de la représentation personnelle, d'un organe de la
comparaison et d'un organe de la causalité également
ment bien développés, pour que l'homme, en s'isolant, puisse créer la métaphysique; il lui faut de plus
la faculté du langage, afin qu'il puisse avoir un signe
matériel auquel il attache sa représentation personnelle pour l'isoler de tout le concret. La preuve s'en
trouve chez l'homme de Spurzheim qui avait bien
l'organe du langage, mais pas assez de sens pour
lui fournir des matériaux.

10° L'organe de la parole ne suffit pas pour se
servir des signes du langage; on le voit par les oiseaux parlants; il faut le développement simultané
des organes inférieurs du front qui saisissent les
premiers rapports de comparaison entre les objets,
et les organes de la comparaison supérieure et de
la causalité, qui comparent les perception des sens
et les premières comparaisons ou comparaisons immédiates nécessaires à cette première perception.

11° L'organe de la parole arrivé au degré où il
y a possibilité d'entendre une langue et de l'appliquer à la désignation des concrets, n'est pas pour
cela arrivé au degré où il peut faire saisir la métaphysique. La preuve s'en trouve chez les enfants

et chez les demi-idiots et les gens de peu d'esprit, qui ne comprennent pas la métaphysique, bien loin d'être en état de la former. Il faut voir alors chez quelques uns la parole jouer, abondante et diversifiée, sans sortir du cercle des objets sensibles.

12° Le concours de la faculté du langage avec la haute intelligence est donc ce qui produit et étend la métaphysique.

13° Si le bas du front prédomine sur un haut capable de métaphysique, elle ne devient jamais prédominante; un tel sujet l'admet sur parole; mais il cède facilement aux efforts que l'on peut faire pour l'en détacher; ou bien, quoique l'admettant, il ne s'en sert pas; elle lui est comme inutile; mais il y revient si on l'y rappelle fortement, et si surtout, pour ce rappel, on se sert des sentiments ampliatifs de la représentation en général et de la vénération, car c'est elle qui donne le sentiment de la grandeur morale, grandeur à laquelle les hommes rattachent les objets métaphysiques.

14° Si le haut du front l'emporte sur le bas, la métaphysique prédomine, modifiée diversement par l'idéalité, le merveilleux et la vénération.

15° Si la causalité est bien développée seule avec la comparaison, la métaphysique domine; elle emporte la causalité; mais si le bas du front est aussi très fort, il peut s'établir un juste équilibre.

16ᵃ Ces trois conditions, qui établissent : (*a*) la nette perception des corps et de leurs attributs, (*b*) une force de perception comparative suffisante pour bien apprécier la valeur des premières perceptions, (*c*) une causalité qui tienne un juste compte des perceptions et de leurs comparaisons, constituent l'homme capable de penser avec justesse ; encore faut-il que les facultés théâtrales et la vénération n'interrompent pas trop souvent et trop fortement l'exercice du jugement.

17° C'est à de pareils hommes qu'il est possible de faire entendre ce que nous allons dire sur la manière dont se forme la métaphysique par l'instrument du langage.

Formation de la métaphysique.

18ᵃ L'homme n'a pu la former qu'avec la représentation de l'action qui lui donne celles de causes, de forces, de puissances. On appelle tout cela notions. Nous les nommons représentations de l'action considérée sous le rapport de la causalité ; car, sans causalité avec la comparaison, point de métaphysique.

19° L'homme a attaché l'action causatrice à un signe.

20° Ce signe n'a pu qu'être emprunté aux produits d'un sens qui l'avait formulé et mnémonisé en l'attachant à la matière ; c'était en même temps pour tous les hommes complets un bruit ou un signe visible, agissant sur ces hommes complets que nous avons représentés n° 16.

N. B. Les psychologistes vont crier ; mais qu'ils se taisent, car sans la vue d'un corps, chose matérielle, et sans le son, chose également matérielle, il n'y a point de métaphysique possible, quoique l'homme partage avec beaucoup d'animaux la représention personnelle. Cette représentation seule ne produit rien ; et avec le tact, son premier élément, elle est trop confuse pour produire quelque chose (embryon).

21° Ce signe est isolé, par l'homme, des corps qui l'ont fourni, et il leur est préposé pour produire l'action et la causation, d'où vient qu'on dit qu'il peut ou qu'il a la puissance.

22° La première représentation d'action qui sert dans la création de la métaphysique, c'est la représentation personnelle, car on la retrouve partout dans cette science ; ce qui constitue l'*anthropomorphisme*.

23° Ensuite la conviction que nous n'avons pas tout fait nous conduit à chercher une autre représentation de force active qui nous a fait nous-mêmes comme tout le reste, et cette représentation s'attache à la force ou cause suprême qui a tout fait, à Dieu. Mais que l'on dise cause première ou Dieu, il importe fort peu; la représentation est la même; c'est un rapport d'action et de causation qui s'attache à l'un de ces signes.

24° Ce signe, au fond, n'est autre chose qu'un bruit ou un assemblage de caractères visibles et tangibles, si l'on veut, qui fait sentir à ceux qui ont, comme nous, l'organe de la causalité, une action causatrice.

25° Il s'agit de déterminer si cette action causatrice est bien appliquée; car elle peut l'être bien et l'être mal; de là de grandes différences dans les résultats de ses actions, que la logique nous fera découvrir en raisonnant.

26° Lorsqu'elle est appliquée à un corps agissant sur un autre corps, et que nos sens et notre faculté comparative nous ont bien servis, elle est juste, c'est-à-dire bien appliquée, car elle nous représente des faits que nous pouvons reproduire à volonté, ou du moins dont la causation est facilement admise par notre raison. Mais voilà qui est général; allons au particulier.

27° Appliquée à notre représentation personnelle, elle est juste si nous entendons que notre corps vivant, etc., et, pour l'anatomiste et le physiologiste, notre cerveau, a voulu telle action et l'a exécutée; car le vouloir et l'action ne peuvent plus avoir lieu si le cerveau et les instruments dont il se sert sont en défaut. Là est la démonstration.

28° Appliquée à une cause indépendante du cerveau et des agents physiques intérieurs et extérieurs avec lesquels il agit, elle est fausse, car elle ne montre aucun agent dont elle puisse donner la démonstration par les facultés de l'intelligence.

29° Les facultés de l'intelligence ne montrent plus un concret qui soit l'agent du sentir, du vouloir et de l'action causatrice; le signe cause, qui a été inventé pour représenter l'action d'un concret, ne représente plus rien de réel; il n'est plus qu'un son ou un caractère visible et tangible, qu'on a détourné de son usage primitif.

Reste à savoir s'il peut recevoir une valeur de toutes autres facultés que de celles qui sont destinées à la perception du concret.

30° La cause du sentir, du vouloir, de l'agir, étant isolée du concret et ne pouvant résider dans le signe, ne peut plus être rattachée qu'aux sentiments. Mais les sentiments ne se développent qu'en vertu des représentations du concret et ne sont que des impulsions produites par lui. C'est donc une impulsion sentimentale produite par le concret qui devient la cause, la puissance produisant le sentir, le vouloir et l'agir; et ici ce sont les sentiments de l'idéalité, du merveilleux et de la vénération qui deviennent les producteurs de la démonstration d'une cause étrangère au concret, et qui ne peut résider dans les signes. Mais

31° Les démonstrations qui viennent des sentiments ne sont pas des démonstrations pour tous les hommes, tandis que celles qui reposent sur les démonstrations de l'action du concret le sont également pour tous.

Exemples : On vous dira : Voyez-vous cette bille pousser cette autre? et vous ne pourrez jamais nier ce fait, si vous avez des yeux; alors les représentations de cause et d'effet seront claires pour tous, et le fait sera démontré. Mais si l'on vous dit : Sentez-vous que c'est autre chose qu'un cerveau, dans des conditions requises, qui sent la douleur d'un bras et le retire, vous pouvez bien ne pas sentir cela. Si vous êtes anatomiste et physiologiste, vous direz : Je ne le sens pas encore; mais montrez-moi un autre agent que les physiques qui produise cela, et peut-être le sentirai-je. Mais cet agent ne peut vous être présenté par aucun de vos sens, et l'on exige de vous que votre représentation personnelle le forme sur un sentiment que vous n'avez pas. Dans ce procédé, on ne vous donne pas de démonstration, puisqu'on en appelle à une manière de concevoir qui n'est pas en nous.

32° Il est pourtant des hommes qui prennent pour des démonstrations l'appel à un sentiment que l'expression d'un autre semblable réveille en eux. Or, ces hommes là ressemblent à ceux qui trouvent bon un mets qu'on leur donne pour tel, parce qu'ils ont le même goût que ceux qui le leur présentent ; et ceux qui ne se rendent pas à ces sortes de démonstrations peuvent être comparés à celui qui trouve mauvais le mets offert comme bon, attendu que le sentiment du goût diffère chez lui de ce qu'il est chez celui qui a fait l'offre du mets.

N. B. Cet exemple ne s'applique pas seulement aux instincts, il s'applique à tous les sentiments ; car on ne peut rendre fier que celui qui a l'estime de soi prédominant, ferme que celui qui en a l'organe, vénérant que celui qui est né pour vénérer, bon que celui qui est fait pour la bonté, juste que celui qui en a le sentiment, prudent et rusé que celui qui est fait de manière à pouvoir le devenir, etc.

33° C'est avec l'appel au sentiment et avec l'assertion que la matière ne peut pas penser que la métaphysique s'est répandue et a conquis tout le globe. Or l'argument *la matière ne peut pas penser* est sans valeur propre, car il n'est pas susceptible de démonstration, étant fondé sur la supposition que ce qui pense est une substance, et sur ce que ceux qui s'en servent ne l'appuient que par l'appel au sentiment ; on peut donc dire que c'est l'appel au sentiment qui a servi à la métaphysique à faire ses conquêtes.

Ce fait semble donc établir que le sentiment suffit pour tenir lieu de moyen de démonstration à la métaphysique, et qu'il est dominant dans l'espèce humaine, ce qui donnerait à cette science le premier rang dans l'ordre social.

34° Pour résoudre cette difficulté, il est important de faire parler les fastes de l'histoire, et de les mettre en parallèle avec les faits de l'organisation cérébrale.

35° Le premier fait qui doit frapper tout homme de sens, c'est que les organes du sentir, du vouloir et de l'action ne furent qu'imparfaitement connus des premiers philosophes, et nullement des Orientaux, d'où paraît dériver la première source de la métaphysique. Or, dans cette ignorance, l'homme a conçu ou s'est représenté comme non-matériel ce qui faisait agir ce qu'il croyait seul matériel en lui. En effet, quoique Aristote plaçât les facultés dans la tête servie par les sens, les fonctions du cerveau étaient confuses pour lui, et l'ont été pour tous les penseurs jusqu'à l'époque de la renaissance, où l'anatomie, la physiologie et les affections chirurgicales de la tête ont commencé à ouvrir les yeux sur les fonctions du cerveau.

Il y a plus, car la confusion n'a commencé à se dissiper que par les travaux de Gall, puisque les philosophes les moins spiritualistes du xviiie siècle avaient encore besoin d'un *sensorium commune*, qui n'est autre chose qu'une âme matérielle substituée à l'âme spirituelle des métaphysiciens.

36° Dans l'absence d'une notion juste des fonctions du cerveau, les représentations ont suppléé aux connaissances. Après la faculté générale, première cause métaphysique chez l'homme, chaque faculté spéciale a eu sa représentation. La cause suprême et générale de l'univers a obtenu sa représentation, et tous les phénomènes de la nature ont donné lieu à en former de nouvelles subordonnées à cette première : de cette manière, toutes les notions de causalité ont été converties en mythes; mais sous ces mythes, le vrai penseur d'aujourd'hui, éclairé par la phrénologie, ne peut voir autre chose que l'anthropomorphisme, puisque les langages de tous les métaphysiciens, tant profanes que sacrés, n'offrent que des représentations des actes du cerveau humain. Un signe, qui ne représentait pas, disait-on, un cerveau humain, étant posé, on lui faisait faire tout ce que l'homme fait d'abord, ensuite tout ce que les sentiments et les désirs les plus exaltés voudraient que l'homme pût faire : comme d'être immortel, de toujours jouir, de tout faire, et défaire à son bon plaisir en faisant intervenir les sentiments de justice et de bienveillance plus ou moins selon les temps et les circonstances, mais se servant surtout des instincts latéraux, colère et ruse, pour satisfaire l'amour de la domination et le besoin de posséder, attendu que l'intelligence enseigne que ce sont là les meilleurs moyens pour satisfaire ces passions insatiables, dans le fait, quand on s'y laisse emporter.

37° C'est ainsi que tout l'édifice social s'est trouvé avoir pour base la métaphysique; mais il se présente, dans l'histoire du développement général de la métaphysique, des particularités, des phases, des successions qui méritent toute l'attention des penseurs. Nous allons signaler les principales.

38° La métaphysique sacrée a presque toujours eu l'initiative, car l'homme puissant a toujours senti sa faiblesse, et pour se fortifier il a dû s'appuyer sur la représentation de la cause suprême, lui subordonner son pouvoir et l'anthropomorphiser dans ses intérêts en lui prêtant ses sentiments et son langage.

39° Cependant, pour faire parler la divinité, le monarque a eu besoin d'hommes spéciaux ; car il faut de la sainteté pour être censé l'organe de Dieu, et il était, lui, trop profane pour bien remplir ce rôle. Cependant il l'a rempli d'abord, car tous les premiers dieux n'ont été que des rois et des législateurs déifiés; mais cette fonction de souverain pontife se gâta chez les empereurs romains par des vices et des crimes qui rendirent leur sacerdoce ridicule et les vouèrent à la haine et au mépris.

Le même fait eut lieu chez les rois juifs, qui de plus furent souvent vaincus et humiliés; en un mot, il eut lieu chez tous les peuples, et l'idée de la divinité se détacha du pouvoir monarchique et s'attacha à des hommes qui se dévouèrent à la représentation de la cause suprême, et s'efforcèrent de la faire voir au vulgaire dans toute sa pureté, à laquelle tient sa grandeur. Aussi s'est-il trouvé des peuples qui ont vécu sous le gouvernement des prêtres, et nous en voyons encore un dont le grand-prêtre représente la cause et le pouvoir suprêmes.

40° La sainteté est nécessaire au sacerdoce, parce qu'il est fondé sur la vénération, et que la vénération ne s'attache qu'à ce qui est au-dessus de la multitude par un pouvoir que rien ne peut affaiblir; or, les rois ayant souvent subi l'humiliation, ont dû perdre la sainteté aux yeux du vulgaire.

Ils l'ont encore perdu par un autre motif, parce qu'ils n'ont pu commander à leurs instincts de bas étage, à leurs sentiments inférieurs, et que la multitude a enfin senti qu'ils ne lui étaient supérieurs que par la force, ce que lui ont démontré d'audacieux plébéiens. Or le sacerdoce a profité des malheurs et des fautes des rois pour attacher le sentiment de vénération à quelque chose qui ne fût pas sujet à des catastrophes, et il a imaginé une représentation de sainteté fondée sur les facultés intellectuelles de premier ordre et sur les sentiments les plus relevés, et aussi sur la possibilité de faire taire les instincts auxquels la multitude a le plus de difficulté à résister. Alors la multitude a senti que le sacerdoce était supérieur en tout.

41° Une pareille sainteté était à l'abri des coups du sort; car si le pouvoir la persécutait, la représentation de la justice et de la bonté venait la protéger contre l'action des instincts inférieurs de la destruction, de l'amour de posséder, de la passion de dominer, mobiles ordinaires des persécutions. La vénération croissait avec la piété, la compassion. Cette persécution prenait le titre de profanation, qui s'attache aux tentatives que l'on fait pour avilir ce qui nous parait élevé, et les guerriers et les rois restaient toujours, dans l'opinion de la multitude, inférieurs aux prêtres, qui les surpassaient en savoir, en morale, en justice et en puissance sur les instincts inférieurs, d'autant plus qu'ils en étaient plus persécutés.

42° Les rois et les puissants, comprenant le pouvoir des prêtres, sentirent qu'il n'était pas dans

leur intérêt de les tourmenter et de les avilir ; ils
les élevèrent donc , à condition qu'ils relèveraient
la sainteté déchue de la royauté ; mais ils eurent
soin , en leur permettant de mettre cette sainteté
au-dessus de celle du trône, de ne pas les armer,
de peur qu'ils ne tentassent à leur tour de se rendre
maîtres à leur place.

De là les deux saintetés, la spirituelle et la tem-
porelle ; de là les deux pouvoirs, le spirituel et le
temporel , le tout fondé sur ce que la vénération
peut s'adresser à plusieurs représentations. Ainsi
disparurent les gouvernements théocratiques. Il n'en
resta qu'un seul dont quelques empereurs firent la
concession par piété, ne croyant pas qu'il pût trop
peser dans la balance des gouvernements, ayant contre lui tous les gouvernements monarchiques ; mais
ces empereurs se trompèrent , comme on va voir.

43° Il est dans la nature de toutes nos facultés
de tendre incessamment à leur plus grand développement. Le pouvoir spirituel se voyant affranchi du
temporel, dut tendre à le dominer, et il y tendit ;
les papes firent obéir les rois, etc. D'autre part,
les instincts tendirent à reprendre chez le sacerdoce
leur essor comprimé par la nécessité passée de se
réfugier dans la sainteté pour faire contre-poids au
pouvoir des monarques et des guerriers. Cette nécessité étant moins sentie, les instincts se laissèrent

aller même au point de ne plus ménager les apparences. Le clergé fut donc dissolu en même temps qu'il était ambitieux et avide.

Comment ont pu se réprimer de pareils excès ? C'est ce qu'il est maintenant question de chercher.

44° Trois causes se réunirent pour cet effet : 1° l'orgueil des rois s'offensa des prétentions de la cour de Rome ; 2° les peuples commencèrent à participer aux sciences et à la littérature dont le clergé cessa d'avoir le privilége ; 3° le protestantisme prit naissance. Il résulta de là que les peuples cessèrent d'abandonner leurs rois à la voix du pape ; que les protestants, qui voulaient rétablir la sainteté négligée par le clergé trop puissant, furent entendus ; que les rois profitèrent de ces deux changements. Et depuis lors, le clergé catholique se tint en garde en face du protestantisme, pour se conserver de la vénération qu'il allait perdre.

45° Pendant ce temps, la métaphysique profane isola ses représentations de celles des métaphysiciens sacrés ; car elle ne voulait ni s'imposer leurs sacrifices pour les rivaliser, ni se mettre sous leur joug, et désirait d'ailleurs conserver plus de liberté ; par exemple, celle de profiter des découvertes des sciences naturelles, et surtout des physiologiques, qui marchaient ; tandis qu'en astronomie, géologie et physiologie, le sacerdoce rejetait tout pour s'en

tenir à ses traditions, c'est-à-dire à son anthropomorphisme sacré.

La grande différence entre les représentations
des deux philosophies consistait en ce que la logique et la dialectique étaient appliquées, dans la
profane, aux représentations que chaque homme se
fait librement de Dieu et de l'âme, soit d'après les
philosophes de l'antiquité qu'il choisit pour modèle,
ou qu'il modifie plus ou moins, soit d'après lui-
même, et en ce que ces deux moyens, qui au fond
n'en font qu'un, étaient appliqués, dans la sacrée, à
l'interprétation de ce qu'on disait avoir été la parole de Dieu.

La carrière était plus large pour les premiers,
puisqu'elle pouvait s'étendre autant que s'étendait
la raison travaillant sur tous les faits de la nature
connus, et aussi loin que l'expérience pouvait aller
à l'avenir dans leur découverte; elle était plus circonscrite pour les seconds, puisque la cosmogonie
et les facultés de l'homme, ainsi que la morale,
étaient fixées par la parole de Dieu. La matière des
philosophes profanes ouvrait un libre accès à l'induction, qui est la source ou le moyen des découvertes; la matière des seconds ne prêtait qu'aux
subtilités de la dialectique.

Dans la philosophie profane, les faits pouvant
changer ou être mieux connus, les bases du raison-

nement pouvaient aussi changer; dans celle des seconds, les faits étant immutables et devant rester les mêmes, malgré les découvertes, il fallait ou nier ces découvertes ou les expliquer par des subtilités de langage et des interprétations plus ou moins forcées pour les mettre d'accord avec ces faits qu'avait énoncés la parole de Dieu; ce qui ne s'exécutait que par la dialectique, science où la faculté des distinctions et des individualités jouait un rôle fondamental avec des personnifications arbitraires, fondées la plupart du temps sur les réalisations du merveilleux.

On pouvait divaguer dans la philosophie profane et y abuser aussi de la dialectique; mais il n'y avait à cela nul inconvénient, et d'ailleurs on était maitre de se corriger sans courir de danger. Dans la philosophie sacrée, on était proscrit et persécuté aussitôt que l'on s'écartait des opinions de la majorité régnante; et si l'on abjurait ses erreurs, il fallait faire amende honorable la corde au cou. Il devait donc y avoir, et il y eut nécessairement deux grandes divisions de métaphysiciens. Cette dissidence se conçoit très bien, puisque les proportions et les rapports des organes entre eux diffèrent dans les masses d'hommes. Ainsi, parmi les savants qui cultivaient la métaphysique, une scission fut opérée par les découvertes des sciences naturelles;

les moins vénérants et les moins dominés par le merveilleux se rallièrent à ces sciences, ou du moins leur firent des emprunts, tandis que les plus vénérants et les plus merveillosistes se jetèrent dans l'anthropomorphisme sacré. La spéculation vint aussi en aide, avec la paresse, au sacerdoce; car c'est un régiment où l'on est sûr de trouver la solde et la ration, attendu qu'il est fondé sur l'ignorance et la crédulité, qui sont toujours le parti de la très grande majorité.

N. B. La jeunesse passait de l'étude des langues anciennes, de la littérature classique et de l'histoire, très superficiellement étudiée, à la philosophie, pendant laquelle se développait la vocation, soit pour le sacré, soit pour le profane; et parmi ceux qui entraient dans ce dernier, il s'en trouvait toujours fort peu qui se vouassent à la métaphysique profane; la majorité se livrait aux sciences de fait, à l'économie, aux mathématiques, aux affaires civiles, à la législation, à la justice, parce qu'on y trouve des moyens de subsistance. Il n'y eut donc que ceux qui se consacrèrent à l'enseignement dans les colléges de manière à s'en faire un état qui se vouèrent à la philosophie proprement dite, laquelle se sépara ainsi de la théologie et des sciences naturelles.

46ᵉ Toutefois, malgré ce partage, la philosophie

ne put d'abord se séparer, s'affranchir entièrement de
la métaphysique sacrée. Ce fut une loi de respecter
les dogmes religieux; il fallait traiter le profane
sans blesser le sacré, d'abord parce que les professeurs de philosophie étaient tous prêtres, ensuite
parce que les gouvernants n'auraient pas permis
aux philosophes des raisonnements dont les conclusions eussent pu conduire au démasquement de l'anthropomorphisme sacré dont ils faisaient leur rem-
part contre l'audace des peuples. Il fallait donc que
l'on raisonnât en philosophie en respectant certaines représentations anthropomorphiques : Dieu,
l'âme, la parole de Dieu ou la révélation; sur tout
le reste, il était permis d'être conséquent ; sur ces
points, on devait être absurde ou se taire.

47° La philosophie ayant admis l'âme et Dieu *anthropomorphisés*, elle fut obligée de toujours raisonner dans la supposition de la réalité de ces deux
représentations, par conséquent de leur soumettre
toutes les découvertes dans les sciences naturelles.
Mais comme il en résultait une foule de contradictions et d'absurdités, les naturalistes prirent le parti
de garder le silence sur les causes premières, qui se
réduisent à l'âme pour l'homme, à Dieu pour l'ensemble des choses, et de ne jamais s'occuper que des
effets, c'est-à-dire des faits et de leur enchaînement
sous le rapport de la causalité, s'arrêtant irrévocable-

ment là où les métaphysiciens invoquent, pour pouvoir continuer leur causalité ascendante, la représentation anthropomorphique. Dès ce moment, leur scission avec les métaphysiciens fut complète; elle dure encore, comme on le voit par tous les travaux de l'Académie des sciences physiques et mathématiques, où l'on ne retrouve pas un mot de métaphysique : de cette manière, les métaphysiciens sacrés furent tranquillisés.

48° Autant en firent les économistes, tous les industriels manufacturiers qui utilisent les découvertes incessantes de la chimie, de la physique, de la géologie; tous les voyageurs à la recherche des faits naturels, et pour le dire, en un mot, tous ceux qui s'occupent des échanges et du commerce. Tous ces gens ne touchent jamais aux questions métaphysiques; aucun d'eux ne mène fort loin la causalité, de sorte qu'ils sont toujours prêts à recevoir le joug de la métaphysique sacrée, et ils s'y trouvent assujettis dans trois circonstances : à leur naissance, à leur mariage et à leur mort. N'étant point préparés à la contredire, ils lui accordent ce qu'elle demande dans les deux dernières circonstances; ils y soumettent leurs enfants dans la première, et du reste ils ne disputent point, ils en seraient incapables; ils veulent seulement qu'on ne les force pas à des pratiques de culte fatigantes lorsqu'ils sont livrés à leurs affaires, sauf à obéir à l'appel dans les trois cas exprimés. Le sacerdoce, devenu tolérant, y consent en officiant journellement devant quelques dévoués, et prend patience.

49° Ce n'est pas ainsi qu'agissent les gouvernants, et avec eux la législation qui fabrique les lois, la magistrature qui les fait exécuter, la diplomatie qui traite les intérêts des États et des princes. Toutes ces corporations étant les suppôts du pouvoir, qui croit avoir besoin des représentations fantastiques qu'il a chargé les prêtres de prêcher dans son intérêt, ont une doctrine métaphysique qui colore tous leurs projets, leurs entreprises. Le pouvoir a laissé la morale au sacerdoce pour cet objet, et il doit se rallier, au moins dans son langage, à cette morale. Aussi prend-il, pour base de toutes ses prétentions, un dieu anthropomorphisé, de qui il tient tous ses droits, et consacre-t-il l'âme et toutes les facultés anthropomorphisées par les prêtres, en soutenant les droits, priviléges et immunités de ce corps. Aussi lui donne-t-il une grande latitude d'enseignement et de culte, lui laisse-t-il la morale, le premier enseignement, et recommande-t-il à ses agents ci-dessus énumérés de tenir un langage et une conduite analogues. C'est ce qu'ils font, et l'image du Christ revient encore figurer dans les tribunaux criminels.

La classe des avocats, qui vivent de leurs paroles

devant les juges, se trouve forcée d'agir dans le même sens, et de faire valoir une foule de lieux communs fondés sur l'anthropomorphisme sacré et sur le profane ; elle vit donc d'un anthropomorphisme multiforme, et reste étrangère aux sciences naturelles, prête à obéir à l'appel du sacerdoce dans toutes les circonstances graves de la vie.

Les législateurs ont à balancer les intérêts dits spirituels à côté des intérêts temporels. Ils ne peuvent blesser les premiers sans s'exposer à l'animadversion du pouvoir et de ses suppôts ; d'ailleurs ils sont ignorants des sciences naturelles.

50° La classe des philosophes proprement dits qui s'est isolée des théologiens ne s'est pas séparée de la métaphysique et de l'anthropomorphisme : elle ne le pouvait qu'en se livrant à l'étude approfondie de la nature ; mais en le faisant, elle se serait fondue dans les naturalistes, dans les physiologistes en particulier, et aurait abandonné les traditions de l'antique et l'échafaudage de métaphysique qui a ses fondements dans les doctrines de Platon et d'Aristote, et qui a traversé tant de siècles. Il y a, dans la méditation de ces verbosités, de quoi employer tous les instants de la vie d'un homme ; on y trouve, pour pâture intellectuelle, un abstrait que l'on finit par placer fort au-dessus du concret de l'histoire naturelle ; on y acquiert une facilité de

langage qui remue confusément une foule de sentiments et d'impulsions qui procurent de la jouissance; on y jouit du droit de réaliser tous les mouvements instinctifs et sentimentaux, ce qui est infini, et l'on se figure, à chaque réalisation d'une
représentation anthropomorphisée et d'une impulsion, avoir fait une découverte, avoir enrichi
la science, s'être assuré une place dans l'histoire par la nécessité d'être cité un jour, comme
tant d'autres qui tiennent une place dans le vaste
chaos d'érudition qu'ont créé les historiens de la
philosophie. Tout cela élève l'orgueil et ne coûte
point de peine; point de voyages autour du monde,
de dissections, d'expérimentations pénibles, point
de rigueur nécessaire dans le sens donné aux expressions du langage, possibilité d'y introduire toutes
les représentations exagérées de l'idéalité et du merveilleux, et surtout, nous le répétons, la licence de
réaliser et d'anthropomorphiser les impulsions, toujours et de plus en plus se multipliant et se diver-
sifiant, des sentiments et même des instincts. Pour résultat, une poésie qui enchante les adeptes et qui
frappe d'un étonnement respectueux les étrangers,
qui sont émus en l'écoutant sans savoir pourquoi;
que de motifs pour persuader aux métaphysiciens
profanes qu'ils sont fort au-dessus des naturalistes,
et même du reste des hommes! Car les naturalistes

sont forcés de rester esclaves des représentations réelles formulées par les sens, et les prêtres de ne pas s'écarter de la parole de Dieu, ce qui interdit aux premiers la poésie, limite et rend trop monotone celle des seconds, tandis que la licence sans borne des métaphysiciens profanes leur permet tout. Ils en usent donc sans réserve, et leurs chants poétiques, toujours plus semés d'images brillantes et d'impulsions instinctives et sentimentales de tous genres, deviennent plus attrayants pour la jeunesse, avide d'émotions sans limites, que ceux du sacerdoce au plus élevé diapason.

On voit pourquoi la philosophie profane se soutient; mais elle fait plus : elle crée un culte, des cultes, et commence à inspirer de l'ombrage aux différents sacerdoces qui ne sauraient l'égaler en séduction.

Toutefois, comme cette philosophie ne mène pas plus loin qu'à quelques chaires et à des ouvrages d'une vente difficile à cause du peu de gens qui comprennent, les métaphysiciens profanes visent aux bonnes grâces des gouvernants pour obtenir des places lucratives, et font incliner leur morale du côté qu'exige la circonstance.

51° Cependant, comme tout le monde peut avoir accès dans la philosophie et dans la physiologie, il s'est trouvé des hommes, dans le XVIII° siècle surtout, qui ont voulu associer ces deux sciences : ils ont mis les facultés intellectuelles dans le cerveau, et les passions dans les viscères, imitant en cela les anciens, qui plaçaient la prudence et tout ce qui concerne le jugement dans la tête, avec l'imagination ou la fantaisie ; le courage dans le cœur, la compassion dans les entrailles, les passions haineuses et malveillantes dans le foie, l'amour dans les organes génitaux. Mais la tête n'agissait pas seule, les sens lui apportaient les images des corps, et une âme selon les uns, un *sensorium commune* tout matériel suivant les autres, recevaient les avis du monde extérieur, et commandaient les mouvements volontaires en conséquence, pendant que les passions sollicitaient, par le moyen du nerf grand sympathique, l'âme ou le *sensorium* à les satisfaire, ce à quoi il pouvait résister par la prudence, la sagesse, une ferme volonté, que le *sensorium* avait dans le cerveau à sa disposition.

52. Cette doctrine, en grande partie dérivée d'Aristote, était un acheminement à la découverte de la vérité, car ce n'était pas la vérité. Il fallait que les impressions, que l'on appelait les images des objets, se convertissent, dans l'âme, en nos différentes facultés. On le va voir, si nous demandons ce que c'est que leur âme.

53° En effet, Locke et Condillac admettaient une

âme : il fallait du spirituel à leur époque. Mais que contenait cette âme ? de quoi se composait-elle ? On ne le disait pas ; on ne pouvait lui rien donner en propre, puisque tout lui arrivait par les sensations. Cette âme n'était donc rien, et son nom de substance spirituelle, recevant, retenant, combinant des images de corps, ne représentait rien, car substance est une représentation empruntée au concret, et qui, hors de là, ne peut plus rien représenter, à moins qu'elle ne représente un sentiment, chose qui varie chez les différents individus. Vous avez beau répéter le mot substance, il ne s'offre à votre représentation personnelle que quelque chose qui a de l'étendue au moins, et cette étendue, dans l'âme, ne renfermait rien avant l'arrivée des perceptions. C'était la *tabula rasa* d'Aristote. Voulez-vous y mettre quelque chose d'inné, comme Platon, Leibnitz, par exemple, des réminiscences ? nous vous prouverons que ces réminiscences ne sont que des représentations d'objets concrets tout semblables à ceux que vous allez lui faire arriver des sens. Pourquoi donc les supposer préexistants à ces derniers ? c'est une hypothèse inutile.

Vous lui donnerez peut-être des facultés innées. Mais que sont ces facultés ? Où en avez-vous pris la notion ? Vous n'avez pu la trouver que dans ce que vous lui voyez faire lorsqu'elle a été impressionnée par l'extérieur. Belle invention de dire : Elle avait la faculté de faire cela, puisqu'elle l'a fait ! C'est une niaiserie ; d'autant plus que vous allez nous dire vous-même comment elle l'a fait, et ce sera en travaillant sur les images venues par les sensations.

L'âme ne pouvant être une substance (nous l'avons prouvé), n'est rien ; et si elle est quelque chose, c'est un sentiment qui existe uniquement dans votre cerveau, et qui se développe avec une représentation du concret. Si c'est cela, ce n'est pas la peine d'en parler. J'aimerais mieux mettre l'âme dans la représentation personnelle, qui est, comme nous l'avons prouvé, un acte du cerveau ; et c'est effectivement ce qu'ont fait les derniers psychologistes, à l'exemple de Descartes.

54° L'âme ne pouvant être une substance, et n'étant pas encore la représentation personnelle, en un mot n'étant rien, dans la théorie de Locke et de Condillac, se formait de toutes pièces par ce qu'ils appelaient les *sensations*, et que nous nommons les représentations du concret, en rapport avec la représentation personnelle. Il fallait donc qu'elle fût successivement, comme le veut Condillac, la fleur, la tige, la racine d'une plante, tous les corps bruts et tous les corps animés, en un mot tout ce qui peut être perçu, et qu'elle devînt en conséquence conscience et réflexion, seconde source des idées, suivant Locke ; puis volonté, affections di-

verses qui la déterminent, et pour plusieurs, jusqu'aux instincts.

55° On sent combien les psychologistes ont eu
beau jeu pour réfuter ces erreurs. Il ne leur a pas
été difficile de prouver que les sensations (les représentations) ne contenaient ni le sentiment personnel, ni la faculté de sentir l'extérieur et de le mettre
à côté, ni la volonté, ni tous les sentiments moraux
élevés, ni les idées abstraites de Dieu, d'âme, de
causes, de forces, etc.; et l'échafaudage des sensualistes a dû s'écrouler de lui-même.

Les sensualistes, battus sur tous les points, se sont
tus et devaient se taire, et les philosophes, ne sa-
chant plus où donner de la tête, se sont jetés dans
l'*éclectisme*. Mais l'éclectisme n'est qu'un choix
dans ce qui est fait; ce n'est pas de l'invention; et
il en fallait, car le psychologisme n'est qu'une réalisation de l'abstrait, que l'on traite comme du concret. Cependant pénétrons dans la théorie des psychologistes plus avant que nous ne l'avons fait, et
voyons s'il y a de l'invention dans leur spiritualisme.

56° Les psychologistes ont travaillé sur le moi ou
le sentiment personnel, sur les sentiments qui s'élèvent en nous à la représentation du concret; et avec
cela ils ont créé les forces, leur grand moyen d'action,
leur levier fondamental. Or nous avons prouvé
dans ce travail :

I. Que la représentation personnelle n'est point un principe moteur de toutes nos facultés, ni une substance, mais seulement un phénomène cérébral dont nous avons fait connaître les éléments, les facteurs. Il n'est principe que par rapport aux phénomènes auxquels il préside, lorsque les conditions extérieures l'ont établi. Il n'est donc ni l'essence de l'homme (les animaux l'ayant aussi), ni l'âme préexistant et post-existant au corps, ni l'image de la cause suprême; il n'est qu'un phénomène tenant à l'existence du cerveau dans certaines conditions.

II. Les sentiments sont des phénomènes de l'action cérébrale, beaucoup plus sujets aux variétés que la représentation personnelle et les représentations de l'extérieur, dont les conditions et les facteurs sont encore plus faciles à déterminer par l'expérience que ceux de la représentation personnelle. En faire les moyens de preuve de la psychologie, c'est s'exposer à n'être pas compris de tous ceux où ces sentiments sont faibles et où la comparaison et la causalité sont fortes; et c'est ce qui arrive journellement aux psychologistes; car, depuis qu'est tombée la théorie des sensations, qui était comprise au moins par tout le monde, les psychologistes ne trouvent de partisans que parmi les hommes disposés à la mysticité, c'est-à-dire qui jugent d'après leurs sentiments et non d'après leur raison en d'autres termes, qui admettent les opinions qui les émeuvent (comme les femmes), de préférence à celles dont on peut donner la démonstration. Qu'est-ce en effet de dire : J'admets une âme, parce qu'un sentiment me dit que la matière ne peut penser ; un Dieu qui travaille comme un homme, parce que je sens qu'il faut que tout ait été et soit toujours travaillé ; une autre vie avec récompense et peine, parce que je vois que rien ne marche bien que par les peines et les récompenses dans ce monde ; un tribunal suprême, définitif, après la mort, car je vois beaucoup d'innocents victimes des méchants puissants? Est-ce donc là de la philosophie? Non ; c'est évidemment du sentiment. Vous avez créé un monde figuré sur celui-ci, mais meilleur, pour la satisfaction de vos désirs, mais vous ne l'avez point prouvé. Votre monde n'est admis que par ceux qui ont plus de sentiment que de jugement, et par les ignorants, qui sont étrangers aux faits de l'organisation de l'homme ; car ceux qui les connaissent le rejettent, lorsque le jugement et la causalité l'emportent chez eux sur le sentiment. C'est un monde pour les enfants, les femmes et les ignorants ; ce n'est point un monde pour les penseurs instruits ; en un mot c'est de l'anthropomorphisme ; c'est un roman anthropomorphique, et rien de plus.

III. Les forces. Tout est force pour les psychologistes : l'âme est force en même temps qu'elle est substance (qu'ils effacent la contradiction); Dieu est force et n'est pas substance; tous les phénomènes de la nature sont dirigés par des forces, sans qu'il soit possible de mettre de limites à leurs subdivisions. Leibnitz a voulu en mettre en appelant les forces des monades; mais ces monades sont arbitrairement distinguées et limitées dans leurs attributions. Tantôt il a été jusqu'à la molécule, et tantôt il est resté fort en-deçà. Les physiologistes allemands admettent autant de forces qu'ils observent de séries de faits (1). Mais en tout cela il ne peut y avoir de limites naturelles; car, dans une fonction soumise à une force particulière (ex. la génération), il y a plusieurs séries de faits diversifiés, selon les espèces, pour amener les myriades de différences que l'on remarque entre leurs organes, et que la nutrition génératrice doit reproduire; des forces premières on tombe en forces secondaires, en forces tertiaires; d'où il faut encore descendre, d'échelon en échelon, jusqu'à ce qu'on ait assigné une force pour chaque différence appréciable. Mais si l'on fait cela, on se perdra dans la molécule, dans l'atome; et si on ne le fait pas, il faudra dire comment la grande force peut se subdiviser en tant de forces secondaires de

(1) C.-F. Burdach, *Traité de physiologie*, traduit de l'allemand par J.-L. Jourdan. Paris, 1838, in-8°.

différents degrés. Supposez d'ailleurs qu'on le fasse, on ne tracera à votre représentation que les lignes mues par des leviers dans lesquels seront les forces; et si on les place ailleurs, où seront-elles? A côté, dessus, dessous, à un bout, à l'autre, etc., etc.? car il faut bien que la représentation personnelle de l'auditeur ait, en rapport avec elle, une représentation matérielle, sans quoi il ne reste qu'un sentiment vague qui est sans valeur positive, représentant une chose à l'une, une chose à l'autre, et rien à ceux chez qui le sentiment ne domine pas. Il en est ainsi de toutes les forces que l'on peut proposer pour tous les phénomènes appréciables à nos sens dans l'univers. Dès le moment que l'observation a réussi à reculer les forces jusqu'aux atomes, il n'est plus possible de les faire rétrograder vers les masses. Les atomes seuls restent actifs, et leurs rapports multipliés entre eux peuvent seuls contenir la raison suffisante des phénomènes, s'il y en a une possible.

Les forces sont donc des représentations anthropomorphiques, comme le moi, l'âme et ses facultés, Dieu tel qu'on l'entend, et tous les agents subordonnés à Dieu que l'on peut imaginer. C'est toujours l'homme qui se représente en action dans la nature sans savoir lui-même ce qu'il est, et comment ce qu'il appelle sa force ou ses forces le font faire tout ce qu'il fait.

57° Le psychologisme n'étant pas de l'invention, mais un cercle vicieux qui n'ajoute point à ce que l'on sait, et qui se borne à multiplier sans terme les représentations fantastiques, que fallait-il donc pour faire marcher la science de l'homme?

Puisqu'il est prouvé que la causalité ne peut pas reculer au-delà de l'activité des molécules et des impondérables qui ont de l'action sur elles, c'est-à-dire sur les atomes, puisque l'on ne peut remonter que par le sentiment à un mobile supérieur aux impondérables, sans pouvoir lui assigner des attributs, attendu que tous les attributs démontrables sont empruntés au concret, il faut se résigner sur la question de la cause première et des forces qui lui servent de moyen d'action, attendu que ces forces, telles que l'idée en est conçue, ne sont que l'homme défiguré. Après avoir fait ce sacrifice, on doit chercher un moyen d'étudier et de mieux connaître l'homme moral, non pas dans son essence première, qui est inabordable, mais dans les phénomènes qu'il manifeste à notre représentation personnelle, puisqu'elle existe comme un fait admis par tant d'êtres raisonnables, et que l'on sent à côté d'elle les représentations extérieures. Il s'agit en même temps de distinguer, à la suite de ces deux représentations, les mouvements impulsifs qui en résultent et qui déterminent l'action; car ces mouvements sont aussi des phénomènes que les sens saisissent et que la raison admet et place, comme les représentations, parmi les mouvements du système nerveux. Or c'est la méthode de Gall et de Spurzheim qui fournit ce mode d'observation dont nous avons plus haut donné l'esquisse. Nous ne la reproduirons pas, mais nous nous enquerrons de la valeur du sentiment, qui va manifestement au-delà de la représentation; il mérite une attention particulière pour déterminer ce que le raisonnement peut en déduire, et jusqu'à quel point il peut agir dessus sans tomber dans le cercle vicieux de l'anthropomorphisme.

Valeur du sentiment.

58° C'est le sentiment, considéré en général, qui nous porte à l'action, car il entraîne avec lui l'impulsion sans laquelle nous n'agirions pas, et qui par conséquent nous fait constamment agir.

Or, l'impulsion est graduée depuis l'instinct jusqu'aux sentiments supérieurs. Dans les nuances les plus instinctives, elle nous fait agir sans volonté, sans délibération (les mouvements viscéraux, les sentiments qui en proviennent); nous la voyons ensuite suspensible dans ses effets par la volonté, mais non suppressible (dans la respiration); elle paraît après cela difficilement suppressible, mais enfin elle l'est (dans la douleur et le plaisir vifs, dans la génération, la faim, la soif, la propre défense, etc.); enfin l'impulsion reste souvent sans effet dans les sentiments supérieurs, soit que l'une neutralise l'autre, soit que l'intelligence la retienne.

Toutefois, dans les nuances où elle est le plus facile à comprimer, l'impulsion, en cédant, ne peut empêcher le sentiment d'exister; seulement il est moins intense lorsque la volonté ne se complaît pas dans sa contemplation. Mais dans les cas où le sentiment reste le plus indépendant, jusqu'à quel point mérite-t-il l'attention de l'observateur?

L'observateur remarque qu'il se convertit en représentation; voilà le fait fondamental, c'est-à-dire qu'il réagit sur l'intellect, et fait naître une représentation dont les caractères sont empruntés aux sens qui ont le pouvoir de les formuler. Il se hâte de mettre la représentation personnelle en contact (figuré) avec une représentation extérieure; on se figure ce contact du moi avec le corps représenté, et la jouissance, fausse ou chimérique, se manifeste. C'est un phénomène qu'il faut encore étudier par le rapprochement des différents sentiments, en commençant par les instincts.

S'agit-il du besoin de respirer? on se figure la représentation du contact, sur les voies aériennes, d'un air pur et frais, et l'asthmatique fait ce qu'il

peut pour se le procurer; une représentation confuse, mais impérieuse de la sensation agréable qui
en est résultée, est un mobile qui le pousse, mais ce
n'est pas le principal ; l'impulsion est organique et
irréfléchie pour l'enfant et pour les animaux, sans
pour cela rien perdre de son intensité. Le plaisir
remémoré n'est qu'un accessoire.

Est-il question de la génération ? on se figure la
vue et le contact du sexe opposé, et cette représentation, en rapport avec la nôtre propre, produit à
l'instant même de l'action dans les organes génitaux,
alors même que notre volonté retient tous les mouvements extérieurs qui pourraient amener ce résultat.

Entend-on les besoins de l'association, celui de
la philogéniture, celui de l'amour des lieux ? à l'instant viennent les représentations des enfants qui
frappent plusieurs de nos sens, des individus de
notre espèce, des objets dont la vue, le contact, le
maniement, nous ont jadis fait du plaisir, et nos
viscères sont émus dans les branches de la huitième
paire, située dans la région sous-diaphragmatique.

Est-ce l'attaque ou la propre défense qui entre
en action ? on se figure frapper et renverser son ennemi ; il est là avec ses représentations attributives,
et l'on simule les mouvements musculaires qui satisferaient la passion, ou du moins on leur donne un

commencement d'exécution : on serre le poing, la mâchoire, etc.

La destruction nous pousse-t-elle? le mouvement est de même nature, et la représentation de l'être vivant devenu mort s'y ajoute. Une sensation de jouissance s'associe aux représentations de ces deux instincts; elle retentit dans les viscères; le cœur palpite et se gonfle avec un sentiment de plaisir; l'épigastre un peu aussi.

Le besoin de manger se fait-il vivement sentir? on se représente les mets; la salive coule, et l'estomac parle plus haut à la volonté. Le besoin n'est-il pas satisfait? d'autres sentiments sont appelés en aide du premier; la colère, la destruction, entrent en action avec leurs représentations propres, tandis que les sentiments bienveillants se taisent si l'intellect ne se montre pas pour les exciter; mais il est souvent vaincu lui-même par le besoin fondamental.

Le besoin de la ruse est-il excité? on se représente l'étonnement, la mystification, etc., de celui qu'on aura surpris, le sentiment d'infériorité à notre égard qu'il éprouvera; on le voit dans l'attitude de la colère impuissante, du repentir, etc., pendant que l'on se représente soi-même en possession des choses qu'on lui aura prises, et en jouissance du bien-être qu'elles sont capables de nous procurer; en un mot, ce ne sont que représentations diversifiées et plus ou moins vives avec les sentiments qui doivent les accompagner, et qui s'esquissent plus ou moins en nous-mêmes.

Est-ce la passion de posséder qui nous travaille? on se voit dans les mains l'objet désiré ou ses produits; on goûte d'avance les jouissances qui sont attachées à sa possession; tout cela se transporte au signe matériel de la possession. Le métal nous suffit, et tous les mouvements agréables s'attachent à sa possession; mais il la faut. La vue ne suffit pas; elle se borne à faire souffrir. L'action propre de l'organe phrénologique est de formuler le sentiment de la possession. En général, tous les viscères où se distribue la huitième paire y répondent en renvoyant des sentiments agréables, tandis qu'il n'en revient pas des nerfs partis des lombes.

Sommes-nous enclins à construire? à chaque instant nous vient la représentation des matériaux; celle de notre œuvre matérielle s'y joint bientôt avec toutes les jouissances d'amour - propre satisfait et d'estime de soi qui y sont attachées.

La passion de la musique nous pousse-t-elle? ce sont les mots formulés en vers, ce sont les instruments, c'est la musique réduite en caractères adaptés au sens de la vue, qui se présentent à notre représentation personnelle avec toutes les émotions instinctives et sentimentales déjà esquissées en nous qui tiennent à cette singulière faculté.

Tous les organes de rapport ont un sentiment de bonheur qui tient à leur exercice ; mais il produit peu d'effets si les besoins et les sentiments supérieurs ne sont impulsionnés. Passons donc à ces sentiments supérieurs, en suivant l'ordre des phrénologistes.

L'estime de soi a ses représentations ; on se voit supérieur aux autres par l'attitude, le geste dans les rapports sociaux, comme on les voit dans les attitudes de la déférence, du respect, de la crainte, etc. Ces tableaux ne manquent jamais à l'orgueilleux ; il se représente aussi son attitude, et prescrit à ses inférieurs celles qu'il croit leur convenir.

Vivons-nous sous l'influence prédominante du désir de l'approbation ? mille représentations tenant aux expressions que peuvent donner aux autres les sentiments d'admiration, d'estime, de haute appréciation, nous assiègent sans relâche, et nous nous voyons nous-même dans l'attitude et avec l'expression de la satisfaction et du bonheur. On cherche sur les physionomies, dans les gestes, dans le port de tous ceux qui nous approchent, ces signes de leur approbation dont on a les modèles dans le souvenir, et si on ne les trouve pas, on ressent de la peine. Nous ne parlons pas ici des actes de flatterie et des ruses que l'homme peut mettre en pratique pour satisfaire le sentiment dont il s'agit, car ce n'est pas là la question actuelle.

La fermeté a-t-elle ses représentations? sans doute; elle a bien sa mimique. On se figure qu'on s'y conformera dans une occasion qui se présente, et l'on voit en idée l'attitude des objets aussi représentés, soit animaux, soit hommes, auxquels on manifestera sa fermeté, sa constance, sa force de volonté. On compose son attitude suivant un type dicté par le sentiment, et qui se rapproche beaucoup de celui de l'estime de soi; on a ces représentations en rapport avec celle du sentiment personnel.

La vénération ne manque pas de représentations; on en a pour soi et pour l'objet vénéré. Pour soi, on se voit dans l'attitude de la réserve et du respect, qui est la mimique du sentiment; pour l'objet vénéré, on a l'image d'une certaine grandeur toujours puisée dans les représentations formulées par les deux sens supérieurs; il s'y joint une certaine auréole ou un prestige qui appartient au sentiment, mais qui se représente dans la peinture par la lumière, et dans la sculpture par des rayons matériels qui entourent une figure majestueuse. Quant à la majesté, on en emprunte l'image ou la représentation à l'estime de soi et à la fermeté, parce qu'en effet ces sentiments font naître celui de la vénération chez les spectateurs; on se représente aussi l'âge mûr et la vieillesse par la même raison. Ce sont là les rapports naturels des sentiments entre eux; mais

tout cela est fondé sur les formules représentatives
formées par les deux sens supérieurs, et les langues
n'ont pas, pour peindre les objets vénérés, d'autres
expressions que celles qui servent à représenter ces
images matérielles. La langue des philosophes n'en
fait pas moins preuve que celle des poëtes et les images des artistes. Il faut descendre à la représentation du concret pour faire naître chez les autres le
sentiment de respect que l'on éprouve. La représentation de l'espace tient ici le rôle principal; car
on dit grand et l'on représente grand l'objet vénéré.
On a beau dire que cette grandeur n'est pas matérielle, elle l'est; mais elle est accompagnée du sentiment, et si le sentiment, qui est la spécificité de
l'organe phrénologique, n'est pas assez fort chez
l'auditeur et le spectateur, ceux-ci ne se représentent que des masses qui ne leur inspirent pas plus
de vénération qu'une montagne, etc. Si, au contraire, le sentiment est fort, la montagne elle-même,
tout informe qu'elle puisse être, inspire le respect.
Il en est ainsi de l'âge avancé, de la paternité, des
bienfaits. Or, rien de tout cela n'inspire de respect
au non-vénérant, tels qu'on en trouve dans la foule
de scélérats qui peuplent les bagnes. C'est qu'ils ont
cet organe faible, et l'activité ne se développe point
spontanément dans ces organes. Ils agissent un moment lorsqu'un fort appel leur est fait; mais ils se

relâchent aussitôt, et les excitations qui surviennent tournent au profit des organes les plus développés, qui sont aussi les plus exercés, et qui ont coutume de se faire obéir par l'intelligence et la volonté.

Ce sont là des faits que peuvent ignorer bien des psychologistes, car ils ne sont pas dans la conscience, à moins qu'on ne soit organisé pour les sentir en soi ; de là la nécessité d'aller observer les autres si l'on désire savoir la vérité sur leur existence ; de là par conséquent l'impossibilité de faire l'étude du moral humain sur son propre moral. En effet, le non-vénérant, quoique doué d'une forte intelligence, ne se représentera jamais la vénération s'il n'a observé que lui ; mais s'il en observe d'autres, cherchant à exciter chez lui ce sentiment, il en éprouvera assez, ne fût-ce que passagèrement, pour que son intelligence reste persuadée que la vénération existe ; et d'un autre côté, le très vénérant ne se représentera jamais un homme sans vénération dont le type n'est pas en lui-même, s'il ne prend la peine d'appliquer fortement ses sens et son intelligence à l'étude des hommes sans vénération.

L'intelligence est donc l'intermédiaire entre tous les sentiments et les instincts. C'est elle, armée des sens, qui nous les fait connaître, qui nous démontre l'existence de ceux qui sont trop faibles en nous pour que nous puissions même soupçonner leur existence. Elle va plus loin, car elle nous procure aussi la connaissance de toutes les folies et la conviction de leur existence, quoique nous ne les ayons jamais éprouvées. Toutefois, par une singularité non expliquée, le psychologiste n'élève aucun doute sur les folies, pendant qu'il affecte de nier que tous les hommes ne soient pas vénérants, merveillosistes, et ne puissent pas sentir le spiritualisme. C'est qu'il prépare son âme à tout le moral, qu'il lui en accorde tous les attributs, qu'il modèle celles de tous les hommes sur la sienne, en supposant toujours qu'il ne lui manque que des lumières pour bien voir (dans son sens), tandis qu'il ôte aux fous cette âme, et les croit alors capables de toute aberration par les sens et l'imagination.

De tout ce qu'il y a de vénérable, rien ne l'est plus que le pouvoir suprême ; mais le type du pouvoir, où se prend-il ? c'est manifestement dans l'homme. C'est donc chez l'homme que l'intelligence a dû chercher son type, et la preuve très positive qu'elle l'a pris là, c'est que là aussi elle puise le type de la causalité : de là les expressions qui représentent en même temps Dieu et l'homme doué du pouvoir suprême. Mais, dira-t-on, qu'est donc ici le sentiment, et quelle confiance mérite-t-il ?

Le sentiment *sent* l'existence d'un pouvoir cau-

satif suprême; mais l'intelligence ne peut le définir,
et, dans son embarras, elle cherche partout des représentations; mais elle a beau se tourmenter, elle
ne trouve rien au-dessus de l'homme. Elle est donc
réduite ou à prendre les facultés de l'homme pour
en faire un dieu, ou à l'avilir en le fondant avec la
matière, comme on l'a fait. Quel parti prendre,
donc? Il faut revenir à l'homme comme on l'a encore fait, et l'on n'est pas plus édifié.

Cependant le sentiment reste et n'est pas satisfait;
son unique ressource est de multiplier par l'intellect
les facultés de l'homme; car il a la faculté de la
multiplication, et si on lui reproche cet artifice, à
l'homme, il se tire d'affaire en disant que ce n'est
pas Dieu qui est fait sur l'homme, mais l'homme
qui est fait à l'image de Dieu. Examinons la valeur
de cet argument.

Cet argument vient manifestement de l'intelligence, puisque le sentiment ne raisonne point et ne
peut jamais être que sentiment, en cela comme en
toute autre impulsion donnée par l'observation du
concret. C'est donc l'intelligence, c'est-à-dire la représentation personnelle, qui, mise en rapport avec
le concret qui suggère le sentiment de cause, construit les arguments suivants, au moyen de la comparaison et de la causalité :

« L'homme intelligent est ce qu'il y a de plus

élevé dans la nature. Or, l'expérience prouve que
cette intelligence ne s'est pas faite elle-même ; donc
quelque chose l'a fait ; mais pour la faire, ce quelque chose devait être intelligent ; car ce qui n'est
pas intelligent ne peut pas faire une intelligence.
D'autre part, l'intelligence qui a fait l'homme devait être supérieure à l'homme lui-même, puisque
l'homme n'a pu se faire : donc c'est une intelligence
supérieure à celle de l'homme qui a fait la sienne
sur son propre modèle. Or, s'il en est ainsi, l'homme
est en droit de représenter Dieu comme il se représente lui-même, en employant tous les moyens de
multiplication pour l'élever le plus qu'il lui est possible au-dessus de lui. » Voilà l'argument que son
intelligence suggère à l'homme pour satisfaire la
causalité.

Convenons que l'homme doit ce raisonnement à
l'observation par les sens, c'est-à-dire à l'expérience.
Eh bien! la même expérience, appliquée à la recherche de la nature de l'intelligence de l'homme,
lui apprend qu'elle tient au cerveau et à son action ;
d'où il résulte que l'intelligence de Dieu doit tenir
également à un cerveau ; or le cerveau se lie au reste
du corps, et voilà Dieu tout modelé sur l'homme.

L'homme a senti cela, et voilà ce qui l'a poussé
et ce qui le poussera toujours à faire toutes sortes
d'efforts pour séparer l'intelligence du cerveau. Il a

donc établi que l'intelligence peut bien être en rapport pendant un temps avec le corps et n'agir que
par lui, mais qu'elle doit s'en séparer et pouvoir
plus tard agir par elle-même. Mais il est évident
qu'il n'y a là que de la supposition, puisque l'intelligence ne peut se démontrer en se servant des signes attachés aux perceptions sensitives qui sont ses
seuls moyens de démonstration.

Mais, dira-t-on, le sentiment seul ne démontre-
t-il pas assez, quand il est fort et continu, sans
qu'il soit besoin de la démonstration par le produit
des perceptions sensitives?

C'est là une grande question ; car si elle était résolue affirmativement, tous nos sentiments, qui
sont très variés sur la nature des choses, devraient
être également considérés comme des démonstrations. Or il en résulterait d'affreux désordres dans
l'état social ; tous les hommes auraient raison dans
leurs opinions, quelles qu'elles fussent, sur la vie,
sur la vertu, sur le bien, sur le mal, sur leur valeur
propre (estime de soi), sur l'importance, la nécessité
même de tout faire pour obtenir l'approbation sur
ce qu'on peut espérer en toute chose, sur le merveilleux le plus contre nature, sur la fermeté et la
constance qui seraient plausibles en toutes choses,
sur la vénération, qui ne serait ridicule ni pour un
fétiche, ni pour un monstre, sur la bonté, qui est

pourtant avouée un défaut chez certaines personnes.
Mais où cela s'arrêterait-il? Les penchants sont de
même nature que les sentiments; alors le meurtre,
la ruse, la spoliation, tous les attentats contre la
pudeur, seraient également non seulement excusa-
bles, mais dignes d'approbation. Plus d'ordre, plus
de lois; nous n'aurions même pas le léger degré de
subordination sociale que l'on trouve chez les peuples les plus sauvages, car il est l'effet d'un commencement de culture de l'intelligence par l'observation.

59° L'homme de sens logique conviendra de tout
cela; mais d'autres pourront objecter que le sentiment de l'existence d'un Dieu mérite une exception
à cette règle, parce qu'il s'agit de l'objet le plus
relevé dont l'homme puisse avoir la représentation,
ou, si l'on veut, le pur et simple sentiment, et parce
qu'un tel sentiment ne peut jamais nuire à l'ordre
social. Or, ajoutera-t-on, puisque ce sentiment ne
peut se répandre dans les masses et y produire de
l'effet que par deux représentations : celle de Dieu
modelé sur l'homme et donné comme fait à son
image, et celle de l'âme, pour obtenir dans une
autre vie de ce même Dieu la justice qu'elle n'obtient
pas en cette vie; il doit être convenable, moral,
éminemment utile, enfin indispensable, d'admettre
ces deux genres de représentations, et de consacrer

ainsi les sentiments qui en sont la base à l'égal de
la démonstration.

60° Il y a ici deux questions, celle de la valeur
du sentiment comparé à la démonstration, et celle
de l'utilité qui se rattache à l'admission du sentiment comme égal à la démonstration. Pour la première, voyons :

Tous les hommes n'ont pas le sentiment d'une
cause suprême et centrale; il en est même qui ont
un sentiment tout contraire, celui de son impossibilité, dont ils ne peuvent pas plus donner la démonstration que les autres celle de sa nécessité. Or si
vous admettez que ce dernier tient lieu d'une démonstration, vous devez, pour être juste, admettre
la valeur démonstrative du sentiment d'athéisme; et
vous voilà dans une contradiction flagrante. A cette
question se rattache manifestement celle de l'existence de l'âme; et voilà que votre confiance illimitée
dans la valeur démonstrative du sentiment de théisme
vous ramène aux inconvénients que nous voulions
éviter; car si l'athéisme et l'ab-animisme sont des
maux, vous les consacrez à l'égal du déisme et de
l'animisme, comme vous consacriez tout à l'heure
les maux que peut entraîner l'opinion qui donne aux
autres sentiments et aux instincts la valeur d'autant de démonstrations. Un autre inconvénient se
rattache à cette manière de voir : c'est que votre

déclaration, tant solennelle puisse-t-elle être, d'une personnification de l'âme et de Dieu fondée uniquement sur le sentiment, ne vous conciliera jamais l'unanimité des suffrages, surtout parmi les hommes qui passent leur vie à observer les faits; de sorte que vous n'aurez pas donné une démonstration, même telle que vous l'entendez, et que votre projet restera sans exécution.

On peut encore insister, et dire : Nous admettons que le sentiment d'un Dieu et de l'âme est équivalent à une démonstration et autorise la personnification; mais nous nions qu'on puisse placer sur la même ligne l'absence de ces sentiments, car ce n'est qu'une négation, et une négation n'a pas la valeur d'une affirmation. Donc nous ne retombons pas par là dans les inconvénients que vous avez signalés et dont nous sommes convenus. Nous y retombons d'autant moins que la croyance aux autres sentiments est la croyance en une affirmation. Nous ne réclamons l'exception que pour le sentiment affirmatif de Dieu et de l'âme.

On doit répondre : La négation de la cause générale suprême, Dieu, et celle de la cause particulière et secondaire âme, ne sont pas des absences du sentiment de causalité, car il existe ordinairement, et même très développé, chez ceux qui pensent ainsi; mais il n'est appliqué qu'aux représentations du concret, formulées par les deux sens supérieurs. Cette négation est le besoin de n'appliquer la causalité qu'à ce qui est démontré pouvoir l'exercer. Or si vous admettez qu'il faille infirmer, nier même la valeur de ce besoin, vous niez en même temps la valeur de toutes les démonstrations les plus positives, telles que celles des mathématiciens, des physiciens, des chimistes, des mécaniciens, de tous les agronomes, de ceux qui cultivent les arts, etc., et même des géomètres et des astronomes, démonstrations dont la vérité est pourtant si palpable dans les prédictions qu'ils nous font sur la figure de la terre, sur les mouvements des astres, etc.; en un mot, vous voilà sur le chemin de la négation de toute évidence, et vous n'avez plus de raison pour tuer un bœuf et faire cuire sa chair, pour vous bâtir une maison, vous faire confectionner des habits, etc., car tout cela se fait en vertu de l'application du sentiment de causalité aux représentations concrètes formulées par les sens supérieurs.

D'autre part, si vous admettez qu'il faille croire à la vérité de ces démonstrations, seulement en ce qui ne concerne pas l'âme et Dieu, vous tombez en contradiction avec vous-même, et vous admettez le pour et le contre sur la même question; vous cessez donc d'être logicien.

Reste maintenant à traiter la question de l'utilité

des deux personnifications dont nous nous occupons,
et de l'impossibilité qu'elles soient jamais nuisibles
à l'ordre social. Or, c'est l'histoire qui doit répondre.

Les gouvernements théocratiques ont-ils toujours été les plus justes et les meilleurs envers les
autres gouvernements et envers leurs concitoyens?
Les hommes les plus personnificateurs de Dieu et
de l'âme ont-ils été constamment les plus probes?

La question doit se poser ainsi, parce que la
personnification double dont il s'agit a été universelle depuis les temps historiques ; mais elle n'a pas
également dominé, également occupé les hommes et
les gouvernements, également présidé à leurs actes.
Par exemple, les peuples commerçants, les hommes
livrés à l'industrie, les gouvernements qui ont plus
calculé sur leur industrie que sur leurs conquêtes et
leurs alliances ont été bien plus guidés par les représentations du concret formulées par les sens
supérieurs que par les sentiments érigés en concrets
factices ; tandis que les peuples conquérants, les
chefs de leurs soldats, les prêtres puissants et monarques, ont plus exercé leur intelligence sur les
représentations factices des sentiments que sur celles
des sentiments personnifiés. Du reste, il faut convenir que les uns et les autres ont agi avec ces deux
genres de représentations : les premiers davantage
avec celles du concret ; les seconds beaucoup plus

avec celles des sentiments travestis en représentations du concret.

Or, l'expérience a prouvé que ce sont les représentations évidemment fausses de droits conférés par
Dieu, soit aux conquérants, soit aux prêtres, qui ont
suggéré le plus de guerres, de spoliations, d'injustices
de tout genre, et que c'est la culture des terres, l'industrie, la propriété, qui ont amené la civilisation.

Les Romains n'ont pas agi, il est vrai, en vertu
du droit divin, et cependant leur gouvernement a
été celui de l'injustice et de tous les crimes; mais
ils ont obéi aux instincts et aux sentiments de la
plus basse valeur, qui ne valent pas mieux que les
fausses personnifications des sentiments supérieurs,
comme nous l'avons vu; et c'est par des sentiments
semblables qu'ils ont été renversés. Cette question
ne sera pas controversée; mais on voudra savoir
comment la personnification des sentiments supérieurs a pu aussi produire des crimes : c'est donc
cette question qu'il faut traiter.

La personnification du sentiment de la cause
suprême, et de l'âme, la cause secondaire, porte à
l'intolérance et à la colère contre ceux qui ne pensent pas comme nous. Elle engendre la haine et le
mépris pour leur personne; elle va jusqu'à les éliminer de la classe des hommes, à effacer tout sentiment de justice, car on en fait cas de conscience,

en les assimilant aux animaux; elle justifie le vol et l'usurpation de leurs propriétés, en même temps qu'elle lève tout scrupule sur leur destruction. Cette personnification met donc en jeu les sentiments et les instincts les plus bas, et produit tous les maux que les instincts peuvent produire quand ils sont les seuls mobiles de nos actions. La personnification de Dieu et de l'âme n'est donc pas exempte de graves inconvénients, et peut être fort nuisible à l'ordre social.

61° Contre cette assertion si bien démontrée ne manquera pas de s'élever une objection qui paraîtra à quelques personnes très puissante, péremptoire peut-être, c'est que le christianisme, qui est tout fondé sur la personnification double dont il s'agit, a présidé à l'amélioration des mœurs, et a fait naître et triompher les sentiments de justice, de bienveillance, en un mot toutes les vertus.

Pour que cette objection ait de la valeur, il faudrait que le christianisme eût fait tout cela par sa force propre, et qu'il l'eût opéré avec d'autant plus d'efficacité, qu'il serait devenu plus fort, plus général, et plus souvent le principal mobile des actions des gouvernements et des particuliers. Or l'expérience a démontré précisément le contraire, comme il est facile de le prouver, toujours par l'histoire.

Lorsque le christianisme était naissant, faible,

persécuté, il ne pouvait opposer la force à la persécution ; il a donc dû employer d'autres moyens. Or, ces moyens sont de deux ordres : il a invoqué les sentiments supérieurs, et surtout ceux de la justice et de la bonté, et il y a été conduit par l'expérience matérielle qu'il avait de tous les maux que peuvent produire les instincts et les sentiments inférieurs dont il était la victime ; en second lieu, il a eu recours à la circonspection, à la ruse, à la dissimulation, ressources que la nature donne également à l'homme pour se soustraire à la force et à la violence. Tant que ces armes ont été ses principaux moyens d'action ; tant qu'il a suggéré à l'intelligence de l'exercer à la démonstration de l'abus de la force du pouvoir, il a été utile à la société, et a contribué aux progrès des mœurs ; mais aussitôt qu'il s'est trouvé investi du pouvoir, soit sur les monarques, soit sur les citoyens, il a dédaigné la feinte, car elle coûte à la plupart des hommes ; il s'est laissé aller à l'orgueil que la prétendue élévation de son rôle lui inspirait, et de l'orgueil il a passé à la colère, à la destruction, et à toutes sortes d'injustices.

Le christianisme a donc fini par détruire le bien qu'il avait fait. Or, cela se conçoit facilement ; car le bien ne venait pas de lui, c'est-à-dire de la réalisation du sentiment des deux causes ci-dessus mentionnées, mais de l'intelligence et des sentiments de justice, d'affectionivité et de bonté au développement desquels il avait donné occasion. Les premiers chrétiens furent des malheureux persécutés pour des sentiments qu'on aurait dû respecter; saturés et sursaturés, par conséquent dégoûtés de la domination des instincts et des sentiments inférieurs, conduits par leurs goûts à exercer leur intelligence, à démontrer les inconvénients de ces impulsions, et forcés, par la même raison, à produire des effets contraires sur les hommes en se livrant aux suggestions des sentiments les plus distingués, chez eux la vénération, bien dirigée, ne pouvait avoir que de très bons résultats, car elle est le premier ciment de l'ordre social. La justice devait marcher de concert; l'orgueil était forcé de s'abaisser, la fermeté de s'appliquer au bien; la bonté devait merveilleusement seconder tous ces efforts. Les seconds chrétiens étaient forts et puissants; l'orgueil pouvait chez eux se déployer, la fermeté s'appliquer à toute autre chose qu'au bien, l'affectionivité et la bienveillance ne se diriger que vers leurs pareils, leurs amis; la colère et la destruction devaient en même temps s'élever contre tout ce qui pouvait blesser la haute estime qu'ils avaient d'eux-mêmes. Il n'y avait donc point encore eu de frein au débordement des passions mauvaises.

En vain allèguerait-on que leur législateur recom-

mande douceur, bonté, affection, justice, et tous
les sentiments les plus avantageux au bonheur privé
et à l'ordre social ; cette recommandation, faite dans
des temps de souffrance et de pauvreté, d'abjection
et d'humiliations toujours renaissantes, était appuyée par des faits patents. S'y conformer était une
nécessité. Ces faits de persécution n'existant plus,
le sentiment de faiblesse avait fait place à son opposé ;
l'intelligence n'avait plus le secours des représentations réelles pour diriger les actions dans le sens
prescrit par le législateur. Il ne restait donc pour
l'appuyer que le développement suffisant des organes de la justice, de la bienveillance, de l'affection,
et ces organes n'avaient pas assez d'excitations pour
beaucoup agir ; car qu'est-ce que le souvenir d'un
législateur mort depuis long-temps? De là la raison
pour laquelle les chrétiens n'ont offert qu'une minorité de justes au milieu d'une foule immense d'ambitieux, d'avides, de cruels même (l'inquisition),
de sensuels, etc., tous à peu près également orgueilleux, et tous nécessairement hypocrites ; car l'intérêt de la dissimulation, de la ruse, de la surprise,
était le seul qui leur restât pour ne pas tomber en
contradiction trop évidente avec la position qu'ils
s'étaient donnée d'interprètes de Dieu et de dispen-
sateurs, à son exemple, de tous les biens. Mais en
somme, ceux qui ont été bons et probes dans le

christianisme, et qui le sont encore de nos jours, n'avaient pas besoin des personnifications des deux causes supérieures pour le devenir. D'autres motifs, saisis par l'intelligence dans les mobiles de l'ordre social, auraient suffi pour développer et rendre régulateurs de leur conduite les sentiments supérieurs qui prédominaient dans leur organisation.

Toutes ces assertions sont prouvées par la conduite qu'a tenue le clergé catholique depuis que le développement de l'industrie, la culture des sciences et des arts ayant détourné les peuples des idées religieuses, ont fait qu'il ne s'en occupait plus d'une manière soutenue, mais seulement de temps en temps, pour satisfaire aux pratiques exigées du culte. En effet, le peuple s'est habitué à circonscrire les prêtres dans certaines limites, à les suivre à l'autel, et à se faire administrer les sacrements dans les circonstances exigées; et en même temps, il a repoussé le prêtre des emplois civils et militaires; il a blâmé toutes ses tentatives ambitieuses, toutes ses prétentions au rôle de directeur de l'ordre social; il a critiqué ses écarts de conduite, son luxe et ses richesses exorbitantes. Tel qui procédait juridiquement contre le prêtre usurpateur de propriétés, ambitieux, perturbateur de la tranquillité des familles, assistait à ses offices, et l'entourait de respect comme ministre de Dieu. Cela se passait pendant que le prêtre protestant, plus modeste parce qu'il était moins puissant et moins riche, menait une vie exemplaire, prêchait une morale exempte des emportements de la fureur, invitait à la tolérance, en un mot, ne négligeait rien pour s'attirer des partisans et en soustraire à ses rivaux.

C'est alors que, contenu par toutes ces oppositions, le prêtre catholique a compris que le temps de la domination en tout genre était passé, et qu'il fallait circonscrire ses prétentions et cultiver autant de vertus que les prêtres dissidents. Toutefois, comme il a beaucoup d'orgueil, il ne cède que ce qu'il ne peut retenir, et tend toujours à reconquérir ce qu'il a perdu dès qu'il voit l'opposition s'affaiblir. Voilà pourquoi de nos jours le prêtre des villes est tolérant, accommodant, pendant que celui des campagnes tend à l'intolérance et au despotisme.

62° Les différences individuelles, sous le rapport sentimental, influent, comme on le sent, sur la conduite des prêtres; mais celles de l'intelligence, et surtout sa culture, sont ce qui exerce le plus d'influence. Associons ce fait avec le même considéré chez le peuple, car c'est la question phrénologique, par conséquent physiologique et ralliée à l'étude de l'irritation.

Les prêtres âgés et expérimentés, c'est-à-dire instruits par l'étude de quelques sciences d'observation et par celle du monde, par la connaissance des intérêts divers des membres du corps social avec lesquels ils ont des rapports, sont les plus tolérants. Ils ont compris que les représentations de leur culte ne peuvent pas être les seuls mobiles de la conduite des hommes, et que, s'ils exigent trop, ils s'exposeront à tout perdre.

Les jeunes prêtres sortant des séminaires et uniquement remplis des représentations du culte, sont souvent ridiculement intolérants et despotes; mais lorsque le contact avec les hommes des autres professions a peuplé leur intelligence des représentations qui sont les principaux mobiles de ceux-ci, lorsque l'expérience les a instruits, ils deviennent tolérants, ils rentrent dans la classe des anciens.

Étudions les faits analogues chez les laïques. Les hommes les plus instruits sont les moins religieux, à moins d'une prédominance excessive du merveilleux. Ceux qui cultivent activement les industries diverses oublient le culte dont les représentations factices sont affaiblies par les réelles de leurs professions. Les administrateurs, les gouvernants, les politiques surtout sont presque toujours sans religion; ils sont seulement hypocrites, car l'exercice de la dissimulation les prédispose à ce rôle et le leur facilite. Les paysans des environs des grandes villes sont peu religieux; ceux du fond des campa-

gnes le sont quelquefois beaucoup. La raison de tout
cela est que les représentations du réel sont beaucoup plus multipliées chez les premiers et beaucoup
moins chez les seconds, qui s'en tiennent à un travail de corps, le plus souvent irréfléchi et devenu
comme instinctif. Leur conduite dépend de leur
curé, qui, presque seul, leur fournit leurs représentations. Enfin les femmes sont plus religieuses
que les hommes, comme moins instruites, en général; et, dans ce sens, celles qui sont fort occupées le
sont bien moins que les femmes oisives, surtout
dans les classes riches, où les femmes ne travaillent
point et cherchent partout des représentations capables d'émouvoir leurs sentiments. Dans leur jeunesse on les remplit de celles du culte; elles les perdent quelque temps de vue, durant leur jeunesse,
en passant de l'état de filles à celui de femmes; mais
les prêtres sont là qui les réclament sans cesse, bien
assurés que leur tour viendra. Il vient en effet, aussitôt que l'expérience a instruit les grandes dames sur
les dangers des intrigues amoureuses, les seules qui
fassent scandale pour elles. Il ne s'agit plus que
d'accorder les autres représentations motrices de
leurs actions avec le culte; et les prêtres en ont les
moyens, car ils savent concilier les intérêts de l'orgueil, de la possession, de la vanité avec ceux de
leur religion. A la faveur du droit divin et des inté-

rêts de Dieu, les passions affectueuses, la colère, la destruction, peuvent agir librement. La ruse vient au besoin en aide pour prévenir le scandale. Toutes les jouissances sensuelles peuvent être satisfaites ; il y a assez de représentations réelles pour satisfaire le besoin de la réalité et le jeu des penchants et des sentiments. Ces femmes sont ainsi tenues en haleine par le sacerdoce pendant toute leur vie. La seule précaution que le prêtre prenne, c'est de leur interdire les représentations du concret de l'histoire naturelle en tout genre, de peur qu'elles n'y entrevoient un réel qui tendrait à effacer les fictions du culte. N'y a-t-il pas assez de concret pour elles dans les objets de parure, les soins domestiques, la chronique du jour, et aussi le matériel du culte dont on les occupe beaucoup ? Tout cela n'exige qu'une faible action du raisonnement, tout-à-fait en mesure avec la force de haute intelligence du sexe ; rien de cela ne tend à produire les vastes conceptions qui font les philosophes, les gens capables de douter ; et c'est là ce qu'il faut au prêtre, qui déteste les inductions et ne veut que des conclusions tirées des faits fictifs qu'il sait présenter. Il règne donc par les femmes, dans un domaine d'où personne ne pense à le chasser. Et qu'on ne croie pas qu'il a besoin, pour régner, de les rendre infidèles à leurs maris ; il n'y tiendrait pas, et le scandale le perdrait ; mais

il sait provoquer chez toutes une affection mêlée de
respect, dont la source est double, car elle se
trouve dans la supériorité de l'homme sur la femme
et dans le sentiment religieux qu'on y associe habilement.

63ᵉ Il résulte de beaucoup d'autres faits et de tout
ce qui vient d'être dit, 1° *que* les sentiments n'emportent impérieusement vers le spiritualisme que
les personnes chez qui le merveilleux et la vénération sont très prononcés, tandis que la causalité est
faible, et celles qui ont une causalité forte avec un
jugement faible et peu de force dans les organes de
perception; 2° *que* c'est le merveilleux qui y dispose
le plus, parce qu'il croit atteindre plus haut dans la
contemplation des représentations, et qu'il égare la
causalité, si le jugement n'est pas très fort et si la
causalité n'est pas assez soutenue par les organes
de la représentation perceptive; 3° *que* le spiritualisme n'est pas possible chez les sujets où le jugement et la causalité sont faibles, à moins d'une
merveillosité extraordinaire; alors ce sont des fous à
chimères; 4° *que* la plupart des hommes peuvent être
distraits du spiritualisme par les intérêts matériels,
qui se mettent à l'unisson avec les organes de perception première, et les instincts de la possession,
de l'alimentation, de la destruction, de la ruse, de
l'amitié appliquée à la famille, et de l'estime de soi;

5° *que* le plus grand nombre des hommes ne se laisse aller au spiritualisme que par l'ignorance des phénomènes de la nature, et surtout des fonctions nerveuses chez les animaux supérieurs et chez l'homme, et que l'exemple y contribue beaucoup (les mahométans); 6° *qu'il* n'en est pas ainsi des femmes, parce qu'elles ont moins d'instruction, de jugement, de causalité, et que l'affectionivité domine chez elles et les pousse à croire ceux qu'elles aiment; mais que pourtant on trouve parmi elles un assez bon nombre de sujets qui répugnent au merveilleux et à tout sentiment religieux, se refusant aux personnifications des deux formes susmentionnées de la causalité, Dieu et l'âme.

6½° C'est en effet cette difficulté d'abstraire les causes élevées et de les séparer des corps qui nous paraît le plus nuisible au spiritualisme; cette répugnance se manifeste aussitôt que l'on met Dieu et l'âme en action, parce que les personnes s'aperçoivent que l'on fait parler et agir ce qu'elles avaient regardé comme un homme; et aussitôt elles demandent qu'on le leur fasse voir, pour juger en quoi il diffère du type homme dont elles ont la représentation, comme être matériel, telle que nous la prenons tous deux dans l'enfance, telle que l'ont encore quelques peuples de la cinquième partie du monde, et même certains sauvages de l'Amérique.

On a vu, par la première révolution de la France,
combien l'absence des prêtres est puissante pour
affaiblir le sentiment religieux dans les masses; et
l'on voit maintenant, par l'importance que le gouvernement donne au culte, par la multiplication des
prêtres et par les prédications des missionnaires,
quel est le pouvoir des représentations factices sur
lesquelles les cultes sont fondés. C'est que ces représentations vont émouvoir les sentiments religieux
chez ceux où ils étaient sans énergie, ou du moins
ne s'appliquaient pas aux représentations des cultes,
mais s'appliquaient à des objets concrets. Aban-
donnés à eux-mêmes, les vénérants auraient encore
respecté les hommes dignes de leurs respects, les
merveillosistes auraient appliqué leur admiration
et leur étonnement aux actions grandes et louables
et aux phénomènes de la nature; mais le prêtre est
venu et a réclamé ces sentiments en faveur de la
causalité suprême personnifiée, et ce n'est que parce
qu'il l'a faite semblable aux hommes, que le peuple
vénère dès l'enfance et naturellement, qu'ils ont été
entendus. Enfin c'est en multipliant, exagérant ce
qu'on vénère et ce qu'on admire naturellement dans
l'homme, et plaçant tout cela en Dieu, qu'ils ont
obtenu plus de vénération et d'admiration que
l'homme simple ou non multiplié ne pouvait en
obtenir, et qu'ils ont produit l'adoration.

65° Une question se présente maintenant : est-il avantageux à l'ordre social qu'il existe ainsi dans la société un antropomorphisme divin ? L'application de l'admiration et de la vénération à l'homme, sans exagération, et à la nature où l'exagération n'est pas possible, tant elle est féconde en faits bien liés et en véritable grandeur, ne suffirait-elle pas pour obtenir du peuple toute la résignation et l'obéissance que l'on désire, et pour prévenir, en y joignant la force que d'ailleurs les gouvernements n'oublient jamais, les désordres de l'anarchie ? Si l'on pouvait répondre affirmativement à cette question, on aurait résolu un grand problème, car il n'y aurait plus à redouter les excès que peut provoquer le sentiment religieux appliqué aux représentations des cultes, et ce serait toujours un mal de moins. Trouverons-nous assez de faits pour résoudre cette grave question?

66° On peut y répondre par les peuples et par les particuliers :

1° *Par les peuples*. Plus ils ont été occupés par l'industrie et le commerce, mieux ils ont entendu raison sur la nécessité de se maintenir un gouvernement fort et respectable, moins ils ont été enclins à l'insubordination et à la révolte. L'Angleterre et la Suisse ne seraient pas moins subordonnées qu'elles ne le sont, quand même les pratiques des cultes n'y seraient pas aussi scrupuleusement suivies, parce que ces peuples ont l'intellect tenu en action, avec les intérêts, par le concret; au contraire, l'islamisme, où la représentation divine dirige la plupart des actions, est celui de tous les états sociaux où la révolte est le plus fréquente et le plus dangereuse pour les souverains. Nous savons que la cause en est dans le despotisme du prince; mais nous voyons du moins que les représentations divines, dont le pouvoir n'est pas douteux chez ces peuples, n'en est pas le remède. Ce remède serait dans l'exercice de l'intelligence appliquée aux intérêts matériels, à la possession, aux échanges; mais cela manque, et les passions n'ont d'autre frein que les représentations anthropomorphiques de la causalité. Eh bien, toute l'admiration et toute la vénération que ces représentations peuvent exciter ne sont point le remède des révoltes, des massacres, etc., ne garantissent pas la vie des rois et des gouvernants. La religion est donc, seule, un bien faible moyen de répression pour le peuple, et c'est par ignorance, par tradition, par routine, que les potentats se croient obligés de s'en servir; ils peuvent très bien s'en passer en donnant à leurs peuples de l'instruction et de l'occupation. Nous allons en trouver une nouvelle preuve en cherchant la solution de notre question par les particuliers.

2° *Par les particuliers.* Si nous anatomisons la société en France, par exemple, en général, la pro-

bité, le sentiment de l'ordre et le besoin de le voir
régner dans le gouvernement se trouvent chez les
hommes naturellement riches, ou qui le deviennent
par l'industrie et la culture des sciences, des lettres, des arts. L'improbité et le désir du désordre,
où résident-ils? chacun le sait. Où sont le crime,
le meurtre, le vol, la cruauté, depuis que les cultes
n'en donnent plus les principaux exemples? ils sont
dans la populace privée d'éducation et croupissant
dans l'ordure des premiers besoins non satisfaits. Eh
bien! le riche et l'homme instruit ne sont point fervents pour le culte; ils s'y conforment parce que
c'est l'usage, et parce que le gouvernement leur offre des prêtres, leur donne l'exemple de l'obser-
vance des rites, et parce que c'est le bon ton. Mais
qu'on cesse de payer les prêtres, et l'on verra quel
est le degré de religion de ces hommes; interrogez-
les en particulier, et vous trouverez chez eux peu
de croyance et très rarement un besoin impérieux de
culte, et plus ils seront instruits, plus ils vous paraî-
tront sans besoin réel bien prononcé de religion.

Retournons au petit peuple. Y trouverons-nous
ce besoin plus énergique? encore moins, s'il est fort
occupé d'objets matériels; car il néglige volontiers
l'étiquette et le bon ton dans les grandes villes,
pour travailler et vendre ses marchandises les jours
de fête. Il n'y a que les paysans, toujours stimulés

par leurs curés, qui soient réguliers dans les obser-
vances du culte, encore n'est-ce que dans les campagnes éloignées des villes. C'est que, de tous ces
gens, les premiers sont occupés des représentations
réelles et ne sont pas en contact avec le prêtre, tandis que les autres ont des occupations plus mono-
tones, et sont sans cesse obsédés par lui. Le petit
peuple sera donc encore moins empressé que le grand
à payer le culte, si vous mettez la satisfaction du
besoin religieux à ce prix ; car, encore une fois, ce
besoin est tout factice et n'est pas naturel, du moins
chez tous.

67° On répondra que certains peuples sauvages
ont leurs grisgris, leurs fétiches, figures bizarres
représentant des animaux, et que les Egyptiens ont
adoré le bœuf Apis, les ognons, etc. Le culte est
donc un besoin, dira-t-on, et mieux vaut le diriger
sur la représentation de l'homme, qui, en effet, a
des qualités vénérables, que de le laisser poser sur
de tels objets, qui ne peuvent prêcher de morale à
l'homme sauvage.

Nous répliquons que ce sont des fourbes qui leur
ont donné ce culte, et des ignorants en même temps
visionnaires, soit parce qu'ils croyaient dans ces
dieux, vu leur ignorance, soit parce qu'ils voulaient
en tirer parti pour les dominer. Nous ne nions pas
que le sentiment religieux existe, et qu'il est accru

par la peur ; mais nous disons qu'il ne résulte pas de
là la nécessité de les fomenter avec de fausses représentations qui peuvent exciter les passions nuisibles
et qui ne profitent qu'à certaines classes d'hommes.
Ce besoin naît sans objet ; car si les penchants sont
innés, les représentations ne le sont pas ; elles sont
purement éventuelles. Empêchez que l'ignorance
n'attache la vénération et le merveilleux avec l'espérance à des objets ridicules, j'y consens ; mais
vous devez l'instruction à l'homme, qui naît toujours dans la plus complète ignorance. Apprenez-lui
ce que c'est que la nature, ce que les hommes se doivent les uns aux autres en vertu de leur constitution
morale et physique, et développez en eux le sentiment d'une cause suprême si vous voulez, car les
moins intelligents et les plus vénérants en ont peut-
être besoin ; mais ne faites pas de fables ridicules
sur cette cause, surtout ne la rabaissez pas au niveau de l'homme ; car aussitôt que vous lui aurez
prêté une de nos actions, les hommes qui savent et
qui raisonnent en concluront qu'il doit avoir les organes de notre espèce, et deviendront athées.

L'athéisme est sans inconvénient pour l'homme
instruit et fort occupé, enchaîné d'ailleurs par les
intérêts matériels qui tiennent en action tous les
sentiments supérieurs ; mais il ne l'est pas pour
l'homme ignorant et grossier, chez qui rien ne parle

à ses sentiments; s'il est pauvre, au contraire, le mépris et la dureté des riches tendent à exciter chez lui les instincts latéraux; et, s'il se trouve naturellement fort, il deviendra criminel à la première occasion. Cet homme s'emparera donc de la négation de Dieu que fera devant lui l'homme instruit, et s'en servira comme d'un encouragement à toutes sortes d'excès et de crimes.

Faites donc en sorte que votre Dieu ne soit pas ridicule par des histoires puisées dans un passé chimérique qui, portant l'empreinte des temps d'ignorance, ne peut que l'avoir modelé sur des hommes tels qu'il y en avait à ces époques reculées, et présentez-le si grand que rien ne puisse l'avilir.

68° On répliquera que si Dieu n'est pas fait sur l'homme il ne sera pas compris par la multitude. Moi je répondrai : Qu'importe? il n'est pas nécessaire qu'il soit compris pour être vénéré et même adoré de ceux qui ont ce besoin. Sans le travestir en homme, faites-en une cause, une puissance qui se manifeste dans la nature par toutes ses merveilles, dans l'homme par son intelligence et ses sentiments supérieurs; chantez des hymnes; mais n'empruntez pas les décorations de l'Opéra, car l'assimilation sera faite et vous dégoûterez les hommes instruits.

Si l'on objecte que le peuple, dans son ignorance, n'entendra pas, et placera votre Dieu au rang des chimères, je répliquerai que le même inconvénient existe pour le Dieu anthropomorphisé qui, de plus, a l'inconvénient d'exciter les passions pour soutenir les intérêts, inconvénient que vous ne trouverez pas chez un Dieu non défini, et qui ne paraît que dans l'intelligence et les sentiments supérieurs.

Si vous trouvez des hommes qui nient ce Dieu, et vous devez vous y attendre, vous avez pour eux les autres sentiments supérieurs, les intérêts matériels et le travail, comme nous l'avons dit; vous avez, contre leurs entreprises perturbatrices, l'animadversion de tous les gens de bien, les lois et la force dont l'emploi ne sera jamais blâmé, lorsqu'elle n'agira que pour appuyer la raison, la réalité des faits et les obligations qui lient les hommes entre eux, c'est-à-dire les sentiments supérieurs; c'en est assez pour que vous vous conciliiez l'estime des honnêtes gens et même celle des coquins, pourvu qu'ils ne soient ni fous ni idiots. Ce double moyen vous suffira et ne vous exposera point au ridicule des cultes idolâtres et à la réaction que provoque contre l'ordre social le désabusement des sujets enclins au crime, dans les religions anthropomorphiques.

69° Mais comment établir, dira-t-on, une pareille religion? Faut-il persécuter les anthropomorphistes idolâtres pour la leur faire adopter? Ah! gardez-vous-en bien. Paralysez les prêtres de ces cultes, ou du moins leur action sur la machine sociale, en cessant de les solder; mais laissez les prêtres, et ne tourmentez pas ceux qui les croient : ce serait temps perdu, et vous agiriez contre l'intérêt général; car vous exciteriez les mauvaises passions, et vous créeriez des motifs réels de vengeance, sans faire oublier des traditions qui sont écrites. Laissez donc faire les ministres de tous les cultes, en réprimant leurs délits et leurs crimes comme ceux des autres citoyens, et instituez à côté le culte du pur théisme, sans idolâtrie ni anthropomorphisme quelconque; que chacun soit libre d'aller exhaler son sentiment religieux où bon lui semblera, mais qu'il n'y ait point de cérémonies extérieures qui dérangent les citoyens dans leurs travaux. Prêchez d'ailleurs la morale physiologique aux jeunes gens qui se présenteront dans vos écoles, en leur laissant la liberté d'aller au temple qui leur sera recommandé par leurs parents; de plus encouragez les sciences et les arts, et laissez faire : toutes les facultés de l'homme trouveront leur emploi, et vous obtiendrez ce que vous désirez depuis si long-temps, la fin des guerres.

70° Quant à moi, mon opinion, que je consigne ici pour moi seul peut-être et pour un petit nombre d'amis, c'est que tout homme complétement organisé a le *sentiment* d'une cause et d'une force pre-

mière qui lie tout et enchaîne tout; mais je ne puis
la définir, et je ne sens pas le besoin de l'honorer
par un autre culte que celui que lui rend ma conscience.

FIN DU TOME PREMIER.

TABLE DES MATIÈRES

CONTENUES DANS LE TOME PREMIER.

FIN DE LA TABLE DES MATIÈRES DU PREMIER VOLUME.

CATALOGUE

DES LIVRES

DE

MÉDECINE, CHIRURGIE, ANATOMIE,

PHYSIOLOGIE, HISTOIRE NATURELLE, PHYSIQUE,

CHIMIE, PHARMACIE,

QUI SE TROUVENT

CHEZ J.-B. BAILLIERE,

LIBRAIRE DE L'ACADÉMIE ROYALE DE MÉDECINE,

RUE DE L'ÉCOLE-DE-MÉDECINE, N° 17,

A PARIS.

* * *

A LONDRES, CHEZ H. BAILLIÈRE,

LIBRAIRIE SCIENTIFIQUE FRANÇAISE ET ANGLAISE,

219, REGENT STREET.

Juin 1839.

LIVRES DE FONDS.

ŒUVRES COMPLÈTES D'HIPPOCRATE, traduction nouvelle, avec le texte grec en regard, collationné sur les manuscrits et toutes les éditions; accompagnée d'une introduction, de commentaires médicaux, de variantes et de notes philologiques; suivie d'une table générale des matières, par E. LITTRÉ, membre de l'Institut, Paris, 1839. — Cet ouvrage formera environ sept forts volumes in-8, de 600 à 700 pages chacun; il sera publié un volume tous les quatre mois. Prix de chaque volume.   10 fr.

Il a été tiré quelques exemplaires sur jésus-vélin. Prix de chaque volume.   20 fr.

Le tome 1er est en vente.

ŒUVRES COMPLÈTES D'AMBROISE PARÉ, nouvelle édition, revue et collationnée sur toutes les éditions, avec les variantes qu'elles présentent; accompagnées de notes historiques et critiques, précédées de recherches sur la vie et les ouvrages d'Ambroise Paré, et sur l'histoire de la chirurgie au xvie siècle, par J. F. MALGAIGNE, chirurgien du bureau central des hôpitaux civils, professeur agrégé à la Faculté de Médecine de Paris, etc. Paris, 1839, 3 vol. grand in-8 à deux colonnes, avec un grand nombre de figures intercalées dans le texte. Prix de chaque vol. 12 fr.

A. Paré est avec raison considéré comme le père de la chirurgie française et son autorité est chaque jour invoquée par nos grands maîtres; c'est donc rendre service aux amis de la bonne chirurgie, que de publier, dans un format commode, une nouvelle édition complète de cet important ouvrage. Indépendamment d'une appréciation historique de la chirurgie pendant le xvie siècle, travail important qui lui a demandé de nombreuses recherches, M. Malgaigne s'est appliqué à collationner le texte sur les douze éditions qui ont été publiées, à faire disparaître une grande quantité de fautes introduites principalement par les éditeurs de Lyon, et à conserver dans toute sa pureté le style naïf de l'auteur, empreint d'une grande bonne foi. Nous avons reproduit dans le texte toutes les planches qu'il était important de conserver; nous ne doutons pas que cette belle édition ne trouve place dans la bibliothèque de tous les chirurgiens.

BROUSSAIS. DE L'IRRITATION ET DE LA FOLIE, ouvrage dans lequel les rapports du physique et du moral sont établis sur les bases de la médecine physiologique, par F. J. V. BROUSSAIS, membre de l'Institut, professeur à la Faculté de médecine de Paris, etc. *Deuxième édition, entièrement refondue.* Paris, 1839, 2 vol. in-8.   15 fr.

C'est surtout dans le *Traité de l'Irritation et de la Folie* que M. Broussais a déployé cette puissance de raisonnement et cette force de logique qu'il apportait dans la discussion. Ici les questions les plus ardues de la philosophie et de la physiologie sont développées avec cette chaleur de style et cette hardiesse de pensée qui n'appartiennent qu'aux hommes de génie.

L'impression de cette deuxième édition était commencée lors de la mort de l'auteur. C'est, d'après ses vœux, M. le Docteur Casimir Broussais, son fils, qui a dirigé cette publication, et mis en ordre les nombreuses additions qu'il avait laissées.

VELPEAU. NOUVEAUX ÉLÉMENTS DE MÉDECINE OPÉRATOIRE, accompagnés d'un Atlas de 22 planches in-4, gravées, représentant les principaux procédés opératoires et un grand nombre d'instruments de chirurgie, par A. A. VELPEAU, chirurgien de l'hôpital de la Charité, professeur de clinique chirurgicale à la Faculté de médecine de Paris. *Deuxième édition, entièrement refondue,* et augmentée d'un traité de petite chirurgie, avec 191 planches intercalées dans le texte. Paris, 1839, 4 forts vol. in-8 de chacun près de 800 pages et atlas in-4.   40 fr.

Le même avec les planches de l'atlas coloriées.   60 fr.

Les nombreuses augmentations et les changements qu'a subis cette deuxième édition en font un livre nouveau; en effet, depuis la publication de la première édition, placé à la tête de la clinique chirurgicale de l'hôpital de la Charité, M. Velpeau a pu exécuter, discuter et rectifier un grand nombre de procédés opératoires, et c'est surtout sous le *rapport pratique* que son Livre a acquis une plus grande importance. Cet ouvrage doit donc être considéré tout à la fois comme le *compendium du chirurgien praticien* et à cause de l'immense érudition déployée par l'auteur comme une véritable *encyclopédie chirurgicale.*

BLANDIN. NOUVEAUX ÉLÉMENTS D'ANATOMIE DESCRIPTIVE; par F.-Ph. BLANDIN, chef des travaux anatomiques de la Faculté de Médecine de Paris, chirurgien de l'Hôtel-Dieu. Paris, 1838, 2 forts volumes in-8.   16 fr.

Cet ouvrage est adopté par les dissections dans les amphithéâtres d'anatomie de l'école pratique de la Faculté de Médecine de Paris.

BURDACH. TRAITÉ DE PHYSIOLOGIE considérée comme science d'observation, par G.-F. BURDACH, professeur à l'université de Kœnigsberg, avec des additions par MM. les professeurs BAER, MEYEN, MEYER, J. MULLER, RATHKE, SIEBOLD, VALENTIN, WAGNER. Traduit de l'allemand par A.-J.-L. JOURDAN. Paris, 1837-1839, 8 forts vol. in-8, figures. Prix de chaque :   7 fr.

Ce que Haller fit pour le siècle dernier, M. Burdach l'exécute pour le nôtre; il nous donne un Traité dans lequel on trouve l'état présent de la physiologie, et surtout l'inventaire méthodique des innombrables recherches, dont cette science s'est enrichie depuis l'illustre professeur de Gœttingue. Anatomiste habile, expérimentateur ingénieux, érudit profond, savant initié par la connaissance de toutes les langues, aux travaux des diverses nations de l'Europe, et philosophe digne de l'école qui s'enorgueillit d'avoir produit Kant, il rapporte, examine, discute et apprécie les faits avec cette élévation de vues et cette largeur de pensée qui caractérisent les hommes supérieurs. Trop ami du vrai pour se livrer aux mesquins calculs de la vanité, et convaincu qu'un seul écrivain ne saurait aujourd'hui embrasser dans tous ses détails un sujet aussi vaste que la biologie, il a invoqué l'assistance de ceux d'entre ses compatriotes qui en avaient plus spécialement étudié quelque partie. MM. *Baer, Meyen, Meyer, Muller, Rathke, Siebold, Valentin* et *Wagner*, ont répondu avec empressement à cet appel général, et du concours de tant d'illustrations est sortie une véritable encyclopédie physiologique, qui prendra rang dans l'histoire, à côté de l'inestimable traité de Haller, dont elle est devenue le complément nécessaire. Toutes les observations modernes y sont non pas réunies sous les formes sèches d'une simple énumération, mais coordonnées sous les inspirations d'un virtualisme en harmonie avec les tendances platoniciennes de notre époque, et dont pourront aisément faire abstraction ceux qui sont demeurés fidèles aux principes d'une autre philosophie.

DICTIONNAIRE DE MÉDECINE, DE CHIRURGIE ET D'HYGIÈNE VÉTÉRINAIRES; ouvrage utile aux vétérinaires, aux officiers de cavalerie, aux propriétaires, aux cultivateurs et à toutes les personnes chargées du soin et du gouvernement des animaux domestiques; par HURTREL D'ARBOVAL, membre de la Société royale et centrale d'Agriculture de Paris, et de plusieurs sociétés nationales et étrangères. *Deuxième édition entièrement refondue.* Paris, 1838-1839, 6 forts vol. in-8; prix de chaque :   8 fr.

Cette deuxième édition est complète; elle se compose de 6 volumes in-8°, chacun de 600 à 700 pages, caractère petit-romain, 47 lignes à la page.

Cet ouvrage est adopté pour les écoles vétérinaires de France, et la plupart des vétérinaires s'en servent dans la pratique comme d'un guide ou aide-mémoire. Il est devenu le point de départ de tous les travaux et depuis dix ans qu'a paru la première édition, l'auteur n'a pas cessé de revoir, de corriger ou de refondre ses premiers articles en profitant de tous les faits observés et qui sont entrés dans le domaine de la science; c'est donc avec une entière confiance qu'il présente cette *seconde édition comme un ouvrage presque entièrement neuf.*

ESQUIROL. DES MALADIES MENTALES, considérées sous les rapports médical, hygiénique et médico-légal, par E. ESQUIROL, médecin en chef de la Maison des aliénés de Charenton, membre de l'Académie royale de Médecine, etc. Paris, 1838, 2 forts vol. in-8, avec un atlas de 27 planches gravées.   20 fr.

« L'ouvrage que j'offre au public est le résultat de quarante ans d'études et d'observations. J'ai observé les symptômes de la Folie et j'ai essayé les meilleures méthodes de traitement; j'ai étudié les mœurs, les habitudes et les besoins des aliénés, au milieu desquels j'ai passé ma vie : m'attachant aux faits, je les ai rapprochés par leurs affinités, je les raconte tels que je les ai vus. J'ai rarement cherché à les expliquer, et je ne suis arrêté devant les systèmes qui m'ont toujours paru plus séduisants par leur éclat qu'utiles par leur application. »
Extrait de la préface de l'auteur.

ESQUIROL. EXAMEN DU PROJET DE LOI SUR LES ALIÉNÉS, par E. ESQUIROL. Paris, 1838, in-8.   1 fr. 25 c.

LEURET. ANATOMIE COMPARÉE DU SYSTÈME NERVEUX considéré dans ses rapports avec l'intelligence, comprenant la description de l'encéphale et de la moelle rachidienne, des recherches sur le développement, le volume, le poids, la structure de ces organes, chez l'homme et les animaux vertébrés; l'histoire du système ganglionnaire des animaux articulés et des mollusques; et l'exposé de la relation graduelle qui existe entre la perfection progressive de ces centres nerveux et l'état des facultés instinctives, intellectuelles et morales, par FRANÇOIS LEURET, médecin de l'hospice de Bicêtre. Paris, 1839, 2 vol. in-8, et atlas de 33 planches in-fol., dessinées d'après nature et gravées avec le plus grand soin.

Ce bel ouvrage sera publié en 4 livraisons composées chacune d'un demi-volume de texte et d'un cahier de 8 planches in-folio. Il paraîtra une livraison tous les trois mois. *Les livraisons 1 et 2 sont en vente.*

Prix de chaque livraison : 12 fr. — Figures coloriées :   24 f.

LAMARCK. HISTOIRE NATURELLE DES ANIMAUX SANS VERTÈBRES, présentant les caractères généraux et particuliers de ces animaux, leur distribution, leurs classes, leurs familles, leurs genres et la citation synonymique des principales espèces qui s'y rapportent; par J.-B.-P.-A. de LAMARCK, membre de l'Institut, professeur au Muséum d'Histoire Naturelle. *Deuxième édition*, revue et augmentée des faits nouveaux dont la science s'est enrichie jusqu'à ce jour; par M. G.-P. DESHAYES et [H. MILNE EDWARDS. Paris, 835.—1839. 10 forts vol. in-8. Prix de chaque   8 f.

Cette édition sera distribuée ainsi : T. I, *Introduction, Infusoires* ; T. II, *Polypiers* ; T. III, *Radiaires, Tuniciers, Vers, Organisation des insectes* ; T. IV, *Insectes* ; T. V, *Arachnides, Crustacés, Annélides, Cirripèdes* ; T. VI, VII, VIII, IX, X, *Histoire des Mollusques*.

C'est bien certainement le plus important des ouvrages de Lamarck ; il suppose des recherches et des travaux immenses, les circonstances les plus heureuses et la persévérance la plus longue et la plus infatigable. Ce livre place M. Lamarck au nombre des législateurs de la science, et toute personne qui veut étudier avec quelque succès les sciences naturelles en général, ou en particulier celle des animaux inférieurs, doit méditer l'*Histoire naturelle des animaux sans vertèbres* ; car, malgré les travaux entrepris dans ces derniers temps, c'est encore dans ce livre que l'on trouve l'histoire la plus complète des *Infusoires*, des *Zoophytes*, des *Polypiers*, des *Vers*, des Mollusques, etc.

Dans cette deuxième édition, M. DESHAYES s'est chargé de revoir et de compléter l'introduction, les coquilles et les mollusques; M. Milne EDWARDS, les infusoires, les zoophytes, les polypiers, les radiaires, les vers, les arachnides, les crustacés, et l'organisation des insectes.

Les tomes 1, 2, 3, 4, 5, 6, 7 et 8 sont publiés.

LIÉBIG. MANUEL POUR L'ANALYSE DES SUBSTANCES ORGANIQUES, par G. LIÉBIG, professeur de chimie à l'université de Giessen : traduit de l'allemand par A.-J.-L. JOURDAN, suivi de l'Examen critique des procédés et des résultats de l'analyse élémentaire de corps organisés, par F.-V. RASPAIL, Paris, 1838, in-8, figures.   3 f. 50 c.

Cet ouvrage, déjà si important pour les laboratoires de chimie, et que recommande à un si haut degré la haute réputation d'exactitude de l'auteur, acquiert un nouveau degré d'intérêt par les additions de M. Raspail.

LONDE. NOUVEAUX ÉLÉMENTS D'HYGIÈNE; par Charles LONDE, D. M. P., membre de l'Académie royale de Médecine, de la Société médicale d'Émulation de Paris, de la Société médicale de Londres. *Deuxième édition entièrement refondue.* Paris, 1838, 2 vol. in-8.   12 fr.

MALGAIGNE. TRAITÉ D'ANATOMIE CHIRURGICALE et de chirurgie expérimentale, par J.-F. MALGAIGNE, chirurgien du Bureau central des Hôpitaux, professeur agrégé à la Faculté de Médecine de Paris, etc. Paris, 1838, 2 vol. in-8.   14 fr.

MANDL ET EHREMBERG. TRAITÉ PRATIQUE DU MICROSCOPE et de son emploi dans l'étude des corps organisés, par le docteur L. MANDL, suivi de RECHERCHES SUR L'ORGANISATION DES ANIMAUX INFUSOIRES, par C. G. EHREMBERG, professeur à l'université de Berlin. Paris, 1839, in-8, avec 14 planches   7 fr. 50 c.

MANDL. ANATOMIE MICROSCOPIQUE, divivisée en deux parties, *Tissus* et *Organes*, par le docteur L. MANDL. Paris, 1838. Cet ouvrage formera 25 livraisons, publiées par cahiers de 4 feuilles de texte et 2 planches in-folio. Prix de chaque liv.   6 fr.

4 livraisons sont en vente. La première comprend les *muscles*, la deuxième les *nerfs* et le *cerveau*, la troisième le *sang*, la quatrième le *pus*.

MULLER. PHYSIOLOGIE DU SYSTÈME NERVEUX ET DES ORGANES DES SENS, par J. MULLER, professeur d'anatomie et de physiologie à l'université de Berlin, traduit de l'allemand, par A. J. L. JOURDAN, membre de l'Académie royale de médecine, Paris, 1839, 2 v. in-8 avec un grand nombre de figures intercalées dans le texte.

RASPAIL. NOUVEAU SYSTÈME DE PHYSIOLOGIE VÉGÉTALE ET DE BOTANIQUE, fondé sur les méthodes d'observations développées dans le Nouveau système de chimie organique, par F.-V. RASPAIL, accompagné de 60 planches, contenant près de 1000 figures d'analyse, dessinées d'après nature et gravées avec le plus grand soin. Paris, 1837, 2 forts vol. in-8, et atlas de 60 planches.   30 fr.

— Le même ouvrage, avec planches coloriées.   50 fr.

RASPAIL. NOUVEAU SYSTÈME DE CHIMIE ORGANIQUE, fondé sur de nouvelles méthodes d'observation ; précédé d'un Traité complet sur l'art d'observer et de manipuler en grand et en petit dans le laboratoire et sur le porte-objet du microscope ; par F.-V. RASPAIL. *Deuxième édition*, *entièrement refondue*, accompagnée d'un atlas in-4 de 20 planches de figures dessinées d'après nature, gravées avec le plus grand soin. Paris, 1838, 3 forts vol. in-8, et atlas in-4.   30 fr.

Jusqu'à présent nous ne possédions pas de *Traité de chimie organique*. L'ouvrage que publie M. Raspail, fondé sur un ensemble d'expériences rigoureuses, est donc entièrement neuf ; il est divisé en quatre parties principales :

La première est intitulée *Manipulation ou chimie expérimentale*. Elle est divisée en deux sections. La première traite des manipulations en grand, de celles dont la chimie organique emprunte les appareils à la chimie inorganique ; la seconde est consacrée aux manipulations en petit, c'est-à-dire à la méthode d'expérimentation au microscope que l'auteur a créée pour l'étude générale des corps organisés.

La deuxième partie, intitulée *chimie descriptive*, se divise en deux sections : l'une dans laquelle l'auteur expose les bases de la classification, et l'autre où il décrit chaque ordre de substances et en discute les caractères, les usages et la valeur. C'est là la partie principale de l'ouvrage ; car elle en forme les deux tiers. La *chimie descriptive* est divisée en quatre groupes principaux, renfermant : 1° Les *substances organisées* ; 2° Les *substances organisatrices* ; 3° Les *substances organisantes* ; 4° Les *substances organiques*.

Dans le groupe des organisées, les articles qui ont reçu les plus longs développements, sont ceux de la fécule, la première des découvertes de l'auteur ; de la *structure musculaire et nerveuse*, de l'*embryologie animale*, des *tissus parasites*, du *sang*, du *lait*, des *substances alimentaires*, etc. L'article de la *substance saccharine* a été traité avec tous les développements que commandait l'essor nouveau qu'a pris la fabrication du sucre *indigène*. La topographie du sucre, son extraction, ses divers mélanges, sources de tant d'illusions, qui en pratique prennent le nom de déchets et de mécomptes, sont tant autant de questions que l'auteur traite.

La troisième partie intitulée *Théorie ou chimie conjecturale*, renferme la théorie de l'organisation déduite de la chimie et de l'anatomie. Après avoir descendu de la physiologie à la chimie inorganique dans la deuxième partie, l'auteur remonte ici, sous forme de récapitulation, de la molécule chimique à la vésicule organisée, et il ramène à un même type la structure de tous les corps organisés.

Dans la quatrième partie intitulée *Analogie ou Chimie générale*, franchissant toutes les lignes de démarcation qui séparent les diverses sciences, il étudie l'atome en lui-même, le trouve identique chez tous les corps. Ce travail est inédit ; et c'est là que l'auteur établit une nouvelle théorie atomistique.

L'atlas d'un ouvrage semblable demandait, pour rendre la démonstration plus visible à l'œil, une exécution aussi parfaite que possible : ustensiles, instruments, organes, détails microscopiques, figures mathématiques et de précision, tout y a été rendu avec le même soin et la même exactitude. Car dans ces suites de dessins, et de gravures la moindre négligence impliquerait une erreur.

RAYER. TRAITÉ DES MALADIES DES REINS, et des altérations de la sécrétion urinaire, étudiées en elles-mêmes et dans leurs rapports avec les maladies des uretères, de la vessie, de la prostate, de l'urèthre, etc.; par P. RAYER, médecin de l'hôpital de la Charité, médecin consultant du Roi, etc. Paris, 1839, 3 forts vol. in-8. — Tome 1er in-8 de 600 pages avec 6 planches   8 fr.

Le bel atlas pour cet ouvrage, représentant les diverses altérations morbides des reins, sera composé de 12 livraisons contenant chacune 5 planches grand in-folio, gravées et magnifiquement coloriées d'après nature, avec un texte descriptif. *Huit livraisons sont en vente.* Prix de chaque livraison   16 fr.

Division de l'Atlas de ce bel ouvrage.

1. — Néphrite simple, Néphrite rhumatismale, Néphrite par poison morbide. — Pl. 1, 2, 3, 4, 5.
2. — Néphrite albumineuse (maladie de Bright). — Pl. 6, 7, 8, 9, 10.
3. — Pyélite (inflammation du bassinet et des calices). — Pl. 11, 12, 13, 14, 15.
4. — Pyélo-Néphrite, Péri-Néphrite, Fistules Rénales. — Pl. 16, 17, 18, 19, 20.
5. — Hydronéphrose, Kystes urinaires. — Pl. 21, 22, 23, 24, 25.
6. — Kystes séreux, Kystes acéphalocystiques, Vers. — Pl. 26, 27, 28, 29, 30.
7. — Anémie, Hyperémie, Atrophie, Hypertrophie des reins et de la vessie. — Pl. 31, 32, 33, 34, 35.
8. — Vices de conformation et de situation des reins. — Pl. 36, 37, 38, 39, 40.
9. — Tubercules, Mélanoses des reins. — Pl. 41, 42, 43, 44, 45.
10. — Cancer des reins. — Pl. 46, 47, 48, 49, 50.
11. — Maladies des tissus élémentaires des reins et de leurs conduits excréteurs. — Pl. 51, 52, 53, 54, 55.
12. — Maladies des capsules surrénales. — Pl. 56, 57, 58, 59, 60.

RAYER. TRAITÉ THÉORIQUE ET PRATIQUE des maladies de la peau; par P. RAYER, médecin de l'hôpital de la Charité; *deuxième édition entièrement refondue.* Paris, 1835, 3 forts vol. in-8, accompagnés d'un bel atlas de 26 planches grand in-4, gravées et coloriées avec le plus grand soin, représentant, en 400 figures, les différentes maladies de la peau et leurs variétés. Prix du texte seul, 3 vol. in-8.   23 fr.
— Prix de l'atlas seul, avec explication raisonnée, grand in-4 cartonné,   70 fr.
— Prix de l'ouvrage complet, 3 vol. in-8 et atlas in-4, cartonné.   88 fr.

Cette seconde édition du *Traité des maladies de la peau* a subi de telles améliorations et a reçu des additions nombreuses et si importantes, que c'est en réalité un nouvel ouvrage. Le passage suivant extrait de l'ouvrage est propre à donner une idée de l'esprit dans lequel il a été composé : « L'observation de chaque jour rend de plus en plus frappante cette vérité, que l'étude des maladies de la peau ne peut être séparée de la pathologie générale et de celle des autres affections morbides avec lesquelles elles ont des rapports nombreux et variés. En effet la connaissance de ces maladies embrasse celle des infections générales, des vices héréditaires, des effets du régime, etc.; elle comprend celle des maladies qui les ont précédés, des lésions internes qui les accompagnent, l'appréciation des modifications organiques qui succèdent à certaines éruptions, la prévision des maladies qui peuvent survenir après leur disparition, etc.; mais pour que ces vues générales acquièrent une utilité pratique, pour qu'elles puissent être appliquées avec fruit au traitement des affections cutanées, l'étendue de ces rapports et de ces influences si frappante dans quelques cas, contractée ou tout-à-fait nulle dans quelques autres, doit être étudiée et appréciée autant que possible dans les espèces et même dans les individualités morbides, avec toutes leurs considérations et tous leurs éléments. »

Enfin, pour que rien ne manquât à l'utilité et au succès de cet ouvrage, l'auteur a réuni, dans un *Atlas pratique* entièrement neuf, la généralité des maladies de la peau ; il les a groupées dans un ordre systématique pour en faciliter le diagnostic ; et leurs diverses formes y ont été représentées avec une fidélité, une exactitude et une perfection qu'on n'avait pas encore atteintes.

RAYER. De la Morve et du Farcin chez l'homme, par P. Rayer, médecin de l'Hôpital de la Charité. Paris, 1837, in-4, figures coloriées.   9 fr.

SWAN. La Névrologie, ou Description anatomique des Nerfs du corps humain, par le Docteur J. Swan; *ouvrage couronné par le collège royal des chirurgiens de Londres,* traduit de l'anglais, avec des additions, par E. Chassaignac, D. M., prosecteur à la Faculté de Médecine de Paris, accompagné de 25 belles planches, gravées à Londres avec le plus grand soin. Paris, 1838, in-4, grand papier vélin, cartonné.   24 f.

Cet ouvrage a acquis un grand intérêt par les nombreuses et importantes additions qu'y a faites M. Chassaignac, lesquelles, jointes à des planches d'une exécution parfaite, en font un livre indispensable pour l'étude si intéressante du système nerveux.

VALLEIX. Clinique des maladies des enfants nouveau-nés, par F.-L. Valleix, médecin du bureau central des hôpitaux civils de Paris, ancien interne de l'hôpital des Enfants Trouvés, Paris, 1838, 1 vol. in-8 avec 2 planches gravées et coloriées représentant le cephalématome *sous-péricrânien* et son mode de formation.   8 fr. 50 c.

VIDAL. Traité de pathologie externe et de médecine opératoire, par A. Vidal (de Cassis), chirurgien de l'hôpital de l'Ourcine, professeur agrégé à la Faculté de Médecine de Paris, etc. Paris, 1839, 5 vol. in-8.
Les tomes I, II, sont en vente; prix de chaque :   6 fr. 50 c.

ADET DE ROSEVILLE et Mad. **MERCIER.** Traité complet des manœuvres de tous les accouchements, avec 180 aphorismes sur les soins que réclament la mère et l'enfant pendant et après le travail et pendant les neuf premiers jours qui suivent la parturition; par E. Adet de Roseville et Mad. J. Mercier, professeurs d'accouchements, avec 13 planches. Paris, 1837, in-18.   5 fr. 50 c.

ALARD. De l'inflammation des vaisseaux absorbants, lymphatiques, dermoïdes et sous-cutanés, maladie désignée par les auteurs sous les différents noms d'*éléphantiasis des Arabes,* d'*œdème dur,* de *hernie charnue,* de *maladie glandulaire de Barbade,* etc., avec quatre planches en taille-douce, représentant les diverses formes, etc., par M. Alard, D. M. P., membre de l'Académie royale de Médecine, médecin de la Maison royale de Saint-Denis, etc.; *deuxième édition.* Paris, 1824, in-8.   6 fr.

ALARD. Du siège et de la nature des maladies, ou Nouvelles considérations touchant la véritable action du système absorbant dans les phénomènes de l'économie animale; par M. Alard. Paris, 1821, 2 vol. in-8.   12 fr.

ANDRAL. Cours de pathologie interne, professé à la Faculté de Médecine de Paris, par G. Andral, professeur à ladite faculté, médecin de l'hôpital de la Charité. Paris, 1836, 3 vol. in-8.   24 fr.

ANGLADA. Traité de toxicologie générale envisagée dans ses rapports avec la physiologie, la pathologie, la thérapeutique et la médecine légale, par M. J. Anglada, professeur de médecine légale à la Faculté de Médecine de Montpellier, in-8, et tableaux toxicologiques servant à la recherche analytique des poisons.   5 fr. 50 c.

ANNALES D'HYGIÈNE PUBLIQUE ET DE MÉDECINE LÉGALE, par MM. Adelon, Andral, d'Arcet, Barruel, Chevallier, Devergie, Esquirol, Gaultier de Claubry, Guérard, Keraudren, Leuret, Marc, Ollivier (d'Angers), Orfila, Parent-Duchâtelet, Villermé.

Les Annales d'hygiène publique et de médecine légale paraissent depuis 1829 régulièrement tous les trois mois par cahiers de 15 à 16 feuilles d'impression in-8, environ 250 pages, avec des planches gravées.

Le prix de l'abonnement par an pour Paris est de   18 fr.
21 fr., *franc de port*, pour les départements. — 24 fr. pour l'étranger.

La collection complète 1829 à 1838, dont il ne reste que peu d'exemplaires, 20 vol. in-8, fig, prix 180 fr. — Les dernières années séparément; prix de chaque : 18 f.

Tables alphabétiques par ordre des matières et par noms d'auteurs des Tomes I à XX, pour 1829 à 1838, in-8.   2 fr.

Table des principaux Mémoires publiés en 1838.

HYGIÈNE PUBLIQUE ET STATISTIQUE MÉDICALE. — Rapport sur les maladies que contractent les ouvriers qui travaillent dans les fabriques de céruse, par MM. *Adelon* et *Chevallier*. — Résultats du défaut d'allaitement des nouveaux-nés et de la suppression des tours, sur la mortalité des enfants trouvés, par *A. N. Gaillard*. — Sur la Mortalité des enfants trouvés, considérée dans ses rapports avec le mode d'allaitement et sur l'accroissement de leur nombre en France, par M. *Villermé*. — Sur la différence dans la proportion sexuelle des naissances légitimes et illégitimes, par *C. Bernoulli*. — Mesures de police prises à Paris à l'égard des enfants trouvés, suppression des tours. — Observations médico-hygiéniques sur les expéditions maritimes aux pôles, par M. *Keraudren*. — Causes d'une épidémie de dysenterie qui a régné en Sologne, par *Max. Boullet*. — Lettre à M. le Ministre du commerce, touchant les brevets d'invention pour remèdes secrets. — Sur la durée probable de la vie de l'homme, par *J.-L. Casper*. — Recherches statistiques et morales sur les enfants trouvés, par *J.-N. Gaillard*. — Rapport sur les préparations des poudres fulminantes, par MM. *Barruel* et *Gaultier de Claubry*. — Observations sur l'hygiène des condamnés détenus dans la prison pénitentiaire de Genève, par M. *Ch. Coindet*. — Mémoire statistique sur les égouts de Paris, de Londres, de Montpellier, par M. *Chevallier*. — De l'abus des boissons spiritueuses, considéré sous le point de vue de la police médicale et de la médecine légale, par *Ch. Roesch*. — Puits empoisonnés par la filtration des eaux chargées d'arsenic provenant d'une fabrique de papiers peints, par M. *Braconnot*. — Hygiène de l'armée d'Afrique, par M. *Worms*. — Enquête sur les causes patentes ou occultes de la faible proportion des naissances à Montreux, par M. *F. D'Ivernois*. — Notices sur quelquesunes des établissements de bienfaisance du nord de l'Allemagne et de Saint-Pétersbourg, par M. *Leuret*. — Notes sur les entrées à l'infirmerie et les décès chez les détenus de la maison centrale de Nîmes, par M. *Boileau Castelnau*. — Rapport sur le lait des nourrices.

MÉDECINE LÉGALE. — Question de vie et de viabilité, consultation médico-légale, par M. *Marc*. — Consultation médico-légale sur une tentative d'assassinat, monomanie, par *A. Devergie*. — Question médico-légale sur l'interdiction, par M. *Marc*. — Triple homicide commis par un halluciné. — Consultation médico-légale sur cette question : L'avortement a-t-il été provoqué et accompli dans une intention criminelle ? Rupture du vagin, renversement de la matrice, etc., par MM. *P. Dubois* et *A. Devergie*. — Rapport médico-légal sur un cas de monomanie, menaces sous conditions, par MM. *Ollivier d'Angers* et *H. Bayard*. — Relation médico-légale d'une tentative de viol qui aurait été exercée sur une sourde-muette, par M. *Chambeyron*. — Blessures faites par un épileptique, probablement dans l'accès ou immédiatement après, par M. *Chambeyron*. — Observations et expériences sur plusieurs points de l'histoire médico-légale de l'asphyxie par le charbon, par M. *Ollivier d'Angers*. — De la mort subite, de ses causes, de sa fréquence suivant l'âge, le sexe et les saisons, par M. *A. Devergie*. — De l'action vénéneuse de la rue et de son influence sur la grossesse, par M. *Th. Hélie*. — Rapport médico-légal sur une accusation d'incendie portée contre une jeune fille atteinte d'aliénation mentale, par M. *Trélat*. — Mémoire et consultation médico-légale sur l'empoisonnement causé par des viandes altérées, par M. *Ollivier d'Angers*. — Consultation médico-légale sur un cas de suspicion de folie chez une femme inculpée de vol, par MM. *Marc* et *Esquirol*. — Note sur une circonstance à observer dans les analyses qui ont pour but de découvrir la présence du cuivre, par M. *Boutigny*. — Du cuivre et du plomb comme éléments des organes de l'homme et des animaux: modification qu'il y a lieu d'apporter dans les procédés d'analyse propres à constater l'empoisonnement par ces deux métaux, par MM. *Devergie* et *O. Henry*. — Symptômes de gastro-entérite, délire maniaque, etc., par M. *Boileau Castelnau*.

ARCHIVES ET JOURNAL DE LA MÉDECINE HOMOEOPATHIQUE, publiés par une société de médecins de Paris.

— *Collection complète* de juillet 1834 à juin 1837, 6 forts volumes in-8.   54 fr.
— La quatrième année, rédigée par MM. les docteurs Libert et Léon Simon, a été publiée, de janvier à décembre 1838, tous les mois par cahiers de cinq feuilles in-8. Prix à Paris :   18 fr.

C'est dans l'*Organon* et la *Matière médicale pure*, qu'on trouve les principes et les moyens d'application de cette doctrine nouvelle. Mais, quelque indispensables que soient ces deux livres fondamentaux, bien des questions secondaires, soulevées par la théorie et la pratique, n'ont pu y trouver place. Ces questions importantes ont cependant été examinées, discutées, approfondies à l'étranger, en Allemagne surtout. Le journal que nous annonçons reproduira, parmi les fruits d'une polémique longue et animée, tout ce qui pourra mettre en état de mieux apprécier le caractère et la haute portée de l'homœopathie; il fera connaître aussi les résultats des recherches auxquelles on commence à se livrer en France, et qui ne peuvent manquer de prendre bientôt un grand développement. Nous ne doutons pas que tous ceux qui s'intéressent aux progrès de la médecine ne secondent une entreprise dont l'unique but est d'arriver à la vérité par l'exposition sincère des faits et par une discussion consciencieuse des théories.

BANCAL. MANUEL PRATIQUE DE LA LITHOTRITIE, ou Lettres à un jeune médecin sur le broiement de la pierre dans la vessie; par A.-P. Bancal, docteur en médecine; suivi d'un rapport fait à l'Institut royal de France, par MM. Percy, Chaussier, Deschamps, Pelletan et Magendie, en faveur de son nouvel instrument pour

l'opération de la cataracte par extraction, et d'une lettre descriptive de la manière de la pratiquer au moyen de cet instrument. Paris, 1829, in-8, avec cinq
planches, le portrait de M. Dubois, et un *fac-simile* de son écriture.   5 fr.

L'ouvrage de M. Baucal est divisé par lettres qui traitent chacune un point important de la Lithotritie : la description de l'appareil lithotriteur, avec tous ses perfectionnements, est faite avec beaucoup de clarté ; chaque pièce
est examinée sous le point de vue d'utilité qu'elle présente : l'opération, la préparation qu'elle exige, la manière
d'introduire l'instrument, les divers temps du broiement sont exposés avec beaucoup de méthode et de clarté ;
un praticien adroit et instruit pourra facilement pratiquer cette opération en suivant les préceptes déduits par
M. Baucal. (*Revue médicale, octobre 1829.*)

BARTHEZ. Traité des maladies goutteuses, par P. J. Barthez, professeur de l'école
de Médecine de Montpellier, etc. Paris, 1819, 2 vol. in-8   12 fr.

BAUCHESNE. De l'influence des affections de l'ame dans les maladies nerveuses
des femmes, avec le traitement qui convient à ces maladies ; par M. de Beau-
chesne, D. M., in-8.   3 fr.

BAUDELOCQUE. Traité de la péritonite puerpérale, par A. C. Baudelocque, médecin de l'hôpital des Enfans, professeur agrégé à la Faculté de Médecine de Paris,
ouvrage couronné par la Société royale de Médecine de Bordeaux. Paris, 1830, in-8.
                                                                               6 fr. 50 c.

BAUDENS. Clinique des plaies d'armes a feu, par M.-L. Baudens, professeur
à l'hôpital militaire de Lille, chirurgien en chef des expéditions de Mascara, officier de la Légion-d'Honneur. Paris, 1836, un fort volume in-8.   7 fr. 50 c.

BAYLE. Bibliothèque de thérapeutique, ou Recueil de mémoires originaux et des
travaux anciens et modernes sur le traitement des maladies et l'emploi des médicaments, recueillis et publiés par A.-L.-J. Bayle, D. M. P., agrégé et sous-biblio-
thécaire à la Faculté de Médecine, etc. Paris, 1828-1837, 4 forts vol. in-8.   28 fr.

Tome 1er. Travaux anciens et modernes sur l'iode, l'émétique à haute dose, le baume
de copahu et l'acupuncture, in-8.   7 fr.

Tome 2e. Travaux anciens et modernes sur le phosphore, la noix vomique, le datura-
stramonium et la belladone, in-8.   7 fr.

Tome 3e. Travaux anciens et modernes sur la digitale, le seigle ergoté, la ciguë,
etc. Paris, 1835, in-8.   8 fr.

Tome 4e. Travaux anciens et modernes sur la compression, le fer, les préparations
ferrugineuses, l'huile de térébenthine, etc. Paris, 1827, in-8.   7 fr.

BEAUVAIS. Clinique homœopathique, ou Recueil de toutes les observations pratiques publiées jusqu'à nos jours, et traitées par la méthode homœopathique. Paris,
1836-1838, 7 forts volumes in-8. Prix de chaque.   9 fr.

BEAUVAIS. Effets toxiques et pathogénétiques des médicaments sur l'économie animale dans l'état de santé, recueillis et mis en tableaux synoptiques ; par le docteur
Beauvais (de Saint-Gratien). Paris, 1838. — Cet ouvrage est publié par livraisons
de 5 feuilles in-8, accompagnées de tableaux. (6 livraisons sont en vente.) Prix de
chaque livraison.   2 fr. 50 c.

BEBIAN. Manuel de l'enseignement pratique des sourds-muets ; par M. Bébian, cen-
seur des études de l'Institution royale des Sourds-Muets, suivi de l'Art d'enseigner
à parler aux sourds-muets, par l'abbé de l'Épée. Paris, 1827, 2 vol., dont un in-4,
modèle d'exercices contenant 32 planches en taille-douce, et un vol. in-8.   16 fr.

BELMAS. Traité de la cystotomie sus-pubienne. Ouvrage basé sur près de cent observations tirées de la pratique du docteur Souberbielle, par D. Belmas, docteur
en chirurgie de la Faculté de Paris, etc. Paris, 1827, in-8, fig.   6 fr.

BERTIN. Des moyens de conserver la santé des blancs et des nègres aux Antilles
ou climats chauds et humides de l'Amérique, contenant un exposé des causes
des maladies propres à ces climats et à la traversée, relativement à la différence des positions, des saisons et des températures, et le traitement en particulier de quelques maladies communes chez les Nègres, telles que le pian, le mal
d'estomac et la lèpre ; in-8.   2 fr. 50 c.

BERTON. Traité des Maladies des Enfants, ou Recherches sur les principales affections du jeune âge, depuis la première dentition jusqu'à la puberté, fondé sur
de nombreuses observations physiologiques, cliniques et pathologiques, sur
l'examen et la discussion de la plupart des auteurs qui se sont occupés de cette
partie de la médecine, *ouvrage faisant suite à celui de Billard*, avec des notes par
M. le docteur Baron. Paris, 1837, in-8.   7 fr.

BERTRAND. Du Magnétisme animal en France et des jugements qu'en ont portés les
Sociétés savantes, avec le texte des divers rapports faits en 1784 par les commissaires de l'Académie des Sciences, de la Faculté et de la Société royale de Méde-

cine, et une analyse des dernières séances de l'Académie royale de Médecine, et du rapport de M. Husson; suivi de considérations sur l'apparition de l'EXTASE DANS LES TRAITEMENTS MAGNÉTIQUES, par Al. BERTRAND, docteur en médecine de la Faculté de Paris, ancien élève de l'École Polytechnique. Paris, 1826, in-8. 7 fr.

BERZÉLIUS. TRAITÉ DE CHIMIE, par J.-J. BERZÉLIUS, traduit par A.-J.-L. JOURDAN et M. ESSLINGER, sur les manuscrits inédits de l'auteur, et sur la dernière édition allemande. Paris, 1829-1833. 8 vol. in-8, fig.   56 fr.

BERZÉLIUS. THÉORIE DES PROPORTIONS CHIMIQUES, et tableaux synoptiques des poids atomiques des corps simples, et de leurs combinaisons les plus importantes, par J. J. BERZÉLIUS. Deuxième édition considérablement augmentée. Paris, 1835, in-8.   8 fr.

BICHAT. ANATOMIE PATHOLOGIQUE, dernier Cours de Xav. BICHAT, d'après un manuscrit autographe de P.-A. BÉCLARD, avec une notice sur la vie et les travaux de BICHAT, par F.-G. BOISSEAU, D. M. P., etc. Paris, 1825, in-8, *portrait et fac-simile*.   5 fr.

BIGEL. HOMŒOPATHIE DOMESTIQUE, comprenant l'hygiène, le régime à suivre pendant le traitement des maladies et la thérapeutique homœopathique, précédée d'une notice sur l'hôpital homœopathique de la Charité de Vienne, par le docteur BIGEL; *deuxième édition entièrement refondue*, par le docteur BEAUVAIS (de Saint-Gratien). Paris, 1839, in-18, de 624 pages.   5 fr. 50 c.

BILLARD. TRAITÉ DES MALADIES DES ENFANTS NOUVEAU-NÉS ET A LA MAMELLE, fondé sur de nouvelles observations cliniques et d'anatomie pathologique, faites à l'hôpital des Enfants-Trouvés de Paris, dans le service de M. Baron; par C. BILLARD, D. M. P., ancien interne de cet hôpital; *troisième édition*, avec une notice sur la vie et les ouvrages de l'auteur, et *augmentée de notes*; par OLLIVIER d'Angers, D. M. P. Paris, 1837, 1 fort vol. in-8.   9 fr.

BILLARD. ATLAS D'ANATOMIE PATHOLOGIQUE, pour servir à l'histoire des maladies des enfants; par C. BILLARD, D. M. P. Paris, 1828, in-4 de dix planches coloriées, avec un texte explicatif.   10 fr.

Les planches, exécutées sur les dessins de l'auteur, ont été gravées, imprimées en couleur, et retouchées au pinceau avec soin par M. Dumesnil.

BLANDIN. ANATOMIE DU SYSTÈME DENTAIRE, considérée dans l'homme et les animaux. Paris, 1836, in-8, avec une planche.   4 fr. 50 c.

BLAUD. TRAITÉ ÉLÉMENTAIRE DE PHYSIOLOGIE PHILOSOPHIQUE, ou Éléments de la Science de l'homme ramenée à ses véritables principes; par P. BLAUD, médecin en chef de l'hôpital de Beaucaire, membre de plusieurs Sociétés savantes. Paris, 1830, 3 vol. in-8.   12 fr.

BOISSEAU. NOSOGRAPHIE ORGANIQUE, ou Traité complet de Médecine pratique; par F.-G. BOISSEAU, D.M.P., memb. des Acad. roy. de Méd. de Paris et de Madrid, prof. à l'hôp. militaire d'instr. de Metz. Paris, 1828-1830, 4 forts vol. in-8. 34 fr.

L'introduction de la physiologie dans la pathologie, le rappel à l'étude des organes, la découverte des signes de la gastro-entérite, le renversement des fièvres essentielles, enfin la révolution opérée par M. Broussais dans la science et dans la pratique médicales, faisaient vivement désirer une nouvelle nosographie où l'état des connaissances médicales actuel fut exposé avec méthode, avec clarté.

Telle est la tâche que s'est imposée M. Boisseau, auteur de la *Pyrétologie physiologique*, dont quatre éditions attestent le succès. Versé dans l'étude de la médecine antique, disciple indépendant du réformateur, il s'est proposé de tracer un tableau exact et complet des causes et des signes des maladies considérées dans les organes, d'unir les vérités anciennes aux vérités nouvelles, de présenter les véritables indications thérapeutiques dans chaque affection; en un mot, de résumer, dans l'intérêt des étudiants et des praticiens, l'état présent de la pathologie, de la thérapeutique médicale.

BOISSEAU. PYRÉTOLOGIE PHYSIOLOGIQUE, ou Traité des fièvres considérées dans l'esprit de la nouvelle doctrine médicale, par F.-G. BOISSEAU. *Quatrième édition, augmentée*. Paris, 1831, in-8 de 745 pages.   9 fr.

BOISSEAU. TRAITÉ DU CHOLÉRA-MORBUS, CONSIDÉRÉ SOUS LE RAPPORT MÉDICAL ET ADMINISTRATIF, ou Recherches sur les symptômes, la nature et le traitement de cette maladie, et sur les moyens de l'éviter; suivi des INSTRUCTIONS SUR LA POLICE SANITAIRE, *publiées par ordre du gouvernement*; par F.-G. BOISSEAU. Paris, 1832, in-8. 6 fr.

BOIVIN. MÉMORIAL DE L'ART DES ACCOUCHEMENTS, ou Principes fondés sur la pratique de l'hospice de la Maternité de Paris, et sur celle des plus célèbres praticiens nationaux et étrangers, avec 145 gravures représentant le mécanisme de toutes les espèces d'accouchements; par madame BOIVIN. *Ouvrage adopté par le gouvernement comme classique pour les élèves de la Maison d'accouchement de Paris. Quatrième édition, augmentée.* Paris, 1836, 2 vol. in-8.   14 fr.

BOIVIN et DUGÈS. Traité pratique des maladies de l'utérus et de ses annexes, appuyé sur un grand nombre d'observations cliniques; par madame Boivin, docteur en médecine, sage-femme, surveillante en chef de la Maison royale de Santé, et A. Dugès, prof. à la Fac. de Méd. de Montpellier. Paris, 1833, 2 v. in-8. 14 fr.

— Atlas de 41 planches in-fol., gravées et coloriées, *représentant les principales altérations morbides des organes génitaux de la femme*. Paris, 1833, in-fol., avec explication.   60 fr.

— L'ouvrage complet pris ensemble, 2 vol. in-8, atlas in-fol.   70 fr.

La qualification de pratique donnée à ce travail n'est pas une expression vaine et destinée seulement à le présenter sous des auspices plus favorables : il la mérite, parce qu'il est entièrement déduit de l'observation. Les auteurs ont donné aux maladies les plus fréquentes, à celles dont le diagnostic est le plus important et le plus difficile, à celles dont le traitement et les divers modes peuvent être discutés d'après les résultats de l'expérience, toute l'extension nécessaire pour les rendre plus profitable au lecteur; en un mot, on y trouve à chaque pas d'excellents préceptes dont une longue pratique pouvait seule constater la justesse et l'utilité. Précision et clarté, jugement sain, érudition choisie, savoir solide : telles sont les qualités qui distinguent ce livre éminemment remarquable, destiné à occuper une des premières places dans les bibliothèques de tous les médecins, de tous les accoucheurs. Les observations personnelles de madame Boivin, fruit d'études longues, soit dans les hôpitaux consacrés spécialement aux femmes, soit en ville dans une pratique étendue, les remarques et les observations de M. Dugès, les souvenirs de madame Lachapelle, tout se réunit pour ajouter à l'attrait du sujet.

Un bel Atlas, in-folio, de quarante et une planches gravées et coloriées avec soin, exécutées sur les dessins de madame Boivin elle-même, par S. Chazal, si connu par la perfection qu'il apporte dans les planches anatomiques, forme le complément indispensable de l'ouvrage. Ces planches ne contribueront pas peu à répandre un grand jour sur des maladies que tant de causes ont laissées dans un vague et une obscurité aussi pénibles pour les gens de l'art que funestes pour les malades.

BOIVIN. Recherches sur une des causes les plus fréquentes et la moins connue de l'avortement, suivies d'un mémoire sur l'intro-pelvimètre, ou mensurateur interne du bassin; par madame Boivin. Paris, 1828, in-8, fig.   4 fr.

BOIVIN. Nouvelles recherches sur l'origine, la nature et le traitement de la mole vésiculaire, ou Grossesse hydatique; par madame Boivin. Paris, 1827, in-8, fig.   2 fr. 50 c.

BOUILLAUD. Clinique médicale de l'Hôpital de la Charité, ou Exposition statistique des diverses maladies traitées à la Clinique de cet hôpital; par J. Bouillaud, professeur de clinique médicale à la Faculté de Médecine de Paris, médecin de l'hôpital de la Charité. Paris, 1837, 3 vol. in-8.   21 fr.

BOUILLAUD. Traité clinique des maladies du cœur, précédé de recherches nouvelles sur l'anatomie et la physiologie de cet organe; par J. Bouillaud. Paris, 1835, 2 forts vol. in-8, avec 8 planches gravées.   15 fr.

BOUILLAUD. Nouvelles recherches sur le rhumatisme articulaire aigu en général, et spécialement sur la loi de coïncidence de la péricardite et de l'endocardite avec cette maladie, et sur l'efficacité de la formule des émissions sanguines coup sur coup dans son traitement; par J. Bouillaud. Paris, 1836, in-8.

BOUILLAUD. Essai sur la philosophie médicale et sur les généralités de la clinique médicale, précédé d'un Résumé philosophique des principaux progrès de la médecine et suivi d'un parallèle des résultats de la formule des saignées coup sur coup avec ceux de l'ancienne méthode dans le traitement des phlegmasies aiguës; par J. Bouillaud. Paris, 1837, in-8.   7 fr.

BOUILLAUD. Traité pratique, théorique et statistique sur le choléra-morbus de Paris, appuyé sur un grand nombre d'observations recueillies à l'hôpital de la Pitié; par J. Bouillaud. 1832, in-8 de 450 pages.   6 fr. 50 c.

BOUILLAUD. Traité clinique et expérimental des Fièvres dites essentielles; par J. Bouillaud. Paris, 1826, in-8.   7 fr.

BOUILLAUD. Exposition raisonnée d'un cas de nouvelle et singulière variété d'hermaphrodisme, observée chez l'homme; par J. Bouillaud. Paris, 1833, in-8, fig.   1 fr. 50 c.

BOUILLAUD. De l'introduction de l'air dans les veines. Rapport à l'Académie royale de Médecine. Paris, 1838, in-8.   2 fr.

BOURDON. Principes de physiologie comparée, ou Histoire des phénomènes de la vie dans tous les êtres qui en sont doués, depuis les plantes jusqu'aux animaux les plus complexes; par Isid. Bourdon, D. M. P., membre de l'Académie royale de Médecine. Paris, 1830, in-8.   7 fr.

BOURDON. Principes de physiologie médicale; par Isid. Bourdon. Paris, 1828, 2 vol. in-8.   12 fr.

BOURDON. Recherches sur le mécanisme de la respiration et sur la circulation du sang; essais qui ont obtenu une mention honorable au concours de l'Institut; par Isid. Bourdon, D. M. P. Paris, 1820, in-8.   2 fr.

BOURDON. DE L'INFLUENCE DE LA PESANTEUR sur quelques phénomènes de la vie; par Isid. BOURDON. Paris, 1823, in-8.   75 c.

BOUSQUET. TRAITÉ DE LA VACCINE et des Éruptions varioleuses ou varioliformes; *ouvrage rédigé sur la demande du gouvernement*, par J. B. BOUSQUET, D. M., secrétaire du conseil et membre de l'Académie royale de Médecine, chargé des vaccinations gratuites. Paris, 1833, in-8.   6 fr.

BOUSQUET. NOTICE SUR LE COWPOX, ou petite vérole des vaches, découvert à Passy en 1836, par J.-B. BOUSQUET. Paris, 1836, in-4, avec une grande planche. 2 fr. 50 c.
— La même, planche coloriée.   4 fr.

BOUVIER. MÉMOIRE sur la section du tendon d'Achille dans LE TRAITEMENT DES PIEDS-BOTS, par H. BOUVIER, directeur de l'établissement orthopédique de Chaillot, médecin de l'hospice de Larochefoucault, etc. Paris, 1838, in-4, fig.   3 fr. 50 c.

BRESCHET. ETUDES ANATOMIQUES, PHYSIOLOGIQUES ET PATHOLOGIQUES de l'œuf dans l'espèce humaine, et dans quelques unes des principales familles des animaux vertébrés; par G. BRESCHET, professeur d'anatomie à la Faculté de Médecine de Paris, chirurgien de l'Hôtel-Dieu. Paris, 1832, in-4, avec six planches.   16 fr.

BRESCHET. MÉMOIRES CHIRURGICAUX sur différentes espèces d'anévrismes; par G. BRESCHET. Paris, 1834, in-4 avec 6 planches in-fol.   12 fr.

BRESCHET. RECHERCHES ANATOMIQUES ET PHYSIOLOGIQUES sur l'Organe de l'ouïe et sur l'Audition dans l'homme et les animaux vertébrés; par G. BRESCHET. Paris, 1836, in-4, *avec 13 planches gravées.*   16 fr.

BRESCHET. RECHERCHES ANATOMIQUES ET PHYSIOLOGIQUES sur l'organe de l'ouïe des poissons; par G. BRESCHET. Paris, 1838, in-4, avec 17 planches gravées.   12 fr.

BRESCHET. NOUVELLES RECHERCHES SUR LA STRUCTURE DE LA PEAU; par G. BRESCHET et ROUSSEL de Vauzème. Paris, 1835, in-8 avec 3 pl.   4 fr. 50 c.

BRESCHET. LE SYSTÈME LYMPHATIQUE considéré sous les rapports anatomique, physiologique et pathologique. Paris, 1836, in-8, avec 4 planches.   6 fr.

BROUSSAIS. COURS DE PATHOLOGIE ET DE THÉRAPEUTIQUE GÉNÉRALES, professé à la Faculté de Médecine de Paris, par F.-J.-V. BROUSSAIS, professeur à la Faculté de Médecine de Paris, médecin en chef de l'hôpital militaire du Val-de-Grâce, membre de l'Institut. — *Ouvrage complet*, composé de 129 leçons. Paris, 1835, 5 forts volumes in-8.   40 fr.
Séparém., leçons 61 à 129, formant les tom. 3, 4, 5. Paris, 1835, 3 v. in-8. 23 fr.

BROUSSAIS. COURS DE PHRÉNOLOGIE, fait à la Faculté de Médecine de Paris. Paris, 1836, un vol. in-8 de 850 pages, fig.   9 fr.

BROUSSAIS. TRAITÉ DE PHYSIOLOGIE appliquée à la Pathologie, deuxième édition. Paris, 1834, 2 vol. in-8.   13 fr.

BROUSSAIS. EXAMEN DES DOCTRINES MÉDICALES ET DES SYSTÈMES DE NOSOLOGIE, précédé de propositions renfermant la substance de la médecine physiologique. Troisième édition. Paris, 1829-1834, 4 forts vol. in-8.   21 fr.

BROUSSAIS. COMMENTAIRES DES PROPOSITIONS DE PATHOLOGIE consignées dans l'Examen des Doctrines médicales. Paris, 1829, 2 vol. in-8.   13 fr.

BROUSSAIS. MÉMOIRES SUR LA PHILOSOPHIE DE LA MÉDECINE, ET SUR L'INFLUENCE QUE LES TRAVAUX DES MÉDECINS PHYSIOLOGISTES ont exercée sur l'état de la médecine en France. Paris, 1832, in-8.   1 fr. 50 c.

BROUSSAIS. LE CHOLÉRA-MORBUS ÉPIDÉMIQUE, observé et traité selon la méthode physiologique, avec notes et supplément. Paris, 1832, in-8.   3 fr. 50 c.

BROUSSAIS. DE LA THÉORIE MÉDICALE dite PATHOLOGIQUE, ou Jugement de l'ouvrage de M. Prus. Paris, 1826, in-8.   3 fr.

BROUSSAIS. ANNALES DE LA MÉDECINE PHYSIOLOGIQUE, journal publié par M. BROUSSAIS. Paris, 1822-1834, 13 années. *Collection complète*, formant 26 forts volumes in-8.   200 fr.
— Séparément chaque année.   27 fr.

BROUSSAIS. PORTRAIT DU PROFESSEUR BROUSSAIS, gravé par Bonvoisin, d'après le tableau de Duchesne, gravure grand in-4.   6 fr.
— Lettre grise, 10 fr. — Papier de Chine, 12 fr.

BROUSSAIS. NOTICE HISTORIQUE sur la vie, les travaux, les opinions médicales et philosophiques, de F. J. V. BROUSSAIS, précédée de sa profession de foi, et suivie des discours prononcés sur sa tombe; par le docteur H. DE MONTÈGRE, secrétaire de

M. Broussais pendant plusieurs années. Paris, 1839, in-8 de 158 pages, avec un beau portrait gravé. 2 fr. 50 c.

BROUSSAIS. Atlas historique et bibliographique de la médecine, ou Histoire de la médecine, composée de tableaux sur l'histoire de l'anatomie, de la physiologie, de l'hygiène, de la médecine, de la chirurgie, de l'obstétrique, de la matière médicale, de la pharmacie, de la médecine légale, de la police médicale et de la bibliographie, avec une introduction, etc., par C. Broussais, professeur agrégé à la Faculté de Médecine de Paris, médecin et professeur à l'hôpital militaire du Val-de-Grâce. Paris, 1834, in-fol. 8 fr.

BROUSSAIS. Hygiène morale, ou Application de la Physiologie à la Morale et à l'Éducation ; par C. Broussais. Paris, 1837, in-8. 5 fr.

BROUSSAIS. De la gymnastique considérée comme moyen thérapeutique et hygiénique ; par C. Broussais. Paris, 1828, in-8. 1 fr.

BULLETIN DE L'ACADÉMIE ROYALE DE MÉDECINE, Publié par les soins de la commission de publication de l'Académie, et rédigé par MM. E. Pariset, secrétaire perpétuel, L.-Ch. Roche, secrétaire annuel, et J.-B. Bousquet, secrétaire du conseil.

Le Bulletin est publié tous les quinze jours, par cahiers de 3 feuilles in-8. Prix de l'abonnement pour un an *franco* pour toute la France. 15 fr.

Les première et deuxième années, du 1er octobre 1836 au 30 septembre 1838, formant chacune un volume in-8° de plus de 1000 pages ; prix à Paris, chaque année 12 fr.

Ce Bulletin *officiel* rend un compte exact et impartial des séances de l'Académie royale de Médecine, et présentant le tableau fidèle de ses travaux, il offre l'ensemble de toutes les questions importantes que les progrès de la médecine pourront faire naître ; l'Académie étant devenue le centre d'une correspondance presque universelle, c'est par les documents qui lui sont transmis que chacun de ses membres peut suivre les mouvements de la science dans tous les lieux où elle peut être cultivée, en connaître, presqu'au moment où elles naissent, les inventions et les découvertes. — L'ordre du Bulletin est celui des séances : on inscrit d'abord la correspondance soit officielle, soit manuscrite, soit imprimée ; à côté de chaque pièce, on lit les noms des commissaires chargés d'en rendre compte à la Compagnie. Le rapport est-il lu, approuvé, les rédacteurs le donnent en totalité ou en partie, suivant son importance et son étendue ; est-il suivi de discussions, ils s'appliquent avec la même impartialité à la reproduire dans ce qu'elle offre d'essentiel, principalement sous le rapport pratique. C'est dans le Bulletin seulement que sont reproduites dans tous leurs détails et avec impartialité les discussions relatives à l'*Empyème*, au *Magnétisme*, à la *Morve*, à la *Fièvre typhoïde*, à la *Statistique appliquée à la médecine*, à l'*Introduction de l'air dans les veines*, au *système nerveux*, etc. Ainsi, tout correspondant, tout médecin, tout savant qui transmettra un écrit quelconque à l'Académie, en pourra suivre les discussions et connaître exactement le jugement qui en est porté.

CABANIS. Rapports du physique et du moral de l'homme ; par P.-J.-G. Cabanis, de l'Institut, professeur de la Faculté de Médecine de Paris, précédé d'une table analytique, par M. le comte Destutt de Tracy, et suivi d'une table alphabétique ; nouvelle édition. Paris, 1824, 3 vol. in-12 de 1100 pages. 8 fr.

CADET GASSICOURT. Formulaire magistral et mémorial pharmaceutique, par Ch. Cadet Gassicourt, 7e édition, augmentée par F. Cadet Gassicourt, pharmacien, Cottereau et L. de la Morlière, D. M. P. Paris, 1833, in-18 de 700 pages. 5 fr.

CALMEIL. De la Paralysie considérée chez les aliénés, recherches faites dans le service et sous les yeux de MM. *Royer-Collard* et *Esquirol* ; par L.-F. Calmeil, D. M. P., médecin à la Maison royale des aliénés de Charenton. Paris, 1826, in-8. 6 fr. 50 c.

« Résultat de huit années d'observations faites aux cliniques de la Salpêtrière et de la Maison royale de Charenton, M. Calmeil a fait une étude spéciale de ce genre de maladie sur laquelle on n'avait que des idées confuses. Son ouvrage, riche d'un grand nombre d'observations pathologiques, doit fixer l'attention dans un moment où la pathologie du cerveau est devenue l'objet d'une étude spéciale. »

CAP. Principes élémentaires de Pharmaceutique, ou Exposition du système des connaissances relatives à l'art du pharmacien ; par P.-A. Cap, pharmacien, membre de la Société de pharmacie de Paris. Paris, 1837, in-8. 6 fr. 50 c.

CAPURON. Cours théorique et pratique d'accouchements, dans lequel on expose les principes de cette branche de l'art, les soins que la femme exige pendant et après le travail, ainsi que les éléments de l'éducation physique et morale de l'enfant, par J. Capuron, professeur d'accouchements, membre de l'Académie royale de Médecine ; 4e édition, augmentée. Paris, 1828, in-8. 9 fr.

CARAULT. Guide des mères qui veulent nourrir, ou Préceptes sur l'éducation de la première enfance ; par E. Carault, docteur en médecine de la Faculté de Paris, membre de plusieurs Sociétés savantes. Paris, 1828, in-18. 2 fr. 50 c.

CARRON DU VILLARDS. Répertoire annuel de clinique médico-chirurgicale, ou Résumé de tout ce que les journaux de médecine français et étrangers renferment d'intéressant sous le rapport pratique. Paris, 1833-1838, 5 vol. in-8. 55 fr.

CARUS. Traité élémentaire d'anatomie comparée, suivi de Recherches d'anatomie philosophique ou transcendante sur les parties primaires du système nerveux et du squelette intérieur et extérieur; par C.-C. Carus, D. M., professeur d'anatomie comparée, médecin du roi de Saxe; traduit de l'allemand sur la deuxième édition, et précédé d'une *esquisse historique et bibliographique de l'Anatomie comparée*, par A.-J.-L. Jourdan, membre de l'Académie royale de Médecine. Paris, 1835. 3 forts vol. in-8, *accompagnés d'un bel atlas de 31 planches gr. in-4 gravées.* 34 fr.

Dans cet ouvrage, l'auteur explique successivement les différents organes et systèmes dans les différentes classes d'animaux. Ce traité est digne d'une étude sérieuse, tant à cause de l'exposition claire et précise des faits principaux de la science, que des remarques pleines de profondeur et de nouveauté que l'auteur prodigue à chaque instant. Rempli des idées générales qui sont nées pour lui de la contemplation des détails, éclairant les particularités par la lumière de ces idées générales, l'auteur jette du charme et de l'intérêt sur des objets que l'on trouve parfois arides, et provoque dans l'esprit du lecteur de longues et sérieuses réflexions. C'est un excellent traité d'anatomie comparée, avec l'étude duquel les savants français se familiariseront aux idées allemandes, avantage qui a son importance à une époque où les Allemands rendent tant de services à la zoologie.

Un atlas fort bien gravé facilite l'étude et donne la représentation fidèle des formes les plus importantes du règne animal. Il contient aussi les constructions hypothétiques d'après lesquelles M. Carus conçoit une formation des êtres organisés; elles servent à l'intelligence du troisième volume, où l'auteur expose ses théories sur l'anatomie philosophique.

CASSAN. Recherches anatomiques et physiologiques sur les cas d'utérus double et de superfétation; par A.-L. Cassan, docteur en médecine de la Faculté de Paris, ancien interne des hôpitaux. Paris, 1826, in-8, figures.   2 fr. 50 c.

Des faits exacts bien rapportés feront rechercher ce petit ouvrage, non seulement des anatomistes et des chirurgiens, mais aussi des accoucheurs et des médecins qui s'occupent de médecine légale.

CASAMAYOR. Réflexions et observations anatomico-chirurgicales sur l'anévrisme spontané en général, et en particulier sur celui de l'artère fémorale, par J.-L.-L. Casamayor, doct. en médecine de la Faculté de Paris, etc. Paris, 1825, in-8. 6 fr.

CELSE (A.-C.). Traité de la médecine en VIII livres; traduction nouvelle, par MM. Fouquier, professeur de la Faculté de Médecine de Paris, médecin de l'hôpital de la Charité, et Ratier, D. M. P. Paris, 1824, in-18 de 550 pages, imprimé sur papier fin, par F. Didot.   4 fr. 50 c.

CELSI (A.-C.). De re medica libri octo, editio nova, curantibus P. Fouquier, in saluberrimâ Facultate Parisiensi professore, et F.-S. Ratier, D. M. Parisiis, 1823, in-18, pap. fin des Vosges.   4 fr. 50 c.
— Le même, papier vélin.   8 fr.

CHEVALLIER. Essai sur la dissolution de la Gravelle et des calculs de la Vessie; par A. Chevallier, professeur à l'Ecole de Pharmacie, membre de l'Académie royale de Médecine, etc. Paris, 1837, in-8.   3 fr. 50 c.

CHERVIN, LOUIS et TROUSSEAU. Documents sur la fièvre jaune, recueillis par les membres de la commission médicale envoyée à Gibraltar par le gouvernement français, pour observer l'épidémie de fièvre jaune qui a régné dans cette place en 1828. Paris, 1830, 2 vol. in-8, avec cartes et plans.   16 fr.

CIVIALE. De la lithotritie, ou Broiement de la pierre dans la vessie, par le docteur Civiale. Paris, 1827, in-8, avec sept planches.   7 fr.

CIVIALE. Lettres sur la lithotritie, ou Broiement de la pierre dans la vessie, *pour servir de suite et de complément à l'ouvrage précédent*, par le docteur Civiale. 1re Lettre à M. Vincent Kern. Paris, 1827. — IIe Lettre. Paris, 1828. — IIIe Lettre. *Lithotritie uréthrale.* Paris, 1831. — IVe Lettre à M. Dupuytren. Paris, 1833. 4 part. in-8.   11 fr.
Séparément la IIIe Lettre. De la *Lithotritie uréthrale.* Paris, 1831, in-8.   3 fr. 50 c.
Séparément la IVe Lettre à M. Dupuytren. Paris, 1833, in-8.   2 fr. 50 c.

En 1826 et 1827, l'Institut royal de France a récompensé M. Civiale pour le grand nombre d'opérations qu'il a faites sur le vivant, et pour les beaux succès qu'il a obtenus. C'est pour répondre à un suffrage aussi honorable que M. Civiale a publié son premier ouvrage; et dans ses *Lettres*, il indique les diverses modifications que ses nombreuses observations lui ont suggérées.

CIVIALE. Parallèle des divers moyens de traiter les calculeux, contenant l'examen comparatif de la lithotritie et de la cystotomie, sous le rapport de leurs divers procédés, de leurs modes d'application, de leurs avantages ou inconvénients respectifs; par le docteur Civiale. Paris, 1836, in-8, fig.   8 fr.

CLARK. Traité de la consomption pulmonaire, comprenant des recherches sur les causes, la nature et le traitement des maladies tuberculeuses et scrophuleuses en général, par J. Clark, médecin consultant du Roi des Belges, etc., trad. de l'anglais par H. Lebeau, docteur-médecin. Paris, 1836, in-8.   6 fr.

CLOQUET. Anatomie de l'homme, ou Description et Figures lithographiées de toutes les parties du corps humain; par Jules Cloquet, professeur de Clinique chirurgicale et Chirurgien de l'hospice clinique de la Faculté de Médecine de Paris. Paris, 1821-1831. *Ouvrage complet*, publié en 52 livraisons, formant 5 vol. grand in-fol., contenant 300 pl. et 775 pag. de texte.   416 fr.
— On peut se procurer séparément les dernières livraisons. Prix de chaque.   9 fr.

COLLIN. DES DIVERSES MÉTHODES D'EXPLORATION DE LA POITRINE ET DE LEUR APPLICATION AU DIAGNOSTIC DE SES MALADIES; par V. COLLIN, docteur en médecine de la Faculté de Paris; *deuxième édition, augmentée.* Paris, 1831, in-8.　　　2 fr. 50 c.

COOPER (ASTLEY) ET **TRAVERS.** ŒUVRES CHIRURGICALES contenant des mémoires sur les luxations, l'inflammation de l'iris, la ligature de l'aorte, le phimosis et le paraphimosis, l'exostose, les ouvertures contre nature de l'urèthre, les blessures et les ligatures des veines, les fractures du col du fémur et des tumeurs enkystées; traduites de l'anglais par G. BERTRAND, docteur en médecine, avec 21 planches. Paris, 1823, 2 vol. in-8.　　　14 fr.

COTTEREAU. TRAITÉ ÉLÉMENTAIRE DE PHARMACOLOGIE, par P. L. COTTEREAU, D. M. P. professeur agrégé à la Faculté de Médecine de Paris, etc. Paris, 1835, un fort volume in-8　　　9 fr.

COUTANCEAU. RÉVISION DES NOUVELLES DOCTRINES CHIMICO-PHYSIOLOGIQUES, suivie d'expériences relatives à la respiration; par M. COUTANCEAU, D. M. P., médecin et professeur à l'hôpital milit. d'instruct. du Val-de-Grâce. Paris, 1821, in-8, br. 5 fr.

CRUVEILHIER. ANATOMIE PATHOLOGIQUE DU CORPS HUMAIN, ou Description, avec figures lithographiées et coloriées, des diverses altérations morbides dont le corps humain est susceptible; par J. CRUVEILHIER, professeur d'anatomie pathologique à la Faculté de Médecine de Paris, médecin de l'hospice de la Salpêtrière, président perpétuel de la Société anatomique, etc.

Ce bel ouvrage sera publié en 40 livraisons; chacune contiendra 5 à 6 feuilles de texte in-fol. grand-raisin vélin, caractère neuf de F. Didot, avec 5 planches coloriées avec le plus grand soin, et 6 planches lorsqu'il n'y aura qu'une partie de coloriée. Les dessins et la lithographie sont confiés à M. A. Chazal. Les livraisons se suivront de six semaines en six semaines. Le prix de chaque livraison est de
　　　11 francs.

LES LIVRAISONS 1 à 33 SONT EN VENTE.

Table des livraisons publiées. — Les livraisons 1 à 20 forment le tome premier.

CRUVEILHIER. DES DEVOIRS ET DE LA MORALITÉ DU MÉDECIN; Discours prononcé à la Faculté de Médecine de Paris. Paris, 1837, in-8.　　　1 fr.

CUVIER. RAPPORT HISTORIQUE SUR LES PROGRÈS DES SCIENCES NATURELLES depuis 1789, et sur leur état actuel, présenté au gouvernement en 1808 par l'Institut, rédigé par le baron G. CUVIER, membre de l'Institut, professeur administrateur du Muséum d'histoire naturelle; nouvelle édition. Paris, 1827, in-8.　　　6 fr. 50 c.

CUVIER. Iconographie du règne animal de G. Cuvier, ou Représentation d'après
nature de l'une des espèces les plus remarquables, et souvent non encore figurée,
de chaque genre d'animaux; pouvant servir d'atlas à tous les Traités de zoologie;
par E. Guérin, membre de la Société d'Hist. nat. Paris, 1830-1838, 7 vol. grand in-8.

Ce bel ouvrage est complet. Il a été publié en 45 livraisons, chacune de 10 planches gravées. Prix de chaque
livraison in-8, figures noires.   6 fr.
Le même in-8, figures color.   15 fr.
Le même in-4, figures color.   20 fr.

L'ouvrage complet est composé de 450 planches, avec un texte explicatif pour chacune des divisions qui se
vendent séparément in-8, savoir: PRIX.

		pl.	fig. n.	fig. col.
1°	Mammifères, avec le portrait de G. Cuvier.	53	34 fr.	80 fr.
2°	Oiseaux.	70	41	105
3°	Reptiles.	30	18	45
4°	Poissons.	70	42	105
5°	Mollusques et zoophytes.	65	28	98
6°	Annélides, crustacés et arachnides.	53	32	80
7°	Insectes, avec le portrait de Latreille.	131	66	165

Dans le dernier rapport que le baron Cuvier a fait à l'Académie royale des Sciences, l'ouvrage de M. Guérin
est signalé comme l'un des plus utiles que l'on ait conçus en faveur des personnes qui veulent se familiariser avec les
innombrables formes de la nature vivante qui composent le règne animal. L'illustre rapporteur ajoute qu'un grand
nombre d'espèces nouvelles ont été représentées par M. Guérin; que lui même a vérifié une grande partie des figures de
l'Iconographie, et qu'il les a trouvées toutes aussi exactes qu'élégantes.

DAVY. Éléments de philosophie chimique; par H. Davy, professeur de chimie à
l'Institution royale Backérienne, auteur des *Éléments de Chimie agricole*: trad. de
l'angl., avec des additions, par Van-Mons, correspondant de l'Institut. Paris, 1829,
2 vol. in-8, fig.   18 fr.

DELPECH. Étude du choléra-morbus en Angleterre et en Écosse, en 1832; par
M. Delpech, professeur de la Faculté de Médecine de Montpellier, etc. Paris. 1832,
in-8.   4 fr.

DESAULT. Œuvres chirurgicales, ou Exposé de la doctrine et de la pratique de
P.-J. Desault, chirurgien en chef de l'Hôtel-Dieu de Paris; par Xav. Bichat,
troisième édition. Paris, 1830, 3 vol. in-8 avec 15 pl.   18 fr.

DESCHAMPS. Traité historique et dogmatique de la taille, par F.-J. Deschamps,
chirurgien en chef de l'hôpital de la Charité, membre de l'Institut, etc., avec
un supplément dans lequel l'histoire de la Taille est continuée, depuis la fin du
siècle dernier jusqu'à ce jour, par L.-J. Bégin, chirurgien en chef de l'hôpital
militaire d'instruction de Stras-bourg. Paris, 1826, 4 vol. in-8, fig.   30 fr.
— On vend séparément le Supplément par M. Begin, pour les possesseurs de l'an-
cienne édition de Deschamps. In-8.   3 fr.

DESCOT. Dissertation sur les affections locales des nerfs, enrichie de nombreuses observations, par P.-J. Descot, docteur-médecin. Travail fait sous la direction de M. Beclard, et orné d'un *fac-simile* de son écriture. 1 vol. in-8.   6 fr.

DESGENETTES. Éloges des académiciens de Montpellier, pour servir à l'histoire
des sciences dans le xviii° siècle, par le baron R. Desgenettes, inspecteur-gé-
néral du service de santé des armées, professeur de la Faculté de Médecine de
Paris, etc. Paris, 1811, in-8.   4 fr.

DESGENETTES. Histoire médicale de l'armée d'Orient, par le baron R. Desge-
nettes: 2° édition, augmentée de notes. Paris, 1830, in-8.   6 fr.

DESRHEIMS. Histoire naturelle et médicale des sangsues, contenant la description
anatomique des organes de la sangsue officinale, avec des considérations physiologiques sur ses organes, des notions très-étendues sur la conservation domestique
de ce ver, sa reproduction, ses maladies, son application, etc.; par J.-L.
Desrheims, pharmacien. etc. Paris, 1825, in-8, avec six pl.   3 fr. 50 c.

DESROCHES. Traité élémentaire de chimie et de physique; par Desroches, ancien
élève de l'École Polytechnique. Paris, 1831, 1 fort vol. in-8, avec 15 pl. gravées. 8 fr.

DESRUELLES. Traité pratique des maladies vénériennes, comprenant l'examen
des Théories et des Méthodes de traitement qui ont été adoptées dans ces maladies, et principalement la Méthode thérapeutique employée à l'hôpital militaire
d'instruction du Val-de-Grâce; par H.-M.-J. Desruelles, chirurgien-major à l'hôpital du Val-de-Grâce, chargé du service des Vénériens. Paris. 1836, in-8.   8 fr.

DESRUELLES. Traité théorique et pratique du croup, précédé de réflexions sur
l'organisation des enfants; par H.-M.-J. Desruelles. Deuxième édition, entière-
ment refondue. Paris, 1824, 1 vol. in-8.   5 fr. 50 c.

DESRUELLES. Traité de la coqueluche; par H.-M.-J. Desruelles, *ouvrage cou-
ronné par la Société médico-pratique de Paris*. Paris, 1827, in-8.   5 fr. 50 c.

DICTIONNAIRE DE MÉDECINE ET DE CHIRURGIE PRATIQUES, par MM.

Andral, professeur à la Faculté de Médecine, médecin de l'hôpital de la Charité.

Bégin, chirurgien en chef de l'hôpital militaire d'instruction de Strasbourg.

Blandin, chirurgien de l'Hôtel-Dieu.

Bouillaud, professeur de Clinique médicale à la Faculté de Médecine.

Bouvier, agrégé à la Faculté de Médecine, membre de l'Académie royale de médecine.

Cruveilhier, professeur d'Anatomie pathologique à la Faculté de Médecine.

Cullerier, chirurgien de l'hospice des Vénériens.

A. Devergie, agrégé à la Faculté de Médecine.

Deslandes, docteur en médecine.

Dugès, professeur à la Faculté de Médecine de Montpellier.

Dupuytren, chirurgien de l'Hôtel-Dieu de Paris, professeur à la Faculté.

Foville, médecin de l'hospice des Aliénés de Rouen.

Guibourt, professeur à l'École de pharmacie.

Jolly, memb. de l'Acad. royale de médec.

Lallemand, professeur à la Faculté de Médecine de Montpellier.

Londe, membre de l'Académie royale de Médecine.

Magendie, membre de l'Institut, médecin de l'Hôtel-Dieu.

Martin-Solon, médecin de l'hôpital Beaujon.

Ratier, docteur en médecine.

Rayer, médecin de l'hôpital de la Charité.

Roche, membre de l'Académie royale de Médecine.

Sanson, professeur de Clinique chirurgicale à la Faculté de Médecine de Paris, chirurgien de l'hôpital de la Pitié.

Ouvrage complet. Paris, 1830-1836, 15 vol. in-8 de 600 à 700 pages chacun. Prix de chaque volume :　　　7 fr.

La réputation du *Dictionnaire de Médecine et de Chirurgie pratiques* est faite. À son début, cet ouvrage fut rangé parmi les livres classiques, et en même temps qu'il prit la première place dans la bibliothèque des étudiants, il devint le *vade mecum* du médecin et du chirurgien praticien. Maintenant que la publication de cet important ouvrage est terminée, nous pouvons rappeler qu'il doit son immense succès à la manière large et à l'esprit consciencieux que les auteurs n'ont cessé d'apporter dans sa rédaction. Placés pour la plupart à la tête de l'enseignement, des grands hôpitaux ou établissements importants, et au milieu de toutes les difficultés de la pratique, mieux que d'autres, ils pouvaient comprendre le besoin d'un *Dictionnaire de Médecine et de Chirurgie pratiques*, et mieux que d'autres aussi ils pouvaient accomplir avec succès une pareille entreprise.

DICTIONNAIRE UNIVERSEL DE MATIÈRE MÉDICALE ET DE THÉRAPEUTIQUE GÉNÉRALE, contenant l'indication, la description et l'emploi de tous les médicaments connus dans les diverses parties du globe ; par F.-V. Mérat et A.-J. Delens, DD. MM. PP., Membres de l'Académie royale de Médecine, ouvrage complet. Paris, 1829-1834, 6 forts volumes in-8.　　　52 fr.

Pour donner une idée du cadre immense que les auteurs de ce Dictionnaire ont embrassé, fruit de vingt années de recherches, il nous suffit d'indiquer que, selon l'importance du sujet, l'histoire de chaque médicament comprend :

1° Noms linnéen, officinal, commercial, vulgaire, ancien et moderne dans les diverses langues ; définition.

2° Découverte historique ; gisement ou lieu natal ; extraction ou récolte ; état commercial ; espèces, variétés, sortes, qualités.

3° Description pharmacologique ; choix, préparation pharmaceutique ; altération, sophistication, substitution.

4° Analyse chimique.

5° Action immédiate et médication chez l'homme et les animaux, dans l'état sain et dans l'état morbide ; effets thérapeutiques ; doses, formes ; mode d'administration, adjuvants et correctifs ; indications et contre-indications ; inconvénients.

6° Opinions diverses des auteurs ; classification.

7° Combinaisons ; mélanges ; composés pharmaceutiques.

8° Bibliographie, article important qui manque dans les ouvrages analogues.

Cet ouvrage immense contient non seulement l'histoire complète de tous les médicaments des trois règnes, sans oublier les agents de la physique, tels que l'air, le calorique, l'électricité, etc., les produits chimiques, les eaux minérales *et artificielles*, décrites au nombre de 1800 ; c'est-à-dire le double au moins de ce qu'en contiennent les Traités spéciaux ; mais il renferme de plus l'histoire des poisons, des miasmes, des virus, des venins, considérés particulièrement sous le point de vue du traitement spécifique des accidents qu'ils déterminent ; enfin celle des aliments envisagés sous le rapport de la diète et du régime dans les maladies ; des articles généraux, relatifs aux classes des médicaments et des produits pharmaceutiques, aux familles naturelles et aux genres, animaux et végétaux ; enfin certaines pratiques ou opérations chirurgicales, applicables au traitement des maladies internes, complètent l'ensemble des objets qui sont du domaine de la matière médicale et de la thérapeutique. Une vaste synonymie embrasse tous les noms scientifiques, officinaux, vulgaires, français et étrangers, celle même du pays, c'est-à-dire les noms médicamenteux particulièrement propres à telle ou telle contrée, afin que les voyageurs, cet ouvrage à la main, puissent rapporter à des noms certains les appellations les plus barbares.

Tous ces avantages réunis font, de ce Dictionnaire *polyglotte*, un ouvrage pratique à l'usage de toutes les nations, le seul jusqu'ici dont soit enrichie la Littérature médicale.

DICTIONNAIRE DE L'INDUSTRIE MANUFACTURIÈRE, COMMERCIALE ET AGRICOLE; ouvrage accompagné d'un grand nombre de figures intercalées dans le texte. 10 forts volumes in-8. Prix de chaque :   8 fr.

Par MM.

Baudrimont, préparateur de Chimie au Collége de France.

Blanqui aîné, directeur de l'École spéciale du commerce, professeur d'Économie politique au Conservatoire des arts et métiers.

Colladon, professeur à l'École centrale des arts et manufactures.

Coriolis, professeur à l'École des ponts-et-chaussées.

D'Arcet, de l'Académie royale des sciences, directeur des essais des monnaies, du conseil-général des manufactures.

P. Desormeaux, auteur du Traité sur l'art du tourneur.

Despretz, professeur de physique au collège Henri IV.

Ferry, professeur de mécanique à l'École centrale des arts et manufactures.

H. Gaultier de Claubry, répétiteur à l'École Polytechnique, membre du conseil d'administration de la Société d'encouragement.

Goublier, architecte, secrétaire du conseil des bâtiments civils.

T. Olivier, professeur à l'École centrale des arts et manufactures.

Parent-Duchatelet, médecin, membre du conseil de salubrité.

Sainte-Preuve, professeur de physique au collège Saint-Louis.

Soulange Bodin, membre de la Société royale et centrale d'agriculture.

A. Trébuchet, avocat, chef du bureau des manufactures à la Préfecture de police.

En signalant ici les noms des principaux collaborateurs de cet ouvrage, l'éditeur s'empresse d'avertir que des articles originaux sur des points spéciaux, qui lui paraissent nécessaires à la perfection de cette publication, lui seront fournis par des savants qui en font l'objet de leurs études. Des fabricants, des chefs d'atelier instruits, le mettront aussi à même de profiter des connaissances qu'ils ont acquises par la pratique.

L'ouvrage formera 10 forts volumes in-8, figures. Prix de chacun, pour les souscripteurs : 8 francs. Les tomes I à VII sont en vente.

Cet ouvrage comprend l'*agriculture* qui produit, l'*industrie* qui confectionne, et le *commerce* qui procure des débouchés aux produits confectionnés.

Il traite non seulement des *arts* qui exigent les connaissances les plus étendues, mais aussi de ceux qui ne réclament que de la dextérité, une certaine intelligence, et que l'on nomme *métiers*; car les uns et les autres, tirés de différentes branches des sciences, peuvent recevoir, quoiqu'à des degrés différents, des améliorations qui les rendent plus profitables à la foi à la société et à ceux qui les pratiquent.

Ainsi les auteurs ont pensé que leur but, celui de propager les saines doctrines industrielles, ne serait pas complètement atteint, si cet ouvrage était borné aux arts seuls; c'est pourquoi non seulement ils parleront de leur liaison avec les sciences, telles que la *Mécanique*, la *Physique* et la *Chimie*; mais encore ils s'occuperont des rapports qui existent entre ces arts, la *Législation* et les règles d'*Hygiène publique* et particulière; ils exposeront l'influence de l'*administration* sur les diverses branches de l'économie sociale; et c'est en réunissant dans un seul ouvrage ces nombreuses et intéressantes questions, qu'ils ont espéré faire un livre utile et d'un intérêt général.

DICTIONNAIRE (Nouveau) DES TERMES DE MÉDECINE, Chirurgie, Pharmacie, Physique, Chimie, Histoire naturelle, Art vétérinaire, etc., où l'on trouve l'étymologie de tous les termes usités dans ces sciences, et l'histoire concise de chacune des matières qui y ont rapport; par MM. Béclard, Chomel. H. et J. Cloquet, et Orfila. Paris, 1833. Deux forts volumes in-8 de 1500 pages, imprimés sur 2 colonnes en petit-texte, augm. d'un Supplément, publié par les mêmes auteurs.   20 fr.

DUBLED. Exposition de la nouvelle doctrine sur la maladie vénérienne; par A. Dubled, D. M. P., professeur agrégé à la Faculté de Médecine de Paris, ancien interne de l'hospice des Vénériens. Paris, 1829. in-8.   2 fr. 50 c.

DUBOIS. Histoire philosophique de l'hypocondrie et de l'hystérie, par F. Dubois (d'Amiens), membre de l'Académie royale de Médecine. Paris, 1837, in-8. 7 fr. 50 c.

DUCAMP. Traité des Rétentions d'urine causées par le rétrécissement de l'urètre, et des moyens à l'aide desquels on peut détruire complètement les obstructions de ce canal, par Th. Ducamp, D. M. P., membre de la Société de Médecine. *Troisième édition.* Paris, 1825, in-8, fig.   5 fr.

DUCROS. Nouveaux éléments de philosophie médicale et Scientifique, par *Ducros* jeune, D. M., membre de la Société de Médecine de Marseille. Paris, 1837. 2 vol. in-8.   15 fr.

DUFOUR. Recherches anatomiques et physiologiques sur les hémiptères, accompagnées de considérations relatives à l'Histoire naturelle et à la classification de ces insectes; par Léon Dufour, D. M. P., membre correspondant de l'Institut. Paris, 1833, in-4, avec 19 planches gravées.   15 fr.

DUGÈS. Essai physiologico-pathologique sur la nature de la fièvre, de l'inflammation et les principales névroses, appuyé d'observations pratiques; suivi de l'histoire des maladies observées à l'hôpital des Enfants malades, en 1818; Mémoire couronné par la Faculté de Médecine de Paris; par Ant. Dugès, professeur de la Faculté de Médecine de Montpellier. Paris, 1823, 2 vol. in-8.   15 fr.

DUGÈS. De l'influence des sciences médicales et accessoires sur les progrès de la chirurgie moderne; par Ant. Dugès. Paris, 1827, in-8.   2 fr. 50 c.

Dans ce travail, M. Dugès a voulu faire sentir la liaison intime qui existe entre les diverses branches de l'art de guérir, la mutuelle dépendance de chacune de ces branches, et la nécessité de les étudier toutes.

DUGÈS. Mémoire sur plusieurs instruments et procédés nouveaux relatifs à l'Obstétrique; par A. Dugès. Paris, 1833, in-8, fig.   1 fr. 50 c.

DUGÈS. Mémoire sur un nouveau forceps à cuillères tournantes, et sur son emploi; par A. Dugès. Paris, 1833, in-8, fig.   1 fr. 50 c.

DUGÈS. Suint-ne inter ascitem et peritonitidem chronicam certa discrimina quibus diagnosci queant; auct. Ant. Dugès, D. M. P. Parisiis, 1824, in-4.   2 fr. 50 c.

DUGÈS. Mémoire sur la conformité organique dans l'échelle animale; par Ant. Dugès, professeur à la Faculté de Médecine de Montpellier. Paris, 1832, in-4, avec six planches.   6 fr.

DUGÈS. Recherches sur l'ostéologie et la Myologie des Batraciens à leurs différents âges; par A. Dugès. Ouvrage couronné par l'Institut de France. Paris, 1834, in-4 avec 20 planches gravées.   16 fr.

DUPUYTREN. Mémoire sur une manière nouvelle de pratiquer l'opération de la pierre; par le baron G. Dupuytren, terminé et publié par M. L.-J. Sanson, chirurgien de l'Hôtel-Dieu, et L.-J. Bégin, chirurgien en chef de l'hôpital militaire de Strasbourg. Paris, 1836. 1 vol. grand in-fol. accompagné de 10 belles planches lithographiées par Jacob, et représentant l'anatomie chirurgicale des diverses régions intéressées dans cette opération.   20 fr.

« Je lègue à MM. Sanson aîné et Bégin le soin de terminer et de publier un ouvrage déjà en partie imprimé sur la taille du Cebs, et d'y ajouter la description d'un moyen nouveau d'arrêter les hémorrhagies. » Testament de Dupuytren.

DUPUYTREN. Sur les étranglements des hernies par le collet du sac. Paris, 1832, in-8.   1 fr. 50 c.

DUTROCHET. Mémoires pour servir à l'histoire anatomique et physiologique des Végétaux et des Animaux; par H. Dutrochet, membre de l'Institut. Paris, 1837, 2 forts vol. in-8, avec atlas de 30 planches gravées.   24 fr.

Avec cette épigraphe : « Je considère comme non avenu tout ce que j'ai publié précédemment sur ces matières et qui ne se trouve point reproduit dans cette collection. »

Dans cet ouvrage M. Dutrochet a réuni et coordonné l'ensemble de tous ses travaux : il contient non seulement les mémoires publiés à diverses époques, revus, corrigés et appuyés de nouvelles expériences, mais encore un grand nombre de travaux inédits.

DUTROCHET. Recherches anatomiques et physiologiques sur la structure intime des animaux et des végétaux et sur leur motilité; par H. Dutrochet. Paris, 1824, in-8, avec deux planches.   4 fr.

DUVAL. Traité pratique du pied-bot, par M. V. Duval, directeur des traitements orthopédiques des hôpitaux civils de Paris, etc. Paris, 1839, in-8, avec un grand nombre de figures intercalées dans le texte.   7 fr.

FAUJAS SAINT-FOND. Essai de géologie, ou Mémoires pour servir à l'histoire naturelle du globe; par B. Faujas Saint-Fond, professeur au Jardin du Roi. Paris, 1809, 3 vol. in-8, avec 29 pl., dont 3 col.   21 fr.

FITZ PATRICK. Traité des avantages de l'équitation, considérée dans ses rapports avec la médecine, par le docteur Fitz-Patrick, directeur du manège hygiénique pour le traitement des convalescents. Paris, 1848, in-8.   3 fr.

FODÉRA. Histoire de quelques doctrines médicales comparées à celle du docteur Broussais; suivie de considérations sur les études médicales considérées comme science et comme art, et d'un Mémoire sur la thérapeutique; par M. Fodéra, correspondant de l'Institut de France, docteur en médecine et en philosophie de l'Université de Catane, etc. Paris, 1821, in-8.   3 fr. 50 c.

FODÉRA. Recherches expérimentales sur l'absorption et l'exhalation, Mémoire couronné par l'Institut royal de France. Paris, 1824, in-8, avec une planche coloriée.   2 fr. 50 c.

FODÉRA. Discours sur la Biologie, ou Science de la vie, suivi d'un Tableau des connaissances naturelles, d'après leur nature et leur filiation, Paris, 1826, in-8.   2 fr. 50 c.

FOISSAC. De l'influence des climats sur l'homme, par P. Foissac, docteur en médecine de la Faculté de Paris. Paris, 1837, in-8.   6 fr.

FOISSAC. De la Gymnastique des anciens comparée avec celle des modernes sous le rapport de l'hygiène, par le docteur Foissac. Paris, 1838, in-8.   2 fr.

FORGET. Médecine navale, ou Nouveaux Éléments d'hygiène, de pathologie et de thérapeutique médico-chirurgicale, à l'usage des officiers de santé de la marine de l'État et du commerce; par C. Forget, D. M. P., professeur à la Faculté de

Médecine de Strasbourg, ancien chirurgien de la marine au port de Rochefort.
Paris, 1832, 2 vol. in-8.   14 fr.

FOURCADE-PRUNET. Maladies nerveuses des auteurs, rapportées à l'irritation
de l'encéphale, des nerfs cérébro-rachidiens et splanchniques, avec ou sans inflammation; par G.-J. Fourcade-Prunet, docteur en médecine de la Faculté
de Paris. Paris, 1826, in-8.   6 fr.

GALL. Sur les fonctions du cerveau et sur celles de chacune de ses parties, avec
des observations sur la possibilité de reconnaître les instincts, les penchants, les
talents, ou les dispositions morales et intellectuelles des hommes et des animaux, par la configuration de leur cerveau et de leur tête; par le docteur F.-J.
Gall. Paris, 1825, 6 forts vol. in-8, br.   42 fr.

GAMA. Traité des plaies de tête et de l'encéphalite, principalement de celle qui
leur est consécutive; ouvrage dans lequel sont discutées plusieurs questions relatives aux fonctions du système nerveux en général; par J.-P. Gama, chirurgien
en chef et professeur à l'hôpital militaire du Val-de-Grâce. *Deuxième édition.*
Paris, 1835, in-8.   7 fr.

GASTÉ. Abrégé de l'histoire de la médecine, considérée comme science et comme
art dans ses progrès et son exercice, depuis son origine jusqu'au XIXe siècle; par
L.-J. Gasté, D. M. P., médecin de l'hôpital de Montpellier, membre correspondant de l'Académie royale de Médecine. Paris, 1835, in-8.   7 fr.

GAULTIER DE CLAUBRY. Recherches sur les analogies et les différences qui existent entre le typhus et la fièvre typhoïde, dans l'état actuel de la science, par C.-E.
Gaultier de Claubry, D. M. P., membre de diverses sociétés savantes, etc. *Ouvrage
couronné par l'Académie royale de médecine.* Paris, 1838, in-4.   6 fr.

GEOFFROY-SAINT-HILAIRE. Histoire générale et particulière des Anomalies de
l'organisation chez l'homme et les animaux, ouvrage comprenant des recherches
sur les caractères, la classification, l'influence physiologique et pathologique, les
rapports généraux, les lois et causes des Monstruosités, des variétés et vices de
conformation ou *Traité de tératologie*; par Isid. Geoffroy-Saint-Hilaire, D. M. P.,
membre de l'Institut, aide naturaliste de zoologie au Muséum d'histoire naturelle, etc. Paris, 1832—1836, 3 forts vol. in-8 et atlas de 20 planches.   27 fr.
— Séparément les tomes 2 et 3.   16 fr.

GEOFFROY-SAINT-HILAIRE. Philosophie anatomique; par Et. Geoffroy-Saint-
Hilaire, membre de l'Institut, professeur de zoologie au Muséum d'histoire naturelle, etc. — Tome 1er. *Des Organes respiratoires.* — Tome II. *Monstruosités
humaines.* Paris, 1818-1823, 2 vol. in-8, avec 2 atlas in-4.   22 fr.

GEORGET. De la physiologie du système nerveux, et spécialement du cerveau,
Recherches sur les maladies nerveuses en général, et en particulier sur le siège,
la nature et le traitement de l'hystérie, de l'hypocondrie, de l'épilepsie et de
l'asthme convulsif; par E. Georget, D. M. P., membre de l'Académie royale de
Médecine. Paris, 1821, 2 vol. in-8.   12 fr.

GEORGET. Discussion médico-légale sur la folie ou Aliénation mentale, suivie de
l'Examen du procès criminel d'Henriette Cornier, et de plusieurs autres procès
dans lesquels cette maladie a été alléguée comme moyen de défense; par
E. Georget, D. M. P. Paris, 1826, in-8.   5 fr. 50 c.

GERANDO. De l'éducation des sourds-muets de naissance; par de Gérando, membre de l'Institut, administrateur et président de l'Institution royale des Sourds-
Muets. Paris, 1827, 2 forts vol. in-8.   16 fr.

GODDE. Manuel pratique des maladies vénériennes des hommes, des femmes et des
enfants, suivi d'une pharmacopée syphilitique; par M. Godde de Liancourt, D. M.,
membre de plusieurs sociétés savantes. Paris, 1834, in-18.   3 fr.

GORY et PERCHERON. Monographie des cétoines et genres voisins, formant, dans
les familles de Latreille, la division des scarabées mélilophiles; par H. Gory et
A. Percheron, membres de la Société entomologique de Paris. Paris, 1832—1835.
Ce bel ouvrage est complet, il a été publié en 15 livraisons formant un fort volume in-8, imprimées sur papier grand-raisin, accompagné de 77 planches coloriées avec le plus grand soin.   90 fr.

GOUPIL. Exposition des principes de la nouvelle doctrine médicale, avec un Précis
des Thèses soutenues sur ses différentes parties; par J.-M.-A. Goupil, professeur
à la Fac. de Médec. de Strasbourg. Paris, 1824, in-8, de 650 pages.   5 fr.

GUÉRIN. Nouvelle toxicologie, ou Traité des Poisons et de l'empoisonnement sous
les rapports de la chimie, de la physiologie, de la pathologie et de la thérapeutique; par Guérin de Mamers, docteur en médecine de la Fac. de Paris. in-8. 6 fr.

GUEYRARD. La doctrine médicale homœopathique examinée dans ses rapports
théorique et pratique. Paris, 1834, in-8.   4 fr. 50 c.

GUILBERT. Considérations pratiques sur certaines affections de l'Utérus, en particulier sur la phlegmasie chronique avec engorgement du col de cet organe, et sur les avantages de l'application immédiate des sangsues méthodiquement employées dans cette maladie; par J.-N. Guilbert, professeur de la Faculté de Médecine de Paris, 1826, in-8, fig.   2 fr. 50 c.

HAAS. Mémorial du médecin homœopathiste, ou Répertoire alphabétique de traitements et d'expériences homœopathiques pour servir de guide dans l'application de l'homœopathie au lit du malade; par le docteur J.-L. Haas; traduit de l'allemand, par A.-J.-L. Jourdan. Paris, 1834, 1 vol. in-24.   5 fr.

Cet ouvrage a pour but de mettre en évidence tout ce que l'homœopathie a produit jusqu'à ce jour; il servira à diriger l'attention vers tel ou tel genre tous les nombreux moyens dont cette méthode dispose; il servira de guide à l'homœopathiste au début de sa carrière, et à lui faire connaître, sous le point de vue pratique, l'efficacité des substances sur lesquelles son choix doit se fixer.

HAHNEMANN. Exposition de la doctrine médicale homœopathique, ou Organon de l'art de guérir; par S. Hahnemann; traduit de l'allemand sur *la cinquième édition*, par A.-J.-L. Jourdan, avec divers opuscules de l'auteur et suivi de la traduction sur la 5e édition de la Pharmacopée homœopathique de Hartmann. Seconde édition avec le portrait de Hahnemann. Paris, 1834, in-8.   8 fr.

Cette seconde édition de l'*Organon* est devenue un nouveau livre par les changements importants qu'elle a reçus. Traduite sur la cinquième édition de Leipsig, 1834, nous y avons ajouté les opuscules suivants de *Hahnemann*: 1° des Formules en médecine (3 pages); 2° les effets du café (50 pages); 3° la Médecine de l'expérience (65 pages); 4° Esculape dans la balance (40 pages); 5° Lettre à un médecin de haut rang, sur l'urgence d'une méthode en médecine (15 pages); 6° Valeur des systèmes en médecine, considérés surtout en égard à la pratique qui en découle (24 pages); 7° Conseils à un aspirant au doctorat en médecine (4 pages); 8° Réflexions sur les trois méthodes accréditées de traiter les maladies (16 pages); 9° l'Allopathie, un mot d'avertissement aux malades de toutes les classes (12 pages).

La *Pharmacopée homœopathique* de Hartmann a subi aussi de nombreuses modifications, et cette nouvelle traduction contient 325 substances au lieu de 180 que comprenait seulement la première édition.

HAHNEMANN. Doctrine et traitement homœopathiques des maladies chroniques; par le docteur S. Hahnemann; traduit de l'allemand par A.-J.-L. Jourdan, membre de l'Académie royale de Médecine. Paris, 1832, 2 vol. in-8.   15 fr.

HAHNEMANN. Traité de matière médicale pure, ou de l'Action homœopathique des médicaments; par S. Hahnemann, avec des Tables proportionnelles de l'influence que diverses circonstances exercent sur cette action; par C. Bœnninghausen; traduit de l'allemand par A.-J.-L. Jourdan. Paris, 1834, 3 forts vol. in-8.   24 fr.

Les progrès que fait chaque jour la doctrine médicale homœopathique, le grand nombre de partisans qu'elle compte rendront nécessaire la publication d'ouvrages qui mettent à même de pouvoir la discuter avec connaissance de cause et impartialité. C'est dans les ouvrages d'Hahnemann, son fondateur, qu'il faut l'étudier; car si l'*Exposition* ou *Organon de l'art de guérir* contient les principes généraux, c'est dans la *Matière médicale pure* et la *Doctrine des maladies chroniques* qu'il faut en suivre l'application pratique: ces trois ouvrages forment donc l'ensemble complet, théorique, et pratique de la doctrine homœopathique: la célébrité du docteur Hahnemann, la bonne foi qui signale ses productions, commandent de ne le juger qu'après examen.

HATIN. Chirurgie pratique, ou Choix d'observations cliniques recueillies à l'Hôtel-Dieu de Paris, dans le service de M. Dupuytren; par M. Jules Hatin, D. M., professeur agrégé à la Faculté de Médecine de Paris, professeur d'accouchements, etc. Paris, 1832, in-8.   6 fr.

HATIN. Petit Traité de médecine opératoire et Recueil de formules à l'usage des sages-femmes. *Deuxième édition*, augmentée. Paris, 1837, in-18, fig.   2 fr. 50 c.

HENRY. Précis descriptif sur les Instruments de Chirurgie anciens et modernes, contenant la description de chaque instrument, le nom de ceux qui y ont apporté des modifications, ceux préférés aujourd'hui par nos meilleurs praticiens, et l'indication des qualités que l'on doit rechercher dans chaque instrument; par Henry, fabricant d'instruments de chirurgie. Paris, 1825, 1 vol. in-8, avec pl.   6 fr.

HODGSON. Traité des maladies des Artères et des Veines, traduit de l'anglais avec des notes par G. Breschet, professeur à la Faculté de Médecine de Paris. Paris, 1819, 2 vol. in-8.   13 fr.

HOFFBAUER. Médecine légale relative aux aliénés, aux sourds-muets, ou les lois appliquées aux désordres de l'intelligence; par Hoffbauer; traduit de l'allem. par Chambeyron, D. M. P., avec des notes, par MM. Esquirol et Itard. Paris, 1827, in-8.   6 f.

La juste réputation dont jouit l'ouvrage de M. Hoffbauer, les notes nombreuses et importantes qu'ont ajoutées à ce travail MM. Esquirol sur les aliénés, et Itard sur les sourds-muets, en font un ouvrage du premier ordre, qui sera consulté avec fruit par les médecins, les avocats, les juges, etc. Voici les principales divisions de cet ouvrage. — Des maladies mentales et de leurs suites légales. — De l'erreur de sentiment et des maladies analogues. — De la insulte et des maladies analogues. — Du somnambulisme. — Des sourds-muets. — Des états passagers de l'âme qui peuvent être du ressort de la médecine légale. — De l'ivresse. — De l'état intermédiaire de la veille et du sommeil. — De l'égarement momentané. — De l'impulsion insolite. — De la monomanie homicide. — De l'influence qu'exercent sur la validité d'un témoin les maladies et les états indiqués ci-dessus. — Règles générales pour reconnaître une maladie mentale quelconque, ou un état mental qui vient à être du ressort de la médecine légale.

HOME. Traité, ou observations pratiques et pathologiques sur le traitement des maladies de la glande prostate; par Everard Home, chirurgien en chef de l'hôpital

Saint-Georges, etc., traduit de l'anglais par Léon MARCHANT, D. M., avec quatre planches. Paris, 1820, in-8.   6 f.

HOUDART. ÉTUDES historiques et critiques sur la vie et la DOCTRINE D'HIPPOCRATE et sur l'état de la médecine avant lui ; par le docteur HOUDART, membre de l'Académie royale de médecine. Paris, 1836, in-8.   7 f. 50 c.

HUFELAND. LA MACROBIOTIQUE ou l'Art de prolonger la vie de l'homme, suivi de *Conseils sur l'Éducation physique des Enfants* ; par C.-G. HUFELAND, premier médecin du roi de Prusse; traduit de l'allemand par A.-J.-L. JOURDAN, D. M. P., *Deuxième édition augmentée*. Paris, 1838, in-8.   7 fr.

« La durée de la vie, ses conditions, les diverses méthodes mises en usage pour la prolonger, sont indiquées dans la première partie de cet ouvrage ; les causes qui l'abrègent comprennent la deuxième ; dans la troisième, il est question de la santé et de tous les moyens de la maintenir florissante. Dans la quatrième partie l'auteur traite de l'éducation physique des enfants, après avoir indiqué les moyens à l'aide desquels on peut arriver à former des hommes bien portants, aptes à vivre long-temps et utiles à la société ; il examine ensuite les points les plus essentiels du régime diététique et du traitement médical des enfants. Une instruction variée, des observations nombreuses, des anecdotes pour la plupart curieuses, rendent la lecture de cet ouvrage fort agréable, et en font un des livres les plus instructifs qu'on puisse lire. En un mot, c'est un livre bien fait, et qu'on est fâché de voir finir. »

HUFELAND. TRAITÉ DE LA MALADIE SCROFULEUSE ; ouvrage couronné par l'Académie impériale des Curieux de la Nature ; par C.-G. HUFELAND, médecin du roi de Prusse; traduit de l'allemand, accompagné de notes, par J.-B. BOESQUET, D. M., suivi d'un Mémoire sur les scrofules et de quelques réflexions sur le traitement du cancer, par M. le baron LARREY. Paris, 1821, in-8, fig.   6 f.

HUMBERT. TRAITÉ DES DIFFORMITÉS DU SYSTÈME OSSEUX, ou de l'emploi des moyens mécaniques et gymnastiques dans le traitement de ces affections; par F. HUMBERT, médecin, directeur de l'Établissement orthopédique de MORLEY, et N. JACQUIER, D. M. Paris, 1838. 4 vol. in-8, atlas de 174 planch. grand in-4. 65 fr.

HUMBERT. ESSAI ET OBSERVATIONS sur la manière de réduire les luxations spontanées ou symptomatiques de l'articulation ilio-fémorale ; méthode applicable aux luxations congénitales et aux luxations anciennes par cause externe ; par F. HUMBERT et N. JACQUIER. Paris, 1835, in-8, et atlas de 20 planches i.-4.   18 f.

JOURDAN. DICTIONNAIRE RAISONNÉ, ÉTYMOLOGIQUE, SYNONYMIQUE ET POLYGLOTTE des termes usités dans les sciences naturelles; comprenant l'anatomie, l'histoire naturelle et la physiologie générales ; l'astronomie, la botanique, la chimie, la géographie physique, la géologie, la minéralogie, la physique, la zoologie, etc. ; par A.-J.-L. JOURDAN, membre de l'Académie royale de Médecine. Paris, 1834. 2 forts vol. in-8 à deux colonnes.   18 f.

Le goût des sciences naturelles est si généralement répandu aujourd'hui, qu'il y avait une véritable nécessité de mettre à la portée du public instruit, un Dictionnaire des termes que les savans emploient, en indiquant leur étymologie, leur synonymie dans les langues grecque, latine, allemande, anglaise et italienne, les acceptions diverses et particulières sous lesquelles ils ont été employés dans tels ou tels auteurs. C'est en consultant tous les travaux entrepris en histoire naturelle depuis 40 années, que M. Jourdan est parvenu à faire un livre nécessaire à toutes les personnes qui se livrent à l'étude des sciences naturelles, il sera surtout indispensable à toutes celles qui consultent des ouvrages écrits en langue étrangère, puisqu'elles y trouveront réunis non seulement plus de dix-huit mille mots, dont PRÈS DES DEUX TIERS NE SE TROUVENT ENCORE DANS AUCUN GLOSSAIRE, mais encore une masse imposante d'exemples.

JOURNAL HEBDOMADAIRE DE MÉDECINE, par MM. ANDRAL, BLANDIN, BOUILLAUD, CAZENAVE, DALMAS, LITTRÉ, REYNAUD, H. ROYER-COLLARD. Octobre 1828 à septembre 1830. Collection complète, 104 numéros ou 8 forts vol. in-8, fig.   60 f.

JOURNAL UNIVERSEL HEBDOMADAIRE DE MÉDECINE ET DE CHIRURGIE PRATIQUES et des INSTITUTIONS MÉDICALES, par MM. ANDRAL, BÉGIN, BOISSEAU, BOUILLAUD, CAFFE, DEVERGIE, DONNÉ, HERVEZ de CHÉGOIN, JOLLY, MÉLIER, MONTAULT, ROCHE, SANSON, VIDAL (DE CASSIS), octobre 1830 à décembre 1833. Collection complète, 170 numéros formant 13 forts vol. in-8, fig.   80 f.
Une année séparément, 4 vol. in-8.   30 f.

Ces deux collections forment la 1re et la 2e série du *Journal hebdomadaire des progrès des sciences et institutions médicales*; elles contiennent un choix de travaux originaux du plus grand intérêt. On y trouvera la série des observations et des faits les plus importants recueillis dans les hôpitaux de Paris pendant près de six années. C'est à la fois un recueil de monographies sur les divers points de la science, et une clinique médico-chirurgicale.
Il ne reste qu'un très petit nombre de Collections complètes.

KIÉNER. SPÉCIES GÉNÉRAL ET ICONOGRAPHIE DES COQUILLES VIVANTES, comprenant le Musée Masséna, la collection Lamarck, celle du muséum d'Histoire Naturelle, et les découvertes les plus récentes des voyageurs; par L.-C. KIÉNER, conservateur des Collections du prince Masséna et de celles du Muséum d'Histoire Naturelle de Paris.

Chaque planche contient, l'une dans l'autre, de 8 à 10 figures presque toutes de grandeur naturelle ; quelques grandes espèces seulement devront être réduites afin de pouvoir les faire tenir dans le format. On grossira les espèces trop petites de manière à rendre les caractères plus visibles; dans ce dernier cas, on aura soin de donner toujours à côté l'individu au trait de grandeur naturelle. Au commencement de chaque genre, on donnera la figure de l'animal, et l'on y ajoutera, lorsque ce sera nécessaire, quelques détails anatomiques.

Chaque livraison est composée de six planches gravées, coloriées avec le plus grand soin, et du texte descriptif formant une feuille et demie d'impression.

L'ouvrage se composera d'environ 150 livraisons, publiées de mois en mois, *Les livraisons 1 à 42 sont en vente.* Prix de chaque:

Grand in-8, papier raisin superfin satiné, figures coloriées,   6 f.
Grand in-4, papier vélin satiné, figures coloriées,   12 f.

LACHAISE. Topographie médicale de Paris, ou Examen général des causes qui peuvent avoir une influence marquée sur la santé des habitants de cette ville, le caractère de leurs maladies et le choix des précautions hygiéniques qui leur sont applicables, par C. Lachaise, docteur en médecine de la Faculté de Paris, etc. Paris, 1822, in-8.   5 f. 50 c.

LACHAPELLE. Pratique des accouchements, ou Mémoires et observations choisis sur les points les plus importants de l'art; par Mme Lachapelle, sage-femme en chef de la Maison d'accouchements de Paris, publiés par A. Duces, son neveu, D. M. P., prof. d'accouchements de la Faculté de Médecine de Montpellier, avec une Notice sur la vie et les travaux de Madame Lachapelle, par le docteur Chaussier. Paris, 1825, 3 vol. in-8.   20 f.

C'est après trente années d'une pratique continue en qualité de sage-femme en chef de la Maison d'accouchements de Paris, et plus de quarante mille accouchements opérés naturellement ou artificiellement, que madame Lachapelle livre à la méditation des gens de l'art le fruit de sa longue expérience. Son livre est un cours de clinique complet des accouchements, et qui, pour nous servir des expressions de M. le professeur Chaussier, est riche d'un grand nombre d'observations nouvelles, de réflexions judicieuses, qui doivent obtenir l'approbation de tous ceux qui se livrent à l'art des accouchements.

LAMARCK. Philosophie zoologique, ou Exposition des considérations relatives à l'histoire naturelle des animaux, à la diversité de leur organisation et des facultés qu'ils en obtiennent, aux causes physiques qui maintiennent en eux la vie et donnent lieu aux mouvements qu'ils exécutent; enfin à celles qui produisent, les unes le sentiment, et les autres l'intelligence de ceux qui en sont doués; par J.-B.-P.-A. Lamarck, membre de l'Institut, prof. de zoologie au Musée d'Histoire Naturelle. *Deuxième édition.* Paris, 1830, 2 vol. in-8.   12 f.

LAMARCK. Système analytique des connaissances positives de l'homme restreintes à celles qui proviennent directement ou indirectement de l'observation; par J.-B.-P.-A. Lamarck. Paris, 1830, in-8.   6 f.

LAMARCK. Mémoire sur les fossiles des environs de Paris, comprenant la détermination des espèces qui appartiennent aux animaux marins sans vertèbres, et dont la plupart sont figurés dans la collection du Muséum; par J.-B.-P.-A. Lamarck. Paris, in-4.   10 f.

LANTHOIS. Théorie nouvelle de la phthisie pulmonaire, augmentée de la méthode préservative; par M. Lanthois, docteur en médecine, etc. *Deuxième édition.* Paris, 1818, in-8.   6 f.

LARREY. Clinique chirurgicale exercée particulièrement dans les camps et les hôpitaux militaires, depuis 1792 jusqu'en 1836, par le baron D.-J. Larrey, membre de l'Institut de France et d'Egypte, membre du conseil de santé des armées, etc. Paris, 1830-1836, 5 vol. in-8, avec atlas de 47 planches.   40 f.

— Séparément le tome V^e, Paris, 1836, in-8, atlas de 17 planches.   10 f.

LATOUR. Histoire philosophique et médicale des hémorrhagies, de leurs causes essentielles, immédiates ou prochaines, et des méthodes de traitement qu'il convient d'employer dans cette classe de maladies; par D. Latour, docteur en médecine, ancien médecin de l'Hôtel-Dieu d'Orléans. Paris, 1828, 2 vol. in-8.   12 f.

LATREILLE. Familles naturelles du règne animal, exposées succinctement et dans un ordre analytique, avec l'indication de leurs genres; par Latreille, membre de l'Institut, 1 vol. in-8.   9 f.

« Traiter en un seul volume toute la zoologie, réunir dans autant de cadres les animaux articulés et les zoophytes, offrir en peu de mots l'organisation tant extérieure qu'intérieure de chacun de ces groupes; présenter leurs divisions en autant de races de classes, de sections, d'ordres, de familles et de tribus; décrire leurs caractères distinctifs, et arriver enfin jusqu'à l'énumération de tous les genres : tel est le plan adopté et suivi par l'auteur. Nous croyons surtout cet ouvrage nécessaire aux personnes qui, ayant un dictionnaire d'histoire naturelle, désireraient pouvoir rattacher chaque article à un ordre naturel. Sous ce rapport, l'ouvrage de M. Latreille offre un avantage précieux dans toutes ses parties. » (*Annales des sciences naturelles.*)

LAWRENCE. Traité pratique sur les maladies des yeux, ou Leçons données à l'infirmerie ophthalmique de Londres sur l'anatomie, la physiologie et la pathologie de l'œil; par Lawrence, chirurgien en chef de cet hôpital, membre du collège royal des chirurgiens de Londres; traduit de l'anglais avec des notes, et suivi d'un Précis de l'anatomie pathologique de l'œil; par C. Billard, docteur en médecine de la Faculté de Paris, etc. Paris, 1830, in-8.   7 f.

LEBLANC. Recherches expérimentales et comparatives sur les effets de l'inoculation au cheval et à l'âne, du pus, du mucus morveux et d'humeurs morbides d'autre nature. Paris, 1839, in-8.   1 fr. 50 c.

LEBLANC ET **TROUSSEAU.** ANATOMIE CHIRURGICALE DES PRINCIPAUX ANIMAUX DOMESTI-
QUES, ou Recueil de 3o planches représentant : 1° l'anatomie des *régions du cheval*,
du bœuf, du mouton, etc., sur lesquelles on pratique les opérations les plus graves;
2° les divers états des dents du cheval, du bœuf, du mouton, du chien, indiquant
l'âge de ces animaux ; 3° les instruments de chirurgie vétérinaire ; 4° un texte explicatif; par U. LEBLANC, médecin vétérinaire, ancien répétiteur à l'École royale
vétérinaire d'Alfort, et A. TROUSSEAU, docteur en médecine, agrégé à la Faculté
de Paris, professeur d'anatomie et de physiologie pathologique comparées. Atlas
pour servir de suite et de complément au *Dictionnaire de médecine et de chirurgie
vétérinaires;* par M. HURTREL D'ARBOVAL. Paris, 1828, grand in-fol., composé de 3o
planches gravées et coloriées avec soin.   42 f.
Cet atlas est dessiné par Chazal, sur des pièces anatomiques originales, et gravé par Ambr. Tardieu.

LEBLANC. DES DIVERSES ESPÈCES DE MORVE ET DE FARCIN, considérées comme des formes variées d'une même affection générale contagieuse. Paris, 1839, in-8.   2 fr. 5o c.

LECIEUX, ETC. MÉDECINE LÉGALE. Considérations sur l'infanticide, sur la manière de
procéder à l'ouverture des cadavres, spécialement dans le cas de visites judiciaires, sur les érosions et perforations de l'estomac, l'ecchymose, la suggillation, la
contusion, la meurtrissure ; par MM. LECIEUX, RENARD, LAISNÉ, RIEUX, docteurs en
médecine de la Faculté de Paris, 1819, in-8.   4 f. 5o c.

LECOQ. ÉLÉMENTS DE GÉOGRAPHIE PHYSIQUE ET DE MÉTÉOROLOGIE, ou Résumé des notions
acquises sur les grands phénomènes et les grandes lois de la nature, servant d'introduction à l'étude de la géologie ; par H. LECOQ, professeur d'Histoire naturelle
à Clermont-Ferrand. Paris, 1836, 1 fort vol. in-8, avec 4 planches gravées.   9 f.
Les questions importantes traitées dans cet ouvrage le recommandent à toutes les personnes qui désirent
connaître les phénomènes de la nature : nous indiquerons les sujets des principaux chapitres :
1° De l'univers ; 2° Astronomie sidérale ; 3° Système planétaire ; 4° de l'attraction et des lois de la pesanteur ;
5° du soleil ; 6° des planètes inférieures ; 7° de la terre ; 8° de la sphère terrestre, des latitudes et longitudes ter-
restres ; 9° des rapports des sphères terrestre et céleste ; Méridienne et position des astres ; 10° de la parallaxe des
astres ; 11° de l'inégalité des jours et de la cause des saisons ; 12° de la lune, de ses phénomènes et des marées ;
13° du calendrier ; 14° Jupiter Saturne et Uranus ; 15° des comètes ; 16° de la formation du monde ; 17° de
l'atmosphère ; 18° du baromètre et de ses oscillations ; 19° du son ; 20° de la lumière et de ses phénomènes ;
21° de la température et de ses phénomènes ; 22° des courants produits par les changements de température
sur les différentes couches de l'atmosphère ou des vents ; 23° des météores aqueux ; 24° du brouillard, du se-
rein, de la rosée, du givre, du verglas, du grésil, de la neige ; 25° des phénomènes électriques qui ont lieu
dans l'atmosphère ; 26° des phénomènes magnétiques ; 27° des feux follets ; 28° des matières qui tombent de
l'atmosphère : des aérolithes, des globes de feu, des étoiles filantes.

LECOQ. ÉLÉMENTS DE GÉOLOGIE ET D'HYDROGRAPHIE, ou Résumé des notions acquises
sur les grandes lois de la nature, faisant suite et servant de complément aux Éléments de géographie physique et de météréologie, par H. LECOQ. Paris, 1838,
2 forts volumes in-8, avec VIII planches gravées.   15 fr.

LECOQ ET **JUILLET.** DICTIONNAIRE RAISONNÉ DES TERMES DE BOTANIQUE ET DES FAMILLES
NATURELLES, contenant l'étymologie et la description détaillée de tous les organes,
leur synonymie et la définition des adjectifs qui servent à les décrire ; suivi d'un
vocabulaire des termes grecs et latins les plus généralement employés dans la
Glossologie botanique; par H. LECOQ, et J. JUILLET, D. M. P. Paris, 1831, 1 fort
vol. in-8.   9 f.
Les changements introduits dans le langage par les progrès immenses qu'a faits la botanique depuis trente ans
rendaient nécessaire un nouveau dictionnaire, et c'est pour répondre à ce besoin que MM. Lecoq et Juillet ont
entrepris celui-ci.

LÉLUT. QU'EST-CE QUE LA PHRÉNOLOGIE? ou Essai sur la signification et la valeur des
Systèmes de Psychologie en général, et de celui de GALL en particulier, par
F. LÉLUT, médecin de l'hospice de la Salpêtrière. Paris, 1836, in-8.   7 fr.

LÉLUT. DE L'ORGANE PHRÉNOLOGIQUE DE LA DESTRUCTION CHEZ LES ANIMAUX, ou Examen
de cette question : les animaux carnassiers ou féroces ont-ils, à l'endroit des tempes,
le cerveau et par suite le crâne plus large proportionnellement à sa longueur que ne
l'ont les animaux d'une nature opposée, par F. LÉLUT. Paris, 1838, in-8, fig. 2 f. 5o c.

LEONHARD. GÉOLOGIE DES GENS DU MONDE, trad. de l'allemand sous les yeux de l'auteur, par P. GRIMBLOT et P. A. TOULOUZAN. Paris, 1839, 3 vol. in-8, avec un grand
nombre de figures. Le tome 1er est en vente. Prix de chaque volume   9 fr.

LEPECQ DE LA **CLOTURE.** COLLECTION D'OBSERVATIONS SUR LES MALADIES ET CONSTITU-
TIONS ÉPIDÉMIQUES ; ouvrage qui expose une suite de quinze années d'observations,
et dans lequel les épidémies, les constitutions régnantes et intercurrentes sont
liées avec les causes météorologiques, locales et relatives aux différents climats,
Paris, 1783, 3 vol. in-4.   24 f.

LEROY. EXPOSÉ DES DIVERS PROCÉDÉS EMPLOYÉS JUSQU'A CE JOUR POUR GUÉRIR DE LA PIERRE
SANS AVOIR RECOURS A L'OPÉRATION DE LA TAILLE; par J. LEROY, d'Étiolles, docteur en
chirurgie de la Faculté de Paris, etc. Paris, 1825, in-8, avec cinq planches.   4 f.
L'Institut royal de France (Académie des Sciences) a accordé un grand prix à M. Leroy (d'Étiolles) pour ses
recherches et ses travaux sur les moyens de briser et de détruire dans la vessie les calculs qui s'y forment ou s'y
développent. M. Leroy croit ne pouvoir mieux répondre à un suffrage aussi honorable qu'en publiant l'ouvrage
que nous annonçons, dans lequel il a consigné ses recherches et ses expériences.

LEROY. Histoire de la lithotritie, précédée de réflexions sur la dissolution des calculs urinaires, par J. Leroy d'Étiolles. Paris, 1839, in-8, fig. 3 fr. 50 c.

LEROY. Médecine maternelle, ou l'Art d'élever et de conserver les enfants; par Alphonse Leroy, professeur de la Faculté de Médecine de Paris. Seconde édition. Paris, 1830, in-8. 6 f.

LOISELEUR-DESLONCHAMPS. Flora gallica, seu Enumeratio plantarum in Galliâ sponte nascentium, secundùm Linnæanum systema digestarum, addita familiarum naturalium synopsi; auctore J. L.-A. Loiseleur-Deslonchamps. Editio secunda, aucta et emendata cum tabulis 31. Paris, 1828, 2 vol. in-8. 16 f.

LOISELEUR-DESLONCHAMPS. Histoire médicale des succédanés de l'Ipécacuanha, du Séné, du Jalap, de l'Opium, etc., ou Recherches et Observations sur quelques points de matière médicale indigène; par J.-L. Loiseleur-Deslonchamps, D. M. P. Paris, 1830, in-8. 3 f.

LONDE. Gymnastique médicale, ou l'Exercice appliqué aux organes de l'homme, d'après les lois de la physiologie et de la thérapeutique; par Ch. Londe, D. M. P. Paris, 1821, in-8. 4 f.

LOUIS. Recherches anatomiques, pathologiques et thérapeutiques sur la maladie connue sous les noms de Gastro-Entérite, Fièvre Putride, Adynamique, Ataxique, Typhoïde, etc., considérée dans ses rapports avec les autres affections aiguës; par P.-Ch. Louis, D. M. P., médecin de l'Hôtel-Dieu, membre de l'Académie royale de Médecine. Paris, 1829, 2 vol. in-8. 13 f.

LOUIS. Recherches anatomiques-pathologiques et thérapeutiques sur la phthisie, par P.-Ch. Louis. 2e édition, *considérablement augmentée*. Paris, 1839, in-8, *sous presse*.

LOUIS. Mémoires ou Recherches anatomico-pathologiques sur le ramollissement avec amincissement et sur la destruction de la membrane muqueuse de l'estomac; l'hypertrophie de la membrane musculaire du même organe dans le cancer du pylore; la perforation de l'intestin grêle; le croup chez l'adulte; la péricardite; la communication des cavités droites avec les cavités gauches du cœur; les abcès du foie; l'état de la moelle épinière dans la carie vertébrale; les morts subites et imprévues; les morts lentes, prévues et inexplicables; le ténia et son traitement; par P.-Ch. Louis. Paris, 1826, in-8, br. 7 fr.

LOUIS. Examen de l'examen de M. Broussais, relativement à la phthisie et aux affections typhoïdes; par P.-Ch. Louis. Paris, 1834, in-8. 3 f. 50 c.

LOUIS. Recherches sur les effets de la saignée dans quelques maladies inflammatoires, et sur l'action de l'émétique et des vésicatoires dans la pneumonie; par P.-Ch. Louis. Paris, 1835, in-8. 2 f. 50 c.

LUGOL. Mémoires 1° sur l'emploi de l'iode dans les maladies scrofuleuses; 2° sur l'emploi des bains iodurés, suivi d'un tableau pour servir à l'administration de ces bains, suivant les âges; 3° troisième mémoire sur l'emploi de l'iode, suivi d'un *Précis de l'art de formuler les préparations iodurées*; par M. Lugol, médecin de l'hôpital Saint-Louis, etc. *Ouvrage couronné par l'Institut de France*. Paris, 1829-1831, 3 parties, in-8. 8 f.

— On vend séparément le troisième Mémoire. Paris, 1831, in-8. 3 f. 50 c.

LYONET. Recherches sur l'anatomie et les métamorphoses de différentes espèces d'insectes; par L.-L. Lyonet, publiées par M. W. de Haan, conservateur du Muséum d'Histoire Naturelle de Leyde. Paris, 1832, 2 vol. in-4, accompagnés de 54 planches gravées. 40 f.

MAGISTEL. Traité pratique des Émissions sanguines, par A.-J.-L. Magistel, docteur en Médecine de la Faculté de Paris, ancien chirurgien du 5e régiment d'infanterie de ligne. Paris, 1837, in-8. 7 fr.

MAILLOT. Traité des fièvres ou irritations cérébro-spinales intermittentes, d'après des observations recueillies en France, en Corse et en Afrique; par F. C. Maillot, professeur à l'hôpital militaire d'instruction de Metz, ancien médecin en chef de l'hôpital militaire de Bone. Paris, 1836, in-8. 6 f. 50 c.

MANEC. Anatomie analytique, Tableau représentant l'axe cérébro-spinal chez l'homme, avec l'origine et les premières divisions des nerfs qui en partent; par M. Manec, prosecteur de l'amphithéâtre des hôpitaux de Paris. Une feuille très grand in-folio. 4 f. 50 c.

MARANDEL. Essai sur les irritations. Paris, 1807, in-4. 3 f.

MARC. La vaccine soumise aux simples lumières de la raison, ouvrage destiné aux pères et mères de famille des villes et des campagnes, par M. Marc, médecin du Roi, membre du Conseil supérieur de Santé, etc. Paris, 1836, in-12. 1 f. 25 c.

MARTIN-ST-ANGE. Mémoires sur l'organisation des cirrhipèdes et sur leurs rapports naturels avec les animaux articulés; par G.-J. Martin-St-Ange, D. M. P. Paris, 1835, in-4, avec planches. 3 f. 50 c.

MÉMOIRE DE L'ACADÉMIE ROYALE DE MÉDECINE. T. I, Paris, 1828 — T. II, Paris, 1832. — T. III, Paris, 1833. — T. IV, 1835. — T. V, 1836. — T. VI, 1837. — T. VII, 1838. 7 forts vol. in-4, avec planches. Prix de chaque volume :   20 f.

Cette nouvelle Collection peut être considérée comme la suite et le complément des *Mémoires de la Société royale de médecine et de l'Académie royale de chirurgie.* Ces deux sociétés célèbres sont représentées dans la nouvelle Académie par ce que la science a de médecins plus distingués soit à Paris, dans les départements ou à l'étranger. Par cette publication, l'Académie vient de répondre à l'attente de tous les médecins jaloux de suivre les progrès de la science.

Le 1er volume se compose des articles suivants : Ordonnances et Règlements de l'Académie ; mémoires de MM. *Pariset, Double, Itard, Esquirol, Villermé, Léveillé, Larrey, Dupuytren, Dugès, Vauquelin, Laugier, Virey, Chomel, Orfila, Bouley, Lemaire.*

Le tome II contient des mémoires de MM. *Pariset, Breschet, Lisfranc, Ricord, Itard, Husson, Duval, Duchesne, P. Dubois, Dubois d'Amiens, Moller, Bernex de Chégoin, Prus, Toulmouche.*

Le tome III contient des mémoires de MM. *Breschet, Pariset, Marc, Velpeau, Planche, Pravaz, Chevalier, Lisfranc, Bonastre, Fallercier, Soubeiran, Paul Dubois, Réveillé-Parise, Roux, Chomel, Dugès, Dez, Henry, Villeneuve, Dupuy, Petrel, Ollivier, André, Geyraud, Samson, Fleury.*

Le tome IV contient des mémoires de MM. *Pariset, Bourgeois, Hénon, Girard, Mirault, Louis, Bernaud, Schnabe, Roux, Lepelletier, Pravaz, Segalas, Civiale, Bouley, Bourdois Delamotte, Rasin, Siley, Larrey, P. Dubois, Kaempfen, Blanchard.*

Le tome V contient des mémoires de MM. *Pariset, Gérardin, Geyraud, Pinel, Kérandren, Mac-cartney, Amussat, Steltz, Martin Solon, Malgaigne, Henri, Boutron-Chartard, Leroy d'Étiolles, Breschet, Itard, Dubois d'Amiens, Bousquet,* etc.

Le tome VIe contient : Rapport sur les épidémies qui ont régné en France de 1830 à 1836, par M. *Piorry.* Mémoire sur la Phthisie laryngée, par MM. *Trousseau et Belloc.* Influence de l'Anatomie pathologique sur les progrès de la médecine, par *Bouvens d'Amalers.* Mémoire sur le même sujet, par *G. Saucerotte.* Recherches sur le Sagou, par M. *Planche.* De la Morve et du Farcin chez l'homme, par M. *P. Rayer.*

Le T. VII contient : Éloges de Scarpa et Desgenettes, par M. *Pariset,* des mémoires par MM. *Hénon, Mérat, Piorry, Gaultier de Claubry, Montault, Bouvier, Malgaigne, Dupuy, Duval, Goubier Saint-Martin, Louyet, Mirault, Malle, Piorry,* etc.

MÉRAT. DE TÆNIA, ou Ver solitaire, et de sa cure radicale par l'écorce de racine de grenadier, précédé de la description du Tænia et du Botriocéphale ; avec l'indication des anciens traitements employés contre ces vers, par F.-V. MÉRAT, D. M. P., membre de l'Académie royale de Médecine. Pais, 1832, in-8.   3 f.

MÉRAT. MANUEL DES EAUX MINÉRALES DU MONT-D'OR, par F. V. MÉRAT. Paris, 1838, in-8.   1 fr. 25 c.

MONFALCON. PRÉCIS DE BIBLIOGRAPHIE MÉDICALE, contenant l'indication et la classification des ouvrages les meilleurs et les plus utiles, la description des livres de luxe et des éditions rares, et des tables pour servir à l'histoire de la médecine ; par J.-B. MONFALCON, médecin de l'Hôtel-Dieu de Lyon. Paris, 1827, un fort vol. in-18, pap. vélin.   6 f. 50 c.

MONGELLAZ. DE LA NATURE ET DU SIÈGE DE LA PLUPART DES AFFECTIONS CONVULSIVES, COMATEUSES, MENTALES, telles que l'hystérie, l'épilepsie, le tétanos, l'hydrophobie, la catalepsie, l'apoplexie, l'hypocondrie, etc. Paris, 1828, in-8.   4 f.

MONGELLAZ. RÉFLEXIONS SUR LA THÉORIE PHYSIOLOGIQUE DES FIÈVRES INTERMITTENTES et des maladies périodiques. Paris, 1826, 1 vol. in-8.   3 f. 50 c.

MORGAGNI. DE SEDIBUS ET CAUSIS MORBORUM PER ANATOMEN INDAGATIS, nova editio cum Notis Adelon et Chaussier. Paris, 1820-22. 8 vol. in-8.   45 f.

MONTAULT. DES FIÈVRES TYPHOÏDES ET DU TYPHUS, histoire et description de ces affections, analogies et différences qui existent entre elles, par J. H. MONTAULT, D. M. P., ancien chef de clinique de l'hôpital de la Charité, etc. *Ouvrage couronné par l'Académie royale de médecine.* Paris, 1838, in-4.   7 fr.

MOULIN. NOUVEAU TRAITEMENT DES RÉTENTIONS D'URINE et des rétrécissements de l'urètre par le cathétérisme rectiligne ; suivi d'un Mémoire sur les déchirures de la vulve et du périnée, produites par l'accouchement ; par Et. MOULIN, D. M. P. chirurgien du collège royal de St-Louis, et des pensionnaires de la Société philanthropique. Paris, 1834, in-8, avec 10 planches gravées.   4 f.

MOULIN. TRAITÉ DE L'APOPLEXIE, ou Hémorrhagie cérébrale ; considérations nouvelles sur les hydrocéphales ; description d'une hydropisie cérébrale particulière aux vieillards, récemment observée ; par Et. MOULIN. Paris, 1819, in-8.   3 f. 50 c.

PAILLARD. RELATION CHIRURGICALE DU SIÈGE DE LA CITADELLE D'ANVERS ; par Alex. PAILLARD, docteur en médecine de la Faculté de Paris. 1833, in-8.   3 f.

PARENT DUCHATELET. DE LA PROSTITUTION DANS LA VILLE DE PARIS, considérée sous le rapport de l'hygiène publique, de la morale et de l'administration ; ouvrage appuyé de documents statistiques puisés dans les archives de la préfecture de police, avec cartes et tableaux ; par A.-J.-B. PARENT DUCHATELET, membre du Conseil de salubrité de la ville de Paris. *Deuxième édition revue, corrigée et augmentée, avec un beau portrait de l'auteur, gravé.* Paris, 1837, 2 vol. in-8.   16 fr.

« Pour composer ce livre, dit l'auteur, j'ai eu recours aux documents renfermés dans les archives de la préfecture de police. Il existe dans cette administration une division connue sous le nom de *Bureau des mœurs* ; là se trouvent des registres et des papiers d'une haute importance. J'ai puisé largement à cette source précieuse, et je puis dire que c'est dans ce bureau que j'ai composé mon livre ; j'en suis redevable à la bienveillance de MM. les préfets de police Delaveau, Debelleyme, Mangin, Girod (de l'Ain), Baude, Vivien, Gisquet, etc.

« Il m'a fallu plusieurs années pour achever dans le Bureau des mœurs le relevé, non seulement des écritures qu'on y tient et des registres qu'on y conserve, mais encore des *dossiers individuels*, tenus sur toutes ces femmes qui se trouvent à la tête des maisons de prostitution, et sur chacune des filles publiques que l'administration a pu soumettre à sa surveillance. »

PARENT DUCHATELET. Hygiène publique, ou Mémoires sur les questions les plus importantes de l'hygiène appliquée aux professions et aux travaux d'utilité publique. Paris, 1836, 2 vol. in-8, avec 18 planches.　　　16 fr.

PARISET. Mémoire sur les causes de la peste et sur les moyens de la détruire, par E. Pariset, secrétaire perpétuel de l'Académie royale de Médecine. Paris, 1837, in-18.　　　3 fr. 50 c.

PARISET. Éloge de Dupuytren. Paris, 1836, in-8, avec portrait.　　　1 fr. 50 c.

PARISET. Éloge du baron Desgenettes. Paris, 1838, in-8, avec portrait.　　　2 fr. 50 c.

PATISSIER. Traité des maladies des artisans et de celles qui résultent des diverses professions, d'après Ramazzini ; ouvrage dans lequel on indique les précautions que doivent prendre, sous le rapport de la salubrité publique et particulière, les administrateurs, manufacturiers, fabricants, chefs d'ateliers, artistes, et toutes les personnes qui exercent des professions insalubres ; par Ph. Patissier, membre de l'Académie royale de Médecine, etc. Paris, 1822, in-8.　　　7 f.

PATISSIER. Nouvelles recherches sur l'action thérapeutique des eaux minérales et sur leur mode d'application dans les maladies chroniques. Paris, 1839, in-8.　　　2 fr.

PERCHERON. Bibliographie entomologique, comprenant l'indication par ordre alphabétique des matières et des noms d'auteurs : 1° des Ouvrages entomologiques publiés en France et à l'étranger depuis les temps les plus reculés jusqu'à nos jours ; 2° des Monographies et Mémoires contenus dans les Recueils, Journaux et Collections académiques français et étrangers. Paris, 1837, 2 vol. in-8.　　　14 fr.

PHARMACOPÉE FRANÇAISE, ou Code des médicaments ; nouvelle traduction du *Codex medicamentarius, sive Pharmacopæa gallica*, par F.-S. Ratier, docteur en médecine de la Faculté de Paris, etc., avec des notes et additions contenant la formule et le mode de préparation des nouveaux médicaments dont la pratique s'est enrichie jusqu'à nos jours, d'un grand nombre d'analyses chimiques, et suivie d'une table synoptique des eaux minérales de France ; par M. Henry fils, membre de l'Académie royale de Médecine. Paris, 1827, 1 vol. in-8.　　　8 f.

PHARMACOPÉE UNIVERSELLE, ou Conspectus des pharmacopées d'Amsterdam, Anvers, Dublin, Edimbourg, Ferrare, Genève, Londres, Oldembourg, Wurtzbourg ; américaine, autrichienne, batave, belge, danoise, espagnole, finlandaise, française, hanovrienne, polonaise, portugaise, prussienne, russe, sarde, saxonne, suédoise et wurtembergeoise ; des dispensaires de Brunswick, de Fulde, de la Hesse, de la Lippe et du Palatinat ; des pharmacopées militaires de Danemarck, de France, de Prusse et de Wurtzbourg ; de la pharmacopée des pauvres de Hambourg ; des formulaires et pharmacopées d'Augustin, Hories, Brera, Brugnatelli, Cadet de Gassicourt, Cox, Ellis, Hufeland, Magendie, Piderit, Pierquin, Ratier, Saunders, Sainte-Marie, Spielmann, Swiedaur et Van-Mons ; ouvrage contenant les caractères essentiels et la synonymie de toutes les substances citées dans ces recueils, avec l'indication, à chaque préparation, de ceux qui l'ont adoptée, des procédés divers recommandés pour l'exécution, des variantes qu'elle présente dans les différents formulaires, des noms officinaux sous lesquels on la désigne dans divers pays, et des doses auxquelles on l'administre ; par A. J.-L. Jourdan, membre des Académies royales de Médecine de Paris, des Sciences de Turin, etc. Paris, 1828, 2 vol. in-8, chacun de 800 pages, à deux colonnes.　　　24 f.

PHARMACOPÉE DE LONDRES, publiée par ordre du gouvernement, *en latin et en français*. Paris, 1837, in-18.　　　4 fr.

PHILIPPS. Amputations dans la continuité des membres, par le docteur Ch. Philipps, avec 16 planches, représentant les articulations des membres, 1838, in-8.　　　7 fr.

PINEL. Physiologie de l'homme aliéné, appliquée à l'analyse de l'homme social, par Scip. Pinel, médecin de l'hospice de Bicêtre. Paris, 1833, in-8.　　　6 fr.

PIORRY. De la percussion médiate, et des signes obtenus à l'aide de ce nouveau moyen d'exploration, dans les maladies des organes thoraciques et abdominaux ; par P.-A. Piorry, agrégé à la Faculté de Médecine de Paris, médecin de l'hospice de la Pitié. Paris, 1828, in-8, avec 2 planches.　　　6 f.

L'Institut royal de France a accordé un prix à M. Piorry pour les avantages qui doivent résulter, pour le diagnostic des maladies de poitrine, des modifications qu'il a apportées dans l'emploi de la percussion médiate.

PIORRY. Des habitations et de l'influence de leur disposition sur l'homme, en santé et en maladie, suivi du plan d'un cours d'hygiène, par P.-A. Piorry, Paris, 1838, in-8.　　　3 f. 50 c.

PORTAL. Observations sur la nature et le traitement de l'hydropisie; par A. Portal, membre de l'Institut, président de l'Académie royale de Médecine. Paris, 1824, 2 vol. in-8.   11 f.

PORTAL. Observations sur la nature et le traitement de l'épilepsie; par A. Portal. Paris, 1827, 1 vol. in-8.   8 f.

POUCHET. Traité élémentaire de botanique appliquée, contenant la description de toutes les familles végétales et celle des genres cultivés ou offrant des plantes remarquables par leurs propriétés ou par leur histoire; par F.-A. Pouchet, D. M. professeur d'histoire naturelle au jardin botanique de Rouen. Paris, 1835, 2 vol. in-8.   15 fr.

POUCHET. Traité élémentaire de zoologie, ou Histoire naturelle du règne animal, basé sur la méthode de M. de Blainville. Rouen, 1832, in-8.   8 fr.

PROUT. Traité de la gravelle, du Calcul vésical et des autres maladies qui se rattachent à un dérangement des fonctions des organes urinaires; par William Prout, membre de la Société royale de Londres; traduit de l'anglais avec des notes par Ch. Mouroux, docteur en médecine. Paris, 1825, in-8.   5 f.

PUJOL. Œuvres de médecine pratique, de A. Pujol, D. M., contenant : Essai sur les inflammations chroniques des viscères, les maladies lymphatiques, l'art d'exciter ou de modérer la fièvre pour la guérison des maladies chroniques, des maladies de la peau, les maladies héréditaires, le vice scrofuleux, le rachitisme, la fièvre puerpérale, la colique hépatique par cause calculeuse, etc., avec une notice sur la vie et les travaux de l'auteur, et des additions, par F.-G. Boisseau. Paris, 1823, 4 vol. in-8, br.   15 f.

RAPPORTS et discussions à l'Académie royale de Médecine, SUR LA TAILLE ET LA LITHOTRITIE, suivis de lettres sur le même sujet; par MM. Delmas, Sœurbielle, Rognoux, Civiale, Velpeau. Paris, 1835, in-8.   3 f. 50 c.

RAPPORTS et instructions de l'Académie royale de Médecine SUR LE CHOLÉRA-MORBUS, suivis des conseils aux administrateurs, aux médecins et aux citoyens, *publiés par ordre du gouvernement*. Paris, 1831-52, 2 parties in-8.   4 f.

RAPPORT du conseil de santé d'Angleterre, sur la maladie appelée dans l'Inde CHOLÉRA SPASMODIQUE, publié par ordre des lords composant le conseil privé de Sa Majesté Britannique, et suivi d'une Lettre sur *la contagion du choléra*; par M. Mac Michael, médecin du Roi, membre du Collège des médecins; traduit de l'anglais. Paris, 1832, in-8.   2 f. 50 c.

RAPPORTS et discussions de l'Académie royale de Médecine SUR LE MAGNÉTISME ANIMAL, recueillis et publiés avec des notes explicatives, par M. P. Foissac, docteur en médecine. Paris, 1835, in-8.   7 f. 50 c.

RASORI. Théorie de la phlogose, trad. de l'italien par Ciers Pisondi, docteur en médecine. Paris, 1839, 2 vol. in-8.   12 fr.

RATIER. Traité élémentaire de matière médicale; par F. S. Ratier, docteur en médecine de la Faculté de Paris, directeur de l'École préparatoire de Médecine, membre de plusieurs Sociétés savantes. Paris, 1839, 2 vol. in-8.   10 f. 50 c.

RATIER. Coup d'œil sur les cliniques médicales de la Faculté de Médecine et des hôpitaux civils de Paris; par F. S. Ratier. Paris, 1830, in-8.   3 f.

RATIER. Quelles sont les mesures de police médicale les plus propres à arrêter la propagation de la maladie vénérienne? par F. S. Ratier, *Mémoire couronné par la Société de médecine de Bruxelles*. Paris, 1836, in-8.   2 fr.

RATIER. Formulaire pratique des hôpitaux civils de Paris, ou Recueil des prescriptions médicamenteuses employées par les médecins et chirurgiens de ces établissements, avec des notes sur les doses, le mode d'administration, les applications particulières, et des considérations générales sur chaque hôpital, sur le genre d'affections auxquelles il est spécialement destiné, et sur la doctrine des praticiens qui le dirigent. *Quatrième édition*, revue, corrigée et augmentée d'un appendice comprenant les nouveaux médicaments, tels que la noix vomique, la morphine, l'acide prussique, la strychnine, la vératrine, la quinine, la cinchonine, l'émétique, le brôme, l'iode, le cyanure, l'huile de croton-tiglium, les préparations d'or, de phosphore, les sels de platine, le chlore, les chlorures, etc.; par F. S. Ratier. Paris, 1832, 1 fort vol. in-18.   5 fr.

RÉGNAULT. Du degré de compétence des médecins dans les questions judiciaires relatives aux aliénations mentales, et des théories physiologiques sur la Monomanie; suivi de Nouvelles Réflexions sur le suicide, la liberté morale, etc.; par Élias Régnault, membre de la Société médicale d'émulation, avocat à la Cour royale de Paris, 1830, in-8.   6 fr.

RÉGNIER. De la pustule maligne, ou Nouvel exposé des phénomènes observés pendant son cours, suivi du traitement antiphlogistique le plus approprié à sa véritable nature, et de quelques observations sur les effets du suspensoir; par J.-B. Régnier, médecin de l'hospice de Coulommiers. Paris, 1819, in-8.   4 fr.

RICHOND. De la non-existence du virus vénérien, prouvée par le raisonnement, l'observation et l'expérience, avec un Traité théorique et pratique des maux vénériens; par L.-J.-B. Richond, D. M. Paris, 1829. 3 vol. in-8.   18 fr.

RICHOND. De l'influence de l'estomac sur la production de l'apoplexie; in-8. 3 fr.

RICORD. Traité pratique des maladies vénériennes, ou recherches critiques et expérimentales sur l'inoculation appliquée à l'étude de ces maladies, suivies d'un résumé thérapeutique et d'un formulaire spécial, par Ph. Ricord, chirurgien de l'hôpital des vénériens de Paris. Paris, 1838, in-8.   9 fr.

RISUENO D'AMADOR. Mémoire sur le calcul des Probabilités appliqué à la médecine, lu à l'Académie royale de Médecine, par Risueño d'Amador, professeur de pathologie et de thérapeutique générales à la Faculté de Montpellier. Paris, 1837, in-8.   2 fr. 50 c.

ROBERT. Recherches et considérations critiques sur le magnétisme animal; par Robert, D. M., médecin en chef des hôpitaux de Langres, etc. Paris, 1824, in-8.   6 fr.

ROBINEAU DESVOIDY. Recherches sur l'organisation vertébrale des Crustacés, des Arachnides et des Insectes; par J.-B. Robineau Desvoidy, D. M. Paris, 1828, in-8, fig.   6 fr. 50 c.

ROCHE et SANSON. Nouveaux éléments de pathologie médico-chirurgicale, ou Traité théorique et pratique de Médecine et de Chirurgie; par L. Ch. Roche, membre de l'Académie royale de Médecine, J.-L. Sanson, chirurgien de l'Hôtel-Dieu de Paris, professeur de clinique chirurgicale à la Faculté de Médecine de Paris. *Troisième édition*, considérablement augmentée. Paris, 1833, 5 vol. in-8, de 600 pages chacun.   36 fr.

— Il reste encore un petit nombre d'exemplaires des tomes 3 et 4 de la première édition. Prix du tome 3. Paris, 1827, in-8, de 625 pages.   5 fr.

— Tome 4. Paris, 1828, in-8, de 800 pages.   8 fr.

ROCHE. De la nouvelle doctrine médicale, considérée sous le rapport des théories et de la mortalité; par L. Ch. Roche. Paris, 1827, in-8.   4 fr.

ROCHE. Mémoire sur le choléra-morbus épidémique observé à Paris; par L. Ch. Roche. Paris, 1832. In-8.   1 fr. 50 c.

ROESCH. De l'abus des boissons spiritueuses, considéré sous le point de vue de la police médicale et de la médecine légale, par le docteur Charles Roesch. Paris, 1839, in-8.   3 fr. 50 c.

ROSE. Traité pratique d'analyse chimique suivi de tables, servant, dans les analyses, à calculer la quantité d'une substance d'après celle qui a été trouvée d'une autre substance; par Henri Rose, professeur de chimie à l'Université de Berlin, traduit de l'allemand sur la dernière édition, par A.-J.-L. Jourdan, D. M. P. Paris, 1832, 2 forts vol. in-8, fig.   16 fr.

Nous n'avions pas encore en France un traité des réactifs qui pût servir de *vade mecum* aux chimistes expérimentateurs, en présentant d'une manière méthodique toutes les réactions d'un corps donné. La traduction de l'excellent *Traité pratique d'Analyse chimique* de H. Rose, vient de répondre à ce besoin. Le premier volume est consacré à l'analyse qualitative qui est le véritable traité des réactions des corps. Le deuxième, à l'analyse quantitative que nous nommerons analyse proprement dite. Dans le premier on s'occupe de reconnaître la présence des corps, et dans le second de constater leurs proportions. L'ouvrage est terminé par des tableaux de nombres propres à faire déterminer la proportion d'une substance par celle d'une autre trouvée dans une combinaison. Le nom de H. Rose garantit suffisamment l'exactitude de l'exécution de cet ouvrage. C'est un livre de laboratoire.

ROUSSEAU. Anatomie comparée du système dentaire chez l'homme et chez les principaux animaux, par E. Rousseau, D. M. P., chef des travaux anatomiques du Muséum d'histoire naturelle, etc. *Nouvelle édition*, augmentée du système dentaire de la chauve-souris commune, du hérisson et de la taupe. Paris, 1838, un volume grand in-8, avec 31 planches gravées.   20 fr.

ROUSSEAU et LEMONNIER. Promenades au Jardin des Plantes, comprenant la description : 1° de la ménagerie, avec des notices sur les mœurs des animaux qu'elle renferme; 2° du cabinet d'anatomie comparée; 3° des galeries de zoologie, de botanique, de minéralogie et de géologie; 4° de l'école de botanique; 5° des serres et du jardin de naturalisation et des semis; 6° de la bibliothèque, etc.; par MM. Louis Rousseau, aide-naturaliste au Muséum d'histoire naturelle, et César Lemonnier, professeur-adjoint d'histoire naturelle au collège Rollin, *avec un plan et quatre vues du jardin*. Paris, 1837, un volume in-18 de 520 pages.   3 fr.

Avec cette épigraphe : « Le Muséum d'histoire naturelle de Paris est le plus vaste établissement qui ait jamais été consacré à la science de la nature. »   (G. Cuvier.)

ROUX. Histoire médicale de l'Armée française en Morée, pendant la campagne de 1828; par G. Roux, médecin en chef de l'expédition, etc. Paris, 1829, in-8. 4 fr.

SABATIER. Recherches historiques sur la Faculté de médecine de Paris, depuis son origine jusqu'à nos jours, par J.-C. Sabatier, D. M. P., membre de plusieurs Sociétés savantes. Paris, 1837, in-8.   5 fr.

SABLAIROLLES. Recherches d'anatomie et de physiologie pathologiques relatives à la prédominance et à l'influence des organes digestifs des enfants sur le cerveau; par J. Sablairolles, D. M., professeur agrégé à la Faculté de Médecine de Montpellier. Paris, 1826, in-8.   4 fr. 50 c.

SAINTE-MARIE. Lectures relatives à la police médicale, faites au conseil de salubrité de Lyon; par Et. Sainte-Marie, D. M., membre du conseil de salubrité et de la commission de statistique, précédées du *Précis élémentaire* ou *Introduction à la police médicale*. Paris, 1829, in-8.   5 fr.

SAINTE-MARIE. Nouvelle méthode pour guérir les Maladies vénériennes invétérées, qui ont résisté aux traitements ordinaires. Paris, 1829, in-8.   3 fr. 50 c.

SAINTE-MARIE. Nouveau formulaire médical et Pharmaceutique. Paris, 1820, in-8.   3 fr.

SAINTE-MARIE. Dissertation sur les Médecins poètes. Paris, 1825, in-8.   2 fr.

SAINT-MARTIN. Monographie sur la rage; ouvrage couronné par le Cercle médical de Paris; par A.-F.-C. de Saint-Martin, docteur en Médecine de la Faculté de Paris, etc. Paris, 1826, in-8.   6 fr.

SANSON. Des hémorrhagies traumatiques; par L. J. Sanson, professeur de clinique chirurgicale à la Faculté de Médecine de Paris, chirurgien de l'Hôpital de la Pitié, etc. Paris, 1836, in-8, figures coloriées.   6 fr.

SANSON. De la réunion immédiate des plaies, de ses avantages et de ses inconvénients; par L.-J. Sanson, Paris, 1834, in-8.   3 fr.

SARLANDIÈRE. Mémoire sur l'électro-puncture, considéré comme nouveau moyen de traiter efficacement la goutte, les rhumatismes et les affections nerveuses, et sur l'emploi du moxa japonais en France; suivi d'un Traité de l'acupuncture et du moxa, principaux moyens curatifs chez les peuples de la Chine, de la Corée et du Japon, ornés de figures japonaises; par Sarlandière, docteur-médecin de la Faculté de Paris, membre de plusieurs Sociétés savantes, in-8.   3 fr. 50 c.

SAUCEROTTE. De l'influence de l'anatomie pathologique sur les progrès de la médecine depuis Morgagni jusqu'à nos jours, *Mémoire couronné par l'Académie royale de Médecine*. Paris, 1837, in-4.   3 fr. 50 c.

SCOUTETTEN. La méthode ovalaire, ou Nouvelle méthode pour amputer les articulations; par H. Scoutetten, D. M. P., chirurgien major à l'hôpital militaire de Metz, avec 11 planches lithographiées. Paris, 1827, grand in-4.   6 fr.

SCOUTETTEN. Mémoire sur la cure radicale des pieds-bots, par H. Scoutetten, professeur de médecine opératoire. Paris, 1838, in-8, avec six planches.   3 fr.

SEGALAS. Essai sur la gravelle et la pierre, considérées sous le rapport de leurs causes, de leurs effets et de leurs divers modes de traitement, par P. S. Segalas, membre de l'Académie royale de Médecine. Deuxième édition, augmentée. Paris, 1838, in-8, et atlas de huit planches gravées et coloriées.   15 fr.

SENAC. Traité de la structure du cœur, de son action et de ses maladies, par M. Senac; seconde édition, augmentée par A. Portal. Paris, 1787, 2 vol. in-4, avec 23 planches.   20 fr.

SERRES. Recherches d'anatomie transcendante et pathologique; théorie des formations et des déformations organiques, appliquée à l'anatomie de la duplicité monstrueuse; par E. Serres, membre de l'Institut de France, médecin de l'hôpital de la Pitié. Paris, 1832, in-4, accompagné d'un atlas de 20 planches in-fol.   21 fr.

SERRES. Anatomie comparée du cerveau dans les quatre classes des animaux vertébrés, appliquée à la physiologie et à la pathologie du système nerveux, par M.-E. Serres, *ouvrage couronné par l'Institut*. Paris, 1827, 2 forts volumes in-8 et atlas in-4.   24 fr.

SIMON. Leçons de médecine homœopathique, par le docteur Léon Simon. Paris, 1835, 1 fort vol. in-8, divisé en 17 leçons. Prix du cours: 8 fr.

Cet ouvrage est divisé en dix-sept leçons, elles comprennent: 1° Vue générale de la doctrine homœopathique; 2° De l'homœopathie dans ses rapports avec l'Histoire de la médecine, 3° De la méthode homœopathique; 4° Loi de spécificité; 5° Dynamisme vital; 6° Institution de l'expérimentation; 7° De la Pathologie homœopathique; 8° Diagnosic et Prognostic homœopathiques; 9° et 10° Théories des maladies chroniques; 11° et 12° Moyens de connaître les vertus curatives des médicaments; 13° Thérapeutique générale homœopathique; 14° Répétition des doses homœopathiques; 15° Modes de préparations et d'administration des médicaments homœopathiques; 16° Hygiène homœopathique; 17° Physiologie homœopathique.

SIMON. Mémoire sur les maladies scrofuleuses. Paris, 1837, in-8.   2 fr. 50 c.

SPRENGEL. HISTOIRE DE LA MÉDECINE depuis son origine jusqu'au dix-neuvième siècle, avec l'histoire des principales opérations chirurgicales et une table générale des matières ; traduit de l'allemand de KURT SPRENGEL, par A. J. L. JOURDAN, D. M. Paris, 1815-1820, 9 vol. in-8, br. 45 fr.
Les tomes 8 et 9 séparément, 2 vol. in-8. 15 fr.

TÉALLIER. DU CANCER DE LA MATRICE, de ses causes, de son diagnostic et de son traitement, *ouvrage qui a remporté le prix à la Société de Médecine de Lyon* ; par M. TÉALLIER, D. M. P., membre de la Société de Médecine de Paris. Paris, 1836, in 8. 5 fr.

THOMAS. ESSAI SUR LA FIÈVRE JAUNE D'AMÉRIQUE, ou Considérations sur les symptômes, la nature et le traitement de cette maladie ; avec l'histoire de l'épidémie de la Nouvelle-Orléans, en 1822, et le résultat de nouvelles recherches d'anatomie pathologique ; par P. F. THOMAS, secrétaire-général de la société médicale de la Nouvelle-Orléans, médecin de l'hôpital de cette ville. Précédé de considérations hygiéniques sur la Nouvelle-Orléans ; par J. PICORNEL, D. M. P. Paris, 1823, in-8. 3 fr.

THOMSON. TRAITÉ MÉDICO-CHIRURGICAL de l'Inflammation ; par J. THOMSON, professeur de chirurgie à l'Université d'Édimbourg ; traduit de l'anglais sur la dernière édition et augmenté d'un grand nombre de notes, par A. J.-L. JOURDAN et F.-G. BOISSEAU. Paris, 1827, 1 fort vol. in-8. 9 fr.

TIÉDEMANN. TRAITÉ COMPLET DE PHYSIOLOGIE, par F. TIÉDEMANN, professeur d'anatomie et de physiologie à l'Université de Heidelberg ; traduit de l'allemand par A.-J.-L. JOURDAN, D. M. P. Paris, 1831, 2 vol. in-8. 11 fr.

TIÉDEMANN ET GMELIN. RECHERCHES EXPÉRIMENTALES, physiologiques et chimiques sur la digestion considérée dans les quatre classes d'animaux vertébrés ; par F. TIÉDEMANN et L. GMELIN, professeurs à l'Université de Heidelberg ; traduites de l'allemand, par A.-J.-L. JOURDAN. Paris, 1827, 2 vol. in-8, avec grand nombre de tableaux. 15 fr.

TISSOT. DE LA SANTÉ DES GENS DE LETTRES ; par TISSOT, avec une notice sur la vie de l'auteur, et des notes, par F.-G. BOISSEAU. Paris, 1826. in-18. 2 fr. 50 c.

TORTI (F.) THERAPEUTICE SPECIALIS AD FEBRES PERIODICAS PERNICIOSAS ; nova editio, edentibus et curantibus C.-C.-F. TOMBEUR et O. BRIXHE. D. M. Leodii et Parisiis, 1821, 2 vol. in-8, fig. 16 fr.

TREBUCHET. JURISPRUDENCE de la Médecine, de la Chirurgie et de la Pharmacie en France, comprenant la médecine légale, la police médicale, la responsabilité des médecins, chirurgiens, pharmaciens, etc., l'exposé et la discussion des lois, ordonnances, règlements et instructions concernant l'art de guérir, appuyée des jugements des cours et tribunaux ; par A. TREBUCHET, avocat, chef du bureau de la police médicale à la Préfecture de police. Paris, 1834, 1 fort vol. in-8. 9 fr.

TROUSSEAU ET BELLOC. TRAITÉ PRATIQUE DE LA PHTHISIE LARYNGÉE, de la laryngite chronique et des maladies de la voix, par A. TROUSSEAU, professeur agrégé à la Faculté de Médecine de Paris, médecin de l'hôpital St-Antoine, et H. BELLOC, D. M. P. ; *ouvrage couronné par l'Académie royale de Médecine.* Paris, 1837, un vol. in-8, accompagné de 9 planches gravées. 7 fr.
— Le même, figures coloriées. 12 fr.

VELPEAU. TRAITÉ COMPLET DE L'ART DES ACCOUCHEMENTS, ou Tokologie théorique et pratique, avec un abrégé des maladies qui compliquent la grossesse, le travail et les couches, et de celles qui affectent les enfants nouveau-nés ; par A.-A. VELPEAU, professeur de clinique chirurgicale à la Faculté de médecine de Paris, chirurgien de l'hôpital de la Charité. *Deuxième édition, augmentée et accompagnée de 16 planches gravées avec le plus grand soin*, 1835, 2 forts vol. in-8. 16 fr.

VELPEAU. DE L'OPÉRATION DU TRÉPAN dans les plaies de la tête ; par A.-A. VELPEAU. Paris, 1834, in-8. 4 fr. 50 c.

VELPEAU. EMBRYOLOGIE ou OVOLOGIE HUMAINE, contenant l'histoire descriptive et iconographique de l'œuf humain ; par A.-A. VELPEAU, accompagné de 15 planches dessinées d'après nature et lithographiées avec le plus grand soin, par A. CHAZAL. Paris, 1833, 1 vol. in-fol. 25 fr.

VELPEAU. DES CONVULSIONS CHEZ LES FEMMES, pendant la grossesse, pendant le travail et après l'accouchement ; par A.-A. VELPEAU. Paris, 1831. in-8. 5 fr. 50 c.
VELPEAU. PETIT TRAITÉ DES MALADIES DU SEIN, par A.-A. VELPEAU. Paris, 1838, in-8. 3 fr.

VIREY. PHILOSOPHIE DE L'HISTOIRE NATURELLE, ou Phénomènes de l'organisation des animaux et des végétaux; par J.-J. VIREY, D. M. P., membre de l'Académie royale de Médecine, etc. Paris, 1835, in-8.
7 fr.

VOISIN. DES CAUSES MORALES ET PHYSIQUES des maladies mentales, et de quelques autres affections nerveuses, telles que l'hystérie, la nymphomanie et le satyriasis; par F. VOISIN, D. M. P., directeur de la Maison d'aliénés de Vanvres près Paris, membre de plusieurs Sociétés savantes. Paris, 1826, in-8.
7 fr.

WORMS. EXPOSÉ DES CONDITIONS D'HYGIÈNE ET DE TRAITEMENTS PROPRES A PRÉVENIR LES MALADIES ET A DIMINUER LA MORTALITÉ DANS L'ARMÉE en Afrique et spécialement dans la province de Constantine; suivi d'une théorie nouvelle de l'intermittence et de la nature, ainsi que du siége des maladies des pays chauds, par M. WORMS, médecin ordinaire de l'armée d'Afrique, etc. Paris, 1838, in-8.
3 fr. 50 c.

ZIMMERMANN. LA SOLITUDE considérée par rapport aux causes qui en font naître le goût, de ses inconvénients et de ses avantages pour les passions, l'imagination, l'esprit et le cœur; par J.-G. ZIMMERMANN, nouvelle traduction de l'allemand, par A.-J.-L JOURDAN, *nouvelle édition.* Paris, 1839, 1 fort vol. in-8.
7 fr.
Le même, papier vélin, cartonné :
14 fr.

Personne n'a mieux écrit sur les avantages et les inconvénients de la solitude que le célèbre Zimmermann; tout son livre est empreint des pensées les plus généreuses. Un livre aussi fortement pensé ne peut manquer d'être recherché avec avidité, et d'autant qu'il est écrit avec ce charme particulier qui caractérise les productions de tous les penseurs mélancoliques.

ODONTOGRAPHY, OR DESCRIPTION OF THE MICROSCOPIC STRUCTURE OF THE TEETH in various existing and extinct species of vertebrata animals, by RICHARD OWEN, membre de la Société royale de Londres, correspondant des Académies royales des sciences de Paris, Berlin, etc. Londres, 1839. Ce bel ouvrage sera publié par livraisons in-4 avec un grand nombre de planches gravées. *Sous presse.*

CHEMISTRY ORGANIC BODIES, by Th. THOMSON, professor of chemistry in the university of Glascow, London, 1838, in-8 de 1076 pages.
30 fr.

OUTLINES OF COMPARATIVE ANATOMY, by R. E. GRANT, professor of comparative anatomy in the university of London, *accompagnée de 118 planches en bois.* Londres, 1835-1837, 4 part. in-8.
25 fr. 50 c.

THE BRITISH ANNUAL OR ALMANAC, and Epitome of the Progress of science. Edited by ROBERT D. THOMSON, M. D. London, 1839. — In-18, avec figures.
4 fr. 50 c.

— Le même pour 1837 et 1838, in-18, fig. Prix de chaque
4 fr. 50 c.

THE EDINBURGH DISSECTOR, or System of practical anatomy for the use of students in the dissecting Room, *London*, 1837, in-12.
11 fr. 50 c.

ON BLOOD-LETTING, an Account of the Curative effects of the Abstraction of Blood; with Rules for employing both Local and General Blood-letting in the Treatment of Diseases. By JAMES WARDROP, M. D. Surgeon to the late King. London, 1836, in-12.
5 fr.

THE PATHOGENETIF EFFECTS, of some of the principal homœopathic remedies, and practical observations, by H. Dunsford, D. M. London, 1838, in-8.
12 fr. 50 c.

A POPULAR VIEW OF HOMŒOPATHY, Exhibiting the present state of the Science, by the REV. T. R. EVEREST, Second Edition, amended and much enlarged. London, 1836. 8vo.
7 fr.

A PRACTICAL VIEW OF HOMŒOPATHY, or an Address to British Practitioners on the general applicability and superior efficacy of the Homœopathic Method in the Treatment of Disease. With cases, by STEPHEN SIMPSON, M. D. Late resident Practitioner at Rome. 8vo. London, 1836.
11 fr. 25 c.

PARIS. — IMPRIMERIE DE BOURGOGNE ET MARTINET,
Rue Jacob, 30.